婦人科癌診療 Q&A

一つ上を行く診療の実践

聖マリアンナ医科大学産婦人科学教授　**鈴木　直**
東京慈恵会医科大学産婦人科学教授　**岡本愛光**【編著】
和歌山県立医科大学産科婦人科学教授　**井箟一彦**

中外医学社

執筆者一覧 (執筆順)

蝦名康彦	神戸大学大学院医学研究科産科婦人科学准教授
大竹秀幸	人吉総合病院産婦人科部長
長阪一憲	東京大学医学部附属病院女性診療科産科
川名 敬	東京大学医学部附属病院女性診療科産科准教授
澤田健二郎	大阪大学大学院医学系研究科産科婦人科学講師
木村 正	大阪大学大学院医学系研究科産科婦人科学教授
新井正秀	北里大学医学部産婦人科講師
田畑 務	三重大学医学部産婦人科准教授
二神真行	弘前大学医学部産婦人科講師
横山良仁	弘前大学医学部産婦人科准教授
水沼英樹	弘前大学医学部産婦人科教授
西ヶ谷順子	杏林大学医学部産科婦人科
小林陽一	杏林大学医学部産科婦人科准教授
岩下光利	杏林大学医学部産科婦人科教授
坂本憲彦	杏林大学病院病理部
大原 樹	聖マリアンナ医科大学産婦人科学講師
鈴木 直	聖マリアンナ医科大学産婦人科学教授
吉岡範人	聖マリアンナ医科大学産婦人科学
藤井多久磨	藤田保健衛生大学医学部産婦人科教授
仲村 勝	東京歯科大学市川総合病院産婦人科
藤村正樹	東京医科大学茨城医療センター産婦人科教授
清水基弘	東京医科大学茨城医療センター産婦人科
永光雄造	東京医科大学茨城医療センター産婦人科
戸澤晃子	聖マリアンナ医科大学産婦人科学講師
奈須家栄	大分大学医学部地域医療支援システム・産婦人科分野教授
楢原久司	大分大学医学部産科婦人科教授
小曽根浩一	東京慈恵会医科大学附属柏病院産婦人科
田部 宏	東京慈恵会医科大学附属柏病院産婦人科
岡本愛光	東京慈恵会医科大学産婦人科学教授
髙田杏奈	岩手医科大学産科婦人科
庄子忠宏	岩手医科大学産科婦人科講師
杉山 徹	岩手医科大学産科婦人科教授
林 茂徳	国立病院機構東京医療センター産婦人科
二宮委美	国立病院機構東京医療センター産婦人科
新井宏治	国立病院機構東京医療センター産婦人科
田中京子	慶應義塾大学医学部産婦人科講師
杉山重里	慶應義塾大学医学部産婦人科
西尾 浩	慶應義塾大学医学部産婦人科
青木大輔	慶應義塾大学医学部産婦人科教授

髙松　潔	東京歯科大学市川総合病院産婦人科教授
小林裕明	九州大学大学院医学研究院生殖病態生理学准教授
關　壽之	東京慈恵会医科大学産婦人科学
髙倉　聡	東京慈恵会医科大学産婦人科学講師
岩﨑雅宏	札幌医科大学産婦人科講師
寺本瑞絵	札幌医科大学産婦人科
齋藤　豪	札幌医科大学産婦人科教授
島田宗昭	鳥取大学医学部生殖機能医学
出浦伊万里	鳥取大学医学部生殖機能医学
紀川純三	松江市立病院病院長
戸板孝文	琉球大学大学院医学研究科放射線診断治療学准教授
有賀拓郎	琉球大学大学院医学研究科放射線診断治療学
村山貞之	琉球大学大学院医学研究科放射線診断治療学教授
池田仁惠	東海大学医学部産婦人科学講師
元木葉子	横浜市立大学附属病院産婦人科
最上多恵	横浜市立大学附属病院産婦人科
宮城悦子	横浜市立大学附属病院産婦人科准教授
宮本　強	信州大学医学部産科婦人科学講師
塩沢丹里	信州大学医学部産科婦人科学教授
植木有紗	慶應義塾大学医学部産婦人科
阪埜浩司	慶應義塾大学医学部産婦人科専任講師
藤原寛行	自治医科大学産科婦人科学准教授
鈴木光明	自治医科大学産科婦人科学教授
山田恭輔	東京慈恵会医科大学産婦人科学准教授
柳井広之	岡山大学病院病理診断科教授
清川貴子	千葉大学大学院医学研究院病態病理学准教授
三上芳喜	京都大学医学部附属病院病理診断科准教授
北島一宏	神戸大学大学院医学研究科放射線医学
進　伸幸	慶應義塾大学医学部産婦人科講師
山上　亘	慶應義塾大学医学部産婦人科
渡利英道	北海道大学医学部産婦人科診療准教授
藤堂幸治	国立病院機構北海道がんセンター婦人科医長
寺井義人	大阪医科大学産婦人科診療准教授
大道正英	大阪医科大学産婦人科教授
中西　透	愛知県がんセンター中央病院婦人科部長
高野忠夫	東北大学臨床試験センター特任教授
徳永英樹	東北大学医学部産婦人科講師
八重樫伸生	東北大学医学部産婦人科教授
川村直樹	大阪市立総合医療センター婦人科部長

吉田 好雄	福井大学医学部産科婦人科教授
馬場　長	京都大学大学院医学研究科婦人科学産科学講師
松村 謙臣	京都大学大学院医学研究科婦人科学産科学准教授
小西 郁生	京都大学大学院医学研究科婦人科学産科学教授
竹内　聡	岩手医科大学産婦人科学准教授
村松 俊成	東海大学医学部付属八王子病院産婦人科教授
杉山 太朗	東海大学医学部付属八王子病院産婦人科
前田 大伸	東海大学医学部付属八王子病院産婦人科講師
古川 直人	奈良県立医科大学産科婦人科学講師
横道 憲幸	聖マリアンナ医科大学産婦人科学
市川 喜仁	国立病院機構霞ヶ浦医療センター産婦人科
谷口 智子	がん研有明病院婦人科
竹島 信宏	がん研有明病院婦人科部長
髙取 恵里子	岩手医科大学産婦人科学
西野 幸治	新潟大学医歯学総合病院産科婦人科
榎本 隆之	新潟大学大学院医歯学総合研究科生殖器官制御分野産婦人科教授
宮原　陽	健康保険熊本総合病院産婦人科部長
寺内 文敏	東京医科大学産科婦人科学教授
寺尾 泰久	順天堂大学医学部産婦人科学准教授
梶山 広明	名古屋大学大学院医学系研究科産婦人科准教授
原野 謙一	日本医科大学武蔵小杉病院腫瘍内科
松本 光史	兵庫県立がんセンター腫瘍内科科長
佐藤 慎也	鳥取大学医学部産科婦人科
斎藤 元章	東京慈恵会医科大学産婦人科学
西尾　真	久留米大学医学部産婦人科学
濱西 潤三	京都大学大学院医学研究科婦人科学産科学
粕谷 吾朗	琉球大学大学院医学研究科放射線診断治療学
尾松 公平	がん研有明病院婦人科医長
武隈 宗孝	静岡がんセンター婦人科医長
佐藤 いずみ	東北大学医学部産婦人科
永瀬　智	東北大学医学部産婦人科准教授
竹原 和宏	国立病院機構四国がんセンター婦人科医長
白山 裕子	国立病院機構四国がんセンターがん治療開発室室長
野河 孝充	国立病院機構四国がんセンター婦人科診療統括部長
野嶋 公博	東京慈恵会医科大学附属柏病院形成外科准教授
小宮山 慎一	東邦大学医療センター大橋病院産科婦人科准教授
田中 尚武	千葉県がんセンター婦人科部長
黒岡 定浩	国立がん研究センター中央病院皮膚腫瘍科，大東中央病院皮膚科
山崎 直也	国立がん研究センター中央病院皮膚腫瘍科科長

松井 英雄	東京女子医科大学産婦人科教授
井箟 一彦	和歌山県立医科大学産科婦人科学教授
山本 英子	名古屋大学大学院医学系研究科発育・加齢医学/産婦人科学講師
三輪 陽子	名古屋大学大学院医学系研究科発育・加齢医学/産婦人科学
新美 薫	名古屋大学大学院医学系研究科発育・加齢医学/産婦人科学
碓井 宏和	千葉大学大学院医学研究院生殖医学講師
横山 和彦	昭和大学横浜市北部病院緩和医療科准教授
辻 哲也	慶應義塾大学医学部リハビリテーション医学准教授
丸田 智子	聖マリアンナ医科大学神経精神科学講師
濱口 明彦	東京慈恵会医科大学附属柏病院腎臓・高血圧内科/緩和ケアチーム
柳澤 暁	東京慈恵会医科大学附属柏病院外科/緩和ケアチーム准教授
小倉 誠	東京慈恵会医科大学附属柏病院腎臓・高血圧内科准教授

序

　婦人科がん診療に携わる医療従事者にとって必携の書として，日本婦人科腫瘍学会が編纂している子宮頸癌治療ガイドライン，子宮体がん治療ガイドラインそして卵巣がん治療ガイドラインの3つのガイドラインがあります．これら治療ガイドラインは，エビデンスに基づく最新の情報を参考にしてその治療指針が掲げられており，何よりも日常診療を行う上で，また教育的にも本領域において最も重要な書となっています．

　一方，本書「婦人科癌診療Q&A　一つ上を行く診療の実践」は，エビデンスの質評価基準や推奨の基準が高くない診療でありながら日常臨床の場で疑問となるような診療や，エビデンスレベルはまだ高くないものの新しい治療として期待される診療，そして国内の推奨として適応されてはいないがしかし海外で推奨されている診療など，実臨床で「こんなときはどうすればよいか」という疑問にスポットライトを当ててQ&A形式で答える書として発刊させて頂きました．お忙しい日常の中で，本書がガイドラインの隙間を少しでも埋めることができ，日常臨床での皆様の疑問を解決する一助となることを祈念しております．そして婦人科がんの診療に携わる医師のみならず，その他の産婦人科医あるいは研修医などの皆様にとりましてもお役に立つ書となれば幸甚に存じます．

　各Q&Aを分担してご執筆頂きました諸先生におきましては，この場をお借りしまして御礼申し上げます．また，出版に当たりましては企画当初から全般にわたりご助言を頂いた中外医学社の鈴木真美子様，ならびに関係各位に深謝申し上げます．

2014年3月

編集者一同

目次

I. 子宮頸癌

A. 疫学

Q1　子宮頸癌の罹患率，死亡率の推移について教えてください　＜蝦名康彦＞　2

Q2　子宮頸癌発症のリスク因子について教えてください　＜大竹秀幸＞　8

B. 予防

Q3　子宮頸癌検診の最近の動向について教えてください
（検診にHPV-DNA検査は必要か）　＜長阪一憲，川名　敬＞　13

Q4　キャッチアップ世代の子宮頸がん予防ワクチンは有効ですか？
　＜澤田健二郎，木村　正＞　18

Q5　男性に対する子宮頸がん予防ワクチンの有効性について教えてください　＜新井正秀＞　23

Q6　子宮頸部円錐切除術施行後の子宮頸がん予防ワクチン接種は
意味がありますか？　＜田畑　務＞　26

C. 病理と分類

Q7　ベセスダ分類のASC-US, ASC-Hの取り扱いはどうしたらよいですか？
　＜二神真行，横山良仁，水沼英樹＞　29

Q8　ベセスダ分類のAGCの取り扱いはどうしたらよいですか？
　＜西ヶ谷順子，小林陽一，岩下光利，坂本憲彦＞　32

Q9　最少偏倚腺癌とLEGHとは何ですか？　また治療方針について
教えてください　＜大原　樹，鈴木　直＞　36

D. 診断

Q10　腫瘍マーカーの最適項目とその解釈について，軽度上昇したら
どのように対応しますか？　＜吉岡範人，鈴木　直＞　39

Q11　Narrow Band Imagingは診断に有用ですか？　＜藤井多久磨，仲村　勝＞　46

Q12　画像診断による傍結合織浸潤の評価は可能ですか
（内診・直腸診との比較で）？　＜藤村正樹，清水基弘，永光雄造＞　49

E. 治療方針

Q13　ハイリスクHPV陽性の取り扱いについて教えてください　＜戸澤晃子，鈴木　直＞　53

Q14　持続するCIN 2は経過観察ですか？　あるいは蒸散するべきですか？
　＜奈須家栄，楢原久司＞　58

Q15　子宮頸部円錐切除後の経過観察の間隔と期間について
教えてください　＜小曽根浩一，田部　宏，岡本愛光＞　63

- Q16 閉経後女性の CIN 3 に対して子宮頸部円錐切除術と子宮全摘どちらを選択しますか？ ……………………… <髙田杏奈, 庄子忠宏, 杉山　徹> 68

F. 治療各論：手術

- Q17 腹腔鏡手術は可能ですか？　ロボット支援手術は可能ですか？ ……………………… <林　茂徳, 二宮委美, 新井宏治> 72
- Q18 妊孕性温存のための広汎性子宮頸部摘出術の適応について教えてください ……………… <田中京子, 杉山重里, 西尾　浩, 青木大輔> 75
- Q19 神経温存手術のコツについて教えてください ……………… <仲村　勝, 高松　潔> 79
- Q20 子宮頸部円錐切除後の頸管狭窄・閉鎖に対する対処法について教えてください …………………………………………… <小林裕明> 84

G. 治療各論：薬物療法

- Q21 CCRT の化学療法は何を選択しますか？ ……………… <關　壽之, 高倉　聡, 岡本愛光> 87
- Q22 分子標的治療の導入は期待されますか？ ……………… <岩﨑雅宏, 寺本瑞絵, 齋藤　豪> 92
- Q23 化学療法施行時のレジメンについて教えてください ……………………………… <島田宗昭, 出浦伊万里, 紀川純三> 95

H. 治療各論：放射線療法

- Q24 強度変調放射線治療とは何ですか？ ……………… <戸板孝文, 有賀拓郎, 村山貞之> 99

I. 治療各論：対症療法の実際

- Q25 術後の排尿障害に対する治療法について教えてください ……………… <池田仁惠> 104

II. 子宮体癌

A. 疫学

- Q1 子宮体がんの罹患率，死亡率の推移と発症リスク因子について教えてください ……………… <元木葉子, 最上多恵, 宮城悦子> 110

B. 発生

- Q2 子宮体癌タイプ 1 とタイプ 2 の発生機序・分子生物学的特徴・臨床的特徴の違いは何ですか？ ……………… <宮本　強, 塩沢丹里> 114
- Q3 Lynch 症候群について教えてください ……………… <植木有紗, 阪埜浩司, 青木大輔> 118

C. 診断

- Q4 内膜細胞診は子宮体がんの診断に有用ですか？ ……………… <藤原寛行, 鈴木光明> 122
- Q5 経腟超音波断層法により，どこまで子宮体癌を見つけられますか？ ……… <山田恭輔> 125
- Q6 EIC, EIN とはどのような概念ですか？ ……………… <柳井広之> 129
- Q7 異型ポリープ状腺筋腫の病態と治療方針について教えてください ……………… <清川貴子> 132
- Q8 特殊組織型の病理学的特徴と取扱いについて教えてください ……………… <三上芳喜> 135
- Q9 MRI により，どこまで子宮体癌の筋層浸潤が診断できますか？ ……………… <北島一宏> 139

D. 治療各論

- Q10 子宮内膜増殖症，子宮体癌に対する妊孕性温存治療はどこまで可能ですか？ ＜進 伸幸，山上 亘，青木大輔＞ 142
- Q11 子宮体癌手術進行期分類と子宮体部肉腫の進行期分類で留意すべき点は何ですか？ ＜渡利英道＞ 146
- Q12 子宮体癌におけるリンパ節郭清の省略の可能性について教えてください ＜藤堂幸治＞ 150
- Q13 海外における内視鏡下手術やロボット手術はどこまで進んでいますか？ ＜寺井義人，大道正英＞ 154
- Q14 子宮体癌に対する化学療法のレジメンの使い分けについて教えてください ＜中西 透＞ 160

E. 癌肉腫，子宮肉腫

- Q15 癌肉腫の病理と分子生物学的特徴について教えてください ＜高野忠夫，徳永英樹，八重樫伸生＞ 164
- Q16 富細胞平滑筋腫，転移性平滑筋腫，STUMPの取扱いについて教えてください ＜川村直樹＞ 167
- Q17 術前の画像診断で，子宮平滑筋腫瘍の良性・悪性の鑑別は可能ですか？ ＜吉田好雄＞ 174
- Q18 手術後に子宮平滑筋肉腫と診断された場合，追加手術は必要ですか？ ＜馬場 長，松村謙臣，小西郁生＞ 178
- Q19 子宮癌肉腫，子宮平滑筋肉腫に対する分子標的薬について教えてください ＜竹内 聡＞ 185

III. 卵巣癌

A. 疫学

- Q1 なぜ卵巣癌の罹患率は上昇しているのですか？ ＜村松俊成，杉山太朗，前田大伸＞ 190
- Q2 なぜ卵巣明細胞腺癌は日本人に頻度が高いのですか？ ＜古川直人＞ 194

B. 予防

- Q3 良性疾患で卵管を残した症例は卵巣がんの発生頻度は上昇しますか？ ＜横道憲幸，鈴木 直＞ 197
- Q4 遺伝性乳癌・卵巣癌患者の診断はどのようにしますか？ ＜市川喜仁＞ 200
- Q5 遺伝性乳がん・卵巣がんの遺伝子変異陽性者にリスク低減両側卵巣卵管切除・摘出術は必要ですか？ ＜谷口智子，竹島信宏＞ 204

C. 診断

- Q6 早期発見のため超音波検査やCA125値検査は本当に無効ですか？ ＜髙取恵里子，庄子忠宏，杉山 徹＞ 208
- Q7 卵巣腫瘍合併妊娠におけるCA125値の評価方法について教えてください ＜杉山太朗＞ 213

Q8	CA125再発と画像再発の診断差は何カ月くらいですか？ ………〈西野幸治, 榎本隆之〉	216

D. 治療各論：手術

Q9	卵巣癌症例に虫垂切除はするべきですか？………………………………〈宮原　陽〉	219
Q10	腹腔外転移がある症例（Ⅳ期）へPDSはどこまでするべきですか？ ……〈寺内文敏〉	222
Q11	高齢者に対して術式はどこまで省略できますか？…………………………〈寺尾泰久〉	225
Q12	妊孕性温存症例にリンパ節郭清は必要ですか？……………………………〈梶山広明〉	227

E. 治療各論：薬物療法

Q13	化学療法レジメンやサイクル数が卵巣機能へ影響を与えますか？ 先天性奇形の頻度に影響を与えますか？………………………………〈原野謙一〉	232
Q14	DFI 6カ月未満症例には本当にプラチナ製剤は効果ないのですか？……〈田畑　務〉	237
Q15	プラチナ耐性再発症例では本当に多剤併用は単剤より効果ないの ですか？……………………………………………………………………〈松本光史〉	241
Q16	組織型によって2nd line化学療法レジメンは変えるべきですか？………〈佐藤慎也〉	245
Q17	高齢者に対して補助化学療法はカルボプラチン単剤ではだめですか？……〈斎藤元章〉	248
Q18	再発症例における3rd, 4th, 5th lineの治療はどうすればいいで しょうか？……………………………………………………………………〈西尾　真〉	251
Q19	卵巣癌に推奨される分子標的治療薬について教えてください ………………………………………〈松村謙臣, 濱西潤三, 小西郁生〉	254

F. 治療各論：放射線療法

Q20	子宮頸癌の骨転移に対する放射線治療について教えてください ………………………………………〈粕谷吾朗, 戸板孝文, 村山貞之〉	260

G. 治療各論：合併症と対症療法の実際

Q21	術後DVT合併症例で術後消失した場合でもワルファリンは 必要ですか？……………………………………………………〈尾松公平, 竹島信宏〉	264
Q22	術後HRTの再発の危険はありますか？……………………………………〈武隈宗孝〉	267

Ⅳ. その他

A. 外陰癌・腟癌

Q1	外陰癌の切除範囲（術式）とそれを決定する術前検査について 教えてください……………………………………〈佐藤いずみ, 永瀬　智, 八重樫伸生〉	272
Q2	リンパ節郭清が必要な症例と必要な範囲について教えてください ………………………………………〈竹原和宏, 白山裕子, 野河孝充〉	275
Q3	皮弁形成の必要性とその方法について，また術後QOL低下の頻度に ついても教えてください……………………………………………………〈野嶋公博〉	279
Q4	外陰癌・腟癌に対する有効な術後補助化学療法について教えて ください………………………………………………………………………〈小宮山慎一〉	282
Q5	進行外陰癌・腟癌に対する治療について教えてください………………〈田中尚武〉	284

Q6	乳房外 Paget 病に対する治療法について教えてください……… <黒岡定浩, 山崎直也>	288

B. 絨毛性疾患

Q7	絨毛癌診断スコアと FIGO 2000 スコアで診断が異なった場合,初回化学療法をどうしますか？……………………………………… <松井英雄>	292
Q8	セカンドライン化学療法のレジメンと切り替えのタイミングについて教えてください…………………………………………………… <井箟一彦>	297
Q9	寛解判定における hCG 測定の留意点と追加化学療法のコース数について教えてください………………………………………………… <井箟一彦>	302
Q10	侵入奇胎, 絨毛癌の化学療法後の生殖機能, 妊娠, 分娩に与える影響について教えてください………………… <山本英子, 三輪陽子, 新美 薫>	306
Q11	絨毛性疾患の化学療法に用いられる薬剤の有害事象とその対策について教えてください……………………………………… <碓井宏和>	310

C. 緩和医療

Q12	悪性消化管閉塞に対する緩和治療はどのような方法を選択しますか？…… <渡利英道>	313
Q13	緩和医療としての腹水コントロールをどのように行いますか？………… <横山和彦>	317
Q14	リンパ浮腫に対する苦痛軽減の方法について教えてください……………… <辻 哲也>	321
Q15	精神的苦痛に対する対処方法について教えてください…………………… <丸田智子>	327
Q16	再発以降の緩和的腹水濾過濃縮再静注法の有効性について教えてください………………………………………… <濱口明彦, 柳澤 暁, 小倉 誠>	331

索引………………………………………………………………………………… 335

略語一覧

ADL（activities of daily living）日常生活動作
AEHC（atypical endometrial hyperplasia, complex）複雑型子宮内膜異型増殖症
AGC（atypical glandular cell）異型腺細胞
AGUS（atypical glandular cells of undetermined significance）
AIS（adenocarcinoma *in situ*）内頸部上皮内癌
APAM（atypical polypoid adenomyomas）異型ポリープ状腺筋腫
ART（abdominal radical trachelectomy）広汎性子宮頸部摘出術
BMI（body mass index）ボディマス（体格）指数
BML（benign metastasizing leiomyoma）良性転移性平滑筋腫
BSOR（bilateral salpingectomy with ovarian retention）
CART（concentrated ascites reinfusion therapy）腹水濾過濃縮再静注法
CCRT（concurrent chemoradiotherapy）同時化学放射線療法
CIN（cervical intraepithelial neoplasia）子宮頸部上皮内腫瘍
CIS（carcinoma *in situ*）上皮内癌
CPT（complex physical therapy）複合的理学療法
CS（uterine carcinosarcoma）子宮癌肉腫
CT（computed tomography）コンピュータ断層撮影
CTV（clinical target volume）
DFI（disease-free interval）
DWI（diffusion weighted image）拡散強調画像
EGFR（epidermal growth factor receptor）上皮成長因子受容体
EIC（endometrial intraepithelial carcinoma）子宮内膜上皮内癌
EIN（endometrial intraepithelial neoplasia）子宮内膜上皮内腫瘍
EmGD（endometrial glandular dysplasia）
EMT（epithelial-mesenchymal transition）上皮間葉転換
ER（estrogen receptor）エストロゲン受容体
ETT（epithelioid trophoblastic tumor）類上皮性トロホブラスト腫瘍
GTN（gestational trophoblastic neoplasia）絨毛性腫瘍
HADS（hospital anxiety and depression scale）
HBOC（hereditary breast and ovarian cancer syndrome）遺伝性乳癌・卵巣癌症候群
hCG（human chorionic gonadotropin）ヒト絨毛性ゴナドトロピン
HDAC（histone deacetylase）ヒストン脱アセチル化酵素
HGSC（high grade serous adenocarcinoma）高悪性度卵巣漿液性腺癌
HNF（hepatocyte nuclear factor）-1β
hMG（human menopausal gonadotropin）更年期婦人尿中ゴナドトロピン
HNPCC（hereditary nonpolyposis colorectal cancer）遺伝性非ポリポーシス大腸癌
HPV（human papillomavirus）ヒト乳頭腫ウイルス
HRT（hormone replacement therapy）ホルモン補充療法
IDS（interval debulking surgery）
IMRT（intensity modulated radiotherapy）強度変調放射線治療
INR（international normalized ratio）国際標準比

略語一覧

IPC（intermittent pneumatic compression therapy）間欠的空気圧迫療法
LAVRH（laparoscopic-assisted vaginal radical hysterectomy）腹腔鏡補助下腟式広汎子宮全摘術
LEEP（loop electrosurgical excision procedure）
LEGH（lobular endocervical glandular hyperplasia）子宮頸部腺系病変
LM（leiomyoma）子宮平滑筋腫
LMS（leiomyosarcoma）子宮平滑筋肉腫
LUTD（lower urinary tract dysfunction）下部尿路機能障害
LVRT（laparoscopic vaginal radical trachelectomy）腟式広汎性子宮頸部摘出術
MBO（malignant bowel obstruction）悪性消化管閉塞
MDA（minimal deviation adenocarcinoma）
MLD（manual lymphatic drainage）用手的リンパドレナージ
MLPA（multiplex ligation-dependent probe amplification）法
MMMT（malignant mullerian mixed tumor）悪性ミューラー管混合腫瘍
MMR（mismach repair）
MPA（medroxyprogesterone acetate）
MRI（magnetic resonance imaging）核磁気共鳴画像法
MSI（microsatellite instability）
mTOR（mammalian target of rapamycin）
NAC（neoadjuvant chemothrapy）術前化学療法
NBI（narrow band imaging）狭帯域光観察
OC（oral contraceptives）経口避妊薬
OHSS（ovarian hyperstimalation syndrome）卵巣過剰刺激症候群
OS（overall survival）全生存期間
PDS（primary debulking surgery）
PEG（percutaneous endoscopic gastrostomy）経皮内視鏡的胃瘻
PET（positron emission tomography）ポジトロン断層法
PFS（progression free survival）無増悪生存期間
PgR（progesterone receptor）プロゲステロン受容体
PS（performance status）全身状態
PSTT（placental site trophoblast）胎盤部トロホブラスト腫瘍
PVS（peritoneovenous shunt）腹腔-静脈シャント
QOL（quality of life）生活の質
RCT（randomized control study）ランダム化比較試験
RR（response rate）奏効率
RRSO（risk reducing salpingo-oophorectomy）リスク低減卵巣卵管切除術
SBRT（stereotactic body radiotherapy）体幹部定位放射線治療
SCTAT（sex cordtumor with annular tubules）輪状細管を伴う性能腫瘍
SNP（single nucleotide polymorphism）
STIC（serous tubal intra-epithelial carcinoma）
STUMP（smooth muscle tumor of uncertain malignant potential）悪性度不明な平滑筋腫瘍
TAH/BSO（total abdominal hysterectomy and with and without bilateral salpigo）両側附属器摘出術
TCR（transcervical resection）経頸管的切除術
TLRH（total laparoscopic radical hysterectomy）全腹腔鏡下広汎子宮全摘術
VEGF（vascular endothelial growth factor）血管内皮細胞増殖因子

I

子宮頸癌

Question 1 A. 疫学
子宮頸癌の罹患率，死亡率の推移について教えてください

Answer

　子宮頸癌は全世界の女性癌罹患の第3位を占めており，2008年には推定529,000人が新規に罹患している．そして女性の癌死亡の第4位を占めており，2008年には全世界で275,100人が死亡している．死亡者が多い地域は，アフリカ（53,300人），中米（31,700人），そしてアジア（159,800人）である[1]．国際がん研究機関（IARC）がまとめた各国における浸潤子宮頸癌（30～74歳）罹患率とその増減を図1に示す．1998～2002年の年齢調整罹患率を算出すると，東ヨーロッパ諸国，中南米，フィリピン，タイ，インド，ウガンダで高く，北ヨーロッパ諸国，米国，日本，オーストラリアでは低い．そして罹患率はほとんどの国で減少しているが，タイ，イスラエル，ウガンダ，東ヨーロッ

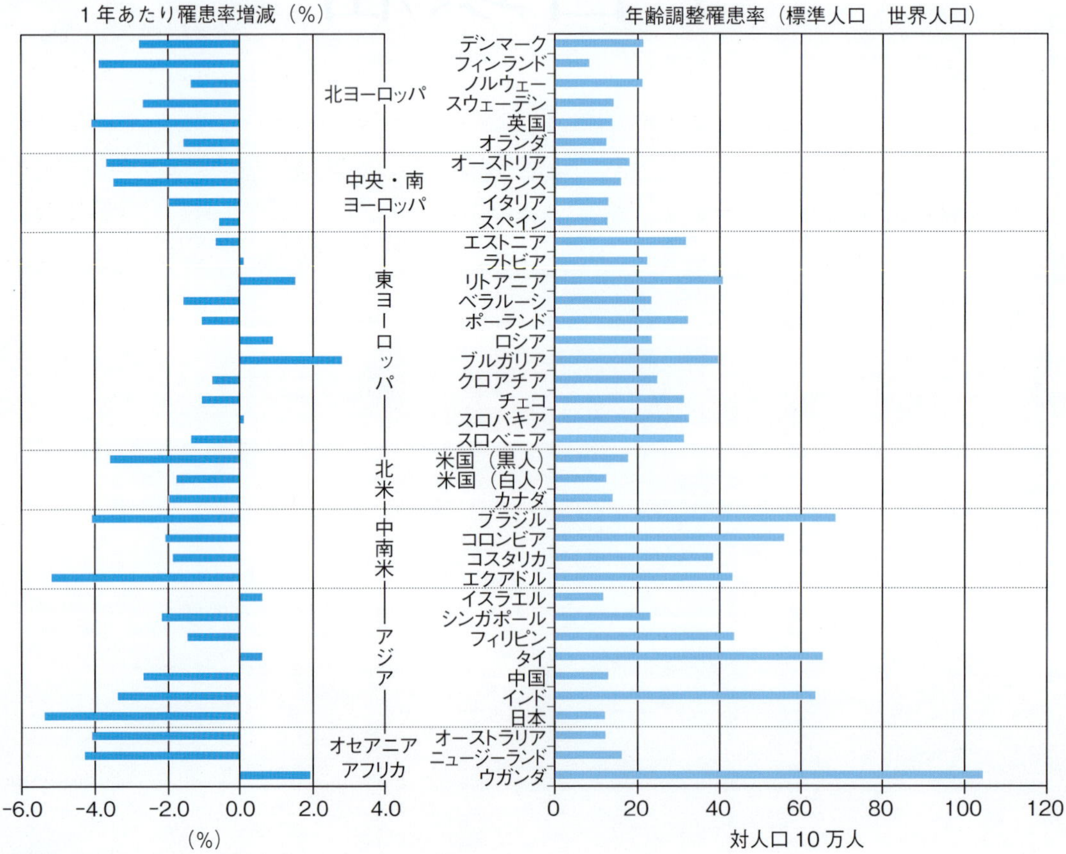

図1 各国における子宮頸癌罹患率とその増減（文献1を改変）

パ諸国では上昇している[2]．

　2011年日本女性の悪性新生物による死亡は144,115人であり，部位では，①大腸（20,882人），②肺（19,511人），③胃（17,045人），④結腸（15,581人），⑤膵臓（14,004人），⑥乳房（12,731人），⑦肝臓（10,903人），⑧胆嚢・胆管（9,300人），⑨子宮（6,075人），⑩直腸（5,301人）となっている．この9位の子宮は，子宮の悪性新生物，部位不明（C55）の分類であり，子宮頸部の悪性新生物（C53）が2,737人で15位，子宮体部の悪性新生物（C54）は2,034人で17位となっている．日本における子宮頸癌・体癌の全国年齢調整死亡率の推移を図2に示す．子宮頸癌では1960年に4.0（以下，人口10万人比）であったものが，1993年には1.7まで減少した．しかし，その後は上昇に転じ2011年には2.1となっている．一方，子宮体癌は次第に増え続けており2011年に1.2となっている．子宮頸癌の全国年齢階級別死亡率の推移を図3に示す．1985年以降，49歳以下の年齢階級では，いずれも微増傾向にあることがわかる[3]．

　続いて子宮頸癌・体癌の全国推定年齢調整罹患率の推移を図4に示す．子宮頸癌は1980年の15.3（以下，人口10万人比）をピークに減少し続けていたが，1999年の7.0を最下点としてその後は上昇しており，2008年には10.2となっている．注目すべきは，子宮頸部上皮内癌の増加である．2001年には11.1まで増加し，その後も急上昇しており，2008年には16.0に達している[4]．日本産科婦人科学会婦人科腫瘍委員会報告によると，2011年治療開始となった子宮頸癌症例は総計15,698人で，そのうち0期症例は9,038人と57.6％を占めていた[5]．次に上皮内癌を含まない子宮頸癌の年齢階級別推定罹患率の推移を図5に示す．40歳代は不変，30歳代は30年間で2倍以上に増加，20歳代も微増している．それ以上の年代では減少しており，結果として各年齢階級の差が小さくなっていることがわかる．続いて，子宮頸部上皮内癌の年齢階級別推定罹患率を図6に示す．25～29歳の急増ぶりが顕著であり，2008年には46.1（以下，人口10万人比）となり10年前の6倍となっている．同様に30～34歳が53.6，35～39歳が45.0，40～44歳が39.5と上昇している[4]．30歳未満女性における上皮内癌罹患率の上昇に関しては，2003年にIokaらが報告しているが，その傾向は変わっていないかむしろ加速傾向にあるといえる[6]．2011年治療開始子宮頸癌患者の年齢別進行期分

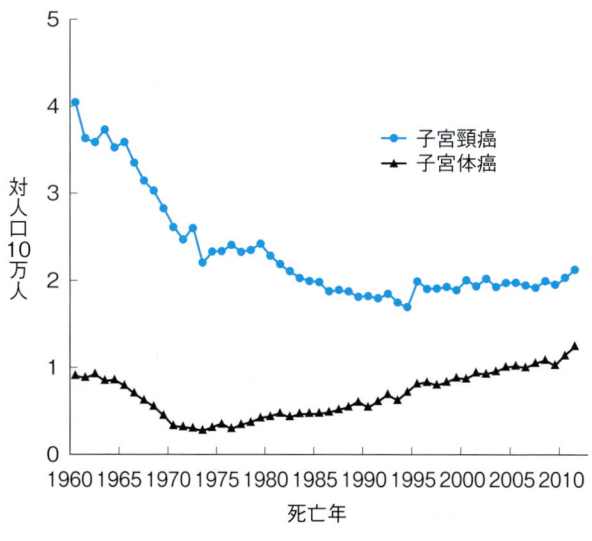

図2 子宮頸癌・体癌の全国年齢調整死亡率の推移（標準人口　世界人口）
〔人口動態統計（厚生労働省大臣官房統計情報部編）〕

I. 子宮頸癌

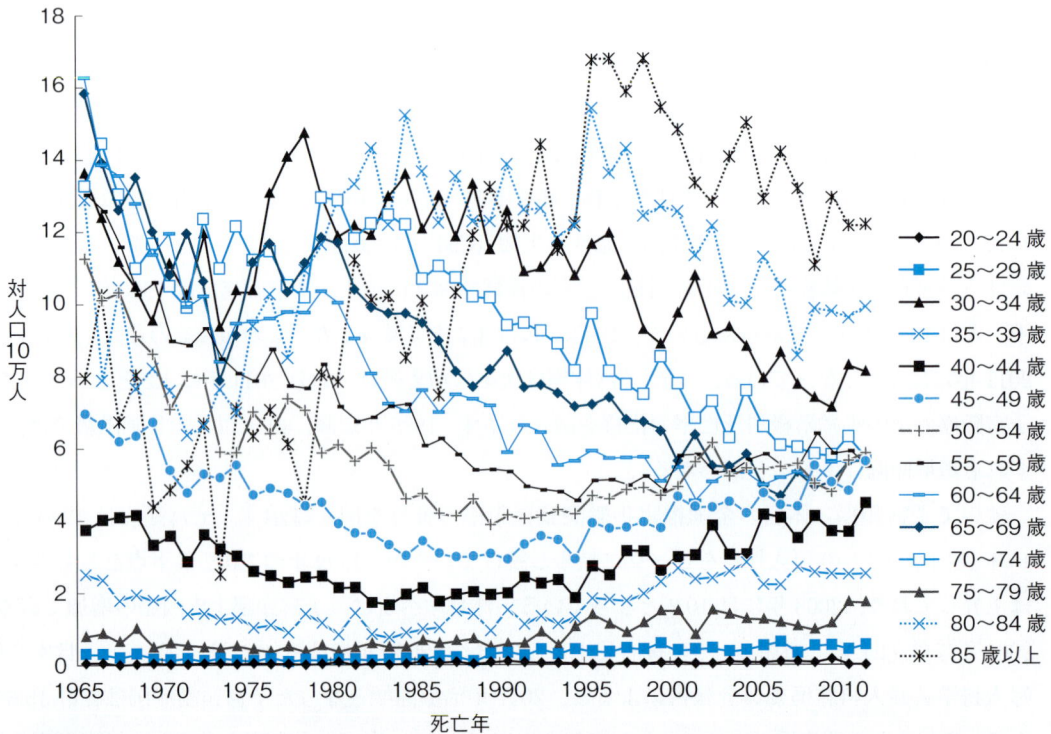

図3 子宮頸癌の全国年齢階級別死亡率の推移〔人口動態統計（厚生労働省大臣官房統計情報部編）〕

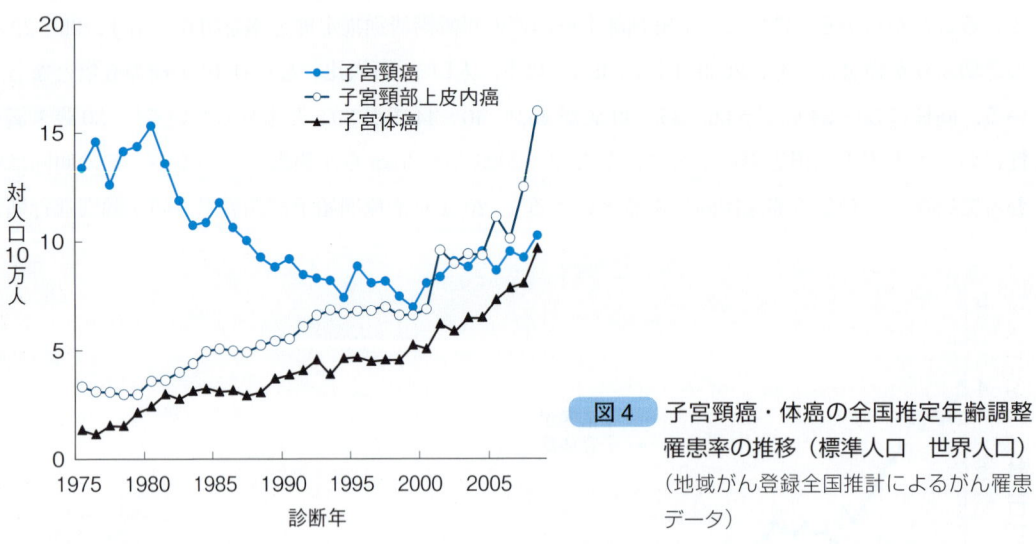

図4 子宮頸癌・体癌の全国推定年齢調整罹患率の推移（標準人口　世界人口）
（地域がん登録全国推計によるがん罹患データ）

布を図7に示す．I期以上の6,659人中，49歳以下の症例は3,253人と48.9％であった[5]．すなわち40歳代までと50歳代以上の患者数はほぼ同数ということである．また，0期症例の年齢については公表されていないが，49歳以下の症例でI期症例が多数を占めているのは，若年者の上皮内癌増加が関連しているものと考えられる．

　これまで述べたような国・地域による罹患率・死亡率の違いとその推移には，HPV感染頻度の地

1. 子宮頸癌の罹患率，死亡率の推移について教えてください 5

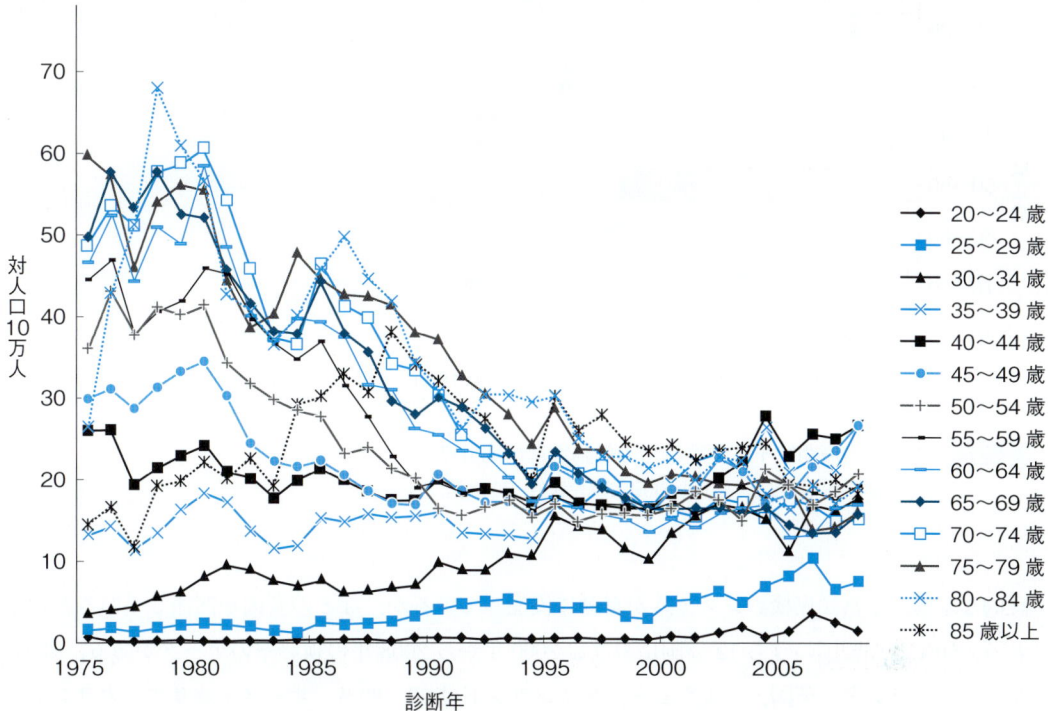

図5 子宮頸癌（上皮内癌を含まない）の全国年齢階級別推定罹患率の推移（地域がん登録全国推計によるがん罹患データ）

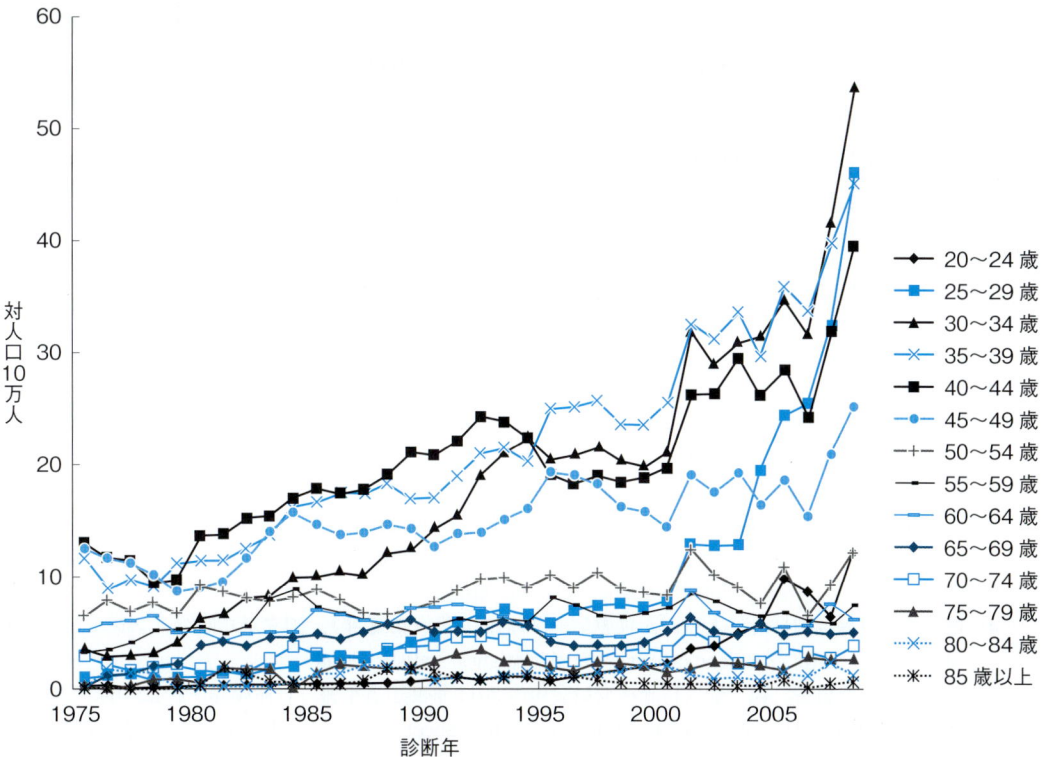

図6 子宮頸部上皮内癌の全国年齢階級別推定罹患率の推移（地域がん登録全国推計によるがん罹患データ）

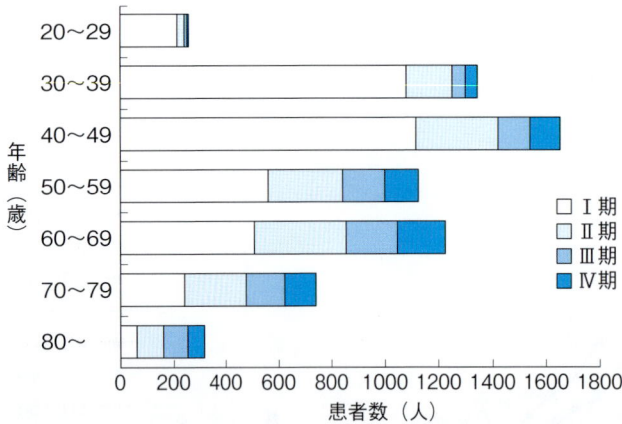

図7 2011年治療開始子宮頸癌患者の年齢別進行期分布
（日本産科婦人科学会．婦人科腫瘍委員会報告，2012年）

理的な差異，子宮頸癌検診システムが有効に機能しているか，などの要因が関係していると考えられる．OECD加盟国のうち12カ国における2000年から2008年の検診率のデータがある．カナダ，ニュージーランド，英国，ノルウェー，フィンランドは70〜80％，オーストラリア，オランダ，ベルギーが60〜70％，米国が59％，韓国が65％，そしてハンガリーと日本が最も低く20〜30％とされている[7]．早くから検診システムが確立されていた西ヨーロッパでは，40年間で子宮頸癌罹患率が6割以上も減少している．例えば，フィンランドでは1966年に21.1（人口10万人比）であった罹患率が，2007には7.3まで下降している[1]．このように，全年齢でみられる罹患率減少の傾向に対して，日本と同様にフィンランド，英国，デンマーク，中国など，いくつかの国で若年層での頸癌罹患率増加が報告されている[8-10]．この傾向は性行動の変化によるHPV感染者の増加を反映していると考えられている．例えば中東などにおける例外的な頸癌罹患の低さは，婚外交渉を認めない社会状況とそれによるHPV感染の低さを反映しているとされる．日本でも子宮頸がん予防ワクチン接種が始まっているが，当分は未接種の若年層における頸癌罹患者の増加が危惧される．検診による早期発見・早期治療が改めて必要と考える．

◆文献

1) Blecher E, Chaney-Graves K, Edwards B, et al. Cervix uteri. In: Global Cancer Facts & Figure. 2nd ed. American Cancer Society; 2011. p. 24-6.
2) Vaccarella S, Lortet-Tieulent J, Plummer M, et al. Worldwide trends in cervical cancer incidence: Impact of screening against changes in disease risk factors. Eur J Cancer. 2013; 49: 3262-73.
3) 人口動態統計によるがん死亡データ（1958年〜2012年）．国立がん研究センターがん対策情報センター http://ganjoho.jp/professional/statistics/statistics.html
4) 地域がん登録全国推計によるがん罹患データ（1975年〜2008年）．国立がん研究センターがん対策情報センター http://ganjoho.jp/professional/statistics/statistics.html
5) 婦人科腫瘍委員会，編．婦人科腫瘍委員会報告 2011年度患者年報．日産婦誌．2012; 64: 2340-88.
6) Ioka A, Tsukuma H, Ajiki W, et al. Trends in uterine cancer incidence in Japan 1975-98. Jpn J Clin Oncol. 2003; 33: 645-6.

7) Machii R, Saito H. Time trends in cervical cancer screening rates in the OECD countries. Jpn J Clin Oncol. 2011; 41: 731-2.
8) Bray F, Loos AH, McCarron P, et al. Trends in cervical squamous cell carcinoma incidence in 13 European countries: changing risk and the effects of screening. Cancer Epidemiol Biomarkers Prev. 2005; 14: 677-86.
9) Yang L, Parkin DM, Li LD, Chen YD, et al. Estimation and projection of the national profile of cancer mortality in China: 1991-2005. Br J Cancer. 2004; 90: 2157-66.
10) Anttila A, Pukkala E, Soderman B, et al. Effect of organised screening on cervical cancer incidence and mortality in Finland, 1963-1995: recent increase in cervical cancer incidence. Int J Cancer. 1999; 83: 59-65.

〈蝦名康彦〉

A. 疫学

子宮頸癌発症のリスク因子について教えてください

Answer

　子宮頸癌の発症のリスク因子が多産や性交渉によるHPV感染[1,2]であることは周知のことである．そのHPVの感染から浸潤癌に至る発症の過程には，HPV感染の持続，HPVの持続感染からhigh grade CIN，high grade CINから浸潤癌と大別できる．様々な研究が行われているが，疫学的にはそれぞれの過程でどのようなリスク因子が関与しているかは未だ十分には解明されていない．さらには扁平上皮癌と非扁平上皮癌におけるリスクの違いや，HPV感染が関与しないとされる子宮頸部胃型腺の過形成や最小偏倚腺癌[3]に関するリスク因子に関してはこれからの研究課題といえる．本稿においては，HPV感染からhigh grade CIN/浸潤癌への過程を大枠で「子宮頸癌発症」とし，これまでに子宮頸癌の主なリスク因子として指摘されてきたHPV感染，喫煙，経口避妊薬について，主に最近の疫学的研究の報告を踏まえて概説する．

■ HPV感染

1. 細胞診正常女性のHPV感染率は？

　本邦では茨城県や沖縄県でPCR法でHPV-DNAを検出しHPVの感染率を調査した研究がある．茨城県では，Onukiら[4]が1999年から2007年にかけて治療もしくは検診目的に筑波大学や茨城西南医療センターを受診した2,282人を対象としている．その中で，細胞診が正常であったのは1,517人で，HPV-DNA陽性は342人（22.5％）であった．沖縄県では，Maehama[5]が1994年から1995年にかけて子宮頸癌検診を受け細胞診が正常であった4,078人を対象としており，その中でHPV-DNAが陽性であったのは434人（10.6％）であった．

2. HPV感染率の年齢による違いは？

　Matsumotoら[6]が報告した茨城県での調査結果を図1に示す．細胞診正常女性のHPV感染率は15～19歳が35.9％で最も高く，20～29歳が28.9％，30～39歳が22.3％，40～54歳11.4％で，54歳が最も低く，以降年齢とともに漸増を示している．沖縄県での調査結果は，20～29歳で20.4％，30～39歳が9.0％，40～49歳が9.1％，50～59歳が10.0％で，60～69歳が10.9％，70～79歳が10.1％，80～89歳が13.3％であった[5]．両調査ともに性活動が活発な若年層で高い傾向を示し，50歳前後で低い率を示しているが，以降は年齢とともに漸増を示している．

3. 子宮頸がん予防ワクチンの対象となるHPV16，18型の感染頻度は？

　Onukiら[4]による茨城県での報告では，細胞診正常女性におけるHPV 16の感染率は11.7％，HPV 18は5.6％で，Maehama[5]による沖縄県の報告では，HPV 16は2.5％，HPV 18は0.5％であった．なお，HPV 16，18以外で感染率の高いHPVの型は，茨城県ではHPV 33，39，51，52，56，58，59が

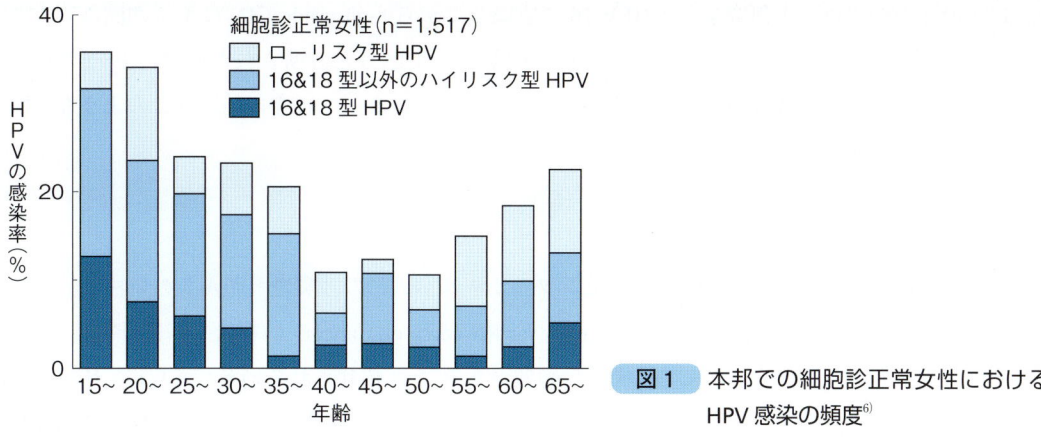

図1 本邦での細胞診正常女性におけるHPV感染の頻度[6]

各々2.3%，3.2%，11.7%，9.4%，5.8%，7.0%，4.4%で，沖縄県ではHPV 31, 33, 35, 58が，2.3%，2.3% 5.8%，1.8%であった．

4. HPV型別におけるCIN 2-3もしくは浸潤癌への進行のリスクは？

Onukiら[4]による茨城県での報告によると，HPV型別における細胞診正常女性のCIN 2-3もしくは浸潤癌への進行のリスクは，prevalence ratio（ ）が1.00以上であったHPVの型は7種類で，そのHPVはリスクが高い方からHPV 31（3.04），HPV 16（2.49），HPV 18（2.22），HPV 35（2.02），HPV 52（1.57），HPV 33（1.42），HPV 58（1.18）であった．Asatoら[7]が沖縄県で行った症例対照研究では，339例の子宮頸癌症例と3,249例を対象としたHPV型別の子宮頸癌のリスクを調査し，オッズ比（ ）が高い方からHPV 16（534），HPV 18（259），HPV 58（180），HPV 33（151），HPV 31（136），HPV 52（35），HPV 35（31）であった．臨床の現場においては，HPVの型判定が既に検査可能となっていることから，以上の両研究を踏まえ，特にこの7つの型のHPV 16, 18, 31, 35, 52, 33, 58に注意が必要である．

5. HPV感染からhigh grade CINに至る割合と期間は？

登録時にHPV感染していない女性を対象としたhigh grade CIN発生の累積リスクを検討したコホート研究がある[8]．15歳から19歳の1,075人（年齢中央値18歳）を6カ月間隔で3年以上にわたり細胞診とHPV-DNA検査で追跡している．測定した全ての型のHPVの3年後のDNA陽性累積リスクは43.8%で，その中で最も高頻度であったのは16型で10.5%であった．16型に起因するhigh grade CINの累積リスクが最も高く，その発症リスクはHPV 16が初めて検出されてから6～12カ月の期間が最高であった．

20,514人（年齢の中央値34歳）を対象としてCIN 3以上の累積発生率を10年間にわたり追跡した米国National Cancer Institute（NCI）のコホート研究では[9]，登録時に細胞診陰性であった12,976人の中で，登録後10年でのCIN 3発生率はHPV 16陽性者は20.7%と最高値を示し，HPV 18陽性者で17.7%，HPV 16・18以外の発癌性HPV陽性者で1.5%，発癌性HPV陰性者は0.5%であった．この調査でHPV 16陽性者は，登録後15カ月の段階で既に約10%の発生率であった．また，それぞれの型でも登録後8年の段階で最高値に達していた．なお，登録後15カ月より以前での発生率に関しては記載がない．

以上の2つのコホート研究より，HPV 16に感染してからhigh grade CINに至る期間は6〜15カ月と短期間であることが示されている．臨床の現場では，CIN 3と診断された症例の1〜2年前の細胞診が陰性であることは時に経験されるが，以上の2つのコホート研究の結果はこのような経験を裏づけるものである．

■ 喫煙

国立がん研究センターのがん対策情報センターホームページの「喫煙とがん」のコーナーでは，国際がん研究機関（IARC: International Agency for Research on Cancer）の報告を基に子宮頸癌は「パピローマウイルスの影響を除いても，喫煙の影響がある．」と紹介されている．さらに，1983〜2003年に本邦で施行された3つのコホート併合解析研究結果[10]も紹介され，喫煙とがん死亡に関して，子宮頸癌の相対リスクは2.3と肺癌の3.9の次に高く，人口寄与危険割合は子宮頸癌が9で，肺癌の20，食道癌の12に次いで高い値が示されている．また，IARCによる禁煙とリスク低下に対する評価も紹介されており，子宮頸癌は「リスク低下は扁平上皮癌で認められ，禁煙後，非喫煙者のレベルまで急速にリスクが低下する．」とされている．

2013年に報告されたEuropean Prospective Investigation into Cancer and Nutrition（EPIC）のコホート研究でも同様の結果が示され[11]，喫煙によりCIN 3，浸潤癌のリスクが2倍に上昇し，禁煙によりそのリスクが減少している．

なお，喫煙の子宮頸部腺癌発症のリスクに関しては，12の疫学研究より8,097人の扁平上皮癌と1,374人の腺癌を基にした研究や[12]，588例の子宮頸癌症例の症例対照研究があるが[13]，子宮頸部腺癌においては喫煙による有意なリスクの上昇は報告されていない．

受動喫煙の子宮頸癌のリスクに関しては，11の症例対照研究を基にしたメタアナリシスで[14]，受動喫煙は喫煙への暴露がない状態との比較でオッズ比が1.73（95% CI=1.35-2.21, p<0.001）と有意なリスクの上昇を認めている．また，IARCでの多施設による症例対照研究においても[15]，受動喫煙で子宮頸癌の有意なリスクの上昇が報告されている．

以上より，産婦人科医としては，臨床で遭遇する喫煙女性に対して粘り強く禁煙指導を行うことは当然であるが，非喫煙者であっても，喫煙者が家族内に存在する場合は受動喫煙の危険性を説明するとともに喫煙の暴露を避ける工夫も指導すべきである．

■ 経口避妊薬

経口避妊薬の使用は子宮頸癌の独立したリスク因子にはならないという報告はあるものの[16]，いくつかの疫学的報告により5年間以上の長期間の経口避妊薬の使用が子宮頸癌のリスクになることはエビデンスとして確立しており[17,18]，米国NCIや国立がん研究センターのがん対策情報センターのホームページで紹介されている．

経口避妊薬の子宮頸癌のリスクとなる機序に関しては，服用者では服用開始後に新たにHPVに感染する率が高いことが原因と考えられてきたが，最近ではその結果を否定する報告もある[19]．さらに，マウス[20]や子宮頸癌細胞株[21]における研究において，性ステロイドによるHPVの癌遺伝子を活性化，癌細胞の増殖促進やアポトーシスの抑制を示す実験結果が報告されている．

臨床の現場では，経口避妊薬は，月経困難症や子宮内膜症の症例に対しても処方可能となったことから，服用者が増加していると考えられる．経口避妊薬の服用の開始前には静脈血栓症等の副作用の説明だけではなく長期間服用時の子宮頸癌のリスク上昇に関しても説明が必要であり，服用開始前や服用期間中は子宮頸癌検診の受診の確認が重要である．

◆文献

1) Muñoz N, Franceschi S, Bosetti C, et al. Role of parity and human papillomavirus in cervical cancer: the IARC multicentric case-control study. Lancet. 2002; 359; 1093-101.
2) International Collaboration of Epidemiological Studies of Cervical Cancer. Cervical carcinoma and sexual behavior: collaborative reanalysis of individual data on 15,461 women with cervical carcinoma and 29,164 women without cervical carcinoma from 21 epidemiological studies. Cancer Epidemiol Biomarkers Prev. 2009; 18: 1060-9.
3) Mikami Y, Kiyokawa T, Hata S, et al. Gastrointestinal immunophenotype in adenocarcinomas of the uterine cervix and related glandular lesions: a possible link between lobular endocervical glandular hyperplasia/pyloric gland metaplasia and 'adenoma malignum'. Mod Pathol. 2004; 17; 962-72.
4) Onuki M, Matsumoto K, Satoh T, et al. Human papillomavirus infections among Japanese women: age-related prevalence and type-specific risk for cervical cancer. Cancer Sci. 2009; 100: 1312-6.
5) Maehama T. Epidemiological study in Okinawa, Japan, of human papillomavirus infection of the uterine cervix. Infect Dis Obstet Gynecol. 2005; 13: 77-80.
6) Matsumoto K, Yoshikawa H. Human papillomavirus infection and the risk of cervical cancer in Japan. J Obstet Gynaecol Res. 2013; 39: 7-17.
7) Asato T, Maehama T, Nagai Y, et al. A large case-control study of cervical cancer risk associated with human papillomavirus infection in Japan, by nucleotide sequencing-based genotyping. J Infect Dis. 2004; 189: 1829-32.
8) Woodman CB, Collins S, Winter H, et al. Natural history of cervical human papillomavirus infection in young women: a longitudinal cohort study. Lancet. 2001; 357: 1831-6.
9) Khan MJ, Castle PE, Lorincz AT, et al. The elevated 10-year risk of cervical precancer and cancer in women with human papillomavirus (HPV) type 16 or 18 and the possible utility of type-specific HPV testing in clinical practice. J Natl Cancer Inst. 2005; 97: 1072-9.
10) Katanoda K, Marugame T, Saika K, et al. Population attributable fraction of mortality associated with tobacco smoking in Japan: a pooled analysis of three large-scale cohort studies. J Epidemiol. 2008; 18: 251-64.
11) Roura E, Castellsagué X, Pawlita M, et al. Smoking as a major risk factor for cervical cancer and pre-cancer: Results from the EPIC cohort. Int J Cancer. 2013: 10: 1379-90.
12) International Collaboration of Epidemiological Studies of Cervical Cancer. Comparison of risk factors for invasive squamous cell carcinoma and adenocarcinoma of the cervix: collaborative reanalysis of individual data on 8,097 women with squamous cell carcinoma and 1,374 women with adenocarcinoma from 12 epidemiological studies. Int J Cancer. 2007; 120: 885-91.
13) Kapeu AS, Luostarinen T, Jellum E, et al. Is smoking an independent risk factor for invasive cervical cancer? A nested case-control study within Nordic biobanks. Am J Epidemiol. 2009; 169: 480-8.
14) Zeng XT, Xiong PA, Wang F, et al. Passive smoking and cervical cancer risk: A meta-analysis based on 3,230 cases and 2,982 controls. Asian Pac J Cancer Prev. 2012; 13: 2687-93.
15) Louie KS, Castellsague X, de Sanjose S, et al. Smoking and passive smoking in cervical cancer risk: pooled analysis of couples from the IARC multicentric case-control studies. Cancer Epidemiol Biomarkers Prev. 2011; 20: 1379-90.
16) Longatto-Filho A, Hammes LS, Sarian LO, et al. Hormonal contraceptives and the length of their use are not independent risk factors for high-risk HPV infections or high-grade CIN. Gynecol Obstet Invest. 2011; 71: 93-103.

17) Appleby P, Beral V, Berrington de González A, et al. Cervical cancer and hormonal contraceptives: collaborative reanalysis of individual data for 16,573 women with cervical cancer and 35,509 women without cervical cancer from 24 epidemiological studies. Lancet. 2007; 370: 1609-21.
18) Moreno V, Bosch FX, Muñoz N, et al. Effect of oral contraceptives on risk of cervical cancer in women with human papillomavirus infection: the IARC multicentric case-control study. Lancet. 2002. 359: 1085-92.
19) Marks M, Gravitt PE, Gupta SB, et al. Combined oral contraceptive use increases HPV persistence but not new HPV detection in a cohort of women from Thailand. J Infect Dis. 2011; 204: 1505-13.
20) Brake T, Lambert PF. Estrogen contributes to the onset, persistence, and malignant progression of cervical cancer in a human papillomavirus-transgenic mouse model. Proc Natl Acad Sci U S A. 2005; 102: 2490-5.
21) Ruutu M, Wahlroos N, Syrjänen K, et al. Effects of 17 beta-estradiol and progesterone on transcription of human papillomavirus 16 E6/E7 oncogenes in CaSki and SiHa cell lines. Int J Gynecol Cancer. 2006; 16: 1261-8.

〈大竹秀幸〉

Question 3 B. 予防
子宮頸癌検診の最近の動向について教えてください
（検診に HPV-DNA 検査は必要か）

Answer

　1955年より各地方自治体から始まった子宮頸癌検診は，1983年に入り老人保健法による保健事業となり，その後一般財源化され健康増進法（平成14年法律第103号）に基づく健康増進事業として，各地方自治体の自由意志で「細胞診（塗抹法）」による対策型の子宮頸癌検診が行われてきた．そして，2003年からは厚生労働省が対象者を20歳以上と30歳より引き下げ，かつ検診間隔を1年から2年へと延長し，新たな受診者発掘へつなげることで受診率の増加を期待したが，2008年の調査報告書によると，定期的に子宮頸癌検診を受けている女性の割合は2割代前半，特に20代女性の受診率は1割未満という恐るべき事態であることが判明した．そのため，2009年より厚生労働省は，対象者に無料クーポン券の配布を開始するなど，受診率向上を目標に啓発活動を進めている．その結果，検診受診率は37.7％（20〜69歳：過去2年間に受診．国民生活基礎調査による）まで向上されたが，約80％以上の検診受診率である欧米先進国に比べると，国内の受診率は先進国の中で依然最も低い水準のままである．受診率向上のための努力，そしてより精度の高い検診システムの構築を目指す努力が求められている．

■ 欧米先進国と国内における子宮頸癌検診の状況

　子宮頸癌の罹患率，死亡率を下げる科学的な根拠に基づいた検診方法が望まれている．近年，本邦で公共施策の実施に向けて精度の高い検診方法が模索され始めているが，欧米先進国間でもHPV検査導入による対策型検診はまだ研究段階にあり，各国で慎重な議論がされている現状である．その中で米国は率先してHPV併用検査を導入した対策型検診を推奨している．
　米国では従来の細胞診とHPV-DNAグルーピング検査（ハイリスクHPVのいずれかに感染していることを検出できる検査）との併用検診が2006年のASCCP（American Society of Colposcopy and Cervical Pathology）コンセンサスガイドラインに基づいて実際化しており，30歳以上の女性が併用スクリーニングの対象となっている．さらに2012年5月に改訂されたUSPSTF（U. S. Preventive Services Task Force）とACS/ASCCP/ASCPによるガイドラインでは，対象年齢別に分けた，より詳細な管理方針が提唱されている．これにより対象年齢が30〜65歳では，併用検診を行い両者陰性だった場合は検診間隔を5年まで延長できるとした．また30歳未満ではHPVの感染率が高く，そのうちの多くが一過性のHPV-DNA陽性であるため，HPV-DNA検査ではなく細胞診単独検診が推奨されている．また全ての年代において，子宮頸がん予防ワクチン接種後であってもスクリーニング間隔に変更はないとしている[1]．一方，本邦でも30歳以上の女性を対象として，「産婦人科診療ガイドライン—婦人科外来編2011」では，がん検診の精度を上げるために細胞診に加えHPVグルー

ピング検査を併用する有用性が提唱されている（推奨レベルC）．

その一方で，イタリア，フィンランド，オランダ，スウェーデン，イギリスから，HPV-DNA検診の有用性を検証した海外のqualityが高い（fair）とされる大規模ランダム化比較試験（RCT）が報告されている（表1）．これらのstudyではHPV検診単独法，トリアージ方式法，そして併用検診法のそれぞれの方法が比較検討されているが，本稿では「産婦人科診療ガイドライン―婦人科外来編2011」で有用性が提唱されている，細胞診とHPV-DNA検査の併用検診に関する研究について述べることとする．本邦には細胞診とHPV-DNA検査との併用検診に関するRCTはなく，海外の4つ（NTCC, POBASCAM, Swedescreen, ARTISTIC）のstudyによるRCTを参考にしていかなければならない．イタリアからのNTCC study[2]では，液状細胞診（LBC）とHPVグルーピング検査（HC II）の併用群と，細胞診（塗抹法）群を比較したところ，併用検診群では年齢によらずCIN 2+（CIN grade 2以上）の相対感度は高いが，陽性適中率は細胞診（塗抹法）の方が高かった．また浸潤癌の検出について，HC II群は細胞診（塗抹法）群に比べ，第1段階目では同様の検出率であったが，第

表1 大規模ランダム化比較試験（RCT）

	Finnish Trial	NTCC Phase I, II	POBASCAM	Swedescreen	ARTISTIC
対象人数	71,337	45,174 / 49,196	44,938	12,527	24,510
年齢	25〜65	25〜60	29〜56	32〜38	20〜64
35歳以上	59,757	33,364 / 35,471	44,938	12,527	19,344
検診回数	1	2	2	2	2
観察期間	中央値 3.3	3.5	中央値 5.0	中央値 4.1	7
スクリーニング方法					
1回目検診	HC 2 with cytology triage (CC) vs. CC	HC 2+LBC vs. CC / HC 2 vs. CC	PCR+CC vs. CC	PCR+CC vs. CC	HC 2+LBC vs. LBC
2回目検診	NA	CC vs. CC	PCR+CC vs. PCR+CC	PCR+CC vs. CC	HC 2+LBC vs. LBC
治療開始時期	CIN 1+ / CIN 2+	CIN 2+	NR	High-grade CIN	CIN 2+
治療法	LEEP	NR	NR	Conization, loop excision	Excision, ablation
USPSTFによる評価	Fair / Fair	Fair	Fair	Fair	Fair

（USPSTF 2011より改変）

CC: conventional cytology, CIN: cervical intraepithelial neoplasia, HC2: hybrid capture 2, HPV: human papillomavirus, NA: not available, NR: not reported, LBC: liquid-based cytology, LEEP: loop electrosurgical excision procedure, USPSTF: U. S. Preventive Services Task Force

2段階目（3年後）では細胞診（塗抹法）の方が，有意に検出率が高かった（p=0.028）．さらに，HCⅡは自然に消退（cytological regression）が期待できる CIN 2，特に30歳未満ではかなり検出率の特異度は低く，過剰治療を生み出す可能性が高いことがわかった．そのため，年齢別による条件調整は必要であり，30歳未満では相対感度と陽性適中率のバランスを考慮し，HCⅡのカットオフ値を通常の 1 pg/mL から 2 pg/mL，液状細胞診（LBC）の判定を LSIL 以上ではなく ASCUS を陽性とするなど工夫が必要であるとした[2]．また，5年間隔で検診が施行されるオランダからの POBASCAM[3] では2012年に最終結果が報告されたが，30歳以上の細胞診（塗抹法）と HPV-DNA（GP 5+/6+PCR）検査併用群で CIN 2+の検出精度は高く（相対リスク 1.25，95%信頼区間 1.05-1.50：p=0.015）有意に多く検出された．また，CIN 3+の検出では両群に有意差はなかったが，併用群では特に HPV 16 型陽性を検出できることが CIN 3+の検出に貢献しており，CIN 2+を適切に治療できたため，やや間接的であるが，CIN 3+の予防ができたと結論づけた．引き続き，その後2013年に発表された同 study のサブ解析では，解析結果に基づき HPV 16/18 ジェノタイピングの意義を主張している．またスウェーデンからの Swedescreen[4] でも30歳代での併用検診が CIN 2，CIN 3 の罹患率を下げると報告された．一方で，英国の ARTISTIC[5] の解析では併用検診は CIN 2，CIN 3 の検出に貢献しなかった．しかし，最新の報告であるが，Swedescreen, POBASCAM, ARTISTIC, NTCC の4つの study をまとめて解析した結果，20～64歳までの約17万6千人を対象としたフォローアップデータでは HPV 検査が細胞診に比べ30～35歳での浸潤癌予防効果が高く，また3年間隔の細胞診に比べ5年間隔の HPV 検査が，最も浸潤癌予防の有効性が高いと証明された[6]．しかし注意するべきは，POBASCAM と Swedescreen では HPV 検査に HCⅡではなく GP 5+/6+PCR を，細胞診においては POBASCAM と Swedescreen では塗抹法，ARTISTIC では液状細胞診（LBC）を使用するなど，各検査手段に違いがあること，そして各母集団の背景が異なることで各結論の差として出ている可能性がある．また，上記の報告にある3年間隔での細胞診による検診が，日本で一般的である1～2年間隔の検診とは異なるなど，海外と本邦では検診の事情が異なることに注意を払うべきである．ますます HPV 検査を検診に利用することの需要性は高いというデータが集積しつつある．しかしながら，海外のデータを全て本邦の国策として用いるのが良いのかどうかは，医療経済面な問題も含めて，今後十分に検討をしていく必要がある．

国内における HPV-DNA 検査導入に向けた子宮頸癌検診の方向性

米国は細胞診-HPV 検査併用検診で検診間隔を5年に延長する対策型検診が，医療費用の削減にもつながると結論づけている．そしてそれを裏付けるようにオランダの POBASCAM study は5年間隔検診の有効性を認めたが，米国などが推奨するガイドラインを杓子定規に本邦に導入することは，HPV 型分布や検診事情が異なるため，慎重な検討が必要である．本邦でも島根県，栃木県，山梨県などにおける併用検診のモデル事業を始め，現在は厚生労働省特別研究事業の先導のもと併用検診の検証が進行中である．ただし，細胞診の面では報告形式が日母分類からベセスダシステムに移行し，ようやく定着がされつつある段階であること，また液状細胞診（LBC）の普及面では，英国では100%，米国では92%まで普及されているが，本邦は10%の普及率である．今後，塗抹法を中心とするのか，あるいは液状細胞診（LBC）を採用していくのかの議論が必要である．また，本邦で

表2 本邦のHPV-DNA検査法（保険適応）

グルーピング検査（保険点数 360 点）			
〔13種（14）のハイリスクHPV（16, 18, 31, 33, 35, 39, 45, 51, 52, 56, 58, 59, 68,（66）型）を検出〕			
種類	検査方法	カットオフ値	領域
ハイブリッドキャプチャー® II（キアゲン，HC II）	ハイブリッドキャプチャー法	5,000 コピー/test	全域
アンプリコア®（ロシュ）	PCR 法	480 コピー/mL	L1
インベーダー® Cervista® HPV HR	インベーダー法（66型も）	1,250-7,500 コピー/mL	L1, E6, E7
アキュジーン® m-HPV	リアルタイム PCR 法（16, 18型を判別）	500-5,000 コピー/μL	L1
コバス® 4800 システム HPV	リアルタイム PCR 法（16, 18型を判別）	300-600 コピー/μL	L1
タイピング検査（13種類のハイリスクHPVの個々のタイプを判別）（保険点数 2000 点）			
種類	検査方法	カットオフ値	領域
クリニチップ（積水化学）	LAMP 法と電流検出型 DNA チップ法との組み合わせ	250 コピー/μL 高感度	L1
MEBGEN™ HPV キット	PCR-rSSO 法	80 コピー/μL 高感度	L1

は検診が各地方自治体の方針に委ねられており，欧米先進国では一般的である国のレジストリー（台帳化）のシステムがないこと，また受診勧奨制度（Call-Recall system）も整備がされていない．また2013年8月現在，本邦で保険適応となっている計7種のHPV検査方法（費用の安いグルーピング，費用の高いジェノタイピング）（表2）のいずれを将来の対策型検診に採用していくのか，あるいはかかる費用の一部を受診者に負担して頂くのかなど経済面の検討も必要である．以上，最近の子宮頸癌検診の動向には様々な問題点を抱えていることを認識し，これら本邦の事情に鑑みた子宮頸癌検診体制の再構築をすることが求められている．

　このように世界的に追試されエビデンスレベルの高い細胞診-HPV検査併用検診を本邦の子宮頸癌検診に導入するためには，早急に国内各地の一般住民を対象とした細胞診-HPV併用検診の有効性を評価する前向き比較研究の解析が必要である．そして，検診による死亡率減少効果と不利益に関する疫学的・科学的根拠の基礎データを揃え，その上で厚労行政として国内に導入するための医療経済性を検証すべきである．我々，婦人科医が一丸となって，2013年4月より始まった「健康日本21」第2次が目標に掲げる2016年までに検診受診率50％以上を確実に実現し，一人でも多くの日本人女性がより精度の高い子宮頸癌検診を受診できるように啓発活動とともに国策としての対策を講じていくべきである．

◆文献

1) Saslow D, Castle PE, Cox JT, et al; Gynecologic Cancer Advisory Group, Garcia F. American Cancer Society Guideline for human papillomavirus (HPV) vaccine use to prevent cervical cancer and its precursors. CA Cancer J Clin. 2007; 57(1): 7-28.
2) Ronco G, Giorgi-Rossi P, Carozzi F, et al; New Technologies for Cervical Cancer screening (NTCC) Working Group. Efficacy of human papillomavirus testing for the detection of invasive cervical cancers and cervical intraepithelial neoplasia: a randomised controlled trial. Lancet Oncol. 2010; 11: 249-57.
3) Rijkaart DC, Berkhof J, Rozendaal L, et al. Human papillomavirus testing for the detection of high-grade cervical intraepithelial neoplasia and cancer: final results of the POBASCAM randomised controlled trial. Lancet Oncol. 2012; 13(1): 78-88.
4) Naucler P, Ryd W, Törnberg S, et al. Human papillomavirus and Papanicolaou tests to screen for cervical cancer. N Engl J Med. 2007; 357: 1589-97.
5) Kitchener HC, Almonte M, Thomson C, et al. HPV testing in combination with liquid-based cytology in primary cervical screening (ARTISTIC): a randomised controlled trial. Lancet Oncol. 2009; 10: 672-82.
6) Ronco G, Dillner J, Elfström KM, et al. Efficacy of HPV-based screening for prevention of invasive cervical cancer: follow-up of four European randomised controlled trials. Lancet. 2013; S0140-6736(13): 62218-7.

〈長阪一憲　川名　敬〉

Question 4

B. 予防

キャッチアップ世代の子宮頸がん予防ワクチンは有効ですか？

Answer

子宮頸がんに対する一次予防法としての子宮頸がん予防ワクチンが開発され，子宮頸がんの約70％をカバーするHPV 16型と18型の感染を予防するワクチン接種が世界的に使用されている〔HPV 16/18型をカバーする2価ワクチン（サーバリックス®）と良性のコンジローマ病変の原因となるHPV 6/11型もカバーする4価ワクチン（ガーダシル®）の2種類〕．

子宮頸がん予防ワクチンはHPVに暴露されてない女性においての効果が大きいため，多くの国において，主たる対象集団は10〜14歳女児である．子宮頸がん予防ワクチンをこの年代に接種することで，多くの女児がHPVに暴露される前に免疫を獲得することができ，かつ，免疫応答はほかの年代に比べてよいので，HPVに感染する可能性が高い時期を通じて子宮頸がん予防ワクチンによ

表1 諸外国における子宮頸がん予防ワクチンの推奨対象年齢 （文献1より改変）

国	推奨年	Recommendation for primary target population	Recommendation for 'catch-up' population
オーストラリア	2007年	12〜13歳女性	13〜18歳女性 18〜26歳女性
オーストリア	2007年	9〜15歳男女	16〜26歳女性
ベルギー	2007年	12〜15歳女性（保険償還） 10〜13歳女性（無料）	14〜26歳 (Case by case　医師が判断)
カナダ	2007年	9〜13歳女性	14〜26歳女性
フランス	2007年	14歳女性	15〜23歳女性　性交渉開始5年以内
ドイツ	2007年	12〜17歳女性	医師の判断による
ギリシャ	2007年	12〜15歳女性	15〜26歳
イタリア	2007年	12歳女性	未定
ルクセンブルク	2007年	11〜12歳女性	13〜18歳女性
ポルトガル	2007年	13歳	17歳
スペイン	2007年	11〜14歳女性	未定
スイス	2007年	11〜14歳女性	15〜19歳 20歳以上はCase by case
英国	2007年	12〜13歳女性	18歳まで
米国	2007年	11〜12歳女性	13〜26歳女性

る免疫効果は持続すると考えられている．それに対して，キャッチアップ接種（catch-up vaccination）とは，その世代でワクチンを接種する機会を逸した青年期にワクチンを接種することで，し損ねた人，中途半端に終わってしまった人などが，遅ればせながらワクチン接種を"catch-up"しよう（追いつこう）というものである．日本産科婦人科学会，日本小児科学会，日本婦人科腫瘍学会が2009年10月に合同で「ヒトパピローマウィルス（HPV）ワクチン接種の普及に関するステートメント」なる見解を発表している．これによると，「11～14歳の女子に対して優先的にHPVワクチンを接種することを強く推奨する」ほか，この年齢でワクチンを受けられなかった15～45歳の女性への接種も推奨することとされている．すなわち，本邦においては，15～45歳の女性がキャッチアップ世代となる．しかしながら，多くの国においては，ワクチン接種に対する費用対効果という観点から，第二に接種すべき年齢を25歳までとしてキャッチアップ接種プログラムを導入しており（表1）[1]，26歳以上の女性に対する子宮頸がん予防ワクチン接種に関しては定まっていない．本稿では，15歳以上の年代別の子宮頸がん予防ワクチンの臨床試験の結果を概説し，その予防効果について解説する．

15歳から26歳

1. 2価ワクチンの大規模第3相無作為二重盲検試験（PATRICIA試験）[2]

対象：全世界14ヵ国で実施．15～25歳の健康女性18,668名で生涯セックスパートナーが6人未満の女性が登録され，登録時点で頸部細胞診が実施されHPV 16/18型感染の有無を確認．平均34.9ヵ月で解析．

結果：ワクチン接種時に細胞診が陰性，発がん性HPVが陰性であったグループにおいては，HPV 16/18型によるCIN（子宮頸部上皮内腫瘍）2以上およびCIN 3以上の病変に対しての予防効果は98.4％（95％信頼区間；90.4-100）と100％（64.7-100）であり，HPVの型を問わないCIN 2以上およびCIN 3以上の病変に対しての予防効果は70.2％（54.7-80.9）と87.0％（54.9-97.7）であった．その一方で，一般女性を想定したコホート（HPV感染などに関わらずとりあえず登録して1回以上ワクチンを接種した群）においては，ワクチンの効果は半減またはそれ以下となり，HPV 16/18型によるCIN 2以上およびCIN 3以上の病変に対しての予防効果は，それぞれ52.8％（37.5-64.7）と33.6％（−1.1-56.9），そしてHPVの型を問わないCIN 2以上およびCIN 3以上の病変に対しての予防効果は，それぞれ30.4％（16.4-42.1）と33.4％（9.1-51.5）であった．この試験では，2価ワクチンは31/45型にも交差免疫があり，25歳までのキャッチアップ接種はCIN病変の発症予防に対して高い有効性を示すと結論付けている．

2. 4価ワクチンの大規模第3相無作為二重盲検試験（FUTURE II試験）[3]

対象：全世界13ヵ国で実施．15～26歳までの女性12,167名．生涯セックスパートナーが4人未満の女性が登録され，登録時点で頸部細胞診が実施され，HPV 16/18型感染の有無を確認．平均36ヵ月で解析．

結果：ワクチン接種時に細胞診が陰性，発がん性HPVが陰性であったグループにおいては，HPV 16/18型によるCIN 2以上の病変に対して97％（85-100），CIN 3以上の病変に対して95％（82-99），上皮内腺がん（AIS）に対して100％（＜0-100）と高い予防効果を示した．その一方で一般女性を想

定したコホートでは，やはりワクチンの効果は減少し，それぞれ57％（38-71），45％（23-61），28％（＜0-82）だった．さらにHPVの型を問わないCIN 2以上，CIN 3以上，およびAISの病変に対しての予防効果は，それぞれ22％（3-38），21％（＜0-38），そして37％（＜0-84）であった．この臨床研究においては，登録時点で，ワクチン投与群でも11.8％もの細胞診異常があったケースが含まれており，ASC-US以上の細胞診異常があった対象者では，CIN 2-3への発症予防効果は認められなかった．

結論：上記2つの大規模臨床試験は，この年代においても，HPV 16/18型に曝されたことがない状態できちんとワクチン接種を完遂すれば，これらの型による子宮頸がんがほぼ予防できるということを示している．HPV 16/18型両方の持続感染がワクチン接種時に成立していれば，その予防効果は見込めないが，国内で行われた20〜25歳の1,040人の女性を対象にした2価ワクチンの第2相無作為二重盲検比較試験において，登録時のHPV 16型の感染率は6.5％，HPV 18型の感染率4.0％，いずれかの感染率は9.9％，両者への感染率は0.7％であり，この年代でHPV 16/18型の両方に感染している者は1％以下であった[4]．したがって，このコホートではワクチンによるHPV 16/18型に対する持続感染の防止効果は100％（71-100）と高かった[5]．本邦での実臨床において，個々の患者をHPV 16/18/6/11型の未感染者であると断定することは現実的でないことを考え合わせると，この年代におけるワクチンのキャッチアップ接種は，HPV感染の有無を問わず有効であると結論づけられる．しかしながら，マスコミなどでワクチンの副作用問題が大きく取り上げられている昨今，臨床試験で示された有効性の限界についてもしっかり説明し，接種者に理解してもらったうえで行うべきであるのかもしれない．

26歳から45歳

1. 4価ワクチンの年長女性に対する大規模第3相無作為二重盲検試験[6]

対象：世界7カ国で実施．24〜45歳（平均34.3歳）の女性3,819人が登録．生涯セックスパートナーの数は不問．子宮頸部病変の既往歴，現病歴のあるものは除外．登録時点でHPV 16/18型感染の有無は確認．

結果：ワクチン接種時点でHPV 16/18型が陰性でかつ3回のワクチン接種をプロトコール通り実施した群においては，HPV 6/11/16/18型に対する関連疾患，感染の予防効果は90.5％（73.7-97.5），HPV 16/18型関連疾患，感染への有効率は83.1％（50.6-95.8）であった．ただし，一般女性を想定したコホート（HPV感染などに関わらずとりあえず登録して1回以上ワクチンを接種した群）では，HPV 6/11/16/18型に対する関連疾患，感染の予防効果は30.9％（11.1-45.5），HPV 16/18型関連疾患，感染への有効率は22.6％（−2.9-41.9）と低下した．また，登録者を年齢で2群に分け，HPV 16/18に対する抗体価の上昇度や抗体陽転率を比較したところ，24〜34歳に比べて35〜45歳では少ない傾向があり，高齢群で予防効果も低かった．

結論：4価ワクチンは接種時にHPV 16/18型に感染していない45歳までの女性に対して有効であった．しかしながら，26歳以上になると相当数の有病者や既感染者が含まれてくるうえに，ワクチンに対する免疫応答も年齢とともに低下することに留意しなければならない．また，年長女性においても臨床試験では重篤な副作用は報告されていないが，局所の疼痛・発赤・腫脹などの有害事

象の頻度がわずかに増加する．医療経済学的な検討では，今野らは 10〜29 歳の接種では医療費などの社会的費用を節減でき，30〜45 歳は費用増となるものの，増分の費用効果比は高いと結論づけている[7]．子宮がん検診の受診率が約 70％の欧米では，費用対効果の観点からキャッチアップ接種を 25 歳ぐらいまでと限定されている国が多いが，日本のように検診率が 25％未満の国ではワクチン接種の推奨年齢を 45 歳まで伸ばすことにより，子宮頸がんの発症をさらに減らす意義があるのではないかと考えられている．この世代のワクチン接種は個人の死亡リスクを下げることを目的に自己負担で行う任意接種である．医療従事者としては，接種希望者にコストと利益についてバランスのとれた決定をするためのきちんとした情報を提供することが重要である．もちろんのことであるが，最も大切なことは，この世代の女性がきちんと子宮頸がん検診を受けることであり，ワクチン接種は子宮頸がんの発生リスクを抑制するさらなる追加的な対策である．

45 歳以上

2 価ワクチンの免疫原性を評価した第 3 相臨床試験が報告されている[8]．15〜55 歳の女性 666 人を対象として実施され，6 カ月間にワクチンを 3 回接種し，接種後 7 カ月および 12 カ月に抗体値が測定されている．55 歳までのすべての女性で HPV 16 型と 18 型に対して抗体が陽性となり，抗体価の幾何平均値は年齢とともに低下するが，高齢女性群（46〜55 歳）においても自然感染より 3〜4 倍以上高い抗体価を得られ，感染予防は可能であると考えられている．しかしながら，この年代における子宮頸がん予防ワクチンによる子宮頸がん発症の予防効果は証明されておらず，接種推奨の対象とまではいえない．ただし，HPV 16 型および 18 型の両方に既感染している女性は 5％以下であると見込まれること，HPV 感染は年齢とともに減少するが，性的活動を行う限りは生涯を通じて感染する可能性があること，加齢により免疫機能が低下するため，持続感染リスクは増加することなどを考え合わせると，任意接種として個人の利益のための接種は希望者の理解の上であれば可能であると考えられる．55 歳以上に関しては，免疫原性を評価した報告がそもそも存在せず，また HPV 感染から子宮頸がん発症まで 10 年以上かかる HPV の自然史から考えても，ワクチン接種対象ではない．

おわりに

本稿の執筆時点（2013 年 8 月）で，日本の子宮頸がん予防ワクチン行政は大きな転換を迎えている．厚生労働省健康局が 2013 年 6 月 14 日付けにて，ワクチンとの因果関係を否定できない持続的な疼痛が特異的にみられ，同副反応の発生頻度などがより明らかになったことを理由に，「国民に適切な情報提供ができるまでの間，子宮頸がん予防ワクチン接種の積極的な勧奨を一時中止する」と通知した[9]．厚生労働省の資料によると，2 価ワクチンは 2013 年 3 月までに延べ 6,957,386 回接種され，副作用 1,705 件（うち重篤 302 件），4 価ワクチンは述べ 1,688,761 回接種され，副作用 263 件（うち重篤 56 件）であり，頻度としては他のワクチンと比べても多いわけではなく，接種自体は中止されず，接種希望者については定期接種として接種可能な環境を維持するとなっている．ただ，厚生労働省は接種希望者向けに「現在子宮頸がん予防ワクチンの接種は積極的にはお勧めしておりません．接種にあたっては，有効性とリスクを理解した上で受けてください」と大きく書いたリー

フレットを公表している．すなわち，ワクチン接種の決定は希望者と接種を行う医療従事者に委ねられたわけである．ワクチンの副作用を大きく扱うマスコミ報道からは，若年子宮頸がん罹患者の悲惨な現実は全くうかがうことはできない．キャッチアップ世代の接種希望者に対しては，それを知る産婦人科医こそが，何よりも子宮がん検診の重要性を，そして年代など個人の背景別に接種によって享受することができる利益を適切に説明し，副作用，コストを含めたバランスのとれた情報を提供することが大切である．

　2013年12月，厚生労働省の厚生科学審議会専門部会はワクチン接種後に全身の痛みを訴えた97例と，歩行障害などの運動障害を訴えた33例の計130例について，症例や発症原因を調査，議論を行っている．そこでは，神経障害や薬剤成分による中毒とは病態が異なり，神経疾患や中毒，免疫疾患の可能性は低く，ワクチンを打つ際の強い痛みや腫れがきっかけとなり，「接種時の痛みが心身の反応を引き起こした可能性を否定できない」と判断された．そこで2014年2月の部会では予防策として，「想像以上に痛いワクチンであることを接種前に十分説明する必要がある」「過去にワクチン接種で苦痛を受けたかなどを聞くよう予診票を見直す」などが提起されている．定期接種の勧奨を再開するかはこの時点でもなされておらず，今後の推移を注視深く見守る必要がある．

◆文献

1) Koulova A, Tsui J, Irwin K, et al. Country recommendations on the inclusion of HPV vaccines in national immunization programmes among high-income countries, June 2006-January 2008. Vaccine. 2008; 26: 6529-41.
2) Paavonen J, Naud P, Salmerón J, et al. Efficacy of human papillomavirus (HPV)-16/18 AS04-adjuvanted vaccine against cervical infection and precancer caused by oncogenic HPV types (PATRICIA): final analysis of a double-blind, randomised study in young women. Lancet. 2009; 374: 301-14.
3) FUTURE II Study Group. Quadrivalent vaccine against human papillomavirus to prevent high-grade cervical lesions. N Engl J Med. 2007; 356: 1915-27.
4) Konno R, Tamura S, Dobbelaere K, et al. Prevalence and type distribution of human papillomavirus in healthy Japanese women aged 20 to 25 years old enrolled in a clinical study. Cancer Sci. 2011; 102: 877-82.
5) Konno R, Tamura S, Dobbelaere K, et al. Efficacy of human papillomavirus type 16/18 AS04-adjuvanted vaccine in Japanese women aged 20 to 25 years: final analysis of a phase 2 double-blind, randomized controlled trial. Int J Gynecol Cancer. 2010; 20: 847-55.
6) Muñoz N, Manalastas R Jr, Pitisuttithum P, et al. Safety, immunogenicity, and efficacy of quadrivalent human papillomavirus (types 6, 11, 16, 18) recombinant vaccine in women aged 24-45 years: a randomised, double-blind trial. Lancet. 2009; 373: 1949-57.
7) 今野　良，笹川寿之，福田　敬，他．日本人女性における子宮頸癌予防ワクチンの費用効果分析．産婦人科治療．2008; 97: 530-42.
8) Schwarz TF. An AS04-containing human papillomavirus (HPV) 16/18 vaccine for prevention of cervical cancer is immunogenic and well-tolerated in women 15-55 years old. J Clin Oncol. 2006; 24: 18S (1008).
9) 厚生労働省．平成25年度第2回厚生科学審議会予防接種・ワクチン分科会副反応検討部会，平成25年度第2回薬事・食品衛生審議会医薬品等安全対策部会安全対策調査会（合同開催）配付資料．http://www.mhlw.go.jp/stf/shingi/2r98520000034g8f.html

〈澤田健二郎　木村　正〉

Question 5 B．予防
男性に対する子宮頸がん予防ワクチンの有効性について教えてください

Answer

　HPVは，男性の陰茎癌，肛門癌の原因のひとつとされており，膀胱癌などとも関連が示唆されている．頻度が少ない理由として，男性器の場合外部に露出しており風呂場で身体を洗うことで，HPVの持続感染が減少するためと考えられている．性感染症では，一般にコンドームが予防に有効とされるが，HPVの場合陰茎や尿道以外に陰毛にも潜在しており，さらに指に付着しているHPVが感染することもあり，コンドームによる感染予防効果は限定的である．このHPV感染の予防に期待されるのが，子宮頸がん予防ワクチンである．

　男性における子宮頸がん予防ワクチンの有用性に関するデータは，男性に子宮頸がん予防ワクチンを投与しているオーストラリアの研究成果が中心となる．発症までに時間を要する悪性腫瘍に対する有効性を評価するには，まだ時間を要すると思われるが，HPV感染によって引き起こされる良性疾患については，その有用性が報告されている．

　オーストラリアでは男性への子宮頸がん予防ワクチン投与をいち早く開始している．これは男性のHPV感染の予防のみならず，女性への感染リスクを減らすことで，子宮頸癌の予防につなげるためである．現在，男性への予防接種はオーストラリアとアメリカのみであるが，今後ワクチンの効果が明るみになれば，子宮頸がん予防ワクチン接種が男性への適応となる国が増えてくると思われる．

　2007年にオーストラリアでは女性に対して世界で初めて公費助成プログラムを導入した．尖圭コンジローマの予防効果も期待される4価子宮頸がん予防ワクチン（ガーダシル®）の接種を12～13歳の学童女子に無料で行い，さらに13～26歳の女性にも2年間限定で無料接種を行った．その結果，21歳以下の女性で尖圭コンジローマの罹患者が減少し，2011年にはほぼ消失するに至った．それに引き続いて男性患者の減少も認められた．このことより，女性患者が減少すれば，子宮頸がん予防ワクチン接種を受けていない男性患者も減少することが判明し，オーストラリアでは9～15歳の男女を対象に公費で接種が行われるようになった[1]．

　その後男性の外性器，肛門の病変に対する4価子宮頸がん予防ワクチンの予防効果を検証するプラセボを対照としたランダム化比較試験で，16～26歳の健康男子4,065人が18カ国から登録され，HPV 6, 11, 16, 18の感染率と関連病変の発症率が評価された．登録時4種類のHPVいずれの感染も認めずワクチン3回すべて接種した男性群での上記病変に対する予防効果は90.4％で，持続感染の予防効果は85.6％，一時的感染の予防効果は44.7％であった．以上より男性の外性器，肛門のHPV感染および関連病変に対する子宮頸がん予防ワクチンの予防効果が示された．また，接種後の主な有害事象は注射局所の疼痛，腫脹，紅斑で，重篤な有害事象は認めなかった．これにより，2010

年にオーストラリア保健省薬品・医薬品行政局（TGA）は，9～26歳の男性に対するガーダシル®の使用の適応追加を承認した[2]．

2013年3月に報告された若年オーストラリア人の尖圭コンジローマ罹患率の調査結果によると，2004から2011年の間に，オーストラリア生まれの85,770人中，7,686人（9.0％）の患者（女性2,394人および男性5,292人）が尖圭コンジローマと診断された[3]．全体として，女性の尖圭コンジローマの罹患率は，ワクチン投与前には2004年の8.9％から2007年の9.6％まで増加し，ワクチン接種中の2011年には2.7％まで減少が認められた．男性の罹患率は，2004年の12.8％から2007年の11.7％までワクチン接種前は変わらず推移していたが，ワクチン投与中の2011年には7.4％に減少した．男性の内訳をみると，21歳未満の男性の尖圭コンジローマの罹患率は，ワクチン接種前の2004年の7.8％から2007年の12.1％まで増加するも，ワクチン接種後の2011年は2.2％に減少が認められた．また21～30歳の男性，30歳以上の男性ではそれぞれ2004年16.9％，14.5％，2007年18.2％，11.1％から，2011年には8.9％，9.4％に減少している（図1）．一方MSM（men who have sex with men）では尖圭コンジローマの罹患率の減少は認められなかった（図2）．ちなみに同時期のクラミジアの割合は男女，MSMすべてで増加していた．このように男性の尖圭コンジローマに対しても子宮頸がん予防ワクチンの予防効果が判明し，男性への接種が承認，推奨されるようになった．現在，アメリカでは9～26歳の男女に4価子宮頸がん予防ワクチンの接種が推奨されている．

HPVは子宮頸癌の原因として知られているが，子宮頸癌以外の癌に関しても関連が報告されて

図1 オーストラリアの男性の尖圭コンジローマの割合

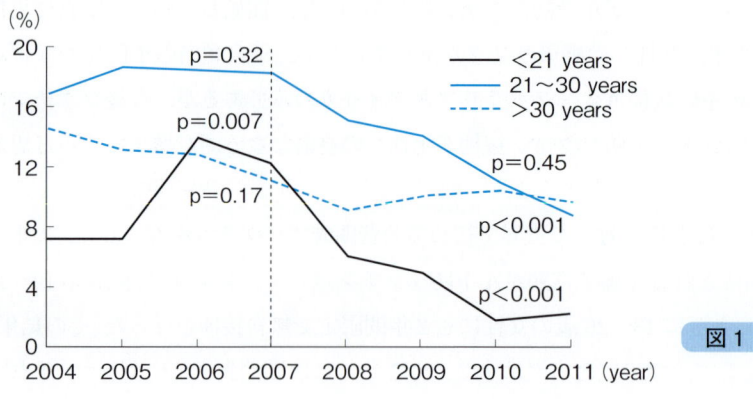

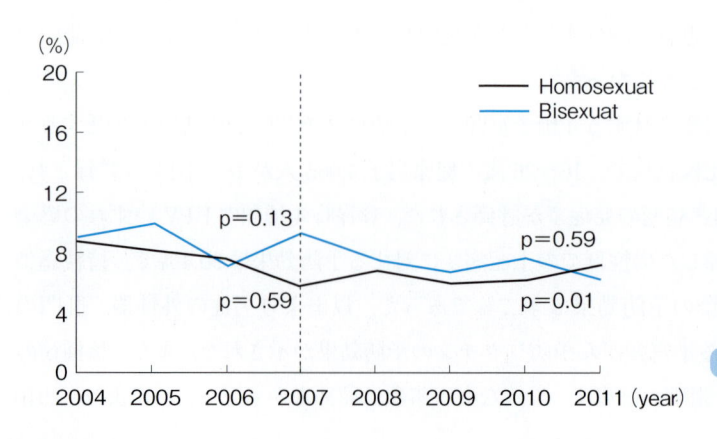

図2 オーストラリアのMSMの尖圭コンジローマの割合

いる．膀胱癌については，HPV の癌化への関与があるとする報告と否定する報告がみられる．前立腺癌についても，HPV は前立腺に感染しうるが，前立腺癌が発生に関連するというエビデンスは得られていない．

肛門癌では約 90% に HPV が検出され，HPV が原因と考えられている．肛門癌の頻度は少ないが，その発生率は増加しつつあり，アメリカでは肛門癌の罹患は毎年約 5,300 人と推定されている．男性よりも女性に多く認められており，MSM で最も発症率が高いとされている．肛門癌および前癌病変（肛門上皮内腫瘍 AIN）に対する 4 価子宮頸がん予防ワクチンの予防効果は，MSM を対象としたランダム化比較試験で検証された．その結果，HPV 16, 18 型に関連する AIN の発症は 78% の減少が認められた．また肛門癌などの HPV 関連癌の発症を実際に予防可能か否かに関しては，追跡期間を大幅に長くした試験が必要であると報告されている[4]．以上より，2010 年に FDA（米国の食品医薬品局）は，4 価子宮頸がん予防ワクチンにより，治療が困難な肛門癌の治療を受ける人が減少する可能性があると報告している．

HPV と食道癌の関連について，オーストラリアの大学では過去の 21 の報告のメタ研究を行い食道扁平上皮癌の患者 1,223 人と健常者 1,415 人を比較し 2013 年に報告した[5]．食道癌患者のうち 35% の食道組織から HPV が検出されたのに対して，健常者では 27% であり，HPV 感染により食道癌のリスクが 3 倍に増加することが示された．一般的に 10 万人に 4.4 人の割合で食道癌になるとされているが，HPV によって 10 万人に 13.2 人の割合にまで増加する計算になる．子宮頸がん予防ワクチンによる予防効果に関しては今後の検討が必要と考えられる．

2004 年から 2005 年にかけて，18 歳から 25 歳の健康な若い女性 7,466 人を対象に，HPV 16, 18 型の 2 価子宮頸がん予防ワクチン（サーバリックス®）または対照ワクチンのいずれかを割り付け，子宮頸部の HPV 16, 18 型の感染や関連疾患に対するワクチンの予防効果を検証するランダム化比較試験がコスタリカで行われた．ワクチン接種から 4 年後の口腔内 HPV 感染率を検討したところ，口腔 HPV 16/18 型感染に対するワクチンの有効性は 93% であった（子宮頸がん予防ワクチン接種群で 1 例，対照ワクチン接種群で 15 例の感染）．口腔内感染頻度は生殖器に比べて少なく，さらに癌に進行することは稀であるが，ワクチンにより口腔感染を予防することで，中咽頭癌の減少も期待される結果であった[6]．

以上，様々な疾患で HPV との関連および子宮頸がん予防ワクチンの有用性が示されつつある．今後，様々な疾患の予防に寄与できるという明確なエビデンスが確立されることに期待したい．

◆文献
1) Donovan B, Franklin N, Guy R, et al. Quadrivalent human papillomavirus vaccination and trends in genital warts in Australia: analysis of national sentinel surveillance data. Lancet Infect Dis. 2011; 11(1): 39-44.
2) Giuliano AR, Palefsky JM, Goldstone S, et al. Efficacy of quadrivalent HPV vaccine against HPV infection and disease in males. N Engl J Med. 2011; 364: 401-11.
3) Ali H, Donovan B, Wand H, et al. Genital warts in young Australians five years into national human papillomavirus vaccination programme: national surveillance data. BMJ. 2013; 346: 2032.
4) Gardasil approved to prevent anal cancer. U.S. Food and Drug Administration Dec. 22, 2010.
5) HPV tied to 3-fold greater risk for esophageal cancer. Fox News July 31, 2013.
6) HPV vaccine shown to also protect against oral HPV infection. National Cancer Institute July 17, 2013.

〈新井正秀〉

Question 6　B. 予防
子宮頸部円錐切除術施行後の子宮頸がん予防ワクチン接種は意味がありますか？

Answer

　子宮頸部円錐切除後の子宮頸がん予防ワクチン接種は十分意味があると考えられ，現在，関西臨床腫瘍研究会（Kansai Clinical Oncology Group：KCOG）を中心に臨床試験が進行中である．本項では，円錐切除後の子宮頸がん予防ワクチン接種の意義について述べる．

■■ 背景

　若年者のCIN 3に対する治療は子宮温存が考慮され，主に円錐切除が行われている．しかし，円錐切除後に浸潤癌になる率は，患者1,000人当たり2.9〜7.0と報告されている（表1）．一方，本邦での一般女性が浸潤癌になる確率は1,000人の女性あたり0.1であり，円錐切除後の患者が浸潤癌になる確率は一般女性の30〜70倍の高率である．これらは，手術後の不完全治癒や術後再発が考えられ，その原因としては，円錐切除にてもHPV感染が除去しえない可能性や，術後のHPV再感染によりCINや浸潤癌の発生を高めている可能性が考えられる．

　子宮頸癌の原因のほとんどがHPV感染であるが，円錐切除後には7割前後の患者はHPV感染が消失すると考えられている[1,2]．しかし，円錐切除後にHPV感染が消失しても，パートナーからのHPV再感染は十分に考えられ，子宮頸がん予防ワクチン接種がそのような再感染防止に役立つ可能性が考えられる．

表1　円錐切除後の浸潤癌の発症率

Author	Journal・年	円錐切除患者数	1,000人あたり浸潤癌発症数
Soutter	Lancet. 1997	2,116	5.8
Margaret	Lancet Oncol. 2008	593	7.0
Kalliala	BMJ. 2005	7,564	2.9
Omatsu	J Obstet Gynecol Res. 2011	720	6.9

■■ 文献報告

　子宮頸がん予防ワクチン（ガーダシル®）を用いて行われたFUTURE I & II試験でその予防効果が示されたが，最近，その後の追加報告があった[3]．これは，ワクチンまたはプラセボ接種された対象者の中で，その後に子宮頸部円錐切除術が施行された患者を対象に，再発率を比較したものである．対象者の中で円錐切除術が施行されたのはワクチン群587例，プラセボ群763例であり，HPV

タイプを問わない場合，LEEP（loop electrosurgical excision procedure）または円錐切除後に CIN 1 以上が発症した，いわゆる再発率はワクチン群ではプラセボ群に比べ 65％減少し，ワクチンの予防効果が示されていた．

韓国の Kang ら[4]は，CIN 2/3 の患者を対象に LEEP を行い，子宮頸がん予防ワクチン（ガーダシル®）を投与した 360 例と非投与の 377 例を対象に，その後の 2 年間の再発率を比較検討した．この 2 群は無作為化割り付けを行っていないが，再発率はワクチン投与群で 9 例（2.5％），非投与群で 27 例（7.2％）であった．さらに，その中で，HPV 16/18 型に関連した再発率は，それぞれ 5/197（2.5％）と 18/211（8.5％）であり，有意に（$p<0.005$）子宮頸がん予防ワクチン投与群で再発率が抑えられていた．また，多変量解析で再発の予後因子となるものについて調べたところ，切除断端陽性とワクチン非接種群で予後不良であったと報告している．彼らは，CIN 2/3 にて円錐切除後の患者は，その後の子宮頸がん予防ワクチン接種で再発が抑えられる可能性があると結論づけている．

一般に，CIN 2/3 にて円錐切除術を行った場合，断端陽性率は 20％前後（12〜35％）であり，切除断端陽性であれば，その後，HPV 陰性となるのは 60％程度である．一方，断端陰性であれば 2 年以内に HPV 陰性となるのは 80％前後である．これらを単純計算すると，円錐切除後に 70％の患者は HPV 陰性となり，このような患者は HPV に再感染する可能性が考えられる．また，円錐切除後に HPV 陽性であっても，それらが全て 16/18 型とは限らず，その後の HPV 16/18 型の感染を子宮頸がん予防ワクチンにて予防できることも十分考えられる．

また，円錐切除術の方法によっても再発リスクが違い，Kalliala ら[5]の報告では，コールドナイフで行った円錐切除は LEEP やレーザーによって行った円錐切除に比べ，再発率が高いと述べられている．これらは，LEEP やレーザーは，切除領域に熱変性をもたらし，HPV 感染排除に役立っていると考えられる．

■ KCOG G1002 試験

円錐切除後の子宮頸がん予防ワクチンの有効性を調べる場合には，円錐切除後にワクチン投与群と非投与群に分けた無作為化比較試験にて検討することが望ましい．しかし，子宮頸がん予防ワクチンの HPV 感染防御に対する有効性が示されている現況で，2 群間に分けることは倫理的に問題があると考えられる．そこで，ヒストリカルコントロールスタディとして円錐切除後の子宮頸がん予防ワクチン接種の有効性の検討を行うこととなった（KCOG G1002 試験）．本試験は，KCOG が中心となり，本邦でインターグループ・スタディとして行われており，現在，14 施設が登録に参加している．本試験は，これまでの円錐切除後の HPV 感染率を調べる HPV 感染率調査群と，これから円錐切除後に子宮頸がん予防ワクチンを投与する群のその後の HPV 感染率を比較し，子宮頸がん予防ワクチンの有効性を検討しようというものである．HPV 感染率調査群は，40 歳未満の CIN 3 の患者で円錐切除が施行され 1 年以上 2 年未満経過後の患者の HPV 感染率を調査する．一方，子宮頸がん予防ワクチン投与群は，これから円錐切除が予定されている 40 歳未満の患者に対し，円錐切除後に子宮頸がん予防ワクチン（サーバリックス®）を投与し 2 年未満の HPV 感染率を調査し（図 1），2 群間の比較検討を行うものである．プライマリーエンドポイントは 16/18 型 HPV 感染率であり，本来であれば，プライマリーエンドポイントは再発率にすべきであるが，再発率にした場合，

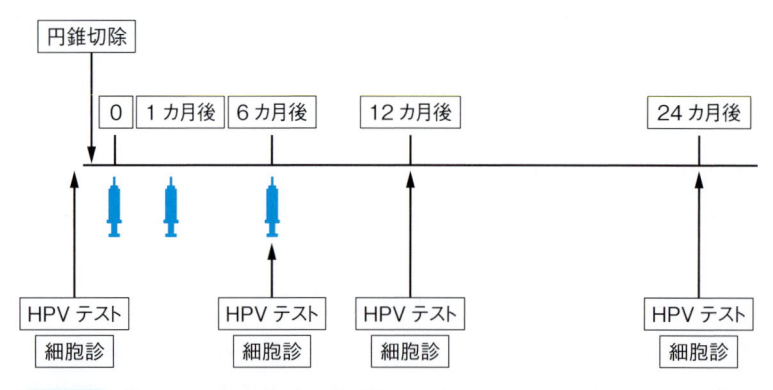

図1 KCOG G1002試験（子宮頸がん予防ワクチン投与群）

膨大な症例数が必要である．そのため，CIN発症のサロゲートマーカーであるHPV感染率をプライマリーエンドポイントとした．セカンダリーエンドポイントは，再発率，HPV感染率の年次推移，子宮頸がん予防ワクチンの副作用である．円錐切除後HPV感染率調査群，子宮頸がん予防ワクチン投与群とも300例ずつを予定しており，現在，約半数の患者が登録されている．本研究の結果が出れば，円錐切除後の子宮頸がん予防ワクチン接種の意義がさらに証明できることとなる．

結論

CIN 2/3にて円錐切除を行った後にはHPV陰性となることが多く，そのような患者に子宮頸がん予防ワクチンを投与することは，再感染の予防効果があると考えられる．また，HPV 16/18型以外でCIN 2/3を発症した患者も多く，そのような場合には，子宮頸がん予防ワクチン接種により16/18型の混合感染を予防できると考えられる．これまでのデータでは，円錐切除前または切除後に子宮頸がん予防ワクチンを投与することにより，CINの再発率を軽減できると報告されているが，いずれもサブセット解析や後方視的検討である．今後，倫理的な面から考えても，円錐切除後に無作為に子宮頸がん予防ワクチン投与群と非投与群を割り付ける第Ⅲ相試験は困難と思われる．そのため，データの蓄積が重要であり，KCOGの結果が待たれている．

◆文献

1) Kim YT, Lee JM, Hur SY, et al. Clearance of human papillomavirus infection after successful conization in patients with cervical intraepithelial neoplasia. Int J Cacner. 2010; 15(126): 1903-9.
2) Song SH, Lee JK, Oh MJ, et al. Persistent HPV infection after conization in patients with negative margins. Gynecol Oncol. 2006; 101: 418-22.
3) Joura EA, Garland SM, Paavonen J, et al. Effect of the human papillomavirus (HPV) quadrivalent vaccine in a subgroup of women with cervical and vulvar disease: retrospective pooled analysis of trial data. BMJ. 2012; 27(344): e1401.
4) Kang WD, Choi HS, Kim SM. Is vaccination with quadrivalent HPV vaccine after loop electrosurgical excision procedure effective in preventing recurrence in patients with high-grade cervical intraepithelial neoplasia (CIN2-3)? Gynecol Oncol. 2013; 130: 264-8.
5) Kalliala I, Anttila A, Pukkala E, et al. Risk of cervical and other cancers after treatment of cervical intraepithelial neoplasia: retrospective cohort study. BMJ. 2005; 19(331): 1183-5.

〈田畑　務〉

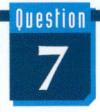

Question 7　C. 病理と分類
ベセスダ分類のASC-US，ASC-Hの取り扱いはどうしたらよいですか？

Answer

- ASC-USの場合は，少ないながらもCIN 3以上の病変が存在する可能性をふまえて，以下の3つの順番に施設の状況をふまえて取り扱う．
  ① ハイリスクHPV検査を行い，陰性なら1年後に子宮頸部細胞診を，陽性ならコルポスコピーを行う．
  ② ハイリスクHPV検査を行わず，6カ月後に子宮頸部細胞診を再度行う．
  ③ ハイリスクHPV検査を行わず，ただちにコルポスコピーを施行する．
- ASC-Hの場合は，CIN 3以上の病変が20～30％存在することを念頭において，ただちにコルポスコピーを行う．

　ASC-USはベセスダシステムの報告様式では「意義不明な異型扁平上皮細胞」とされ，LSILの診断基準をみたさないものをさす．ASC-USの細胞所見は成書を参考にしてもらいたいが，細胞所見として比較的多くみられるものは，表層細胞の一部に核腫大を認めることである．以前の日母分類でⅡaあるいは⑪と記載されているものが多く含まれる．これはASC-Hにもいえることであるが，ASCとは標本全体の判断による細胞診上のカテゴリーであり，ASC-USイコール軽度異形成以下の病変というわけではなく，癌の可能性は非常に低いがそれに近い病変が含まれているということを，臨床医は認識する必要がある．

　上記の具体例を青森県での我々の成績で示したい．2009年から2012年の間に，弘前大学医学部附属病院（当院）と青森県総合健診センター（健診センター）で取り扱った，子宮頸部細胞診検体における総検体数とASC-US, ASC-Hの割合を表1に示す．当院は，津軽地域のほとんどに加えて，県内，秋田県北部から症例が集積する．健診センターは，青森県内の検診業務をほぼ担っており，また青森県の病院，診療所から依頼された臨床検体も扱っているため，健診センターの検体は，集団検診群と臨床検体群とに分けて示す．今回対象の全検体数は253,584件であった．集団検診群は無症状であることが多いと思われ，他の群とはASCの頻度が低くなることは予想されるが，ASC-USの頻度は0.53～2％であり，これまでの諸家の報告と同様である．ASC-Hは全ASCの10％以下が期待される割合である．検体数全体でみると0.12～0.6％，全ASCの10～32％であり，特に健診センターでの全ASCに対するASC-Hの割合が高い．これは臨床検体例でのASC-Hとする症例が多いことが理由であるが，診断する際に細胞数が少なくHSILにするかどうか悩んだ症例や背景は

I. 子宮頸癌

表1 総検体数における ASC-US, ASC-H の割合

	総検体数（件）	ASC-US（件/%）	ASC-H（件/%）
弘前大学医学部附属病院	12,850	242（1.9）	21（0.2）
青森県総合検診センター（集団検診群）	158,362	854（0.53）	196（0.12）
青森県総合検診センター（臨床検体群）	82,372	1,759（2.0）	567（0.6）
総数	253,584	2,855（1.1%）	784（0.3%）

表2 ASC-US, ASC-H 例で精密検査をうけて CIN3 以上であった症例数

	弘前大学医学部附属病院 ASC-US	弘前大学医学部附属病院 ASC-H	青森県総合検診センター ASC-US（集検*）	青森県総合検診センター ASC-H（集検*）	青森県総合検診センター ASC-US（臨床*）	青森県総合検診センター ASC-H（臨床*）
CIN3（例）	3（2）	5（1）	27	39	10	22
扁平上皮癌（例）	0	0	2	3	0	12**
全体（例）	217	17	854	196	506	106

（　）内はその後の追跡の結果判明
*: 集検は集団検診群，臨床は臨床検体群
**: うち1例は腺扁平上皮癌

SCC であるが，異型細胞がみられない症例が比較的多く存在していたことが原因であった．

また ASC-US および ASC-H の生検結果の成績を表2に示した．なお健診センターでの臨床検体群で全検体数が表1と異なるのは，臨床検体群の中に，以前から治療をうけているものが混在しているため，初回 ASC-US，ASC-H に限定したためである．表2の結果から注目されるべきは，ASC-US であっても2例の扁平上皮癌が存在したこと，そのいずれもが集団検診群であったことである．また CIN 3 の頻度は ASC-H で高いが，ASC-US でもみられる．つまり ASC-US であれ ASC-H であれ，CIN 3 以上の病変がある可能性を認識しておくことが重要である．この成績は青森県に限ったことではなく，83例の ASC-US 中，コルポスコピー下の組織診で CIN 3 が 6%，扁平上皮癌が 0%，19例の ASC-H 中，CIN 3 が 32%，扁平上皮癌が 10% であった報告や172例の ASC-US 中，コルポスコピー下の組織診で CIN 3 が 12.4%，扁平上皮癌が 1.5%，15例の ASC-H 中，CIN 3 が 36.4%，扁平上皮癌が 9.1% との報告があり，日本全体でも同様の傾向があるといえよう[1,2]．

ここでもうひとつ強調したいことは，検査結果書の中で，結果つまり NILM とか LSIL とかだけでなく，記載された所見を読むことである．特に ASC-H では何をもって ASC-H にしたのかは所見として記載されているはずである．その所見を読んで次なる対応を考えるべきである．特に自分自身で検鏡する機会のない場合は，診断医の意図する考え方や所見を読まずに，結果のみで判断してしまうことは厳に慎むべきである．

現在 ASC-US については，2010年4月からハイリスク HPV 検査が保険収載されており，産婦人

科診療ガイドライン―婦人科外来編においても推奨されている．ハイリスクHPV検査はCIN 2以上の病変の検出感度は細胞診に比べ明らかに高く，施設間や検査士・診断医によりばらつきがでる細胞診と比べ精度は高い．そのためハイリスクHPV検査は有用ではあるが，20歳代の若年女性では，病変をもたない一過性のHPV感染が多い．したがって特異度が下がる若年者の場合には，ハイリスクHPV検査の結果の判定には注意が必要である[3]．このことは例えば20歳台の方がHPVのタイピング検査を行ったり，ハイリスクHPV検査を行ったりした結果が陽性の場合に問題になることがある．説明の内容によっては，子宮頸癌に必ずなってしまう，すでに子宮頸癌があると思ってしまう女性も少なくない．HPV感染は一過性のものであることが多く，また定期的な細胞診検査を受けることで，浸潤癌のような生命にかかわるような状態になる前に十分治療可能であることを説明する必要がある．またHPV 16, 18型の同定と12種類のハイリスクHPVを同時にスクリーニングできる検査（すでに保険収載されている）や子宮頸癌の発癌を促進するE6/7 mRNA検査を使用することで，特異度をより増加させようとする試みがあり，将来これらが検診に組み込まれていくことも予想される[4,5]．

◆文献
1) 田野有美，真鍋朋子，白石　誠，他．子宮頸部細胞診でASCと評価した症例の検討．香臨細胞雑誌．2012; 24: 16-8.
2) 加藤久盛．ベセスダシステムにおけるASC-US，ASC-Hの細胞像．病理と臨床．2009; 27: 1140-3.
3) Cuzick J, Clavel C, Petry KU, et al. Overview of the European and North American studies on HPV testing in primary cervical cancer screening. Int J Cancer. 2006; 119: 1095-101.
4) Wright Jr TC, Stoler MH, Behrens CM, et al. The ATENA human papillomavirus study: design, methods, and baseline results. Am J Obstet Gynecol. 2012: 46: e1-e10.
5) Stoler MH, Wright Jr TC, Cuzick J, et al. APTIMA HPV assay performance in women with atypical squamous cells of undetermined significance cytology results. Am J Obstet Gynecol. 2013; 144: e1-e8.

〈二神真行　横山良仁　水沼英樹〉

Question 8　C. 病理と分類
ベセスダ分類のAGCの取り扱いはどうしたらよいですか？

Answer

　ベセスダシステム2001における腺系細胞の扱いで特徴的なことは，癌を否定できない，あるいは確定できない異型細胞の判定に異型腺細胞（atypical glandular cells：以下AGC）というカテゴリーを入れたことである．

　腺系異型細胞の新しい概念であるAGCは，反応性変化や修復変化を超えた異常を認めるが，明らかな内頸部上皮内癌（adenocarcinoma in situ：以下AIS）や浸潤腺癌の特徴がないものと定義される．AGCはさらにAGC-NOSとAGC-favor neoplasticの2つに区分されているが，現状ではこの2つに区分することを必須とはしていない．

1. 特定不能な異型腺細胞（AGC-not otherwise specified：AGC-NOS）

　異型細胞が腫瘍性かどうかを特定できない場合の区分．内頸部由来か内膜由来かを特定できる場合は，それぞれ特定不能な異型内頸部細胞，特定不能な異型内膜細胞とコメントを記載する．由来を区別できない場合は，異型腺細胞として包括する．

2. 腫瘍性を示唆する異型腺細胞（AGC-favor neoplastic）

　細胞形態は異常であるが，質的・量的に内頸部AISや浸潤腺癌の判断には至らない場合の区分．腫瘍性を示唆する異型内頸部細胞と細目をつける．区別できない場合は，異型腺細胞として包括する．

■ AGCについて

　AGCに関して母集団の大きな報告は少ないが，ベセスダシステムが導入された1988年から改定後の2004年までの論文を集約した腺異型細胞であるAGUS（atypical glandular cells of undetermined significance）とAGCに関する追跡調査では，細胞診での腺異型細胞判定率は0.29％であり，その最終診断の内訳はポリープ，修復変化を含む良性変化71.0％，LSIL 8.5％，HSIL 11.1％，AIS 2.9％，癌5.2％であり，癌の内訳は，体部腺癌57.6％，頸部腺癌23.6％であったとの報告がある[1]．

　最近のAGCに関する多くの報告では，AGCの判定率は，0.1％前後となっている．また，米国コルポスコピー・子宮頸部病理学会（以下ASCCP）コンセンサスガイドラインで，AGCと判断された初期対応の管理方針によれば，AGCと判断された症例のフォローアップ中に，10～40％に高度病変が認められ，それはCIN 2，CIN 3の扁平上皮病変が多いという報告もある．

　我々の施設において，過去5年間の子宮頸部細胞診症例19,244例中AGCは72例（0.37％）であり，AGC 72例を検討したところ，細胞が頸部由来と考えられたもの45例（62.5％），体部由来と考えられたもの19例（26.3％）であった．頸部由来45例中，組織診にて中等度異形成は8例（17.8％），

高度異形成は 5 例（11.1%）で，頸部腺癌 8 例，上皮内腺癌 10 例（うち CIS との合併 3 例），上皮内癌 1 例であった．一方体部由来 19 例中，良性は 4 例（21.0%），悪性は 10 例（52.6%）で類内膜腺癌 6 例，漿液性腺癌・明細胞腺癌・癌肉腫は 1 例（5.2%）であった．また卵巣癌由来のものが 2 例あった．AGC 72 例中 29 例（40.3%）に癌が存在したことは，AGC の設定は癌を見逃さないために有用であると考えられる（図 1～3）．

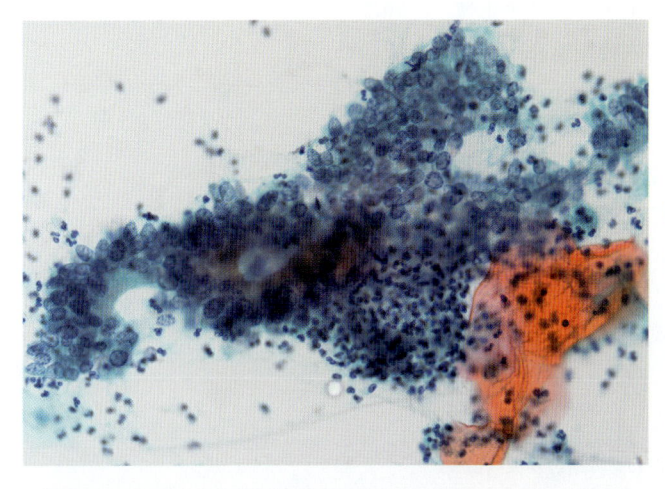

図1　41 歳　AIS
腺腔構造を認める異型腺細胞の集塊あり．
異型細胞の細胞質は高円柱状で，核は偏在している．
核には大小不同や軽度の核形不整が認められるが異型は強くない．
核クロマチンは微細顆粒状で増量傾向がある．

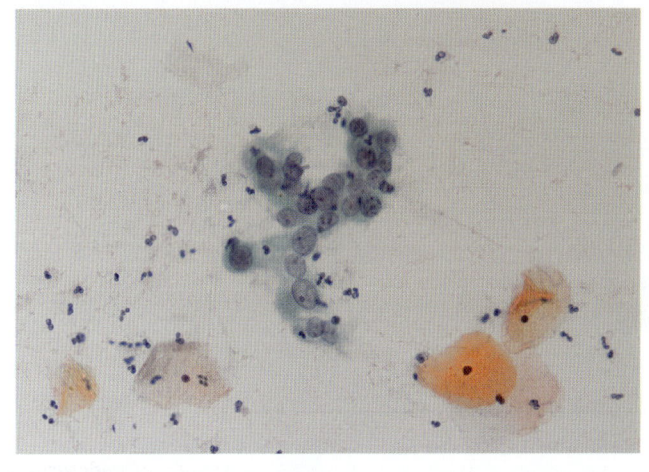

図2　41 歳　AIS（図 1 と同症例）
頸管腺細胞には軽度の重積性がみられる．細胞には核腫大がみられ，軽度の核クロマチン増量が認められる．
核異型はそれほど強くないが，小型の核小体がみられる．

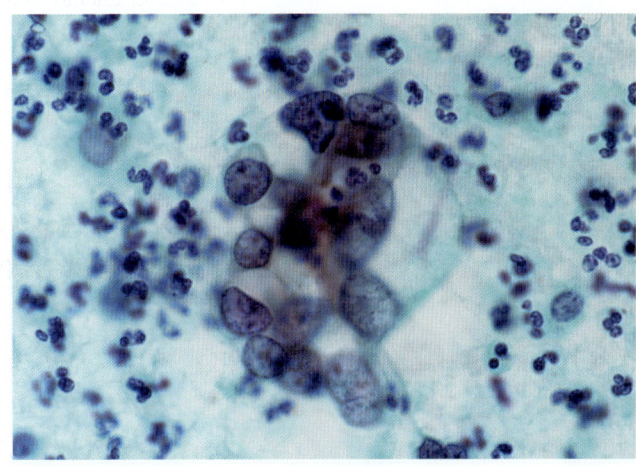

図3　53 歳　卵管癌（明細胞癌）
炎症性背景に小集塊状の異型細胞を少数認める．
細胞は不規則・重積性を示し，核は円形ないしは類円形で軽度の核形不整を認める．
核クロマチンは顆粒状で増量傾向を示し，小型核小体がみられる．

このように AGC は良性病変から癌までの，広範囲の病変を含む判定区分である（表1)[2]．特に，CIN 2，CIN 3 の扁平上皮系病変が多く含まれる可能性が高いことも重要な点である．

AGC に対しての精密検査はこれらの疾患を踏まえた項目を施行することが必要であり，ベセスダシステム 2001 細胞診結果報告書式にも取り扱いの方法をあげている（表2)[3]．
具体的には，
　①子宮頸部病変の精査として：コルポスコープ下生検，内頸部キュレット
　②子宮内膜病変の精査として：子宮内膜細胞診，子宮内膜組織診

表1　AGC と判断される可能性のある細胞

1）異型内頸部細胞
- 炎症性の変化を伴った内頸部細胞
- 再生性の変化を伴った内頸部細胞
- 腺過形成，ポリープなどの良性病変に由来する細胞
- 未熟化生細胞や異型未熟化生細胞
- 腺異形成由来の細胞
- AIS の一部
- 高分化腺癌で細胞異型の乏しい場合や変性所見を伴う場合
- 高分化腺癌で出現細胞数が少ない場合
- HSIL の一部
- CIS の腺侵襲

2）異型内膜細胞
- 月経性内膜細胞
- 炎症性の変化を伴った内膜細胞
- 再生性の変化を伴った内膜細胞
- 内膜ポリープなどの良性病変に由来する細胞
- 高分化腺癌で細胞異型の乏しい場合や変性所見を伴う場合
- 高分化腺癌で出現細胞数が少ない場合

3）その他
- 卵巣癌など子宮外腺癌

表2　ベセスダシステム 2001 細胞診結果報告書式/腺系

結果	略語	推定される病理診断	従来のクラス分類	英語表記	取扱い
7）異型腺細胞	AGC	腺異型または腺癌疑い	Ⅲ	Atypical glandular cells	要精密検査：コルポ，生検，頸管および内膜細胞診または組織診
8）上皮内腺癌	AIS	上皮内腺癌	Ⅳ	Adenocarcinoma in situ	同上
9）腺癌	Adenocarcinoma	腺癌	Ⅴ	Adenocarcinoma	同上
10）その他の悪性腫瘍	Other	その他の悪性腫瘍	Ⅴ	Other malignant neoplasms	要精密検査：病変検索

③子宮病変あるいは子宮外病変（卵巣癌など）の精査として：超音波検査などの画像検査があげられる．

これらの検査により CIN などの病変がなかった場合の取り扱いについては，ASCCP 2006 ガイドラインで推奨されており，次項で述べる．

ASCCP 2006 ガイドラインにおける AGC の取り扱いについて

ASCCP 2006 ガイドラインでは，AGC-NOS と判定された後，精密検査時の組織検査で CIN や glandular neoplasia 病変がなく HPV 陽性の場合は 6 カ月後に，HPV 陰性の場合は 12 カ月後に細胞診と HPV test としている．HPV test 未施行の状態で AGC-NOS を伴う場合は，6 カ月間隔で細胞診を繰り返し，4 回連続で陰性の場合は通常の細胞診検査に戻るとしている．頸部腺癌も HPV 感染が関与していると考えられていることから，腺異常のフォローアップに HPV test が用いられている．

まとめ

AGC は良性病変から癌までの，広範囲の病変を含む判定区分であり，また腺系病変のみならず扁平上皮系の病変も含まれることが多い．そのため，これらの疾患を念頭においた精査が重要である．

◆文献

1) Schnatz PF, Guile M, O'Sullivan DM, et al. Clinical significance of atypical glandular cell on cervical cytology. Obstet Gynecol. 2006; 107: 701-8.
2) 坂本穆彦, 今野 良, 小松京子, 他. 子宮頸部細胞診ベセスダシステム運用の実際. 第 1 版. 東京: 医学書院; 2010. p. 142-58.
3) 日本産婦人科医会. ベセスダシステム 2001 準拠 子宮頸部細胞診報告様式の理解のために 2008.12 月（Ⅲ）.

〈西ヶ谷順子　小林陽一　岩下光利　坂本憲彦〉

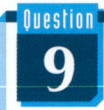

Question 9　C. 病理と分類
最少偏倚腺癌とLEGHとは何ですか？また治療方針について教えてください

Answer

　最少偏倚腺癌（minimal deviation adenocarcinoma：MDA）あるいは悪性腺腫（adenoma malignum）は腫瘍全体が高度に分化した粘液性腺癌で，予後不良な疾患である．1870年にGusserowによって記載されてからその名称は長年にわたって多くの論文や成書で用いられてきたが，現在はMDAの名称が推奨されている．頻度はまれで，頸部腺癌の1.0～1.5％程度を占めるに過ぎない．臨床的には閉経前後に好発し，著明な水様性帯下，子宮頸部の腫大，子宮頸部の嚢胞性病変を特徴とする．Peutz-Jeghers症候群の患者にも発生し，卵巣粘液性腫瘍および輪状細管を伴う性腺腫瘍（sex cord tumor with annular tubules：SCTAT）を合併することがある．

　腫瘍細胞は細胞異型に乏しく，病変は正常の内頸腺領域を超えて深部に発育しているため，頸部細胞診は組織診では診断が困難なことも多く，いまだ確立された診断方針は存在しない．

　一方，1999年にNucciらにより提唱された分葉状頸管腺過形成（lobular endocervical glandular hyperplasia：LEGH）は，異型の乏しい頸管腺様細胞からなる頸管腺の分葉状の増殖を特徴とし，臨床的には子宮頸部の腫大および嚢胞性病変が特徴である[1]．MDAとの鑑別に役立つLEGHの特徴的組織所見は，小葉構造を保った著明な腺管の増殖，腺管上皮は正常内頸腺に類似し核異型は軽度，明らかな浸潤腺癌の部分が存在しないことがあげられる．

　MDAは胃型の粘液を高頻度に生産するため，その検出が診断に有用と考えられたが，LEGHもMDAと同様に胃型粘液を産生することが報告され，両者の鑑別はより困難となっている[2]．

　MDAは悪性，LEGHは基本的に良性と考えられているが，近年，LEGHがMDAの発生母地である可能性が指摘されている[3]．今後，解決される問題として，LEGHにMDAが併存する頻度あるいは後に発生するリスクはどの程度か，生検および円錐切除でLEGHと悪性腺腫の鑑別は可能か，異型LEGHに対してどのように対応するべきかなどがあげられる．著明な水様帯下がみられ，画像上，多嚢胞性病変が描出されるが，頸部細胞診あるいは生検・円錐切除で悪性所見が確認されないという場合の対応に関しては，婦人科医の間でも十分なコンセンサスが得られていないのが現状である．

■ 診断および治療方針

　水様帯下，頸部嚢胞性病変を認めた患者に対してはMRIを行う．MRIで充実成分を欠き，胃型粘液陰性，細胞診異常を認めない場合にはナボット嚢胞などの良性疾患の可能性が高く，経過観察が勧められる．細胞診に異常を認める場合には厳重な経過観察または円錐切除による精査が必要である．

　LEGHは子宮頸部の高位に位置することが多く，内部には小型の嚢胞から充実成分は存在し，周

9. 最少偏倚腺癌とLEGHとは何ですか？　また治療方針について教えてください

辺には比較的大型な囊胞が存在することが特徴（コスモスサイン）である（図1）．MRIでコスモスサインを認め，さらに胃型粘液陽性，細胞診に異常を認めない場合は，LEGHの可能性が高い．MDA症例のMRI所見は基本的に腺癌とよく類似しており，境界の不明瞭な充実性腫瘤の所見をとることが多いが，LEGHに合併する場合はLEGH様の囊胞性病変を伴うことがあり注意が必要である．

　LEGHはAIS，MDAを合併することもあるため，定期的な経過観察が勧められるが，手術希望が

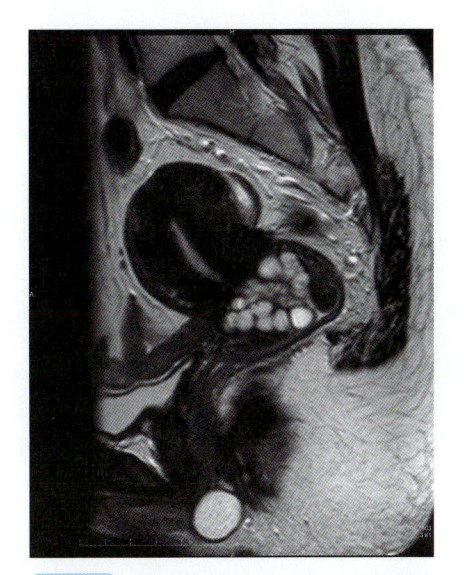

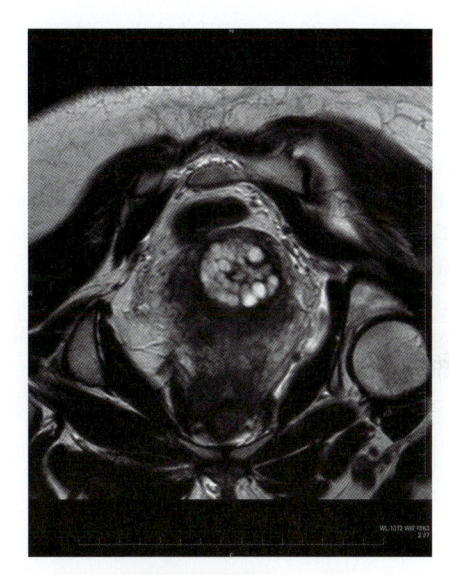

図1　コスモスサイン（左：T2強調矢状断像，右：T2強調水平断像）
子宮頸部上部優位に囊胞を示唆する著明な高信号病変が集簇し，病変部に一致して頸部の腫大を認める．間質側に比較的大きな病変が存在し，内腔側に多数の小病変が集簇している．

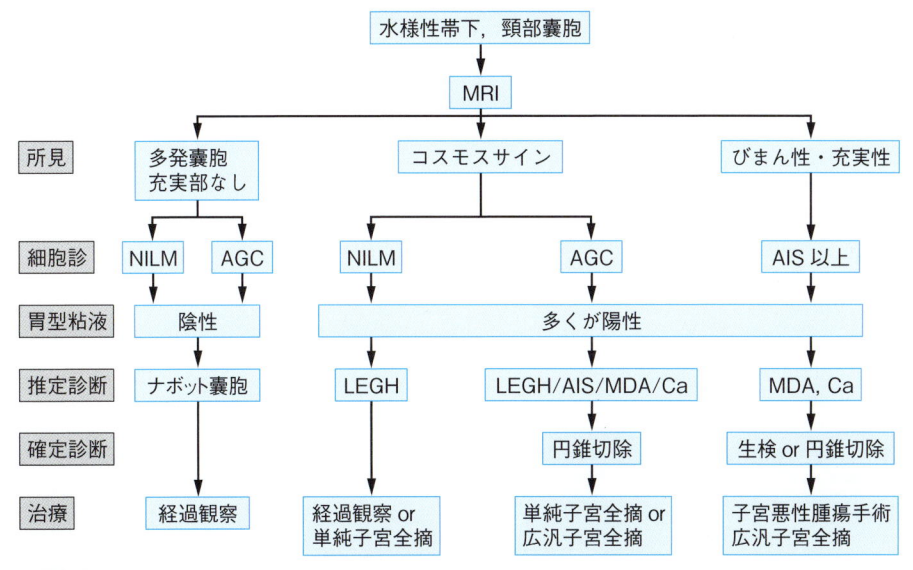

図2　MDA，LEGHを含む子宮頸部囊胞性病変に対するフローチャート
（文献4より一部改変）

あれば，単純子宮全摘術などの術式が考慮される．

　細胞診に異常がみられた場合は，多くは LEGH であるが，AIS，腺癌などの病変が共存している可能性があるため，円錐切除術による病理診断が必要である．一方，MRI でびまん性高信号領域を認める場合には悪性の可能性が高いため，組織診，円錐切除による確定診断を行い，子宮頸癌に準じた治療を行う．MDA および LEGH に対応するフローチャートを図2に示す．

◆文献

1) Nucci MR, Clement PB, Yong RH. Lobular endocervical glandular hyperplasia, not otherwise specified; A clinicopathologic analysis of thirteen cases of a distinctive pseudoneoplastic lesion and comparison with fourteen cases of adenoma malignum. Am J Surg Pathol. 1999; 23: 886-91.
2) Ishii K, Kumagai T, Tozuka M, et al. A new diagnostic method for adenoma malignum and related lesions: latex agglutination test with a new monoclonal antibody, HIK1083. Clin Chim Acta. 2001; 312: 231-3.
3) Kawauchi S, Kusuda T, Liu Xp, et al. Is lobular endocervical glandular hyperplasia a cancerous precursor of minimal deviation adenocarcinoma? a comparative molecular-genetic and immunohitochemical study. Am J Surg Pathol. 2008; 32: 1807-15.
4) Takatsu A, Shiozawa T, Miyamoto T, et al. Preoperative differential diagnosis of minimal deviation adenocarcinoma (MDA) and lobular endocervical glandular hyperplasia (LEGH) of the uterine cervix: a multicenter study of clinicopathology and magnetic resonance imaging (MRI) findings. Int J Gynecol Cancer. 2011; 21: 1287-96.

〈大原　樹　鈴木　直〉

Question 10　D. 診断
腫瘍マーカーの最適項目とその解釈について，軽度上昇したらどのように対応しますか？

Answer

　腫瘍マーカーの診断感度と診断特異度は低く早期癌の発見には効力を発揮できないことが問題となっている．また，保険診療上の指導により診察や他の画像診断結果から悪性腫瘍が強く疑われる患者にのみに用いられるようにされている．一方，腫瘍マーカーが陽性時には，1）癌の病期決定，2）癌の組織型，3）手術や化学療法の完成度，4）再発癌の早期発見などに有用であることが考えられる．

　子宮頸癌は細胞採取によるスクリーニングと，コルポスコピーおよび組織採取により診断が可能であることから，子宮頸癌のスクリーニングや初期診断に対する腫瘍マーカーの有用性はあまり高くはない．一方で，腫瘍の拡がりや治療経過のモニタリング，予後の推定，再発の早期診断を行う上では，腫瘍マーカーは効果的に用いることができると考えられる．実際に子宮頸部扁平上皮癌の場合にはSCCを中心に，CYFRA 21-1，CEA，TPA，尿中hCGβ core fragment（尿中βCF），子宮頸部腺癌ではCA125を中心にCA19-9，CEA，尿中βCFなどが用いられることが多い[1]．本稿では子宮頸癌における腫瘍マーカーについて項目別に説明し，さらに腫瘍マーカーの最適項目についておよび軽度上昇した場合にはどのように対応すべきかについて述べていきたい．

■ SCC

　子宮頸癌の80〜90％を占める扁平上皮癌の腫瘍マーカーとして代表的なものにSCCがあげられる[2,3]．SCC抗原は加藤らによってヒト子宮頸癌の扁平上皮癌組織より抽出，精製された蛋白質であり，子宮頸癌以外にも各種扁平上皮癌患者（皮膚癌，食道癌，頭頸部癌，肺癌，肛門癌など）の血液にて高率に高値を示し[4]，また膀胱移行上皮癌でも高値を示す[3]ことが報告されている．子宮頸癌における組織型別の分類では，SCC抗原は子宮頸部扁平上皮癌の約50％で陽性であり，腺癌でも26〜38％，腺扁平上皮癌では56％の陽性率を示す[1]．また，子宮頸部扁平上皮癌におけるSCCの進行期別陽性率も報告されている．長谷川らは子宮頸部扁平上皮癌におけるSCCの陽性率はⅠ期，Ⅱ期，Ⅲ期，Ⅳ期でそれぞれ16〜33％，57〜68％，76〜87％，77〜92％であると報告している[2]．片岡らは子宮頸部扁平上皮癌においてⅠ期，Ⅱ期，Ⅲ〜Ⅳ期のSCCの陽性率はそれぞれ40.3％，77.5％，81.8％であると報告している[5]．一方SCC値と腫瘍の子宮外進展との関係に関する報告も認められている．SCC抗原値が2.5 ng/mL以上の場合には子宮傍結合織浸潤や腟壁浸潤[6]，4.0 ng/mL以上ではリンパ節転移の危険性が高まるという報告がある[7]．さらにSCC抗原値が早期浸潤癌で独立した危険因子となるとの報告もある[1]．このようにSCC値は臨床進行期とともに上昇し，初期では陽性率は低く，スクリーニングや初発診断には有用ではないが，SCC抗原値高値の場合には慎重な臨床

対応が必要であることが示唆される．また再発時はその80％以上がSCC抗原陽性となり，抗原値も高値を示すことが多い[8]．さらに再発例の60〜70％は再発の臨床所見出現より3〜4カ月先行してSCC抗原値上昇が認められるため，再発の早期診断には有用である[9]．一方，SCC抗原は皮膚，唾液，汗などに含まれるため，頻回の穿刺や汗の混入，測定時の状況にも注意する必要がある．さらに皮膚疾患（天疱瘡，多形滲出性紅斑，アトピー性皮膚炎，乾癬）や呼吸器疾患（喘息，サルコイドーシス，気管支炎，結核）などでも上昇することがあり注意が必要である．また生理的な変動に関しては性別，年齢，性周期，妊娠の影響を受けないが新生児期に関しては高値を示すことが報告されている[3]．

CYFRA 21-1

CYFRA 21-1は循環腫瘍マーカーとして利用される可溶性サイトケラチン19断片である．全組織で発現するが主な発現場所は肺であり，特に肺癌組織では発現が認められており，肺癌の補助的診断の一つになり得ると考えられている[10]．CYFRA 21-1は肺癌（特に扁平上皮癌）では初発診断の補助とモニタリングに使用されるが，一方，胃・大腸癌，膀胱癌，膵臓癌などの進行例でも陽性例があり，臓器特異性はそれほど高くない[1]．CYFRA 21-1は腫瘍容量が増加するほどマーカー値が上昇する腫瘍容量依存性のマーカーであり，子宮頸部扁平上皮癌における治療前血中値の陽性率は臨床進行期に従って上昇すると報告されている[1]．さらに，子宮頸部扁平上皮癌全体の治療前血中CYFRA 21-1陽性率は51％，SCC陽性率は60％で，同時併用測定で65％の陽性率であるとされている[11]．一方，長谷川らは子宮頸部扁平上皮癌におけるCYFRA 21-1の臨床進行期別陽性率はⅠ期，Ⅱ期，Ⅲ期，Ⅳ期それぞれで3.4％，14.6％，55.2％，84.6％であると報告している[2]．CYFRA 21-1におけるⅠ期，Ⅱ期における陽性率は低く，子宮頸癌のスクリーニングとしての有用性は低い[12]．さらに，CYFRA 21-1はSCC抗原値と有意な相関が認められており（r=0.5593）[12]，両者のコンビネーションで頸癌全体での陽性率の上昇が報告されている．しかしながらⅠ期におけるCYFRA 21-1の陽性率は低値であり，SCCと併用した場合でも子宮頸癌のスクリーニングとしての感度の上昇は期待できない．その他，呼吸器感染症，胃潰瘍，腎障害などでも上昇する場合がある．また加齢とともに上昇し，喫煙者でも高い傾向にあるので注意が必要である[1]．

尿中 hCGβ-core fragment（βCF）

各種悪性腫瘍患者尿中に血中には検出されない低分子量のhCGβ様免疫活性物質が発見され，hCGβ-core fragment（βCF）と名づけられた[13]．βCFは尿中腫瘍マーカーとして癌種を問わず陽性率が高く，臨床進行期とともに陽性率も増加し，血中腫瘍マーカーとの相関も少ない．しかしながら，陽性症例でも測定値はcut-off値をやや上回る程度の比較的低値のものが多いため，腎機能の評価も含めて治療効果の判定や再発の早期診断では注意を要する．子宮頸部扁平上皮癌における陽性率は19〜46％，頸部腺癌では36〜50％である[14]．一方，丸尾らは子宮頸部扁平上皮癌におけるβCFの臨床進行期別陽性率はⅠ期，Ⅱ期，Ⅲ期，Ⅳ期においてそれぞれ32〜38％，65〜67％，50〜60％，100％であると報告している[15,16]．また尿中βCFの値は，SCC抗原値との相関性は低いとされ（r=0.0166）[16]，両者のコンビネーションにより頸癌の陽性率は上昇するとの報告もあるが，Ⅰ期癌に対

する陽性率は低値であり，SCC 単独時と比較しても明らかなメリットはない．

■ CEA

　CEA は 1965 年に Gold らにより大腸癌組織より抽出された糖蛋白であり[17]，分子構造が解析され接着因子としても注目されている[18]．癌のみならず一部の良性疾患でも血中に増量し，さらに成人正常組織にも存在することが多く，腫瘍の出現や消失が血中値の変動に反映されることなどから癌の診断および治療のモニタリングに最も広く利用されている．子宮頸癌でも進行期に伴って陽性率が上昇し，扁平上皮癌で 16〜24％，腺癌で 32％，腺扁平上皮癌で 43％の陽性率である．Duk らは子宮頸部腺癌における CEA の進行期別陽性率を報告している．陽性率はⅠ期 14％，Ⅱ期 12％，Ⅲ期 50％，Ⅳ期 25％であり[19]，いずれも高値とはいえず，特に初期の診断力は低いと考えられる．また片岡らは子宮頸部扁平上皮癌における CEA の進行期別陽性率を報告している[5]．Ⅰ期，Ⅱ期，Ⅲ〜Ⅳ期でそれぞれ 26.2％，34.2％，25.0％でありこちらも高い診断力があるとは言い難い．一方，偽陽性疾患にも注意が必要であり，肝炎や肝硬変，胆管炎，膵炎，消化性大腸炎などの消化器疾患，気管支炎，糖尿病の合併がある場合には十分に考慮しなければならない．また高齢者や喫煙者で高値を示すこともあるので注意が必要である[1]．

■ CA125

　CA125 はヒト卵巣漿液性腺癌の培養細胞を用いて得られたモノクローナル抗体が認識する癌関連抗原である[20]．卵巣腫瘍のマーカーとして汎用されており，卵巣癌では約 80％の陽性率を認めるが，子宮内膜症や性周期，妊娠でも血中濃度が上昇することが知られている．子宮頸部扁平上皮癌における CA125 の陽性率は 11％と非常に低く診断的な意義は少ないが，一方，腺癌では 45〜52％，腺扁平上皮癌では 77％と高い陽性率を示している[1]．頸部腺癌では CEA と同様 CA125 陽性例はリンパ節転移率，再発率が高く予後不良である．CA125 測定時には月経期や妊娠初期に上昇し，また，子宮内膜症，胸腹膜疾患や腹水症例でも高値を示すことに注意が必要である[1]．なお，CA125 の正常値は 35 U/mL とされているが，閉経後婦人や卵巣摘出症例では 15〜20 に設定すべきであるとされている文献もあり注意が必要である[21]．

■ VEGF

　VEGF（vascular endothelial growth factor）は腫瘍増殖や癌の転移における調節に関して重要な役割を担っている．子宮頸癌における VEGF の発現に関わる報告があり次にまとめた．Van Trappen らによれば子宮頸部組織生検にて VEGF-C や VEGF-D の発現が CIN 1 や CIN 2 では認められないにもかかわらず CIN 3 では 50％以上において VEGF-C や VEGF-D の発現が認められた[23]．VEGFR-3 は CIN 1 や CIN 2 における発現率は 15％であったが，一方 CIN 3 や子宮頸癌では 50％以上で発現が認められた．血中の VEGF の値も子宮頸癌の患者においては上昇が認められ，子宮頸癌において治療が十分に施行された後では特に血中の VEGF の低下が認められた[23]．VEGF-B の上昇（865 pg/mL 以上）は子宮頸部細胞診 ASCUS（atypical squamous cell of nuncertain significance）の 11％において認められた[23]．一方，CIN 1 では 24％，CIN 2-3 では 43％，子宮頸癌では 60〜70％におい

てVEGF-Bの上昇が認められた[23]．また子宮頸部細胞診ASCUSと子宮頸部組織診で，正常所見であった場合にはVEGF-Cの上昇は認められなかった[23]．また，子宮頸部組織診にてCIN 2-3もしくは早期子宮頸癌であった場合にはVEGF-Cの上昇は20〜27%で認められ，進行子宮頸癌においては57%の陽性率であり，治療後も持続的に子宮頸癌が存在していた場合にはVEGF-Cの上昇は69%で認められた[23]．また，Mathurらは，子宮頸癌患者72人について報告している．72人のうち22人は放射線や化学療法により子宮頸癌が寛解しており，寛解した22人では前例において（100%）VEGF-BやVEGF-Cが正常化されたと報告している．さらに72人のうち子宮頸癌が進行した50人においてVEGF-Bが正常値であった割合は30%（15/50）であり，一方VEGF-Cが正常値であった割合は36%（18/50）であり，前述した寛解した患者の割合（100%）と比較すると，どちらも統計学的に有意差が認められたと報告している[23]．したがって，VEGF-BおよびVEGF-Cは子宮頸癌患者における治療の有効性を検討する場合に有効である可能性が示唆されている．

このように，子宮頸癌患者において血中VEGFの上昇が認められることがあり，十分な治療が施行された後には血中VEGFの値が減少することが報告されている．しかしながら，血中のVEGFはまだ臨床応用されておらず，子宮頸癌における腫瘍マーカーとしてのVEGFの今後の展開に期待したい．

まとめ①：子宮頸癌における腫瘍マーカーの最適項目は？

子宮頸癌における腫瘍マーカーの最適項目を考慮する際には組織型を念頭におくことが重要である．そこで，表1に子宮頸部扁平上皮癌における各種腫瘍マーカーの陽性率を示す．腫瘍マーカーの陽性率に関わる報告は多数認められているが，2000年以降に報告されている比較的新しい論文のデータを示す．また組織型も扁平上皮癌について報告しているもののみを集めてみた．子宮頸部扁平上皮癌におけるSCCの陽性率は症例数が多い報告でも50%を超える傾向がある．一方CYFRA-21では症例数の多い報告では陽性率が50%を割ってしまう報告もあり，子宮頸部扁平上皮癌における最適な腫瘍マーカーはSCCであり，次いでCYFRA-21が有用である可能性が示唆される．

一方，子宮頸部腺癌では4種類の報告をまとめてもCA125が50%前後の陽性率であり，最も有用性が高いと考える．さらにβCFやCEAが30%前後の陽性率であり，次に考慮されるマーカーである．また，子宮頸部腺癌においてもSCCの陽性率は決して低値ではなく，腫瘍マーカーとしての

表1 子宮頸部扁平上皮癌における腫瘍マーカーの陽性率（%）

マーカー	症例	Cut off値 (ng/mL)	マーカー上昇患者の割合	論文
SCC	72	2.5	60	Miche, et al
SCC	103	1.5	52	Takeda, et al
SCC	60	1.5	85	Ohara, et al
SCC	316	1.5	52.2	片岡，他
CYFRA-21	50	3.5	52	Suzuki, et al
CYFRA-21	92	1.2	46	Gaarenstroom
CEA	145	5.6	30.3	片岡，他

10. 腫瘍マーカーの最適項目とその解釈について，軽度上昇したらどのように対応しますか？

有用性が示唆される．子宮頸部腺扁平上皮癌における陽性率の報告は多くはないが，扁平上皮癌と腺癌のどちらの特徴も併せ持つことから，SCC，CA125，CEA，βCF が子宮頸部腺扁平上皮癌における腫瘍マーカーの最適項目となると考えられる．なお，子宮頸癌治療ガイドラインの解説においても，子宮頸部扁平上皮癌では SCC や CYFRA-21，子宮頸部腺癌では CA125 や CEA が重要なマーカーとなることを示唆している．子宮頸癌ガイドラインの根拠となっている文献[24]は種々の論文のレビューであるが，ここでも同様に，治療前の SCC や CYFRA-21 が正常値より上昇した患者の割合を検討しており，子宮頸部扁平上皮癌では SCC，CYFRA-21 では，それぞれ 52～85％，42～52％ であることをまとめている[24]．一方，子宮頸部腺癌における CA125 が正常値より上昇した患者の割合は 27～73％であることをまとめている[24]．

まとめ②：腫瘍マーカーが軽度上昇した場合にはどのように対応すべきか？

いずれのマーカーも進行期の上昇と共に，陽性率が高値であることが表2からもわかる．この結果から，子宮頸癌の初期における腫瘍マーカーの陽性率は低く，初期における腫瘍マーカーの診断意義はあまり高くない．そのため，通常の視診，コルポスコピー，内診や直腸診，さらに MRI などを含めた画像診断が重要になると考える．子宮頸癌で最も有用である SCC では 2.5 ng/mL 以上では子宮傍結合織浸潤や腟壁浸潤などの子宮外進展の可能性が高く[6]，さらに 4.0 ng/mL 以上ではリンパ節転移の危険性が高まるという報告があるが[7]，このような軽度上昇症例でも初発時であれば上記のような従来の診断方法が重要である．さらに 2.5 ng/mL を下回るような例でも従来の方法による診断が必要であるが，考慮しなければならないのは患者の既往歴や喫煙などの個人歴を十分に聴取すべきことであり，他疾患における上昇も考慮し判断しなければならない．一方，再発の場合には，子宮頸癌で最も有用な SCC では 80％以上が陽性となり，再発例の 60～70％は再発の臨床所見出現より 3～4 カ月先行して SCC 抗原値上昇が認められるため，再発の早期診断には有用であり[9]，また軽度上昇している場合には CT や PET などの画像診断が必要になると考える．さらに子宮頸癌における再発期間の特徴も考慮すべきである．子宮頸癌の治療ガイドラインでは通常 5 年以内に再発する可能性は 89～99％であると報告されており[25]，また米国産婦人科学会（ACOG）の報告では再発リスクは 2 年目に最も高いとされていることから[24]，特にこの期間は腫瘍マーカーが軽

表2 子宮頸部腺癌および腺扁平上皮癌における腫瘍マーカーの陽性率(％)

マーカー	症例数	Cut off 値 (ng/mL)	腺癌	腺扁平上皮癌	論文
CA125	94	35	44.6	76.5	菊池, 他
CA125	64	16	52	—	Duk, et al
CA125	64	35	27	—	Ngan, et al
CA125	33	35	73	—	Leminen, et al
CEA	75	2.5	44.6	42.9	菊池, 他
CEA	64	5.0	19	—	Duk, et al
βCF	11	0.2	36.4	50.0	丸尾, 他
SCC	64	2.5	38	—	Duk, et al

度上昇している場合にも十分な注意が必要である．また軽度上昇した場合の診断方法にはCTだけでなくPET/CTも重要である．近年，PET/CTとSCC抗原の併用による再発の早期発見は予後を改善すると報告されており[26]，腫瘍マーカー軽度上昇時のPET/CTの有用性も今後の検討が期待される．

◆文献

1) 深澤一雄, 香坂信明, 朱 坤, 他. 子宮癌の腫瘍マーカー. 癌と化学療法. 2002; 29(2): 330-40.
2) 長谷川清志, 宇田川康博. 女性性器癌の早期発見—がんを見落とさないために—. 産婦人科治療. 2004; 89: 3.
3) 横堀武彦, 宮崎達也, 宗田 真, 他. 腫瘍マーカーの種類と特徴. SCC抗原. 臨床と研究. 2013; 88(8): 26-8.
4) Kato H. Expression and function of squamous cell carcinoma antigen. Anticancer Res. 1996; 16: 2149-53.
5) 片岡史夫, 野村弘行, 津田浩史, 他. 卵巣癌・子宮癌マーカー. 診断と治療. 2009; 97: 9.
6) 柴田和男, 岩崎正憲, 望月真人. 子宮頸癌の頸部外進展に関する臨床病理学的研究. 日癌治療会誌. 1987; 22(1): 67-74.
7) Takeshima N, Hirai Y, Katase K, et al. The value of squamous cell carcinoma antigen as a predictor of nodal metastasis in cervical cancer. Gynecol Oncol. 1998; 68(3): 263-6.
8) 坂本尚徳, 香坂信明, 吉仲 昭, 他. 当院における子宮頸癌の腫瘍マーカー, とくにSCC測定の再評価. 腫瘍マーカー研会誌. 1996; 11: 115-7.
9) Kato H, Tamai K, Morioka H, et al. Tumor antigen TA-4 in the detection of recurrence in cervical squamous cell carcinoma. Cancer. 1984; 54(8): 1544-6.
10) Pujol JL, Grenior J, Daures JP, et al. Serum fragment of cytokeratin subunit 19 measured by CYFRA 21-1 immunoradiometric assay as a marker of lung cancer. Cancer Res. 1983; 53: 61-6.
11) Inaba N, Negishi Y, Fukasawa I, et al. Cytokeratin fragment 21-1 in gynecologic malignancy: Comparison with cancer antigen 125 and squamous cell carcinoma-related antigen. Tumor Biol. 1995; 16: 345-52.
12) 日浦昌道, 伊藤啓二郎, 野河孝充, 他. 子宮頸癌における各種腫瘍マーカー測定の臨床的意義. 産婦人科治療. 2002; 85: 240-5.
13) Brinken S, Armstrong EG, Kolks MA, et al. Structure of the human chorionic gonadotoropin beta-subunit fragment from pregnancy urine. Endocrinology. 1988; 123(1): 572-83.
14) Inaba N, Okajima Y, Fukasawa I, et al. Clinical significance of urinary gonadotropin peptide (UGP) as a tumor marker for gynecologic malignancies-A comparative study with urinary human chorionic gonadotoropin-β core fragment (βCF), cancer antigen 125 (CA125) and squamous cell carcinoma-associated antigen (SCC). Chiba Med J. 1993; 69(5): 327-35.
15) 丸尾 猛, 北島隆史, 大谷徹郎, 他. 婦人科悪性腫瘍患者における尿中hCGβ core fragment測定の臨床的意義. 産科と婦人科. 1994; 58: 1197-208.
16) 西村隆一郎, 他. 子宮頸癌の腫瘍マーカー. In: 図説産婦人科VIEW-18 腫瘍マーカー. 東京: メジカルビュー社; 1995. p. 114-9.
17) Gold P, Freedman SO. Demonstration of tumor-specific antigens in human colonic carcinomata by immunological tolerance and absorption techniques. J Exp Med. 1965; 121: 439-62.
18) 及川信三, 中里 紘, 野口照久, 他. 新しい接着分子. CEAファミリーの構造と機能. Med Imunol. 1992; 23(5): 485-95.
19) Duk JM, Aalders JG, Fleuren GJ, et al. Tumor markers CA125, squamous cell carcinoma antigen, and carcinoembryonic antigen in patients with adenocarcinoma of the uterine cervix. Obstet Gynecol. 1989; 73: 661-7.
20) Bast RC Jr, Feeney M, Lazarus H, et al. Reactivity of a monoclonal antibody with human ovarian carcinoma. J Clin Invest. 1981; 68(5): 1331-7.
21) 三好 端, 薬師寺道明. 各種腫瘍マーカーのカット・オフ値—血清CA125を中心に. Oncol Chemother.

1989; 5: 301-5.
22) Van Trappen O, Steele D, Lowe DG, et al. Expression of vascular endothelial growth factor (VEGF-C) and VEGF-D, and their receptor VEGFR-3, during different grades of cervical carcinogenesis. J Pathol. 2003; 201: 544-54.
23) Mathur SP, Mathur RS, Gray EA, et al. Serum vascular endothelial growth factor C (VEGF-C) as a specific biomarker for advanced cervical cancer: relationship to insulin-like growth factor II (IGF-II), IGF binding protein 3 (IGF-BP3) and VEGF-B. Gynecol Oncol. 2005; 98: 467-83.
24) Gadducci A, Tana R, Cosio S. The serum assay of tumor markers in the prognostic evaluation, treatment monitoring and follow-up of patients with cervical cancer: a review of the literature. Crit Rev Oncol Hematol. 2008; 66: 10-20.
25) Elit L, Fyles AW, Devries MC, et al. Gynecologiy Cancer Disease Site Group. Follow-up for women after treatment for cervical cancer: a systematic review. Gynecol Oncol. 2009; 114: 528-35.
26) Cervical Cancer Guidline (Version 1.2010). NCCN clinical Practice Guidelines in Oncology.

〈吉岡範人　鈴木 直〉

Question 11

D．診断

Narrow Band Imaging は診断に有用ですか？

Answer

　有用です．

　子宮頸部病変の診断における精密検査としてコルポスコピーが存在する．コルポスコピーでは，病変の程度や拡がりをその場で確認できる．しかし，その習熟には時間を要する．コルポスコピーで病変を確認しやすくする方法として，いくつかの方法が存在するが，narrow band imaging（NBI）システムを用いた試みもされている．本項では，NBI コルポスコピーによる子宮頸部病変の評価について概説する．

■ NBI システムの特徴

　NBI システムとは，オリンパス社によって開発された内視鏡システムであり，光源から供給される光を血液中に含まれるヘモグロビンに吸収されやすい特定の波長（415 nm と 540 nm の狭帯域光）に限定することにより，粘膜表面の毛細血管や微細組織が強調表示される光学的画像強調技術のことである．波長を 415 nm 狭帯域化すれば，この光は表層の毛細血管内のヘモグロビンに吸収され，515 nm ではさらに深い粘膜下層の血管を画像化できる．現在，咽頭部，泌尿器領域，食道，胃や大腸などの消化器領域で臨床的に用いられている．

　NBI コルポスコピーは，NBI システムをコルポスコピーに導入したものであり，ボタン一つで通常光の観察から NBI での観察に切り替えが可能となっている．優れた画像強調技術を有することに加え，デジタル処理されたコルポスコピー像をモニターでみることは教育面でも有用である．

■ NBI コルポスコピーによる所見

　コルポスコピーでは，病変を視認しやすくする方法として，従来，ヨード染色やグリーンフィルターなどの方法が行われている．ヨード染色は扁平上皮の異常所見を描出するのに優れているとされるが，実地臨床では特別の有用性が示されておらず普及していない．ヨードを塗布する点でアレルギーの問題も指摘されている．NBI コルポスコピーは，従来の方法ではグリーンフィルターと類似する点が多い．グリーンフィルター，NBI ともに肥厚した白色上皮（acetowhite）は強調されて描出される．グリーンフィルターに関しても，血管像の観察に優れるとされるが[1]，グリーンフィルターにて照射される光波長に比べて NBI にて照射される光はさらに狭小化しているため，よりシャープな血管像が得られる．我々のこれまでの検討では，特に，コルポスコピーが弱点とする腺系病変の観察において NBI コルポスコピーが有用であることを報告している[2]．この検討では腺癌や上皮内腺癌の 86％で特徴的な血管像が観察された．ここに，具体例を図1，図2に提示する．

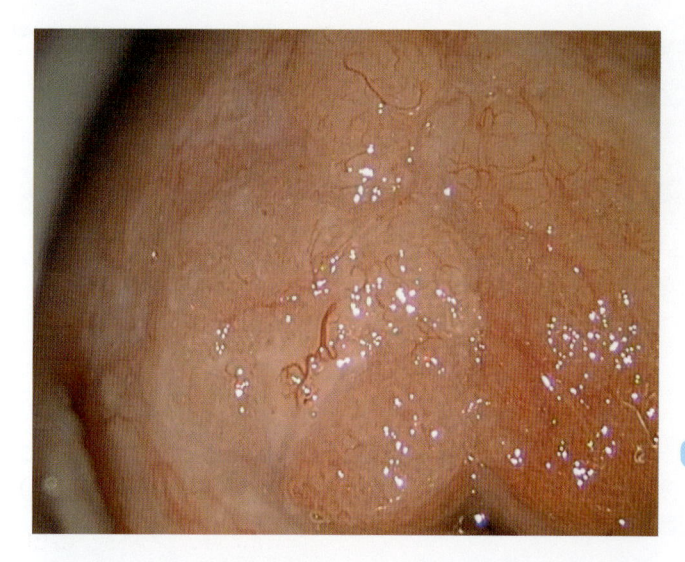

図1 頸部粘液性腺癌におけるコルポスコピー所見（通常光・酢酸加工前）

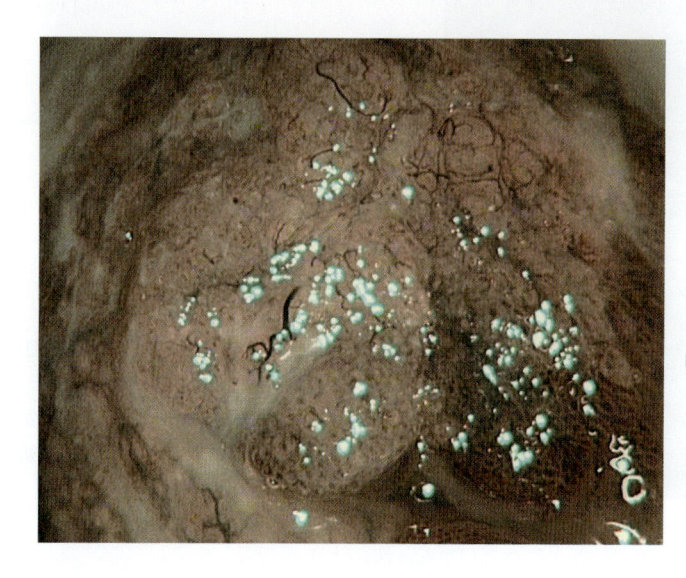

図2 頸部粘液性腺癌におけるコルポスコピー所見（NBI・酢酸加工前）
図1と比較し，粘膜表面の微細構造が詳細にわかることに加え，粘膜直下の血管像がはっきりと描出されている．

　我々の経験では，扁平上皮系病変のNBI観察において，CIN 2以上の病変で血管像とともに，白色上皮が強調される結果となった．白色上皮所見は病変が高度になるにつれ，強くなる傾向がある．白色上皮の所見が強いとその所見につられ，周囲の血管像を見落としてしまう可能性もある．CIN 3に合併するような微小浸潤癌などは，モザイクの中に認められることも指摘されており[3]，治療対象となる病変の見落とし防止に有用と考えている図3，図4にCIN 3の典型例を提示する．

　NBIがグリーンフィルターを凌駕するかどうかは検討していないため不明である．しかしながら，コルポスコピーに習熟していない初心者でも容易に病変が観察できるメリットはあり，今後NBIコルポスコピーの必要性は高まってくるものと思われる．

おわりに

　NBIコルポスコピーの有用性を述べた．NBIコルポスコピーは，病変の視認性に優れる臨床面の

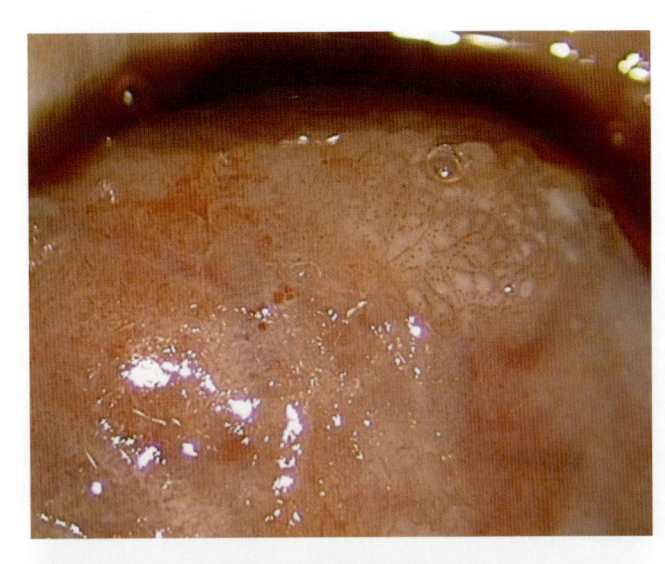

図3 CIN 3におけるコルポスコピー所見（通常光・酢酸加工後）

モザイク所見（M2）を認める.

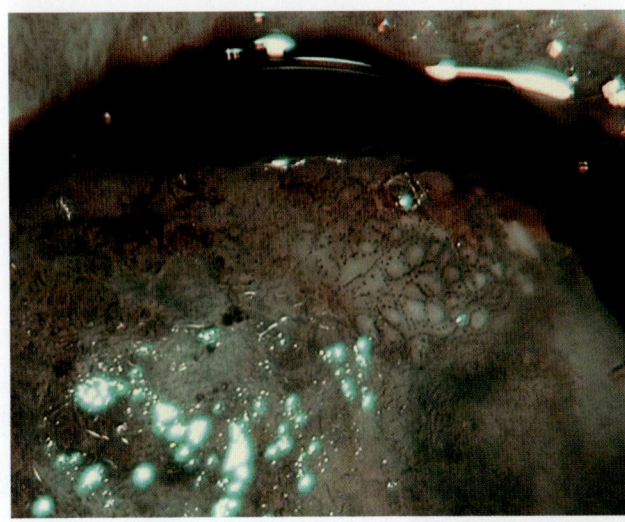

図4 CIN 3におけるコルポスコピー所見（NBI・酢酸加工後）

図3と比較し，モザイクを構成する血管像が鮮明に観察される．また，白色上皮の濃淡もわかりやすい．

メリットだけでなく，デジタルコルポスコピーとして，記録したコルポスコピー所見を教育に使用するメリットも有すると考えられる.

◆文献

1) Ferris DG, Mayeaux Jr EJ. Colposcopic equipment, supplies, and data management. In: Mayeaux Jr EJ, Cox JT, editors. Modern colposcopy Textbook and Atlas. 3rd ed. Philadelphia: Lippincott Williams & Wilkins; 2011. p. 102-19.
2) Fujii T, Nakamura M, Kameyama K, et al. Digital colposcopy for the diagnosis of cervical adenocarcinoma using a narrow band imaging system. Int J Gynecol Cancer. 2010; 20(4): 605-10.
3) Ferris DG, Mayeaux Jr EJ, Cox JT. Normal and abnormal colposcopic features. In: Mayeaux Jr EJ, Cox JT, editors. Modern colposcopy Textbook and Atlas. 3rd ed. Philadelphia: Lippincott Williams & Wilkins; 2011. p. 150-233.

〈藤井多久磨　仲村　勝〉

Question 12　D. 診断

画像診断による傍結合織浸潤の評価は可能ですか（内診・直腸診との比較で）？

Answer

　子宮頸癌の診断の歴史は，産婦人科医師が育った環境において師匠から弟子へと引き継がれてきた内診・直腸診による診断の「文化」によって規定されてきたといっても過言ではないだろう．各医師が育った環境における，その時々の科の引率者により下された進行期診断がそのままそのユニットにおける診断となるため，各人は少しでもその内診・直腸診を習おうと躍起になり，競うように患者さんを診察し，診断精度に磨きをかけてきたのが実情であったといえる．しかしながら，画像診断の驚異的な進歩により，文化として引き継がれてきた方法よりも，画像診断によってより精確な進行期診断が得られる可能性が近年出てきたといえる．

　本稿では，子宮頸癌患者を診療する際に必要な，「精確な進行期診断」の意義から，最近の画像診断を用いた子宮頸癌の進行期診断の可能性に至るまでを概説する．

■ 子宮頸癌の診断はなぜ内診で行われてきたのだろうか？

　現在，卵巣がんや子宮体がんの進行期は基本的に術後進行期分類に統一されている．しかしながら，改訂された子宮頸癌取り扱い規約[1]において未だに進行期分類が「臨床進行期分類」となっているのはなぜであろうか．それは，子宮頸癌では治療法として，手術のみならず放射線治療が治療の大きな部分を占めているからといえる．子宮頸癌では，手術によらない，放射線治療もしくは放射線治療を基軸とした同時化学放射線療法（CCRT）による治療が多く適用されるため，術後進行期分類は使用できない．しかしながら，2012年4月に改訂された子宮頸癌取り扱い規約　第3版[1]では，"従来の進行期分類では「CTやMRIなどによる検査結果は治療計画決定に使用するのは構わないが，進行期決定に際しては，これらの結果に影響されてはならない」とされてきたが，本改訂ではFIGOに準じて「CTやMRIなどによる画像診断を腫瘍の進展度合いや腫瘍サイズの評価に用いても構わない」とした"との注意書きが加えられており，CTやMRIなどの画像情報を加味して進行期を決定してもよいことになっている．現在では，以前には地域の格差などもあり診断には利用できないと考えられてきた画像診断装置が十分に普及し，恒常的に画像診断を進行期分類に利用できる素地ができてきたと考えられ，今後は画像診断の力により，術前診断の精度がより高められることが期待される．

■ 診断の精度はどのように実臨床に影響を及ぼすのだろうか？

　それでは，術前診断の精度が低いと，どのような問題が起こるのだろうか．もし，実際の進行度合いよりも低い進行期に診断されてまった場合（under-diagnosis），例えば，本来ならば同時化学放

射線療法（CCRT）が選択されるべきⅢb期症例に対し，手術療法を選択し試験開腹術に終わってしまったような場合に，結果的に患者さんは最も適切な治療法ではない不適切な治療を受けたために，主たる治療であるCCRTの開始が大幅に遅れることになりかねない．術後の腸管癒着なども放射線治療の際には懸念材料となる．また，逆に実際の進行度合いよりも高い進行期に診断されてまった場合（over-diagnosis），選択される治療法が実際に必要な治療法よりも大きな治療（over-treatment）となり，やはり患者さんは適切な治療法を受けられず不適切な治療を受けることになる．さらに，その施設の治療成績は進行期症例においてきわめて良好となり，事実とかけ離れた治療成績が提示されることになってしまう．こういった誤りを避けるために，迷った場合は低い方の進行期へ分類することが進行期決定の際の基本的コンセプトとなっている．

治療法の変化による進行期分類決定のための教育機会の喪失

以上のように，主治療の開始前に進行期診断をしなければならない子宮頸癌は，他の婦人科領域のがんとは性質を大きく異にするといえる．それだけに，進行期の決定は十分な精度をもって行わなければならない．しかしながら，近年子宮頸癌ⅡB期以上の症例にはCCRTが施行されることが多く，術前（臨床）診断ⅡB期症例においては手術が選択されないことが多いため，術後病理組織診断によるpT分類を標準とし，自身の内診・直腸診診断の精度を検証することができなくなってきている．すなわち近年では，術前に内診・直腸診によって進行期を決定する教育機会は決定的に失われているのが現状である．

画像による進行期診断

このような状況において，近年の画像診断の驚異的進化により，進行期分類の決定を画像情報による補完を得て行うことが提案されてきている．こういった取り組みは，1980年代の終わり頃から1990年代初頭にかけて多く行われ，その研究成果が報告されている．鈴木らは，1989年に，CTを用いた178例の子宮頸部浸潤癌手術症例の子宮傍結合織浸潤の診断を摘出物の病理所見による所見と比較し，sensitivity 58%，specificity 90%，positive predictive value（PPV）61%，negative predictive value（NPV）89%であったことを述べ，病変が子宮傍結合織に進展するに従って，次第に子宮頸部より広がる多数の微細線状陰影や小斑状陰影が認められることを報告している[2]．また，1988～1990年には，主にMRIによる子宮傍結合織への浸潤の評価として，摘出子宮の病理診断を標準とした場合の画像診断の正答率（accuracy）は92%[3]～88%[4]，総合的な進行期の診断精度は83%[3]～81%[4]との報告がなされ，MRI登場当初のこの時期における子宮傍結合織への浸潤の診断精度と総合的進行期診断の精度は比較的高いことがわかる．また2000年代に入ってからも，MRIとCTによる子宮傍結合織浸潤評価の精度を比較した報告が多くなされ，いずれも当時のCTとMRIとの比較では，明らかにMRIが優れていることが示されている[5-7]．さらにいくつかの報告では，MRIの子宮傍結合織浸潤評価の精度は94%にまで達し[7,8]，時代の進行と共に診断精度が向上してきていることがうかがえる．なお，最新（2013年7月刊行）の，日本医学放射線学会・日本放射線科専門医会・医会編　画像診断ガイドライン[9]では，"CQ113　子宮頸癌の病期診断に画像診断は有用か" という clinical question に対して，「腫瘍径の測定，局所進達度，周囲臓器浸潤，骨盤内リンパ

節転移の診断にMRIを推奨する．CTは局所進達度の診断能でMRIに劣るが，MRIが施行できない場合や，転移の診断に推奨する」と記載され，やはり画像診断としてのMRIの有用性を認めている．

■ 臨床診断（内診・直腸診）による子宮傍組織浸潤の評価と画像診断とではどちらの診断精度が高いのか．

さて，それでは画像診断と内診・直腸診を用いた臨床診断ではどちらの診断精度が高いのだろうか．検索できた範囲では，この点について評価された研究は少ない．臨床進行期が手術後の病理診断との比較で不正確であるとの報告が米国Gynecologic Oncology Group（GOG）の290例の子宮頸癌患者を対象とした研究で報告されており，臨床進行期ⅠB期で24％，ⅡA-ⅢB期で50〜55％，ⅣA期では67％の診断errorがあったしているが，これは多くは傍大動脈リンパ節の評価ができていないことによると考えられ，今回の評価内容とは異なる．検索できた中では，2005年にHricakらがGOGの研究結果として報告した論文が唯一の研究報告である[10]．この中で彼らは，臨床進行期ⅠA期からⅡA期までの場合，摘出子宮の病理学的評価との合致率は76％であったが，ⅡB期以上になるとその合致率は21％に過ぎないこと，ⅡB期以上の場合，臨床進行期のsensitivityは29％であるのに対して，CTでは42％，MRIでは53％であること，specificityは臨床進行期で99％であるのに対しCTで82％，MRIでは74％，NPVでは3者に変わりなく84〜85％であること，PPVは臨床進行期で91％に対してCT 29％，MRI 37％であったことを報告している．臨床進行期分類のPPVが高かった原因として著者らは，臨床進行期分類はそのほぼ全てがCTやMRIの画像診断を確認した上で決定されていることをあげ，臨床進行期の決定に画像診断を併用することによって，より術前の診断精度が向上するであろうとしている．前述の通り，画像診断（MRI）はかなりの診断精度を有することが明らかではあるが，Hricakらが示すように，だからといってMRIのみで精度の高い術前診断が得られるわけでは必ずしもないことも事実である．Kinkelは，MRIを用いて子宮頸癌の進行期を判定する際のpitfallsとして，子宮傍結合織へのmicroscopic invasionをMRIでは評価できないことをあげており[11]，Sheuらも同様にmicroscopic invasionと癌病巣周辺組織の浮腫をどのように評価するかが子宮傍結合織への浸潤をMRIにて評価する際のpitfallsとして提示している[8]．筆者の勤務する施設では，2009年6月から2013年8月までの（保険診療停止期間を除く）47カ月間に計22例の臨床診断でⅡA期までの子宮頸癌症例に対して，広汎もしくは準広汎子宮全摘術を施行してきたが，事前の円錐切除術によって浸潤癌が判明した4例と術前化学療法（NAC）後に手術を施行した1例を除いた17例中1例で，子宮傍結合織浸潤について臨床診断と摘出物の病理診断でのpT分類が合致していなかった（非合致率: 5.9％）．本症例は，術前にⅠB2期と診断し広汎手術を行った症例であったが，摘出物の病理診断において子宮傍結合織の脈管への顕微鏡的浸潤が判明したため，最終的にpTⅡBと診断された症例であった．KinkelやSheuの記載通り，子宮傍結合織へのmicroscopic invasionが原因であったが，MRIを用いた画像診断でも上記症例の進行期評価は臨床診断と同様であり，この1例のみが合致していなかった．

■ まとめ

以上，現在までの文献的考察を交えて，画像診断による子宮傍結合織浸潤の評価について記載し

てきたが，現段階での結論としては，内診・直腸診は明らかに画像診断に勝るとは言い切れず，また，MRIによる評価のみで臨床診断に匹敵，もしくはそれを凌駕する十分に妥当な診断結果が得られるとも言い切れないのが現状である．以上より，当面は，臨床診断（内診・直腸診）および画像診断（MRI）両者の診断結果を補完しつつ，子宮頸癌の進行期を術前もしく主治療開始前に決定してゆくしか方法はないものと思われる．

◆文献

1) 日本産科婦人科学会・日本病理学会・日本医学放射線学会・日本放射線腫瘍学会，編．子宮頸癌取り扱い規約．第3版．東京：金原出版；2012.
2) 鈴木雅彦．骨盤内腫瘍悪精度診断への画像解析．日産婦誌．1989; 41: 942-52.
3) Kim SH, Choi BH, Lee HP, et al. Uterine cervical carcinoma: comparison of CT and MR findings. Radiology. 1990; 175: 45-51.
4) Hricak H, Lacey CG, Sandles LG, et al. Invasive cervical carcinoma: Comparison of MRI imaging and surgical findings. Radiology. 1988; 166: 623-31.
5) Bipat S, Glas AS, van der Velden J, et al. Computed tomography and magnetic resonance imaging in staging of uterine cervical carcinoma: a systematic review. Gynecol Oncol. 2003; 91: 59-66.
6) Kim SH, Choi BI, Han JK, et al. Preoperative staging of uterine cervical carcinoma: Comparison of CT and MRI in 99 patients. J Comput Assist Tomogr. 1993; 17: 633-40.
7) Subak LL, Hricak H, Powell CB, et al. Cervical carcinoma: Computed tomography and magnetic resonance imaging for preoperative staging. Obstst Gynecol. 1995; 86: 43-50.
8) Sheu MH, Chang CY, Wang JH, et al. Preoperative staging of cervical carcinoma with MR imaging: a reappraisal of diagnostic accuracy and pitfalls. Eur Radiol. 2001; 11: 1828-33.
9) 日本医学放射線学会・日本放射線科専門医会・医会，編．画像診断ガイドライン．東京：金原出版；2013.
10) Hricak H, Gastonis C, Chi DS, et al. Role of imaging in retreatment evaluation of early invasive cervical cancer: Results of the intergroup study American college of radiology imaging network 6651-Gynecologic Oncology Group 183. J Clin Oncol. 2005; 23: 9329-37.
11) Kinkel K. Pitfalls in staging uterine neoplasm with imaging: a review. Abdom Imaging. 2006; 31: 164-73.

〈藤村正樹　清水基弘　永光雄造〉

Question 13　E. 治療方針
ハイリスクHPV陽性の取り扱いについて教えてください

Answer

　本邦では子宮頸部擦過細胞診によるスクリーニング検査が古くから実施されて以来，子宮頸がんの罹患率，死亡率はともに減少傾向を示してきた．しかし，近年の検診受診率の低迷や20〜30歳代の若年者での罹患が増加傾向のため社会的にも問題となっている．

　本邦の子宮頸がん検診では，子宮頸部擦過細胞診（従来法）の感度は細胞診偽陽性以上（日母分類クラスⅢ以上）を精密検査の対象とすると，上皮内がんとがんの判定精度は特異度98.9％，地域差があるもののCIN（cervical intraepithelial neoplasia）2以上の検出感度は50〜80％台，特異度70〜90％台とされており[1,5]，細胞診は一定の有効性が確認できている検査方法である．

　一方，HPV検査を含む検診方法は精度についてHPV検査単独の場合CIN 2またはCIN 3以上の検出感度は細胞診より良好であったが，特異度は細胞診に劣ることが示されている．また細胞診との併用療法も同様の結果となっている[1]．ただしHPV検査陽性者の細胞診トリアージ法は細胞診に比べて感度は高いままで，陽性適中度を改善するとされているが[1]，しかし子宮頸がんの罹患率や死亡率の減少効果は不明であることから今後の検証が必要である．以上より厚生労働省の平成25年度のがん検診推進事業として子宮頸がんの推進，HPV検査検証事業が準備されている．本項ではハイリスクHPV陽性の取り扱いについて述べる．

■ HPV検査の適応とは？

　国内外問わず，21歳以下のHPV検査は子宮頸がんに進展しない一時感染も含まれてしまうことから推奨されていない[2]（表1）．

　また，子宮頸がんのスクリーニングは細胞診を中心に施行されているが，さらに正診率を上げるためにHPV検査の導入が望ましいと考えられているが[2]，適応症例は十分に議論されるべきである．HPV検査は細胞診と同時併用に意義がないとされており，「30歳以上では細胞診トリアージ法が有効ではないか？」との報告もあるが実地臨床に適応するほどのエビデンスレベルの高い報告はない[1]．

■ ハイリスクHPV陽性例の取り扱い

　本邦では細胞診異常とハイリスクHPV検査による総合判定が適応とされていることから，細胞診結果とハイリスクHPV陽性の場合の対応について述べる．

1. ASC-US，かつハイリスクHPV陽性の取り扱い

　細胞診でASC-USの結果だった場合，コルポスコピーを含めた再検査かHPV検査（HCⅡなどの

I. 子宮頸癌

表1 子宮頸がんの早期発見を目的としたスクリーニングガイドライン
（NCCN Guideline Ver. 2　2012 子宮頸癌スクリーニングより）

対象集団	推奨されるスクリーニング法	スクリーニング結果の管理	備考
21歳未満	スクリーニングは施行しない		この年齢層ではHPV検査をASC-USのスクリーニングまたは管理に使用すべきではない
21～29歳	3年毎に細胞診のみ	HPV陽性ASC-USまたは細胞診所見がLSIL以上：NCCNおよびASCCPガイドラインを参照	この年齢層ではHPV検査をスクリーニングに使用すべきではない
		細胞診陰性またはHPV陰性ASC-US：3年以内に細胞診による再スクリーニング	
30～65歳	5年毎にHPV検査と細胞診の「同時検査」（望ましい）	HPV陽性ASC-USまたは細胞診所見がLSIL以上：NCCNおよびASCCPガイドラインを参照	ほとんどの臨床状況においてHPV検査のみによるスクリーニングは推奨されない
		HPV陽性，細胞診陰性： 選択肢1：12カ月後に同時検査によるフォローアップ 選択肢2：HPV 16型またはHPV 16/18型の検査 • HPV 16型またはHPV 16/18型陽性：コルポスコピーを参照 • HPV 16型またはHPV 16/18型陰性：12カ月後に同時検査によるフォローアップ	
		同時検査陰性またはHPV陰性ASC-US：5年以内に同時検査による再スクリーニング	
	3年毎に細胞診のみ（許容できる）	HPV陽性ASC-USまたは細胞診所見がLSIL以上：NCCNおよびASCCPガイドラインを参照	
		細胞診陰性またはHPV陰性ASC-US：3年以内に細胞診による再スクリーニング	

対象集団	推奨されるスクリーニング法	スクリーニング結果の管理	備考
65歳以上	過去のスクリーニングで適正な陰性の結果が出ていれば，スクリーニングは施行しない		CIN 2以上の既往歴がある女性では，少なくとも20年間はルーチンのスクリーニングを継続すべきである
子宮摘出術の施行後	スクリーニングは施行しない		（子宮）摘出により子宮頸部がなく，過去20年間にCIN 2以上の既往歴がないか，過去に子宮頸癌の既往歴がない女性が該当する
HPVワクチン接種済み	年齢別の推奨に従う（ワクチン未接種の女性と同じ）		

13. ハイリスク HPV 陽性の取り扱いについて教えてください

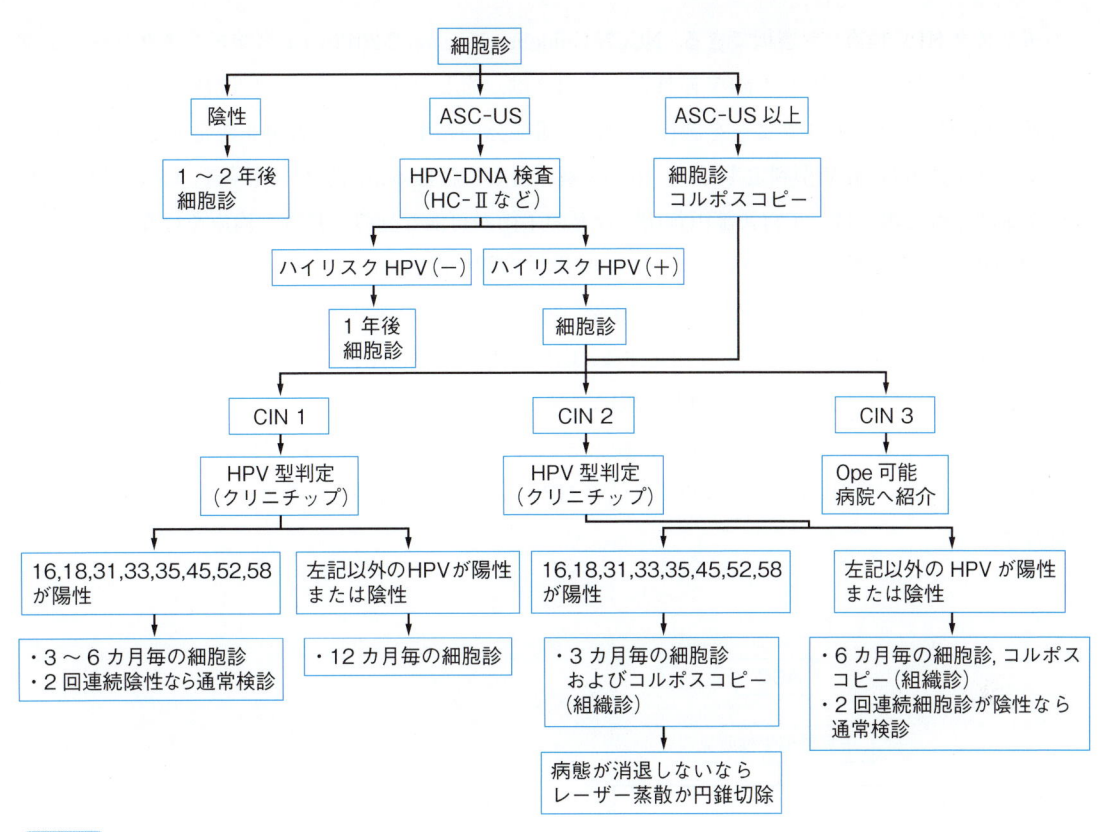

```
                              細胞診
           ┌───────────────┼───────────────┐
         陰性            ASC-US         ASC-US 以上
           │               │               │
      1～2 年後       HPV-DNA 検査        細胞診
       細胞診        （HC-Ⅱ など）      コルポスコピー
                    ┌───┴───┐
              ハイリスク HPV(-)  ハイリスク HPV(+)
                   │              │
               1 年後            細胞診
               細胞診
                    ┌─────────────┼─────────────┐
                  CIN 1          CIN 2          CIN 3
                    │              │              │
                HPV 型判定     HPV 型判定      Ope 可能
                （クリニチップ） （クリニチップ） 病院へ紹介
```

16,18,31,33,35,45,52,58 が陽性	左記以外の HPV が陽性または陰性	16,18,31,33,35,45,52,58 が陽性	左記以外の HPV が陽性または陰性
・3～6 カ月毎の細胞診 ・2 回連続陰性なら通常検診	・12 カ月毎の細胞診	・3 カ月毎の細胞診およびコルポスコピー（組織診）	・6 カ月毎の細胞診, コルポスコピー（組織診） ・2 回連続細胞診が陰性なら通常検診

（CIN 2 下）病態が消退しないならレーザー蒸散か円錐切除

図 1 子宮頸部スクリーニング案（NCCN Guideline Ver. 2　2012 子宮頸癌スクリーニングより一部改変）

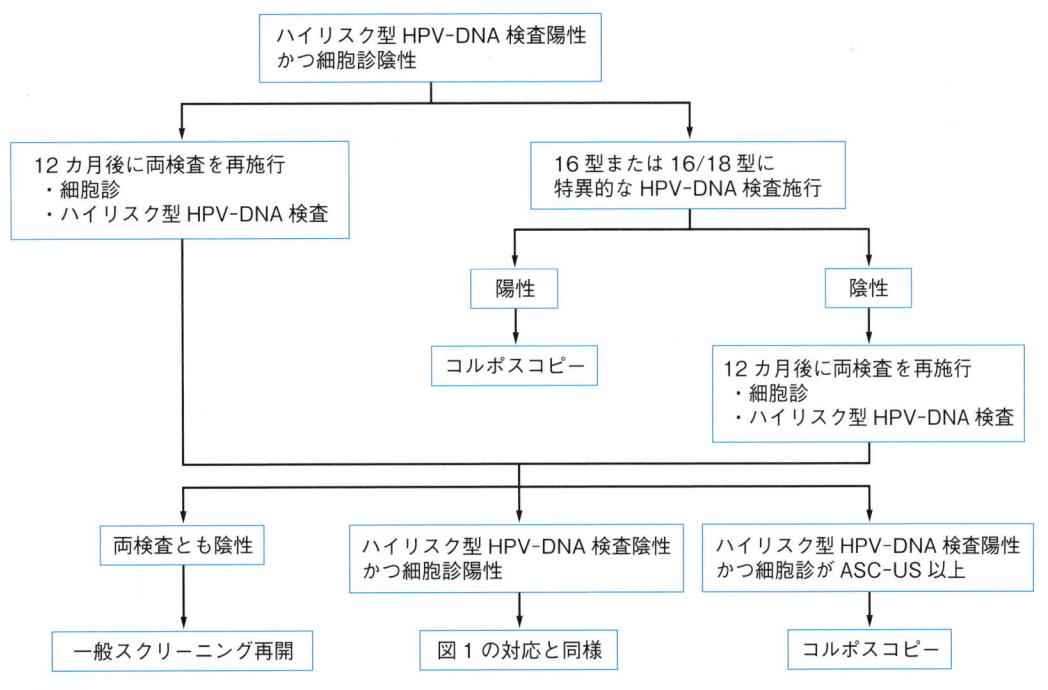

```
              ハイリスク型 HPV-DNA 検査陽性
                  かつ細胞診陰性
         ┌──────────────────┴──────────────────┐
   12 カ月後に両検査を再施行        16 型または 16/18 型に
   ・細胞診                        特異的な HPV-DNA 検査施行
   ・ハイリスク型 HPV-DNA 検査      ┌────────┴────────┐
                                 陽性              陰性
                                  │                │
                             コルポスコピー    12 カ月後に両検査を再施行
                                                ・細胞診
                                                ・ハイリスク型 HPV-DNA 検査
```

両検査とも陰性	ハイリスク型 HPV-DNA 検査陰性かつ細胞診陽性	ハイリスク型 HPV-DNA 検査陽性かつ細胞診が ASC-US 以上
一般スクリーニング再開	図 1 の対応と同様	コルポスコピー

図 2 30 歳以上のハイリスク HPV 検査のフォローアップ（NCCN Guideline Ver. 2　2012 子宮頸癌スクリーニングより一部改変）

ハイリスク HPV 検査）が選択できる．NCCN Guideline Version 2.2012 の子宮頸がんスクリーニングを参考にすると，ハイリスク HPV 陰性だった場合は，もとのスクリーニング間隔での検診を行い，陽性の場合は，コルポスコピーを施行し，狙い組織診の結果によって方針を決定する[2,3,5]（図 1）．CIN 1・2 であれば HPV 型判定を行い，16・18 型か否かで経過観察間隔を判断する．CIN 3 以上の病変が確認された場合は，子宮頸部円錐切除などの手術が可能な施設で精査，治療を行う[2]．

2. ASC-US をこえる異常，かつハイリスク HPV 陽性の取り扱い

細胞診で ASC-US をこえる結果だった場合，速やかにコルポスコピー（狙い組織生検を含む）を行い，組織診断の結果により方針を決定する．CIN 1-3，浸潤癌に関しては前述[1]と同様に取り扱う．

3. AGC，かつハイリスク HPV 陽性の取り扱い（図 2）

子宮頸管キュレッテージなどで十分に検索されて異常がなければ，6 カ月後に HPV 検査と細胞診を再検し，ASC-US 以上，またはハイリスク HPV 陽性で狙い組織生検を含めたコルポスコピーを施行する[5]．

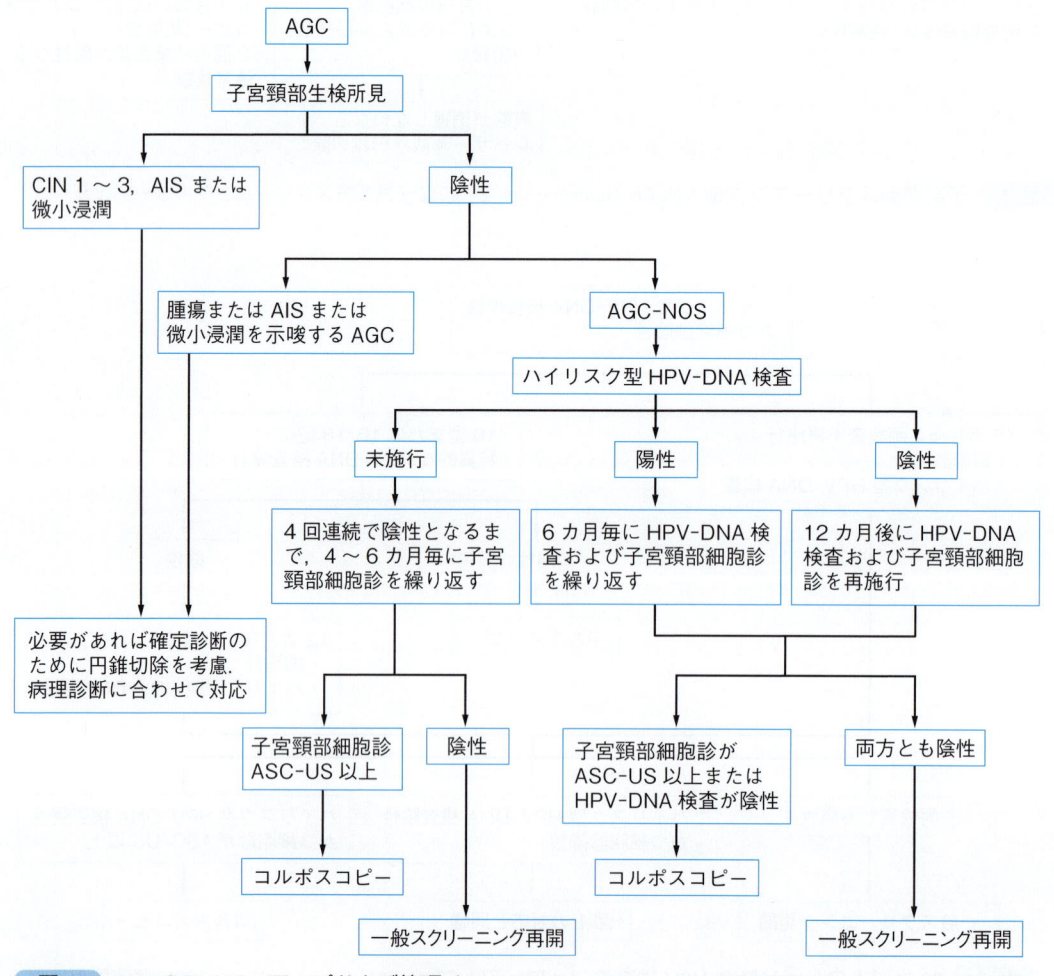

図 3 AGC のフォローアップおよび管理（NCCN Guideline Ver. 2　2012 子宮頸癌スクリーニングより一部改変）

4. 細胞診陰性，ハイリスクHPV陽性の取り扱い（図3）

　本邦でのスクリーニングは細胞診が基本となった検診であるため，HPV検査が細胞診陰性症例に用いられることは少ないが，人間ドックなどの任意型検診で，このような状況も考えられるため参考までに取り扱いを記載する．NCCN GuidelineではHPV 16/18が陽性か否かを明らかにし，陽性例ではコルポスコピーの施行を推奨している．HPV 16/18の型判定を行わない場合は，12カ月後にハイリスクHPV検査，細胞診を再検査する[5]．

おわりに

　本邦では，現在HPV検査はスクリーニングの有効性を示すエビデンスがないことから，HPV検査単独，もしくは細胞診との同時併用は推奨されていない．しかし，子宮頸がん予防ワクチンの普及や人間ドックなどでHPV検査を導入している任意型検診も存在することから，HPV検査の導入の是非に関しては，改めて議論されるべきかもしれない．しかし，ハイリスクHPVが陽性であっても一部の症例にしか進行例はみられない事実も存在する．検診を受ける人の身体的かつ経済的負担を適正に考えた上で検診を行うためにもハイリスクHPVと発癌のメカニズムをより明らかにする必要がある．

◆文献

1) がん検診ガイドライン・ガイドブック．有効評価に基づく子宮頸がん検診ガイドライン．平成20年度厚生労働省がん研究助成金「がん検診の適切な方法とその評価法の確立に関する研究」班，平成21年度厚生労働省がん研究助成金「がん検診の評価とあり方に関する研究」班；2009. p. 279.
2) NCCN Guideline Version 2.2012の子宮頸癌スクリーニング．
3) Massad LS, Mark H, Huh WK, et al. 2012 updated consensus guidelines for the management of abnormal cervical cancer screening tests and cancer precursors. the 2012 ASCCP Consensus Guidelines Conference. Obstet Gynecol. 2013; 121(4): 829-46.
4) 横山正俊．クリニカルカンファレンス3 境界領域病変の取扱い．1）HPV test導入後の子宮頸部異形成の取扱い．日産婦誌．2009; 61(9): N294-7.
5) 井上正樹．クリニカルカンファレンス7 子宮頸部細胞診．1）細胞診異常の取り扱い．日産婦誌．2010; 62(9): N188-93.

〈戸澤晃子　鈴木　直〉

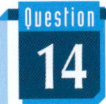

Question 14
E. 治療方針

持続する CIN 2 は経過観察ですか？ あるいは蒸散するべきですか？

Answer

　我が国のガイドライン（2011）に基づき，組織診で確認された CIN 2 は 3〜6 カ月ごとに細胞診とコルポスコピーを併用して厳重に経過観察する．CIN 2 が持続する場合，若年者や妊婦では経過観察が原則となるが，経過観察が困難な例などに対しては治療を考慮する．CIN 2 の進展リスク評価のために HPV タイピング検査を行うことができる．HPV 16, 18, 31, 33, 35, 45, 52, 58 のいずれかが陽性の病変では進展リスクが高いので，陰性例とは分けて管理する．

■ 緒言

　我が国と海外では CIN に対する治療開始のタイミングが異なっている．我が国では原則的に CIN 3 以上で，米国やカナダ，韓国では若年者を除き，CIN 2 以上で治療を開始する指針となっている[1-4]．

　これまでの研究から，CIN 2 の約 40％が自然消退するといわれている[1]．そのため，我が国においては CIN 2 は治療の対象とならずに経過観察されることが多かった．

　一方で，CIN 2 の 20〜25％が CIN 3 へ，5％が浸潤癌へ進行すると報告されており，CIN 2 の適切な管理は浸潤癌の発生を抑制する効果があることも事実である[1,5]．我が国では，CIN 2 が長期間存続する場合などに限って円錐切除術などの治療適応となってきた．最近の研究では，病変の消退は数年以内に起こる早期イベントであるが，進展はその後にある程度年数がたってから起きる晩期イベントであるといわれている[5]．

　本稿では，我が国のガイドライン[1]を基に，CIN 2 が持続する症例に対する適切な管理について概説する．

■ 我が国のガイドライン（2011）について

　我が国のガイドライン[1]では，「組織診で確認された CIN 2 は 3〜6 カ月ごとに細胞診とコルポスコピーを併用して厳重なフォローをする．」，「CIN 2 は，妊婦を除き，フォローが困難な例などに選択的に治療することができる．」とされている．また，「生検によって確認された CIN 2 の進展リスク評価のために HPV タイピング検査を行うことができる．その場合，HPV 16, 18, 31, 33, 35, 45, 52, 58 のいずれかが陽性の病変では進展リスクが高いので，それ以外の HPV 陽性例あるいは HPV 陰性例とは分けて管理することが勧められる．」とされている．

　海外の多くのガイドラインとは異なり，我が国のガイドラインでは，CIN 2 に対する管理方針として，経過観察に重点をおいている．これは，CIN 2 の多くは自然消退が期待できることに基づく[1]．したがって，組織診で診断された CIN 2 に対して直ちに治療を行うことは，過剰治療となる可能性

14. 持続する CIN 2 は経過観察ですか？　あるいは蒸散するべきですか？

も考慮すべきである[1]．特に，挙児希望がある若年層の CIN 2 は自然消退の可能性が高いことに加え，円錐切除術が早産率を増加させるという報告があるため，慎重な対応が求められる[1]．

CIN 2 に対する HPV タイピング検査を導入した管理指針が産婦人科診療ガイドライン（2011）によって示された[1]．今後は HPV の型別の CIN 3 以上の病変への進展リスクを考慮し[6]，経過観察を行うことが望ましい[1]．CIN 2 で 8 種類のハイリスク HPV 型（16，18，31，33，35，45，52，58）のいずれかが陽性で挙児希望がない場合，長期間存続しており自然消退が期待できない場合などでは治療の適応となる．

■ 実臨床における CIN 2 の管理指針

実臨床における CIN 2 の管理指針の 1 例を図 1 に示す．

まず，CIN 2 の診断に際しては，細胞診やコルポスコピーの所見を考慮したうえで，組織診による診断を行う．組織診で CIN 2 と診断された症例の 18％に上皮内癌や微小浸潤癌が認められたという報告もあり[7]，CIN 2 の確定診断には慎重を要する．

組織診で確認された CIN 2 は 3 カ月ごとに細胞診とコルポスコピーを併用して厳重に経過観察

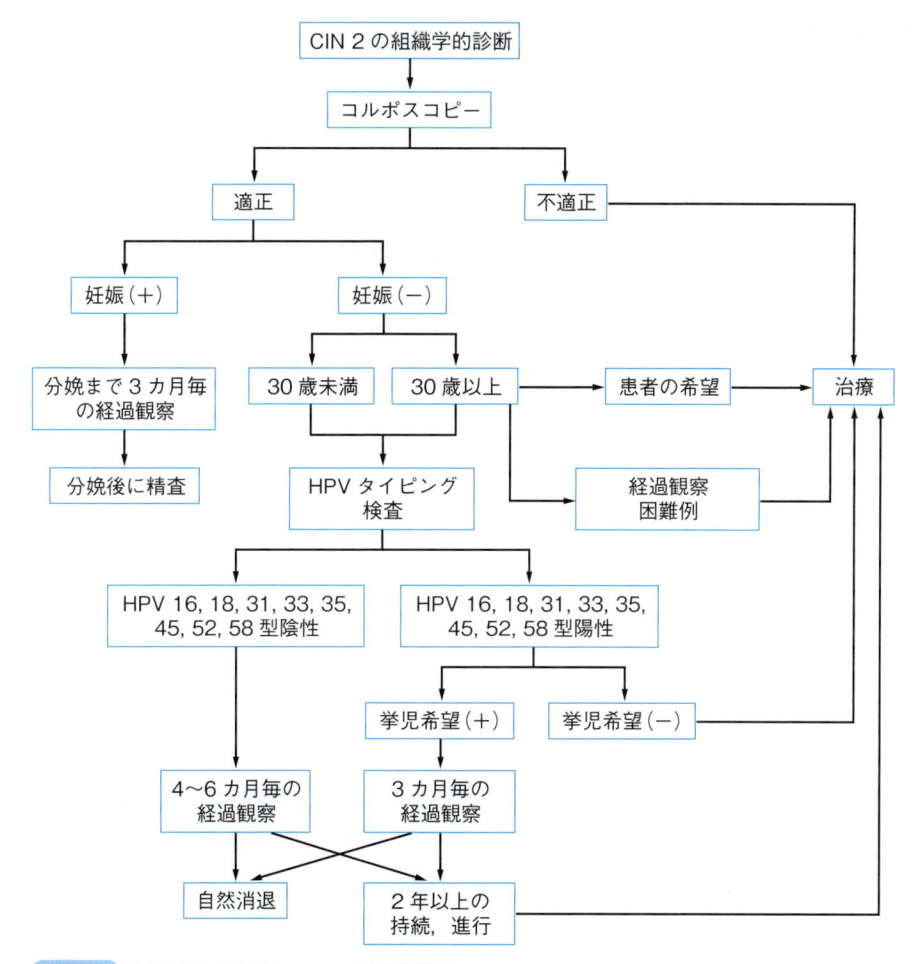

図 1 実臨床における CIN 2 の管理指針

する．病変が自然消退した場合には6カ月毎の経過観察とする．30歳未満の若年女性や妊婦では，CIN 2の診断後に自然消退することが多いといわれているため，経過観察が原則となる．妊娠中には3カ月毎の経過観察を行い，病変の進行が疑われる場合以外には再度の生検を避ける．分娩後の経過観察は産褥6週以降に行う[4]．

経過観察が困難な場合，1～2年の経過観察中に病変が自然消退しない場合，患者の強い希望がある場合などには，治療を考慮する．CINの経過観察中には約10％の症例が定期検診から脱落するという報告もあり[5]，長期にわたる経過観察を選択する際には注意を要する．

■ 海外のガイドライン

ここで代表的な海外のガイドラインを紹介する．我が国のガイドラインとは異なり，海外のガイドラインにおいてCIN 2を治療対象とする理由は，診断精度が高くないため，CIN 2とCIN 3の組織学的鑑別がしばしば困難なこと，経過観察を行う場合に脱落する危険性が高いこと，治療が比較的簡便なことなどが考えられる．

また，我が国のガイドラインではCIN 2と診断された症例に対して，病変の進展リスクの把握を目的として，HPVタイピング検査が推奨されているが[1]，HPV型を同定した後のCIN 2の管理については，世界的なコンセンサスは形成されていない．

1. アメリカのガイドライン

CINに対してより積極的な治療介入を行っている米国子宮頸部病理・コルポスコピー学会（ASCCP）のconsensus guideline（2012）[4]では，コルポスコピーで移行帯が確認できる症例であっても，30歳未満の若年女性や妊婦を除き，CIN 2は原則として治療の適応としている．これは，CIN 2とCIN 3を明確に分類することの困難さ，診断の再現性の乏しさから，CIN 2とCIN 3は一括して取り扱っているためである．

また，妊娠中にCIN 2と診断された場合には，分娩まで3カ月毎に経過観察し，分娩後6週以降に精査することとなっている．

2. カナダのガイドライン

カナダのガイドライン（2012）[2]では，25歳以上で診断されたCIN 2は治療の対象となっている．一方，25歳未満の場合には6カ月毎のコルポスコピーによる経過観察を少なくとも2年間行うことが推奨されている．2年間の経過観察の後に，CIN 2が持続している場合には治療の対象となる．これは，25歳未満のCIN 2では半数以上の症例で自然消退が期待できるため，侵襲を伴う治療を避けることが原則となっているからである[2]．また，妊娠中にCIN 2と診断された場合には，分娩後まで3カ月毎に経過観察することとなっている．

3. 韓国のガイドライン

韓国のガイドライン（2013）[3]では，20歳以上で診断されたCIN 2は治療の対象となっている．また，20歳未満の場合には，6カ月毎のコルポスコピーによる経過観察または治療のいずれかを選択する．妊娠中にCIN 2と診断された場合には，分娩後まで経過観察することとなっている．

HPV タイピング検査

　子宮頸癌発症のリスクは HPV のタイプによって異なるので，CIN 2 患者のフォローアップにおいて HPV タイピング検査の結果はリスク評価に有用と考えられる．Miura ら[8]のメタアナリシスによると，わが国では浸潤癌からの検出頻度が高い HPV 16, 18, 31, 33, 35, 52, 58 の 7 つのタイプで進展リスクが高いと考えられている．

　Matsumoto ら[6]の大規模コホートスタディでは，HPV 16, 18, 31, 33, 35, 52, 58 のいずれかが陽性の病変は自然消失しにくく，かつ CIN 3 へ進展しやすいことが報告されている．CIN 2 が 5 年以内に CIN 3 に進展する可能性は，これらの 7 つのハイリスク HPV タイプ陽性例では 40.5％と高いが，他の HPV タイプ陽性例では 8.3％しかない．

　最近，組織診で確定した CIN 2 の症例に対するハイリスク HPV のジェノタイピング検査が保険適応となり，従来行われてきた管理法から変わりつつある．HPV タイピング検査を行った場合には，HPV 16, 18, 31, 33, 35, 45, 52, 58 のいずれかが陽性の CIN 2 症例とそれ以外の CIN 2 症例では，区別して管理することが勧められる．特に陽性症例では治療を考慮してもよい．また，陰性症例では 6 カ月ごとのフォローアップとしてもよい．

治療法

　CIN 2 に対して治療を選択する場合には，①蒸散，冷凍凝固，②cold knife や laser knife を用いた子宮頸部円錐切除術，③loop electrosurgical excision procedure (LEEP) から適切な方法を選択する[1]．いずれの治療も病変の消失率，浸潤癌の発生予防効果に大きな差はないと考えられている．

　蒸散法は侵襲が少ないものの，組織標本が得られないため，CIN 2 を蒸散法で治療した際には，より慎重なコルポスコピーを含めた術後管理が必要となる．また，若年者の CIN に対して円錐切除術を行う場合には，頸管方向の広範な切除は必要性がない限り避けるべきである[1]．

おわりに

　CIN 2 に対する管理は，我が国のガイドライン (2011)[1]に沿って，適切に行う必要がある．我が国のガイドラインは，積極的な治療を行うか否かの点で海外のガイドラインとは若干異なる指針が示されているが，以前と比較すると，わが国と海外の管理指針の差は少なくなってきているといえる．現時点では，ガイドラインで示されているように，我が国の現状に即した CIN 2 の管理が必要である．しかし，治療開始の基準が比較的曖昧であり，より精度の高い管理指針の制定が求められている．今後，CIN 2 をさらに細かくリスク分類することにより，より適切な管理を行い，過剰な治療介入を避けることができるようになることが期待される．

◆文献

1) 日本産科婦人科学会/日本産婦人科医会, 編. 産婦人科診療ガイドライン—婦人科外来編2011. 東京: 杏林舎; 2011.
2) Bentley J, Bertrand M, Brydon L, et al. Colposcopic management of abnormal cervical cytology and histology. J Obstet Gynaecol Can. 2012; 34: 1188-202.
3) Lee JK, Hong JH, Kang S, et al. Practice guidelines for the early detection of cervical cancer in Korea: Korean Society of Gynecologic Oncology and the Korean Society for Cytopathology 2012 edition. J Gynecol Oncol. 2013; 24: 186-203.
4) Massad LS, Einstein MH, Huh WK, et al. 2012 updated consensus guidelines for the management of abnormal cervical cancer screening tests and cancer precursors. J Low Genit Tract Dis. 2013; 17 Suppl: S1-S27.
5) 沖 明典. コホート研修に基づくCIN 2/3の管理方針と高危険群の抽出. 日産婦誌. 2006; 58: 1739-44.
6) Matsumoto K, Oki A, Furuta R, et al. Predicting the progression of cervical precursor lesions by human papillomavirus genotyping: a prospective cohort study. Int J Cancer. 2011; 128: 2898-910.
7) 植木 健. 子宮頸部病変に対する管理法と治癒的円錐切除法への確立へのアプローチ. 日産婦誌. 2006; 58: 1752-9.
8) Miura S, Matsumoto K, Oki A, et al. Do we need a different strategy for HPV screening and vaccination in East Asia? Int J Cancer. 2006; 119: 2713-5.

〈奈須家栄　楢原久司〉

Question 15 E. 治療方針
子宮頸部円錐切除後の経過観察の間隔と期間について教えてください

Answer

　子宮頸部円錐切除術は，子宮頸部の腫瘍性病変に対して診断あるいは治療目的で行われているが，近年子宮頸部の初期病変の増加や対象患者の若年化や晩婚化に伴う妊孕性温存目的で，その必要性がさらに高まってきている．とくに治療的円錐切除術は，日本産婦人科学会の報告[1]によると，2010年度，子宮頸癌0期に対して6,797例（0期全体の79.1％），子宮頸癌Ia1期に対しても妊孕性温存治療の1つとして373例（47.4％）に施行されている．

　加えて，近年HPV検査併用検診の登場や予防ワクチンの普及などがあり，大規模研究の結果が明らかになるにつれ，その前癌状態であるCIN（cervical intraepithelial neoplasia）の管理と治療は大きな変換の様相を呈してきている．我が国の産婦人科診療ガイドライン—婦人科外来編2011[2]では，CIN 1は経過観察が可能で，CIN 2に関しては，3〜6カ月ごとに細胞診とコルポスコピーによる経過観察が推奨され，1〜2年以上病変が持続またはフォローアップが困難な場合，選択的に円錐切除治療が容認される．またCIN 3以上については治療の対象となることに関して異論がないと思われる．本邦では，統計には表れないが，実際には持続するCIN 2やAGC（atypical glandular cell），LEGH（lobular endocervical glandular hyperplasia）などの腺系病変に対する診断的円錐切除術も含めると相当な数の円錐切除術が施行されていると考えられる．

■方法

　子宮頸部円錐切除術と一言でいっても，その方法は様々である．cold knife，レーザー，ハーモニックスカルペルを用いる方法，そしてLEEP（loop electrosurgical excision procedure）法や下平式高周波切除法などがある．各々の方法の特性，切開能力，凝固止血能力，蒸散能力は表1の通りである．

表1　子宮頸部円錐切除の方法と特性

	Cold knife	レーザー	ハーモニックスカルペル	LEEP/下平式高周波切除器
作用		CO_2/YAG 熱による水分の蒸散	超音波振動	高周波電流 水蒸気爆発
切開能力	優	優	優	優
凝固止血能力	なし	良	良	優
蒸散能力	なし	優	なし	なし
メリット	安価	出血少ない	出血少ない	外来でも可 出血少ない 多彩な形状

また，レーザーを用いる場合は，cold knife による場合と異なり，Sturmdorf 縫合を行わないことから，扁平上皮境界が頸管内に後退することが少なく，組織切除後に切除断端を追加蒸散することができる，などの利点がある．ハーモニックスカルペルを用いる場合は，加温が約 80℃にとどまるので，レーザーや LEEP 法に比べると，組織の熱損傷が少ない，煙の発生が少ない，などが利点である[3]．

■ 円錐切除による病理組織診断

　円錐切除後には頸部 12 分割による詳細な病理診断の確認が必要であることはいうまでもない．子宮温存を望まない症例や高齢者には円錐切除を省略し最初から子宮摘出術も考慮されるが，術前に上皮内癌と診断されていても，少なからず微小浸潤癌以上の病変が含まれることがあるため，円錐切除による病理組織学的結果を踏まえた上で，子宮摘出の要否を決定することが妥当である．妊孕性温存希望症例において，CIN 3 までの病変であれば円錐切除後経過観察となるが，術後結果で I A1 期の場合には，子宮頸癌治療ガイドライン 2011 版によると，切除断端が陰性で脈管侵襲がなければ子宮温存は可能とされている．同進行期について，NCCN のガイドライン（2013）[4] でも，I A1 期でリンパ管，脈管侵襲がなく，かつ切除断端陰性（3 mm の断端陰性領域があれば望ましいとされる）ならば，子宮温存可能であり，術後 2 年までは 3〜6 カ月毎，3〜5 年までは 6〜12 カ月毎，5 年以降は患者各々の再発リスクに応じて 12 カ月毎の再診が必要で，この間，年に一度の細胞診が推奨されている．適宜，画像検査や血液検査を併用しつつ，再発の徴候についても患者指導していくことが大切である．一方，断端陽性の場合で，妊孕性温存が必要ならば，再度円錐切除または広汎性子宮頸部摘出術の適応有無を考慮すると記載されている（表 2）．

　ちなみに，I A2 期以上は，I A1 期に比べて，脈管侵襲とリンパ節転移が高率であるから，円錐切除のみで治療を終了することは大変危険であり，広汎性子宮頸部摘出術を含めた手術が必要とされる．

　また，腺系病変については，上皮内腺癌で，円錐切除で断端陰性のものは，再発がなかったとの報告もあるが，McHale[5] らによると，円錐切除した際に，切除断端が陽性であった場合の病変残存

表 2 NCCN ガイドライン（子宮頸癌 I A1 期）

初回治療	病理診断	フォローアップ方法
円錐切除	子宮頸癌 I A1 期 ・断端陰性（3 mm の margin free が望ましい） ・リンパ管，脈管侵襲なし ・妊孕性温存の強い希望 ＊断端陽性の場合，再度円錐切除または子宮頸部切断術	・再診間隔 　術後〜2 年　3〜6 カ月毎 　3〜5 年　　6〜12 カ月毎 　5 年〜　　 12 カ月毎 （各々の患者の再発リスクに応じて） ・必要な検査 　子宮頸部/腟部細胞診　1 回/年 　画像検査　┐ 　血液検査　├再発を早期に発見するため 　患者指導　┘

率は58％である一方，切除断端が陰性であった場合でも19％に病変遺残があると報告されているために，扁平上皮病変に比べても厳重な経過観察が必要となってくる．

円錐切除後のフォローアップ方法

さて今回のテーマと直接関係するのはCIN 2〜3で円錐切除した後の経過観察の間隔と期間や方法であろう．これについては先ほど引用したNCCNのガイドラインでも，明確なスケジュールは示されていない．実際の円錐切除部位は，おおよそ6週間で治癒するといわれているが，観察していくと切除範囲の大きさや年齢，妊娠の有無によりその状態は異なる．我々の施設では，おおよそ2週後に診察をして，病理診断結果と創傷治癒の状態を確認する．この診察で，追加治療は必要ないか，性生活をいつから再開したらよいかなどを決定している．仮に，追加治療が必要ない場合でも重要な点は，治療後10〜15％が再発し，その多くは2年以内に発生することである．これは不完全摘出による残存腫瘍とHPVの持続感染の両方が原因であるとされるが，仮に不完全摘出であっても，CINが自然消失することもあるので，慎重に判断することが大切である．さらに完全摘出後であっても，新たなHPV感染や腟粘膜のHPVによりCINが発症することも念頭におく必要がある．

CIN治療後の子宮頸部病変の発生に関しては，Melnikow[6]らが報告したカナダのBritish Columbiaでのコーホート研究では，CINですでに治療を受けた37,142人とCINの既往歴のない71,213人を6年間比較検討すると，浸潤癌発生頻度は，それぞれ37人/10万人，6人/10万人で，CIN治療後の人に有意に効率であった．さらに初回治療時のCINのグレードが高く，年齢は40歳以上で，治療法として凍結療法を選択施行した症例のCIN再発率が高いと報告している．同様にRobolj[7]らオランダからの同様のコーホート研究でも，10年間の子宮頸癌の発生頻度がCINの治療後の人では35.1（21.4〜54.2）/10万，CINの既往のない人では6.4人（6.1〜6.8）/10万人であり，CINの治療歴がある人は，治療歴がない人に比べると子宮頸癌を発症する相対危険度は4.2（2.7〜6.5）であると報告されている．しかし観察期間である10年間の絶対危険度はわずか0.3％であり，これはオランダにおける全子宮頸癌の1％を占めるにすぎず，長期の経過観察は不要であると結論づけた．

また同国でCIN 2/3で治療を受けた435人を16年の長期間フォローしたコーホート研究では，76人（17％）がCIN 2以上の発生を確認できたとの前提の上で，6，12，24カ月後の細胞診で陰性を確認できた場合や6，24カ月後に細胞診とHPV検査の両方で陰性を確認できた場合には，通常の5年ごとの細胞診へ移行しても，CIN 2以上の子宮頸部病変の発生頻度は，CINの既往のない人と同等であり，術後2年間のフォローの後は，通常の検診へ移行することが正当化されると報告している．これらの報告からは，術後2年間 3〜6カ月の間隔で細胞診を施行し，細胞診陰性の場合は通常の検診へ移行するのが妥当であると考える．

また近年，HPV-DNA検査の臨床応用として，円錐切除などによるCIN 2/3治療後の病変の残存や再発の早期発見に有用であるという報告がいくつかある（本邦では保険収載は未だない）．その中で，長井ら[8]は円錐切除を施行したCIN 3患者の前方視的研究で，治療前にHPV-DNA陽性であった56例のうち，45例（80％）が円錐切除後にHPV-DNAが陰性になり，治療前からHPV-DNA陰性であった2例も含めて，円錐切除後にHPV-DNA陰性であった症例では1例もCINの再発をみなかったが，円錐切除後も引き続きHPV-DNA陽性であった11例中5例（46％）でCINの再発が

みられたと報告している.
　また欧米での費用対効果の研究の中で Coupe[9]らはオランダで，現行の CIN 治療後のフォローアップの方法（CIN 治療後の 6, 12, 24 カ月に細胞診を行い，異常なければ 5 年毎の通常検診へ移行する）を対象群として，最も費用対効果のあるフォローアップ方法について検討している（表 3）. これによると，CIN 治療後に細胞診検査を 2 年間に 3 回行う現行の方法よりも，細胞診に加えて HPV 検査を行うと，検診効果の指標である CIN 再発の見逃しが減少するという結果であった．また診察回数が減ることにより費用負担が減少し，細胞診に加えて HPV 検査を行うと，患者負担となる不要なコルポスコピーの回数が増加する（スクリーニング方法 A）が，さらにいくつかの指標を加えて総合すると，HPV 検査を 2 回と細胞診検査を 1 回行う方法（スクリーニング方法 C）が，最も費用対効果が優れているという結論に至っている．この検討も含めた諸外国の研究を紹介する

表 3 費用対効果を意識した CIN 治療後 5 年間のフォローアップ方法の検討

スクリーニング方法	CIN2/3 以上を見逃す割合（%） →効果の指標 （小さいほどよい）	5 年間にかかる患者一人当たりの費用（€） →費用負担の指標 （安価ほどよい）	細胞診または HPV 検査が陽性であるがコルポ診で所見がない割合（%） →患者負担の指標 （小さいほどよい）
現行のオランダでの検診 （細胞診のみ 6/12/24 カ月）	0.69	0（現行を 0 に設定）	16
A　細胞診と HPV　　6 カ月 　　細胞診と HPV　　24 カ月	0.17	＋6	25
B　HPV のみ　　　　6 カ月 　　HPV のみ　　　　24 カ月	0.21	－86	13
C　HPV のみ　　　　6 カ月 　　細胞診と HPV　　24 カ月	0.18	－49	16
D　細胞診と HPV　　6 カ月	0.47	－144	19
E　細胞診と HPV　　24 カ月	0.42	－191	8

治療後の CIN 2/3 再発率を 12.96% と設定（内容を一部改変）

表 4 CIN 治療後の管理方法について海外での検討

報告者/年	現状	推奨されるフォローアップ方法
Coupe/2007 オランダ	細胞診 6/12/24 カ月 以降 5 年毎	HPV のみ　6 カ月 HPV＋細胞診　24 カ月
Melnikow/2010 米国	細胞診 6/12 カ月 以後 3 年毎	細胞診のみ　6/12 カ月 細胞診のみ　以降 12 カ月毎 （液状検体，HPV 検査併用，コルポスコピー併用では，いずれも割高）
Legood/2012 英国	細胞診毎年 10 年間	HPV＋細胞診　6 カ月

〔青木陽一．CIN の診断と管理．日本産婦人科学会雑誌．2013; 65(8) 679-1686．より改変〕

と，子宮頸癌による癌死も評価項目に取り入れた米国のMelnikow[10]らの報告では，液状検体検診，HPV検査，コルポスコピーをそれぞれ細胞診に併用して検討しているが，コスト増加が懸念されており，6，12カ月後の細胞診の後は毎年ごとの検診へ移行するのが最適管理と報告している．また英国のLegood[11]らの報告では6カ月後の細胞診とHPVの併用が費用対効果の面で，より優れていた（表4）．

　これらスクリーニング方法の違いによる検診効率，患者負担，費用についての検討は，地域による疾患の罹患率，細胞診の精度やHPVの検出率，検査や治療にかかるコストの違いで，解釈を変えなくてはならないが，本邦でもCIN 2/3の治療後のフォローアップ方法は，今後十分検討する余地があると考える．

おわりに

　CINの子宮頸部円錐切除後の術後管理では，以下のような事柄に注意する必要がある．

① 摘出病理組織検体を確認し，完全摘出できたのか残存リスクがあるのか，円錐切除のみで初回治療を終えてよいかを十分検討する．

② 細胞診異常が認められた場合には，初回治療前と同じようにコルポスコピーにて，病変の有無を確認し，早期に適切な治療に切り替える．

③ 妊娠中や産褥期あるいは閉経後など各々の症例で，体内ホルモン環境の変化の相違が，創傷治癒過程の変化および頸管短縮や狭窄を生じる可能性があるので，個々の症例において十分な観察が必要である．

◆文献

1) 婦人科腫瘍委員会．婦人科腫瘍委員会報告2010年度患者年報．日本産婦人科学会雑誌．2012; 64(3): 1029-77.
2) 日本産婦人科学会/日本産婦人科医会，編．産婦人科診療ガイドライン―婦人科外来編2011．東京: 杏林舎; 2011. p.31-42.
3) 片瀬功芳．子宮頸部円錐切除術．日本臨牀増刊号 婦人科がん．2012; 200-3.
4) Cervical Cancer Guideline (Version. 2.2013). NCCN Clinical Practice Guidelines in Oncology.
5) McHale MT, Le TD, Burger RA, et al. Fertiliy aparing treatment for in situ and early invasive adenocarcinoma of the cervix. Obstet Gyncol. 2001; 98: 726-31.
6) Melnikow J. Cervical intraepithelial neoplasia outcomes after treatment: long-term follow up from the British Columbia Cohort Study. J Natl Cancer Inst. 2009; 101: 721-8.
7) Rebolj M. Risk of cervical cancer after completed post-treatment follow-up of cervical intraepithelial neoplasia: population based cohort study. BMJ. 2012; 345: e6855.
8) Nagai Y, Maehama T, Asato T. Persistance of human papillomavirus infection after therapeutic conization for CIN 3: is it an alarm for disease recurrence? Gynecol Oncol. 2000; 79: 294-9.
9) Coupe VM, Berkhof J, Verheijen RH. Cost-effectiveness of human papillomavirus testing after treatment for CIN. BJOG. 2007; 114: 416-24.
10) Melnikow J. Surveillance after treatment for cervical intraepithelial neoplasia: outcomes, cost, and cost-effectiveness. Obstet Gynecol. 2010; 116: 1158-70.
11) Legood R. Cost effectiveness of human papillomavirus test of cure after treatment for cervical intraepithelial neoplasia in England: economic analysis from NHS Sentinel Site Study. BMJ. 2012; 345: e7086.

〈小曽根浩一　田部 宏　岡本愛光〉

Question 16　E. 治療方針
閉経後女性の CIN 3 に対して子宮頸部円錐切除術と子宮全摘どちらを選択しますか？

Answer

■ 子宮頸癌取扱い規約改訂に伴う CIN 3 の位置づけ

　CIN（cervical intraepithelial neoplasia：子宮頸部上皮内腫瘍）は子宮頸部の扁平上皮内病変を示す用語として，近年その重要性が注目されている概念である．HPV 感染による子宮頸癌発症のメカニズムが明らかとなるに従い，異形成から上皮内腫瘍を連続した病変ととらえる考えが主流となった．CIN は 2003 年の WHO 分類にて最前列に明記されて以降，FIGO 進行期分類へも影響を与えた．本邦でも，2012 年に子宮頸癌取扱い規約が 15 年ぶりに改訂された．新規約（第 3 版）[1]では FIGO 進行期分類（2008）を採用し，0 期は進行期から削除された．前規約（規約第 2 版）で 0 期とされた上皮内癌（CIS：carcinoma *in situ*）は CIN 3 へ分類されることになった．したがって規約第 3 版における CIN 3 は高度異形成と上皮内癌を一括したものと定義される．

■ CIN 3 に対する治療

　子宮頸癌治療ガイドライン 2011 年度版（日本婦人科腫瘍学会編）[2]によると，上皮内癌に対する治療として子宮頸部円錐切除術は推奨グレード B とされている．術前の生検による病理組織検査で上皮内癌と診断された場合でも，術後の摘出した病理標本から微小浸潤癌以上の病変が検出されることがある[3,4]．

　IA1 期の場合，骨盤内リンパ節への転移率は 0〜1％であるが，脈管侵襲を認めた場合には転移率は上昇するという報告があり，準広汎子宮全摘術と骨盤内リンパ節郭清を行う場合がある[5-7]．したがって，NCCN のガイドラインでも推奨されるように，脈管侵襲を認めない場合には単純子宮全摘術でよいが[8]，1A1 期に up-stage し，脈管侵襲を認めた場合には不十分な手術療法になることが懸念される．円錐切除術を省略してはじめから単純子宮全摘出術を選択した場合，不十分な手術療法のまま再発のリスクを負わなければならない可能性を考慮しなければならない．日本婦人科腫瘍学会ではたとえ閉経後で子宮温存を望まない症例でも，子宮頸部円錐切除術を省略することに慎重な姿勢であることがガイドラインの改訂から推察される．前ガイドライン（子宮頸癌治療ガイドライン 2007 年度版）で，「妊孕性温存を望まない症例には，単純子宮全摘出術も考慮される（グレード C）．」と明記されているのに対し，改訂版（2011 年）ではこの一文の明記は避けて，推奨グレードを付けずに本文中に組み込まれた．

　しかしながら，実際の臨床では各施設での手術枠の問題や二度にわたる手術の準備，麻酔が必要など，患者側および医療者側双方の負担となることは明白である．単純に医療費からみても，上皮

内癌も含めた CIN 3 の治療では，手術点数は子宮頸部円錐切除術で 3,330 点，単純子宮全摘出術は 28,210 点である．それに入院費などを含めると円錐切除術後に単純子宮全摘出術を行った場合は約 70,000 円の負担が増す計算になる．そのため，閉経後の症例の場合，初めから単純子宮全摘術が行われることは少なくないと考えられる．しかし社会背景の変化によるものなのか，日本産科婦人科学会婦人科腫瘍委員会の報告では，上皮内癌の治療として，円錐切除術が行われたものは 1990 年には 33％であったが[9]，2008 年には 79％と上昇し，単純子宮全摘出術が行われたものは 13％のみであった[10]．

円錐切除後の再発率

CIN 3 に対する円錐切除後の切除断端陽性例の再発率は 9～16％，切除断端陰性例での再発率は 2～4％と報告されている[11,12]．特に閉経後は SCJ（squamocolumnar junction）が直視可できず頸管内に入り込んでいる場合が多く，切除断端が陽性となる危険性が上昇する．子宮側の遺残病変が CIN 2 以下であれば 61％は経過観察中に自然消失する[13]．CIN 3 以上の遺残が疑われる場合には子宮全摘術も考慮すべきであるとされる．

当院での治療方針

我々の施設では，診断を確実に行うことを目的にコルポスコピー下に生検を行い，組織の診断で上皮内癌以上が疑われる場合には年齢に関係なく円錐切除を選択している．しかし，外来での検査で一度も悪性という根拠が得られていない高度異形成の症例に対しては子宮全摘出術を選択する場合もある．この場合には，経過中のすべての細胞診および組織診のプレパラートを見直し，報告された所見と合致しているか否かを術前に検討している．十分に検討した場合においても，術後の組織で浸潤癌が検出される可能性やその場合の追加治療の必要性について患者へ十分に説明し子宮全摘出術を施行している．

閉経後に円錐切除を行うことで頸管が狭窄し子宮留膿腫または留血腫が発症してしまう場合があ

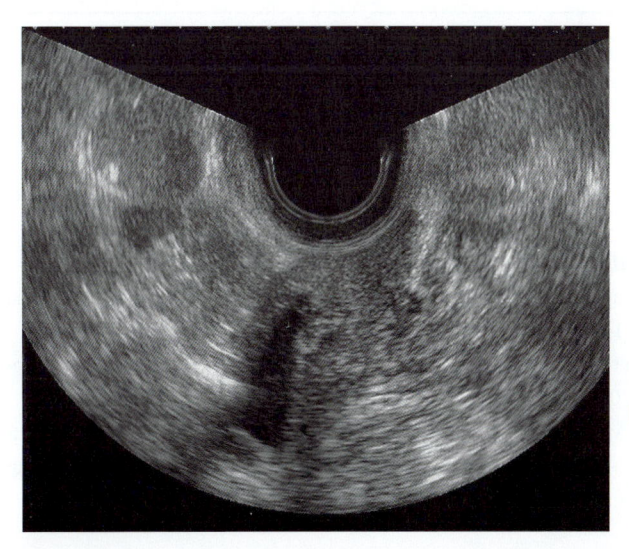

図1 円錐切除後の子宮留膿腫を認める症例
子宮頸部は短縮しており，子宮体部に echo free space を認める．

る．我々は円錐切除施行時に7～10 Fr のネラトンカテーテルを留置し頸管狭窄を予防している．ネラトンカテーテルの抜去は退院後外来で7日以内に行っている．図1に円錐切除後に子宮留膿腫を発症した症例の経腟超音波所見を提示する．症例は76歳，1妊1産．上皮内癌の術前診断で66歳時に円錐切除術を施行した．切除断端は陰性であったが，残存した子宮頸部から組織診で高度異形成が検出されている．頸管が狭窄しているため子宮内膜細胞診あるいは組織診を行うことができない．患者に状況を十分説明した結果，再手術は施行せず厳重に経過観察中である．

まとめ

表1に円錐切除術，子宮全摘術を選択した場合の利点，欠点をまとめた．閉経後のCIN 3に対する治療は，CIN 3の組織学的検討が重要であり，術前検査で信頼できる結果が得られているかを十分に検討しなければならない．そのうえで，診断的円錐切除術を省略することが可能かどうか個別に対応を考える必要がある．患者の年齢やADL（activities of daily living）によっても対応は異なり，麻酔や術後合併症のリスクがある症例に対しては円錐切除術を積極的に考えた方がよい場合もある．日本産科婦人科学会婦人科腫瘍委員会の報告からうかがえるように，現在の社会的背景を考えれば，たとえ閉経後であろうとも円錐切除術を施行するのが妥当な選択肢ではないだろうか？

表1 CIN 3に対する円錐切除術，子宮全摘術の利点・欠点

	利点	欠点
円錐切除術	・診断を確実にできる ・円錐切除で治療が終了することが可能である ・手術侵襲が少ない	・浸潤癌と診断された場合再手術が必要となる ・病変が遺残することがあり，再発率が若干高い ・術後子宮瘤膿腫・瘤血腫となることがある． ・頸管が狭小化し内膜細胞診を行えなくなる場合がある
単純子宮全摘術	・浸潤癌でなければ再発はほとんどない	・浸潤癌と診断された場合は不十分な術式となる ・円錐切除術に比べ，麻酔合併症や術後合併症のリスクが高い

◆文献

1) 日本産科婦人科学会・日本病理学会・日本医学放射線学会，編．子宮頸癌取扱い規約・第3版．東京: 金原出版; 2012.
2) 日本婦人科腫瘍学会，編．子宮頸癌治療ガイドライン・2011年版．東京: 金原出版; 2011.
3) Ueda M, Ueki K, Kanemura M, et al. Diagnostic and therapeutic laser conization for cervical intraepithelial neoplasia. Gynecol Oncol. 2006; 101: 143-6.
4) Yamaguchi H, Ueda M, Kanemura M, et al. Clinical efficacy of conservative laser therapy for early-stage cervical cancer. Int J Gynecol Cancer. 2007; 17: 455-9.
5) Sevin BU, Nadji M, Averette HE, et al. Microinvasive carcinoma of the cervix. Cancer. 1992; 70: 2121-8.
6) Takeshima N, Yanoh K, Tabata T, et al. Assessment of the revised International Federation of Gynecology and obstetrics staging for early invasive squamous cervical cancer. Gynecol Oncol. 1999; 74: 165-9.

7) Elliott P, Coppleson M, Russell P, et al. Early invasive (FIGO stage IA) carcinoma of the cervix: a clinico-pathologic study of 476 cases. Int J Gynecol Cancer. 2000; 10: 42-52.
8) Cervical Cancer Guideline (Version 1. 2010). NCCN Clinical Practice Guidelines in Oncology.
9) 婦人科腫瘍委員会報告. 1990年度子宮頸癌患者年報. 日産婦誌. 1994; 40: 369-88.
10) 婦人科腫瘍委員会報告. 2008年度子宮頸癌患者年報. 日産婦誌. 2010; 62: 827-52.
11) Vedel P, Jakobsen H, Kryger-Baggesen N, et al. Five-year follow up of patients with cervical intra-epithelial neoplasia in the cone margins after conization. Eur J Obstet Gynecol Reprod Biol. 1993; 50: 71-6.
12) Andersen ES, Pedersen B, Nielsen K. Laser conization: the results of treatment of cervical intraepithelial neoplasia. Gynecol Oncol. 1994; 54: 201-4.
13) White CD, Cooper WL, Williams RR. Management of residual squamous intraepithelial lesions of the cervix after conization. W V Med J. 1993; 89: 382-5.

〈髙田杏奈　庄子忠宏　杉山　徹〉

Question 17 F. 治療各論: 手術

腹腔鏡手術は可能ですか？
ロボット支援手術は可能ですか？

Answer

　婦人科悪性腫瘍に対する腹腔鏡下手術は，1991年に報告されて以降，アジア・欧米では，その適応は拡大している．本邦でも，その予後や安全性，妥当性に関する検討が必須であるが婦人科悪性腫瘍への腹腔鏡下手術が検討され始めている．しかしながら婦人科悪性腫瘍領域においては腹腔鏡下手術は保険未収載であり，消化器がん，泌尿器科がんにおける適応と比較して遅れているのが現状である．我が国では子宮頸癌における腹腔鏡下手術は，現時点では保険未収載の手術であり，日本婦人科腫瘍学会における子宮頸癌治療ガイドライン2011年版にも術式，適応ともに記載がないことを念頭において慎重に治療方針を選択すべきである．また原則本術式を行う上では，日本産科婦人科内視鏡学会技術認定医・日本内視鏡外科学会技術認定医の資格と腹腔鏡下手術の十分な経験をもつ医師だけではなく，日本婦人科腫瘍専門医を加えたチームまたは指導体制のもとで先進医療，研究的治療として行われるのが望ましい．

　子宮頸癌患者の術後QOL向上を目的として，海外では約25年前から広汎子宮全摘全摘出術を腹腔鏡下に行う試みが行われてきた．しかしながら各国のガイドラインにおいても腹腔鏡下手術は子宮頸癌に対する一般的な治療法として記載されていない現状がある．NCCN[1]では有用性は認めているが，長期の治療成績が得られていないため治療法としては慎重な選択との記載がある．一方NHS[2]では，患者の理解のもと早期子宮頸癌の治療の選択肢として認めている．このように海外においては子宮頸癌に対する腹腔鏡下手術は，一般臨床において行われているが，日本においては限られた施設で行われており有用性や予後に関する報告も少ないのが現状である．

　子宮頸癌の治療法の選択は，いうまでもなく子宮頸癌治療ガイドライン2011年版に準拠して行うべきであり，現状では我が国における子宮頸癌に対する腹腔鏡下手術はあくまで研究的医療の側面もあることを念頭におくべきである．このことをふまえた上で子宮頸癌治療ガイドライン2011年版および産婦人科内視鏡手術ガイドライン2013年版をもとに，本稿では特に子宮頸癌に対する腹腔鏡下での広汎子宮全摘出術について述べる．

■ 腹腔鏡下広汎子宮全摘出術

　腹腔鏡下の広汎子宮全摘出術に関しては1992年にNezahtらが[3]最初に報告して以降数多くの報告があり，技術的に腹腔鏡補助下腟式広汎子宮全摘（LAVRH）または全腹腔鏡下広汎子宮全摘（TLRH）が可能な術式と報告している．一般論として子宮頸癌における広汎子宮全摘出術は，開腹手術においては出血量の増加が他の術式と比較して多いことを経験する．これは開腹手術においても視野が狭くまた骨盤底部の操作を要するためと考えられ，この点において細かい操作を容易にす

る鏡視下手術の対象として本術式は適していると思われる．腹腔鏡下の広汎子宮全摘出術は海外ではすでに確立した術式であり，開腹手術に比べて腹腔鏡下手術は，手術時間は延長するが出血量，輸血率，術後回復，入院期間等で優れており，合併症・予後ともに開腹術と同等か優れていることが示されている[4]．しかしながら，これらの臨床成績は腹腔鏡下手術に習熟した術者が行っての成績であり，腹腔鏡下での広汎子宮全摘出術は，難易度が高く深部血管損傷，尿管・膀胱損傷などの合併症が生じる可能性も十分あり，このような合併症に対応できる技術も必須となる．

では，術式としてLAVRHまたはTLRHの選択において考慮すべき点であるが，産婦人科内視鏡手術ガイドライン2013年版においてはLAVRHは子宮傍組織の切除範囲が縮小される可能性があり，IB1期以上の子宮頸癌に対して施行するには注意が必要であると記載されており，術式の選択においてはTLRHの選択が妥当と思われる．

予後に関する報告では，IA2期-IB1期に対する腹腔鏡下手術と開腹手術の前方視的検討の報告は存在しないが，後方視的検討ではNamら[5]は，IB1期-ⅡA期のTLRH 263例と腹式広汎子宮全摘出術（ARH）263例を比較して，5年無病生存率は92.8％対94.4％で両群間で有意差を認めないとしている．またParkら[6]は，1B1期105例，1B2期20例の125例に対して行ったTLRHの，5年無病生存率は1B1期92％，1B2期78％，5年生存率は1B1期96％，1B2期83％であると報告しており，これは開腹手術と同等の成績といえる．これらより腹腔鏡下手術においては，開腹手術に劣らない腫瘍学的成績が得られることが推察される．

また早期浸潤癌に対する広汎子宮全摘では膀胱機能温存を目指した神経温存術式が広まりをみせているが，腹腔鏡下手術においてもParkら[6]は膀胱機能は開腹手術と比較して遜色ないと報告している．神経温存術式では，開腹手術と同様に根治性を損なわない範囲で選択可能な術式と考えられる．

ロボット支援手術による広汎子宮全摘出術

ロボット支援手術は1999年にロボット支援手術装置ダ・ヴィンチがThe U.S. and Drug Administration（FDA）に認可されて以来世界中に広まりつつある．子宮頸癌に対する最初のロボット支援広汎子宮全摘出術はSertらが2006年に報告している[7]．その後2007年にSertら[8]，2008年にNezhartら[9]が，腹腔鏡下手術とロボット支援手術を比較して，手術時間，出血量，入院期間，リンパ節切除個数において有意差なしと報告している．また腫瘍学的成績では，2011年にSertら[10]が，IA1期，IA2期，IB1期の子宮頸癌に対する広汎子宮全摘出術における腹腔鏡下手術，ロボット支援手術，開腹手術において再発率，生存率に有意差はないが，長期の経過観察が必要と報告している．上記をもとに婦人科内視鏡手術ガイドライン2013年版においては，ロボット支援手術は現時点では推奨するだけの根拠が明確ではないと記載されている．しかしながらロボット支援手術の最大の利点は，腹腔鏡下手術ほど特殊なトレーニングを積まなくても比較的開腹手術に近い感覚で手術を始められ，腹腔鏡と同様の低侵襲性および深部の拡大視野を得られることであり，特に広汎子宮全摘出術のように基靱帯血管処理や，神経温存などより複雑な操作を要する術式こそがロボット支援手術の利点を最大限生かせる術式ともいえる．ロボットおよび関連する器具が高額であり，保険収載のない術式であることなど我が国において解決しなければいけない問題はあるが今後普及し

まとめ

　子宮頸癌における腹腔鏡下の広汎子宮全摘出術は，症例を適切に選択すれば，疾患の予後には悪影響を及ぼさないと考えられる．腹腔鏡下手術では開腹手術に比べ切開創が小さいことから術後の痛みが軽減されるばかりでなく肥満患者などの術創部の縫合不全のリスクを回避できること，術中出血が少ないことから輸血のリスクを回避できること，腹腔内への侵襲が少ないことから腸閉塞などの術後合併症も減少すること，さらには整容上のメリットも期待される．また術者にとっても腹腔鏡下手術に習熟すれば，画像の拡大視野や深部到達能を活かし，骨盤解剖の観察が可能となり，骨盤深部での繊細な手術操作が可能となることにより，骨盤神経温存などにも有利となる．

　このように腹腔鏡下手術は子宮頸癌治療において，早期の社会復帰や追加治療の遅れを防ぐなどきわめて有益と思われ，本邦においても開腹手術と同様に保険収載される標準術式となることが期待される．しかしながら現状では，腹腔鏡下の広汎子宮全摘出術を含めた子宮頸癌治療は，保険未収載の手術であり，また習熟に時間を要し難易度も伴う術式であることから，手術を行う上で術者・助手を含めたチーム体制の構築および患者への十分な説明同意が必須であることを十分認識した上で，慎重に実施すべきである．

◆文献

1) National Comprehensive Cancer Network.
2) National Institute for Health and Clinical Excellence.
3) Nezhart CR, Burrell MO, Nezhat FR, et al. Laparoscopic radical hysterectomy with paraaortic and pelvic and dissection. Am J Obstet Gynecol. 1992: 166: 864-5.
4) Ramirez PT, Soliman PT, Schmeler KM, et al. Laparoscopic and robotic techniques for radical hysterectomy in patients with early-stage cervical cancer. Gynecol Oncol. 2008; 110: S21-4.
5) Nam JH, Park JY, KimDY, et al. Laparoscopic versus open radical hysterectomy for elderly patients with early-stage cervical cancer. Am J Obstet Gynecol. 2012; 207(3): 195.
6) Park NY, Chong GO, Hong DG, et al. Oncologic results and surgical morbidity of laparoscopic nerve-sparing radical hysterectomy in the treatment of FIGO stage ⅠB cervical cancer: long-term follow-up. Int J Gynecol Cancer. 2011; 21(2): 355-62.
7) Sert BM, Abeler VM. Robotic-assisted laparoscopic radical hysterectomy（Piver type Ⅲ）with pelvic node dissection--case report. Eur J Gynaecol Oncol. 2006; 27(5): 531-3.
8) Sert B, Abeler V. Robotic radical hysterectomy in early-stage cervical carcinoma patients, comparing results with total laparoscopic radical hysterectomy cases. The future is now? Int J Med Robot. 2007; 3(3): 224-8.
9) Nezhat FR, Datta MS, Liu C, et al. Robotic radical hysterectomy versus total laparoscopic radical hysterectomy with pelvic lymphadenectomy for treatment of early cervical cancer. JSLS. 2008; 12(3): 227-37.
10) Sert MB, Abeler V. Robot-assisted laparoscopic radical hysterectomy: comparison with total laparoscopic hysterectomy and abdominal radical hysterectomy; one surgeon's experience at the Norwegian Radium Hospital. Gynecol Oncol. 2011; 121(3): 600-4.

〈林　茂徳　二宮委美　新井宏治〉

Question 18

F. 治療各論：手術

妊孕性温存のための広汎性子宮頸部摘出術の適応について教えてください

Answer

　広汎性子宮頸部摘出術（radical trachelectomy）はDargentらによって報告され[1]，術式としては腹腔鏡下に骨盤リンパ節郭清を行い腟式子宮頸部摘出術を組み合わせた，腟式広汎性子宮頸部摘出術（laparoscopic vaginal radical trachelectomy：LVRT）であった．この方法では基靱帯処理が準広汎子宮全摘出術に相当する（いわゆるPiver class II処理）ため根治性に問題を残す可能性が指摘され，その後Smithらによって腹式の広汎性子宮頸部摘出術（abdominal radical trachelectomy：ART）が報告された[2]．現在，国内でも多数の施設で広汎性子宮頸部摘出術が行われるようになってきたが，適応基準に関しては，各施設によりさまざまであり[3]，十分なコンセンサスは得られていない．しかしながら，本術式を施行するにあたっては術前に各施設での適応基準を満たしているか否かを慎重に検討することが重要である．当院の適応を表1に示す．当院では，Smithらの術式を参考に腹式の広汎子宮全摘出術を発展させ，2002年9月より腹式広汎性子宮頸部摘出術を行ってきた．手術にあたっては，患者本人と家族にあくまで広汎子宮全摘出術が標準術式であり，本術式が非標準治療であることを十分にインフォームド・コンセントした上で，妊孕性温存を希望する症例に対してのみ適応としている．

　この項では初期の浸潤子宮頸癌に対する妊孕性温存手術である広汎性子宮頸部摘手術について自験例の検討も含め，その適応を概説する．

表1　慶應義塾大学病院の適応基準

1. 妊孕性温存希望がある
2. 臨床進行期 I A1期で脈管侵襲陽性，癒合浸潤陽性
   臨床進行期 I A2期から腫瘍径2 cm未満の臨床進行期 I B1期*
3. コルポスコピーやMRI上，内頸側への進展がない．また画像上，リンパ節転移・遠隔転移など子宮外進展を認めない
4. 扁平上皮癌または高分化腺癌である

*腫瘍が外向発育型で2 cm以上3 cm未満の症例については，浸潤の深さなどを十分に精査の上，個別に判断

■ 患者背景

　第一に患者が妊孕性の温存を強く望んでいることがあげられる．年齢については一定の上限はないが，多くの報告では40歳前後までである．一部では45歳を一つの基準としているが[4,5]，48歳で手術を行った症例報告もある[6]．当院では45歳未満を基準としているが，40歳を超えると生殖補助

医療を行った場合でも生産率は10%以下であることから[7]、40歳以上の症例には、慎重に適応を決定すべきであると考えている．

■■ 腫瘍の評価

LVRTに関しては、Marchioleらの報告[8]では、腫瘍径が2 cmを超えた場合、21症例中6例（29%）の再発が認められたのに対し、2 cm未満では、62例中1例の再発（1.6%）を認めたのみとしている．また、Planteらは125例の検討から2 cm以上の腫瘍径では14例中3例に再発を認め、有意に再発率が高いと述べている[9]．また、これらの報告をまとめた2011年のRobらの総説[10]では、LVRTの症例で腫瘍径2 cm未満では再発率が2.9%（409例中12例再発）であったのに対し2 cmを超えた症例では再発率が20.8%（53例中11例再発）であり、LVRTは2 cmを超える大きな腫瘍では有意に再発のリスクが上がると述べている．

一方、ARTの報告としては、Liらの62例の報告[5]があり、観察期間（中央値：22.8カ月）で、再発例を認めていない．当科で行った61例のうち（観察期間中央値：27カ月）、1例の腺癌症例を除いて腫瘍径で2 cm未満の48症例で再発した症例はなく、一方で腫瘍径2 cm以上の13症例で5例（38.4%）が再発し、全体の再発率としては9.8%であった．ログランクテストを用いた統計学的解析では、腫瘍径2 cm以上の症例は腫瘍径2 cm未満の症例に比べ、有意に再発率が上昇していた（$p<0.0001$）[11]．

このように腫瘍径の適応条件としては、腟式・腹式に関係なく、2 cm未満が適応決定の基準であると考えられる．しかし、同じ腫瘍径でも内頸部側へ浸潤している腫瘍と外向発育腫瘍では同一には取り扱えず、外向発育型で浸潤が浅い腫瘍に関しては手術適応の拡大が可能と考えられるため、当院では、原則として2 cm未満を腫瘍径の適応条件として、外向発育型で2 cm以上3 cm未満の症例については浸潤の深さなどを十分に精査の上、手術適応の有無については個別に判断している．また、術前に円錐切除術を施行したものに関しては、永久標本上の腫瘍径も参考にして適応を検討している．

一方で、骨盤壁近くでPiver class Ⅲの基靱帯処理を行うARTでは腫瘍径において腟式と比較して適応を拡大可能とする報告もある．Einsteinらは腟式と腹式を比較し、基靱帯の切除長が腟式で1.45 cmであったのに対し、腹式では3.97 cmと有意な差を認めており（$p=0.0001$）、腹式ではより大きな腫瘍での温存の可能性を述べている[12]．先のLiらはARTにおける適応をⅠB1期腫瘍径4 cmまでとしており、62例の報告のうち14例は腫瘍径2〜4 cmであったが再発を認めていない[5]．また、Abu-Rustumらも腹式における適応として腫瘍径4 cmを超えないものとしているが、いずれも腫瘍径による予後の差異は明らかでない．腹式における腫瘍径の適応には今後の検討により腟式と比較して拡大される可能性がある．

組織型に関しては、扁平上皮癌と比較して腺癌で有意に再発率が高いというエビデンスはなく[13]、扁平上皮癌、腺癌、腺扁平上皮癌が基本と考えられている[4,5,9]．しかし、当院の再発例において腫瘍径2 cm未満で再発した1例は低分化腺癌であった．少なくとも腺癌は扁平上皮癌に比べて内頸側への進展のリスクがより高いことからMRI画像やコルポスコピーにより慎重に適応を考慮する必要がある．また、特殊な組織型に対して手術を行った報告は少ないが、危険性を考慮し適応外とす

るべきと考えられる[13]．過去の報告では，神経内分泌癌に対してLVRTを施行した症例では再発を認めている[8,9]．また，小児のぶどう状肉腫3例にARTを行った報告では，いずれもリンパ節転移を認めている[6]．

術中評価による除外適応

　術前検査では明らかでなかったリンパ節腫大が術中に認められた場合には迅速病理診断でリンパ節転移の有無を確認する．リンパ節転移が陰性であることや，頸管側・腟壁側の切除断端が陰性であることを適応条件とし，これらの条件を満たさない場合は，標準術式である広汎子宮全摘出術に切りかえることとなる．

　リンパ節の評価については術中にセンチネルリンパ節の生検を行い，リンパ節転移例は適応としないという方針も取り入れられている[4,14]が，当院では骨盤リンパ節の評価については，術中に疑わしい所見を認めた場合にのみ施行している．また，当院では術中に頸管側の切除断端の陰性を全症例で確認しているが，子宮頸管の切除断端の評価については正常頸管が残せない症例では産科的予後を考慮し子宮温存は困難と考え，術式を標準治療である広汎子宮全摘出術に変更している．当院では2002年9月から2011年12月までにⅠB1期110例のARTを行ったが，術中迅速診断でリンパ節転移が判明し広汎子宮全摘出術に変更した症例が10例あった．また，術中にリンパ節転移が指摘されず，術後の永久標本でリンパ節転移が判明した症例は11例（10%）あった．当院では，リンパ節転移や遠隔転移を評価するために術前検査として全症例に骨盤の造影MRI検査，胸部から骨盤までのCT検査を行っているが，これらの症例ではいずれも術前検査ではリンパ節転移の可能性を指摘されていなかった．この点に関しては今後の課題の一つであり，近年は全例にPET/CT検査を行い，その診断精度を検討中である．

◆文献

1) Dargent D, Martin X, Sacchetomi A, et al. Laparoscopic vaginal trachelectomy: a treatment to preserve the fertility of cervical carcinoma patients. Cancer. 2000; 88: 1877-82.
2) Smith JR, Boyle DC, Corless DJ, et al. Abdominal radical trachelectomy: new surgical technique for the conservative management of cervical carcinoma. Br J Obstet Gynecol. 1997; 104: 1196-200.
3) Sato S, Aoki D, Kobayashi H, et al. Questionnaire survey of the current status of radical trachelectomy in Japan. Int J Clin Oncol. 2011; 16: 141-4.
4) Abu-Rustum NR, Neubauer N, Sonoda T, et al. Surgical and pathological outcomes of fertility-sparing radical abdominal trachelectomy for stage 1B1 cervical cancer. Gynecol Oncol. 2008; 111: 261-4.
5) Li J, Li Z, Wang H, et al. Radical abdominal trachelectomy for cervical malignancies: surgical, oncological and fertility outcomes in 62 patients. Gynecol Oncol. 2011; 121: 565-70.
6) Lanowska M, Mangler M, Spek A, et al. Radical vaginal trachelectomy（RVT）combined with laparoscopic lymphadenectomy: Prospective study of 225 patients with early-stage cervical cancer. Int J Gynecol Cancer. 2011; 21: 1458-64.
7) 日本産科婦人科学会ARTデータ集　plaza.umin.ac.jp/~jsog-art/data.htm
8) Marchiole P, Benchaib M, Wenaden AE, et al. Oncological safety of laparoscopic-assisted vaginal radical trachelectomy（LAVRT or Dargent's operation）: a comparative study with laparoscopic-assisted vaginal radical hysterectomy（LARVH）. Gynecol Oncol. 2007; 106: 132-41.
9) Plante M, Gregoire J, Renaud MC, et al. The vaginal radical trachelectomy: An update of a series of 125

cases and 106 pregnancies. Gynecol Oncol. 2011; 121: 290-7.
10) Rob L, Skapa P, Rovova H. Fertility-sparing surgery in patients with cervical cancer. Lancet Oncol. 2011; 12: 192-200.
11) Nishio H, Fujii T, Kameyama K, et al. Abdominal radical trachelectomy as a fertility-sparing procedure in women with early-stage cervical cancer in a series of 61 women. Gynecol Oncol. 2009; 115: 51-5.
12) Einstein MH, Park KJ, Sonoda Y, et al. Radical vaginal versus abdominal trachelectomy for stage ⅠB1 cervical cancer: A comparison of surgical and pathologic outcomes. Gynecol Oncol. 2009; 112: 73-7.
13) Plante M. Vaginal radical trachelectomy: An update. Gynecol Oncol. 2008; 111: S105-10.
14) Cibula D, Salama J, Svarovsky J, et al. Abdominal radical trachelectomy in fertility sparing treatment of ealy stages cervical cancer. Int J Gynecol Cancer. 2009; 19: 1407-11.

〈田中京子　杉山重里　西尾　浩　青木大輔〉

Question 19　F. 治療各論: 手術
神経温存手術のコツについて教えてください

Answer

　神経温存広汎子宮全摘出術に関する報告は多くみられるが，本邦からも解剖学的検討を含んだ報告が数多くみられる[1-4]．本稿では，手術解剖に基づき，安全に神経温存手術が施行できるよう，解剖学的ポイントを解説する．

■ 手術のポイント

① 手術操作が安全にできる視野の展開：直腸側腔を十分に展開する．
② 血管や神経を視認：下腹神経や骨盤神経叢を確認する．
③ 出血量の減少：良好な視野を保ち，神経温存につながる丁寧な操作をする．不要なパワーソースの使用を控え神経損傷を予防する．

■ 広汎子宮全摘出術操作にそったポイント解説

1. 直腸側腔の展開，尿管の剥離（図1）

　内腸骨動脈と尿管との間を展開する．岡林術式の特徴の一つは，「直腸側腔に強力な岡林式直腸鉤をかけて直腸を反対側に圧排し，広い視野をえる」とされる[5]．当科ではリング式のリトラクターを有効活用し，直腸側腔の広い展開を行っている．
　尿管はテーピングすることにより，尿管の視認性がよくなり，術中のストレスが減る．

2. 尿管下腹筋膜の剥離，下腹神経確認（図2）

　岡林直腸側腔の展開を行う．尿管の背側に垂れ下がるような「膜」を後腹膜から剥離をする．この膜が尿管下腹筋膜である．この中に下腹神経を白い索状物として認める．下腹神経自体は，傍大動脈リンパ節郭清などで切除しても排尿障害が起こらないことからもわかるように，切除自体は女性においては大きな合併症を引き起こさない．下腹神経の走行を確認する意義は，骨盤神経叢を形成する下腹神経と骨盤内臓神経の合流ポイントを確認しやすくするためであり，骨盤神経叢膀胱枝の温存へとつながる．

3. 基靱帯血管の処理（図3）

　基靱帯処理では，その構成血管をひとつずつ処理することで，その背側に走行する骨盤内臓神経の損傷を防止する．

4. 後層処理

　尿管になるべく脂肪組織をつけたまま外側へよける．
　後層には深子宮静脈へと流入する膀胱静脈が含まれているため，根治性の点からはできる限り脂

I. 子宮頸癌

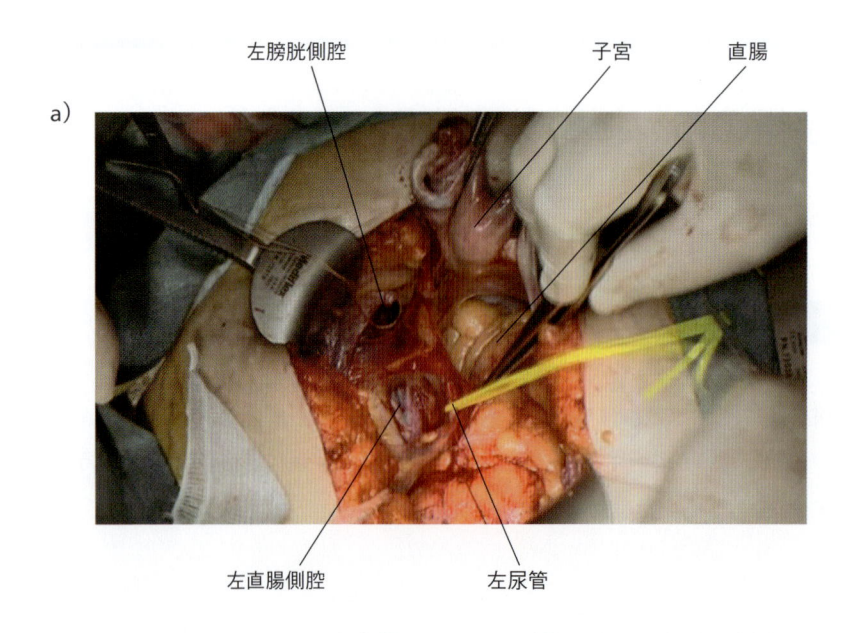

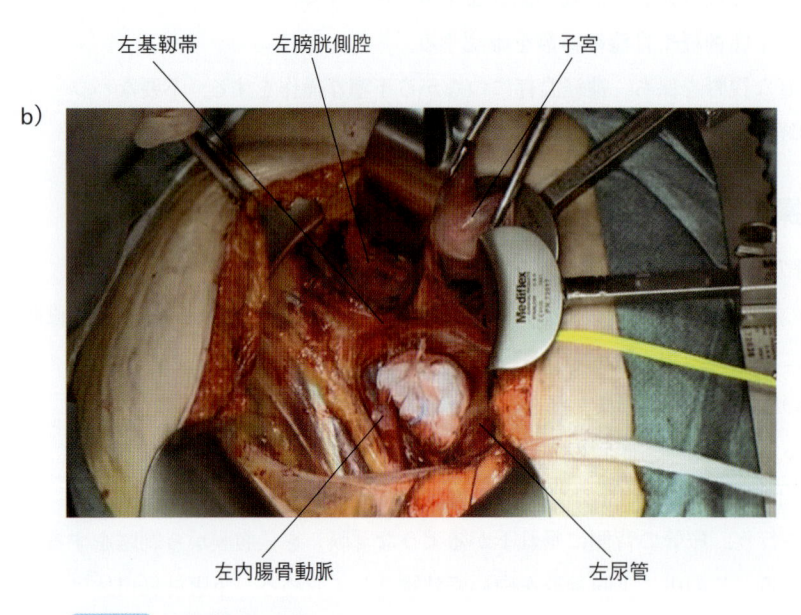

図中ラベル（a）: 左膀胱側腔／子宮／直腸／左直腸側腔／左尿管

図中ラベル（b）: 左基靱帯／左膀胱側腔／子宮／左内腸骨動脈／左尿管

図1 直腸側腔の展開
a）直腸側腔を試掘している．黄色のテープで左尿管が同定されている．
b）尿管を含む左後腹膜を正中によせ，直腸側腔を広く展開している（写真では，直腸側腔と膀胱側腔とにガーゼが挿入されている）．図 a と比較すると，直腸が視野から消えるくらい，直腸側腔が展開されていることが理解できる．

肪組織を摘出する必要性がある．一方，神経も分布するためできる限り尿管周囲に脂肪組織を付着させる必要性もあり，両者は対峙する．ここでの切除ラインの決定には，Katahira らが報告するような術中電気刺激法も存在する[6]が，解剖学的に明確な答えはない．

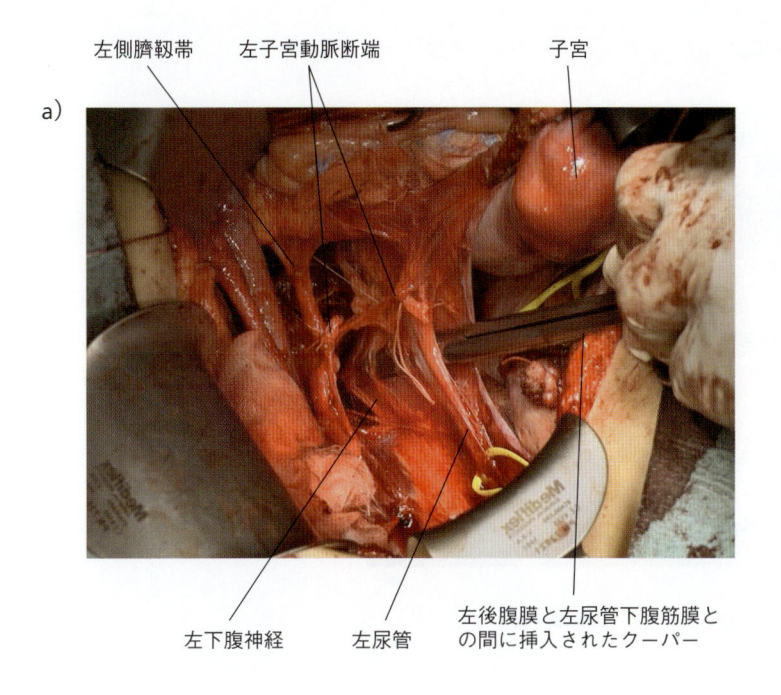

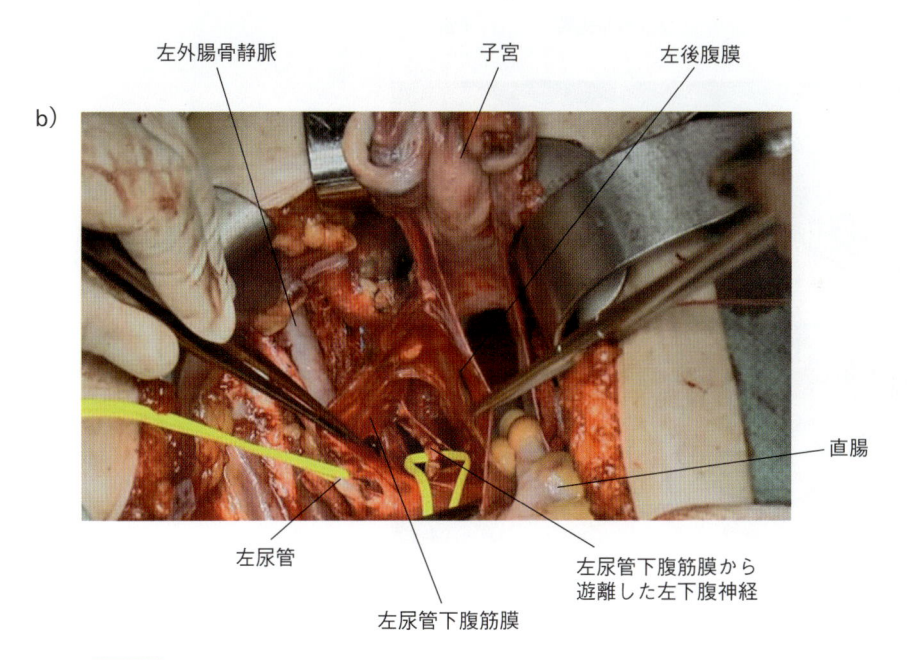

a)
- 左側臍靱帯
- 左子宮動脈断端
- 子宮
- 左下腹神経
- 左尿管
- 左後腹膜と左尿管下腹筋膜との間に挿入されたクーパー

b)
- 左外腸骨静脈
- 子宮
- 左後腹膜
- 左尿管
- 左尿管下腹筋膜
- 左尿管下腹筋膜から遊離した左下腹神経
- 直腸

図 2 尿管下腹筋膜の剝離，下腹神経確認
a）後腹膜から尿管および尿管下腹筋膜を剝離している．
b）岡林直腸側腔が展開されている．下腹神経が尿管下腹筋膜から遊離してテーピングされている．

5. 直腸腟靱帯処理（図 4）

　直腸腟靱帯を挟鉗する際には，図 4 のように，下腹神経を含む尿管下腹筋膜を外側へよけたうえで，靱帯に鉗子をかける．骨盤神経叢子宮枝は，切断せざるを得ないが，鉗子の先端はやや腹側にむけ骨盤神経叢膀胱枝を巻き込まないように注意する．

82   I．子宮頸癌

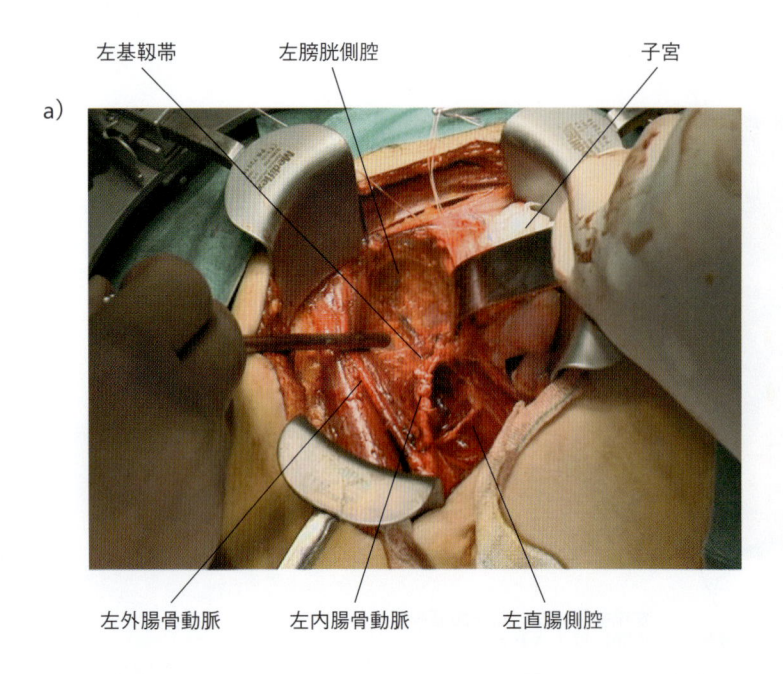

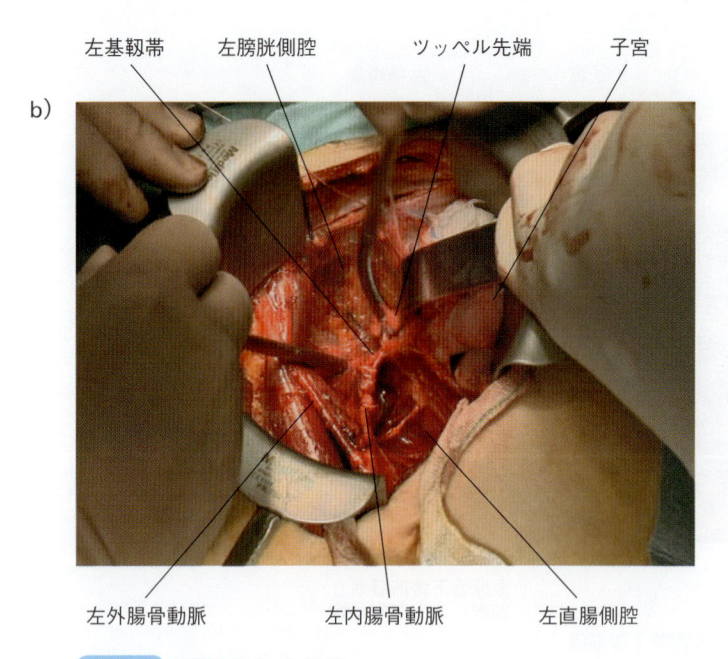

図3 基靱帯血管の処理
a）膀胱側腔と直腸側腔が展開され，その間に基靱帯を認める．
b）吸引管やツッペルを用いて，基靱帯の血管のみを露出させている．神経損傷に注意する．

おわりに

　以上，広汎子宮全摘出術における神経温存のポイントを解説した．正確な解剖の理解のもとに，常に良好な定型的な術野を確保し手術を行うことが安全な手術につながると考えられる．

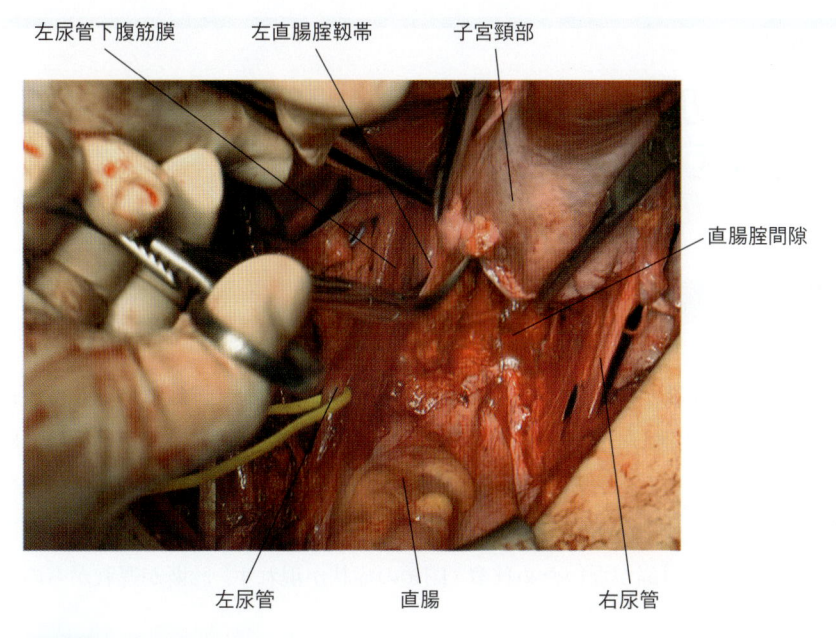

図4 直腸腟靱帯の切断

尿管下腹筋膜を外側へよけたうえで，靱帯に鉗子をかける．

◆文献

1) Kobayashi T. Abdominal radical hysterectomy with pelvic lymphadenectomy for cancer of cervix. 2nd ed. Tokyo: Nanzando; 1961: p. 86.
2) Kato T, Murakami G, Yabuki Y. A new perspective on nerve-sparing radical hysterectomy: nerve topography and over-preservation of the cardinal ligament. Jpn J Clin Oncol. 2003; 33(11): 589-91.
3) Yabuki Y, Sasaki H, Hatakeyama N, et al. Discrepancies between classic anatomy and modern gynecologic surgery on pelvic connective tissue structure: harmonization of those concepts by collaborative cadaver-dissection. Am J Obstet Gynecol. 2005; 193(1): 7-15.
4) Fujii S. Anatomic identification of nerve-sparing radical hysterectomy: a step-by-step procedure. Gynecol Oncol. 2008; 111(2 Suppl): S33-41.
5) Okabayashi H. Radical abdominal hysterectomy for cancer of the cervix uteri, modification of the Takayama operation Surg. Gynecol. Obstet. 1921; 33: 335-41.
6) Katahira A, Niikura H, Kaiho Y, et al. Intraoperative electrical stimulation of the pelvic splanchnic nerves during nerve-sparing radical hysterectomy. Gynecol Oncol. 2005; 98(3): 462-6.

〈仲村 勝　高松 潔〉

Question 20 F. 治療各論: 手術
子宮頸部円錐切除後の頸管狭窄・閉鎖に対する対処法について教えてください

Answer

　子宮頸部円錐切除症例の 5〜8％ほどに術後の頸管狭窄が発生するが，この合併症は切除した円錐組織の大きさ（横径と奥行き）に比例して生じやすくなるといわれている[1]．頸管狭窄は月経痛の原因となるばかりでなく，頸管閉鎖に至ると子宮留血腫や不妊の原因となる．また円錐切除後の再発病変の経過観察が困難となるため，早めの診断と頸管拡張による閉鎖の回避が重要である．とくに妊娠・産褥中[2]や閉経後の症例では月経がないため狭窄・閉鎖の症状が現れず，診断が遅れがちのため注意が必要である．

　子宮頸部円錐切除術は cold conization と hot conization に大別され，前者はメスを用いて行われるのに対し，後者は炭酸ガスレーザー，YAG レーザー，ハーモニックスカルペル，LEEP（loop electrosurgical excision procedure）などを用いて行われる．それぞれ一長一短があるが，頸管狭窄・閉鎖に関しては cold knife で行った症例に多いとする報告や，それぞれに大差ないとする報告がある．cold knife 症例が頸管狭窄しやすいとする報告は，出血軽減や早期治癒目的で Sturmdorf 縫合を追加する施設からのものが多い．我々は以前より切除標本断端の病理検索精度を重視し cold knife で円錐切除を行ってきたが，術後の頸管内病変の経過観察がしやすいように Sturmdorf 縫合は追加しない．頸管狭窄回避のための術後チューブ留置も行っていないが，頸管狭窄をきたす症例はごくまれである．

　本項では円錐切除術後に生じてしまった頸管狭窄・閉鎖に対して我々が行っている頸管拡張術を紹介する．

■ 軽度狭窄例に対する頸管拡張術

　頸管の通過性を確認するだけの場合は外来でも可能な場合が多いが，頸管拡張する場合は基本的に入院のうえ麻酔下に行う．術前の内診と経腟超音波断層法により頸管の方向と子宮内腔の位置を確認したうえで，消毒後の子宮腟部をマルチン単鉤鉗子で保持する（通常外子宮口の両側に置いた 2 本で子宮を牽引し，頸管から子宮内腔までをなるべく直線に近づける）．外子宮口から子宮ゾンデを挿入し子宮底部までの距離を確認する（挿入困難な場合は外科ゾンデの挿入から始める）．ゾンデが抵抗なく進められる方向を確認しながら慎重に子宮内腔に到達する．ヘガール拡張器の 1 番から順次拡張を開始し，6〜8 番ぐらいまで拡張する．

　再狭窄が起きやすい症例では頸管内にチューブを留置する．通常は適度な長さに切ったネラトンカテーテルを挿入するが，すぐに自然脱落することが多い．それを避けるためネラトンカテーテルを腟壁などに縫合固定する方法もあるが，患者に疼痛を与えるので，我々は以前より腎瘻造設時に

用いるマレコカテーテルを用いている．マレコカテーテルの頸管内留置にあたっては，専用スタイレットの装着により先端のウイングが閉鎖した状態（図1上段）で頸管内に挿入するが，先端が子宮内腔に到達した時点でスタイレットを抜去すると先端のウイングはマッシュルーム様に開くため（図1下段），安定して頸管内に容易に留置できる．最後に不要な部分を腟内でカットするが，患者に疼痛を与えることなく留置できる．抜去時もピンセットで掴んで引くだけで，痛みもなく容易に抜去できる．ウイングが開いたマレコカテーテル先端では広い開口部が形成されるため，月経血の流出も良好で必要なら長期の留置も可能である（頸管内膜の再生のためには長期の留置は好ましくないが）．マレコカテーテルはこの広い先端開口部と外径に比し広い内径を有するため膿瘍のような粘稠度の高い液体に対しても良好な排液性があり[3]，臨床上，骨盤内や腹腔内などの膿瘍に対しても有用な経皮的ドレーンとして報告されている[4]．

　術後は再狭窄を防ぐために腟内の清潔を保つ．腟内が正常菌叢に復しない症例では抗菌腟錠の投与や腟内自己洗浄の指導などにより頸管炎の回避に努める．妊娠の希望がない症例ではFD-1を留置し，その付随糸により頸管閉鎖を回避することもある．

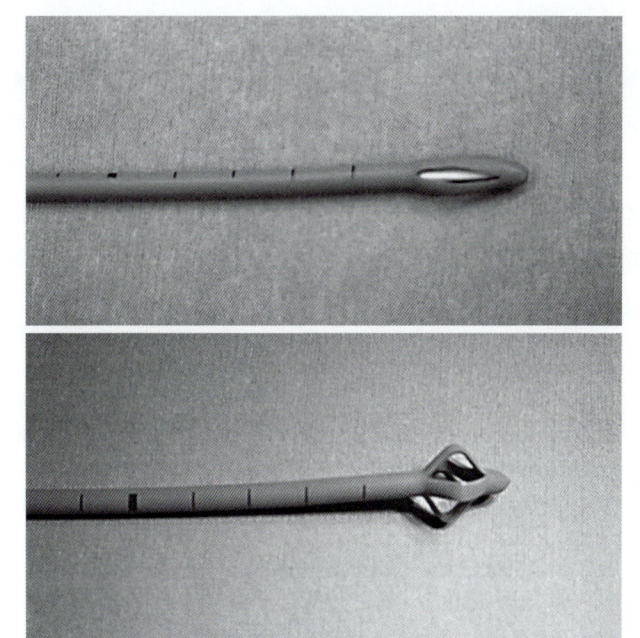

図1 マレコカテーテル
上図: 先端のウイングが閉鎖した状態（専用スタイレット装着中）
下図: マッシュルーム様に開いた先端のウイング（スタイレット抜去中）

■ 高度狭窄や閉鎖例に対する頸管拡張術

　高度の狭窄・閉鎖例では外子宮口が不明瞭な場合がある．そのような例では消退出血を起こさせた時あるいは月経中に観察すると月経血の流出部位から外子宮口が視認できることがあるし，もし月経血の流出がなくても経腟超音波プローベを子宮腟部にあてて頸管の位置を確認したうえでコルポスコープにより観察すると外子宮口が同定できる場合がある．以上の方法により同定した外子宮口から外科ゾンデを挿入して，高度狭窄や閉鎖の部位を確認する．

　同定した外子宮口を挟むように2本のマルチン単鉤鉗子で子宮腟部を保持・牽引し，頸管から子

宮内腔までをなるべく直線に近づける．そのうえで肛門よりプローベを挿入した経直腸超音波断層法により外科ゾンデが止まる先端の位置を確認・抜去後，経直腸超音波ガイド下に1ccディスポシリンジにつけた18G針を頸管内に挿入し，少し先端を進めて鋭的な頸管開口を試みる．再び外科ゾンデに交換し子宮内腔に到達したか確認するが，抵抗が大きいときは無理をせずこの鋭的な頸管開口を繰り返す．子宮内腔に到達したら，外科ゾンデの先端が子宮内腔にあることを経直腸超音波断層法で確認のうえ，子宮ゾンデに交換・挿入ののち，ヘガール拡張器による頸管拡張を行う．このような鋭的頸管開口が必要な症例では，すでに子宮留血腫となっている例が多いが，子宮内腔が拡張している方が安全に鋭的開口できるため，手術日に合わせて消退出血を起こし，留血腫のサイズを大きくしておく．

　以上の方法でほとんどの頸管閉鎖例が再開通・頸管拡張可能となっている．頸管の閉塞した部分を除去する目的で頸部を切断したり，再度円錐切除を行って閉鎖していない内子宮口側の頸管部分に達する試みもあるが，侵襲が大きくさらに頸管が短縮してしまうため，我々は最後の選択肢（外子宮口すら同定できない場合や18G針による鋭的開口が困難な場合）と位置づけている．

おわりに

　子宮頸部円錐切除術に関しては，術後の頸管狭窄を予防する手術手技の工夫および術後経過観察期間における頸管狭窄の早期発見が肝要である．不幸にも頸管狭窄・閉鎖が起きてしまうと患者のQOLを損なうだけでなく，再発の正確な診断にも支障をきたす．そのため早期かつ適切に頸管拡張を行うことは円錐切除を行う施設の責務であろう．今回紹介した頸管拡張の方法は，臨床上まれな円錐切除後の頸管狭窄例ではなく，近年では妊孕性温存手術である子宮頸部摘出術（トラケレクトミー）の術後頸管狭窄例に施行[5]することが多いのが我々の実情である．

◆文献

1) Baldauf JJ, Dreyfus M, Ritter J, et al. Risk of cervical stenosis after large loop excision or laser conization. Obstet Gynecol. 1996; 88: 933-8.
2) Moncrieff D, Steel SA. Cervical stenosis after cone biopsy during postpregnancy amenorrhoea. Case reports. Br J Obstet Gynaecol. 1988; 95: 628-9.
3) Lee SH, Van Sonnenberg E, D'agostino HB, et al. Laboratory analysis of catheters for percutaneous abscess drainage. Minimally Invasive Therapy. 1994; 3: 233-7.
4) D'agostino HB, VanSonnenberg E, Sanchez RB, et al. A simple method to lock large mushroom-tip catheters. Radiology. 1992; 182: 576-7.
5) 小林裕明．広汎性子宮頸部摘出術における工夫：子宮頸部摘出術後の妊娠・分娩に関する問題点．産婦人科手術．2010; 21別冊: 59-68.

〈小林裕明〉

Question 21

G. 治療各論：薬物療法

CCRTの化学療法は何を選択しますか？

Answer

　同時化学放射線療法（CCRT）は子宮頸癌治療の様々な場面で活用される．本邦の子宮頸癌治療ガイドライン2011年版[1]と米国のNCCNガイドライン2013 ver 2. によれば，いくつかのエビデンスを基に，FIGO IB2-IVAの初回治療として，あるいは広汎子宮全摘術後の術後再発高リスク群に対する術後補助療法としてCCRTが推奨されている．薬剤選択に関してガイドラインではこれらのエビデンスを基にシスプラチンを含む薬剤の投与が推奨されているが，投与量/回数/単剤or多剤などについての明確な記載はない．

　これまでCCRTの有効性を示した研究について表1に提示する[2-6]．これら5つのランダム化比較試験（RCT）の結果より子宮頸癌に対する放射線治療（RT）に同時化学療法を行うと死亡リスクが30～50%減少するということが示され，1999年米国National Cancer InstituteよりCCRTを推奨するclinical alertが表明され広く用いられるようになった．その後これらのデータと他のいくつかのstudyから複数のmeta-analysisが行われCCRTは放射線単独治療と比較し生存期間，無病生存期間ともに改善すると結論づけられている．

■■ シスプラチンを含む治療

　CCRT施行時の薬剤選択についてこれらRCTの結果より，シスプラチン単剤あるいはシスプラチン＋フルオロウラシル（5-FU）が候補となると考えられるが，この薬剤のみで直接比較したRCTは見受けられない．GOG 120試験ではシスプラチン単剤群（毎週投与6コース）とシスプラチン＋5-FU（両剤共4週毎2回投与）＋ヒドロキシウレア（HU：週2回6週間投与）群の比較が行われている．5年無増悪生存期間は58%，57%と両者の間に差を認めていない．またGOG 120試験での局所増悪率についての検討では，シスプラチン単剤で22%，シスプラチン＋5-FU＋HUでは21%との結果，肺転移についてはシスプラチン単剤が4%，シスプラチン＋5-FU＋HUで5%との結果が示されている．いずれもHU群（週2回6週間投与）と比較して有意に抑制されていることが示されているがシスプラチン単剤とシスプラチン＋5-FU＋HU併用との間の差は示されていない[4]．Valeらによるmeta-analysisではシスプラチン単剤とシスプラチンと他薬の併用での生存期間について比較しているが，RT単独を1としハザード比（HR）はそれぞれ0.76と0.93で両者の間に差を認めていない（$p=0.25$）[7]．

　次に毒性について考える．GOG 120ではGrade 3/4の白血球減少，好中球減少がシスプラチン＋5-FU＋HU（投与法前述）のレジメンで他の2つのARMと比較して2倍以上であり有意に多かったと示されている（$p<0.001$）が，これらはいずれも回復可能な有害事象である．晩期毒性として直

I. 子宮頸癌

表1 子宮頸癌に対する同時化学放射線療法（CCRT）のランダム化比較試験

Authors	Subjects	Treatment Methods	Chemotherapy Regimen	Schedule	Survival rate or MST	Hazard ratio
Eifel et al, 2004/ RTOG90-01[2]	ⅠB bulky ⅡA bulky- ⅣA	CCRT	cisplatin 75 mg/m² +5-FU 4 g/m² 96 hr	q3 weeks 3 cycle	5-year OS rate 73%	0.48
		RT	—	—	5-year OS rate 52%	1
Stehman et al, 2007/ GOG123[3]	ⅠB bulky	CCRT→surgery	cisplatin 40 mg/m²	weekly 6 cycles	6-year OS rate 78%	0.63
		RT→surgery	—	—	6-year OS rate 64%	1
	ⅡB-ⅣA	CCRT	cisplatin 40 mg/m²	weekly 6 cycles	5-year PFS rate 58%	0.57
Rose et al, 2007/ GOG120[4]		CCRT	cisplatin 50 mg/m² +5-FU 4 g/m² 96 hr +HU 2 g/m²	Cis+5-FU: 4 weekly 2 cycles, HU: twice/week 6 weeks	5-year PFS rate 57%	0.51
		CCRT	HU 3 g/m²	twice/week 6 weeks	5-year PFS rate 35%	1
Whitney et al, 1999/ GOG85[5]	ⅡB-ⅣA	CCRT	cisplatin 50 mg/m² +5-FU 4 g/m² 96 hr	q4 weeks 2 cycles	＊	0.74
		CCRT	HU 80 mg/kg	twice/week 6 weeks	MST 59.8 months	1
Peters et al, 2000/ SWOG8797[6]	ⅠA2-ⅡA with pathologic high risk	adjuvant CCRT	cisplatin 70 mg/m² +5-FU 4 g/m² 96 hr	q3 weeks 4 cycles	4-year OS rate 81%	0.51
		adjuvant RT	—	—	4-year OS rate 71%	1

MST: median survival time（生存期間中央値），CCRT: concurrent chemoradiotherapy（同時化学放射線療法），
RT: radiotherapy（放射線療法），5-FU: 5-fluorouracil，HU: hydroxyurea，OS rate: overall survival rate（全生存率），
PFS rate: progression-free survival rate（無増悪生存率）．

＊ The median survival time for the csiplatin/5-FU group could not be estimated（last death occurred at 115.5 months and reflected a survival rate of 50.4%）.

腸腟瘻や膀胱腟瘻などの消化器，泌尿器合併症について示されているがシスプラチン＋5-FU＋HU/シスプラチン単剤/HU単剤（いずれも投与法前述）で，それぞれ0.9%/4.7%/2.6%で各群の間に有意な差を認めていない[4]．

　GOG 123試験（シスプラチン 40 mg/m² 毎週投与6コース）では早期の血液消化器毒性がシスプラチン使用群でRT単独と比較し多かったが，晩期の消化器・泌尿器・皮膚合併症はRT単独群で4例，シスプラチン使用群で7例と両者の間に差はなかったとしている[3]．

RTOG90-01（シスプラチン＋5-FU 3週毎投与）試験ではGrade 3以上の晩期合併症の5年累積発生率はCCRT群とRT単独群で各14％，14％で同等あった[2].

GOG 85試験ではGrade 3/4の白血球減少がシスプラチン＋5-FU群で4％，HU群で24％でありHU群で優位に血液毒性が強かったとしている．Grade 3/4の晩期毒性については3年累積発生率が16.2％，16.5％と差を認めていない[5]．Valeらのmeta-analysisによると早期の毒性についてHUを用いた症例で高度の血液毒性がみられる傾向にあり，消化器有害事象はプラチナ製剤を用いたレジメンで高頻度であったと示されている（晩期有害事象については評価できないとしている）[7].

以上より現状ではシスプラチン単剤40 mg/m^{2}毎週投与5〜6コース，あるいはシスプラチン（50〜75 mg/m^2）＋5-FU（4 g/m^2）併用3〜4週毎投与のレジメンが許容されると考えられるが，単剤・多剤の効果の差異，毒性の差は明確ではない．

■ シスプラチンを含まない治療

シスプラチンの消化器毒性，腎毒性などを考えると高齢者や高度の水腎症を呈する例など，投与が不適当となる症例も存在すると思われる．シスプラチンに代わる薬剤としてカルボプラチン，ネダプラチンや非プラチナ製剤が考えられてきた．

カルボプラチンを用いたCCRTについてはいくつかの報告がみられる．

HigginsらによるとIB-IVA期子宮頸癌に対すCCRTとしてカルボプラチンのAUC 2の毎週投与6コース（症例数31例　観察期間3〜26ヵ月）は完全奏効率が90％，観察期間において無病生存例が74％，死亡例が4例であり，Grade 3/4の消化器毒性は認めず，Grade 3/4の血液毒性も2％以下でありシスプラチンの代替薬の候補であるとしている[8]．またCetinaらによると70歳以上の高齢/糖尿病/高血圧のいずれかを有する患者を対象としてカルボプラチン133 mg/m^{2}の毎週投与について検討しているが，完全奏効率が83％で，78％の患者で5サイクル以上の投与が達成され，Grade 4以上の毒性は認めず少数例のGrade 3の血液毒性のみであったとしている[9]．これらのことからカルボプラチンは毒性が低く，一定の腫瘍に対する効果を示していると思われるが，シスプラチンとの前向き比較試験がなくその効果は不明であるため，現状では容易に使用できる状況ではない．

ネダプラチンはシスプラチンと比較し腎毒性が低く，子宮頸癌への単剤で34〜41％と高い奏効率が報告される本邦で開発されたプラチナ製剤である．本邦より第Ⅱ相試験の結果が報告されており，Yokoyamaらによると45名のIB 2-IVA期の患者を対照にネダプラチン30 mg/m^2 毎週投与6コースのスケジュールでCCRTを行い88.9％の患者が治療を完遂し，その効果は完全奏効率90％，3年生存率78％であり，一方，有害事象ではGrade 4の白血球減少が6.7％，Grade 3の下痢が4.4％，Grade 3の悪心嘔吐が2.2％であり，有効かつ安全なレジメンであるとしている[10]．

次にプラチナ製剤を用いないレジメンの使用についてもいくつかの報告がある．Lorvidhayaらによる第Ⅲ相RCTの報告によるとⅡB-IVA期子宮頸癌患者に対しMMC 10 mg/m^2（Day 1, 29）＋5-FU 300 mg/day（Day 1〜14, 29〜42）を用いたCCRTはRT単独治療と比較し有害事象はやや多かったものの，5年無病生存率は64.5％，48.2％と有意にCCRT群で良好であった（p＝0.0001）と報告している[11]．またGOG 165試験ではシスプラチン40 mg/m^2（毎週投与6コース）と5-FU（225 mg/m^2/day 毎週5日間持続投与6コース）を比較したが，中間解析において再発リスク，死亡リスク，

局所再発リスク，遠隔転移リスクが 5-FU 群に高い傾向にあり，腫瘍増悪リスクが 1.35 倍であるとの結果から試験中止になっている[12]．Green らの meta-analysis ではプラチナ製剤を使用しないレジメン（MMC/BLM/5-FU/エピルビシン）での CCRT は RT 単独と比較し無増悪生存期間の延長効果があったとしている（HR: 0.57, 95％ CI 0.47-0.70, p＜0.0001）がプラチナ製剤を含むレジメンとの比較は示されていない[13]．Vale らの meta-analysis ではプラチナを含むレジメンと含まないレジメン（5-FU/MMC）との間で生存期間を比較しているが，プラチナ製剤を用いないレジメンでも予後改善効果はありプラチナ製剤使用との間に差を認めなかった（RT 単独を 1 とした HR はプラチナ/非プラチナ 0.84/0.76, p＝0.48）としている．しかしこれは単独の試験での比較ではなく，非プラチナ製剤使用の効果を保証するものではないと結論づけている[7]．

以上のような結果からカルボプラチン，ネダプラチンチンや非プラチナ製剤（5-FU など）は薬剤選択，投与スケジュールや投与量は不明確であり，またシスプラチンを含むレジメンを上回るデータはなく，さらに RT 単独治療との間にも優位性を示すデータも不十分と考えられる．そのためこれらのレジメンは年齢や腎機能などの全身状態からシスプラチンの投与が不適当であると考えられる症例に対しオプションとなる可能性はあるが現状では推奨される治療ではない．

本邦における臨床試験

このようにシスプラチンを含むレジメンを用いた CCRT は強いエビデンスをもった治療といえるが，本邦における子宮頸癌治療に表 1 のような海外の試験から得られた結果をそのまま使用することを問題視する意見もあり，本邦の放射線治療の現状（高線量率腔内照射）にあわせてシスプラチンの同時併用の安全性を確認する第 II 相試験（JGOG 1066 試験）が行われた．III-IVA 期子宮頸癌 71 症例に対し高線量率腔内照射を用いた放射線治療とシスプラチン 40 mg/m^2 毎週投与による CCRT を行い安全性，効果を検証した．観察期間の中央値は 28 カ月（12〜35）で，結果は 89％が治療を完遂，92％が 5 コース以上の化学療法を行い，96％が放射線治療を完遂した．2 年無増悪生存率/全生存率が 66％/90％であった．消化器/泌尿器/腎毒性は Grade 4/5 が 0％，Grade 3 は 3％であった．この結果より本邦においてもシスプラチン毎週投与による CCRT の安全性，有用性が確認された．

まとめ

以上から子宮頸癌根治照射にはシスプラン 40 mg/m^2，毎週投与 5〜6 コースの同時併用が本邦において推奨される治療法と考えられ，シスプラチンの投与が難しい状態においてのみ放射線単独治療を行うか，あるいはカルボプラチンやネダプラチンの併用が考慮されると考えられる．

現在進行中の RTOG 0724（TC 療法），OUTBACK trial（TC 療法），JGOG 1068（NDP＋CPT-11）において CCRT 施行後の補助化学療法の有用性が検討されており結果が期待される．

◆文献

1) 日本婦人科腫瘍学会, 編. 子宮頸癌治療ガイドライン. 東京: 金原出版; 2011.
2) Eifel P, Winter K, Morris M, et al. Pelvic irradiation with concurrent chemotherapy versus pelvic and para-aortic irradiation for high-risk cervical cancer: an update of radiation therapy oncology group trial（RTOG）90-01. J Clin Oncol. 2004; 22: 872-80.
3) Stehman F, Stat S, Key H, et al. Radiation therapy with or without weekly cisplatin for bulky stage IB cervical carcinoma; follow-up of gynecologic oncology group trial. Am J Obstet Gynecol. 2007; 197(5): 503. e1-503. e6.
4) Rose P, Ali S, Watkins E, et al. Long-tern follow up of a randomized trial comparing concurrent single agent cisplatin, cisplatin-based combination chemotherapy, or hydroxyurea during pelvic irradiation for locally advanced cervical cancer: a gynecologic oncology group study. J Clinic Oncol. 2007; 25: 2804-10.
5) Whitney C, Sause W, Bundy B, et al. Randamized comparison of fluorouracil plus cisplatin versus hydroxyurea as an adjunct to radiation therapy in Stage ⅡB-ⅣA carcinoma of the cervix with negative para-aortic lymph nodes: A gynecologic oncology group and Southwest oncology group study. J Clin Oncol. 1999; 17: 1339-48.
6) Peters W, Liu P, Barrett R, et al. Concurrent chemotherapy and pelvic radiation therapy compared with pelvic radiation therapy alone as adjuvant therapy after radical surgery in high risk early stage cancer of the cervix. J Clini Oncol. 2000; 18: 1606-13.
7) Vale C, Tierney JF, Stewart LA, et al. Reducing uncertainties about the effects of chemoradiotherapy for cervical cancer: a systematic review and meta-analysis of individual patient data from 18 randomized trials. J Clin Oncol. 2008; 26: 5802-12.
8) Higgins R, Naumann W, Hall J, et al. Concurrent carboplatin with pelvic radiation therapy in the primary treatment of cervix cancer. Gynecol Oncol. 2003; 89: 499-503.
9) Cetina L, Garcia-Arias A, Uribe Mde J, et al. Concurrent chemoradiation with carboplatin for elderly, diabetic and hypertensive patients with locally advanced cervical cancer. Eur J Gynaecol Oncol. 2008; 29(6): 608-12.
10) Yokoyama Y, Takano T, Nakahara K, et al. A phase Ⅱ multicenter trial of concurrent chemoradiotherapy with weekly nedaplatin in advanced uterine cervical carcinoma: Tohoku Gynecologic Cancer Unit Study. Oncol Rep. 2008; 19(6): 1551-6.
11) Lorvidhaya V, Chitapanarux I, Sangruchi S, et al. Concurrent mitomycin C, 5-fluorouracil, and radiotherapy in the treatment of locally advanced carcinoma of the cervix: a randomized trial. Int J Radiat Oncol Biol Phys. 2003; 55(5): 1226-32.
12) Lanciano R, Calkins A, Bundy BN, et al. Randomized comparison of weekly cisplatin or protracted venous infusion of fluorouracil in combination with pelvic radiation in advanced cervix cancer: a gynecologic oncology group study. J Clin Oncol. 2005; 23(33): 8289-95.
13) Green JA, Kirwan JM, Tierney JF, et al. Survival and recurrence after concomitant chemotherapy and radiotherapy for cancer of the uterine cervix: a systematic review and meta-analysis. Lancet. 2001; 358(9284): 781-6.
14) Toita T, Kitagawa R, Hamano T, et al. Phase Ⅱ study of concurrent chemoradiotherapy with high-dose-rate intracavitary brachytherapy in patients with locally advanced uterine cervical cancer: efficacy and toxicity of a low cumulative radiation dose schedule. Gynecol Oncol. 2012; 126(2): 211-6.

〈關 壽之　高倉 聡　岡本愛光〉

Question 22

G. 治療各論：薬物療法

分子標的治療の導入は期待されますか？

Answer

　進行・再発子宮頸癌に対する治療として，局所性であれば同時化学放射線療法や手術が考慮されるが，全身性であれば化学療法の適応となる．しかし，完全制御可能なほど子宮頸癌の抗癌剤感受性は高くないため，進行・再発子宮頸癌に対する治療として，従来の抗癌剤には限界があり，今後分子標的治療薬に期待がもたれている．現在まで子宮頸癌に対する分子標的治療薬の中に製造販売承認されたものはないが，今後期待される治療薬を述べていく．

■ Vascular endothelial growth factor（VEGF：血管内皮細胞増殖因子）

　VEGFは血管内皮細胞表面にあるVEGFR（血管内皮細胞増殖因子受容体）にリガンドとして結合し，細胞分裂や遊走，分化を刺激したり，微小血管の血管透過性を亢進させたりする働きをもち，腫瘍の血管形成や転移など，悪性化の過程に関与している．子宮頸癌においても，VEGFの発現は進行期と相関し，転移リスクを増やし，生存率を下げるとされ，また，原因ウイルスHPV（ヒトパピローマウイルス）の腫瘍遺伝子が，VEGF発現を活性化することが報告されている[1]．
　ベバシズマブ（アバスチン®）は，VEGFに対するモノクローナル抗体であり，VEGFの働きを阻害することにより，血管新生を抑え，腫瘍の増殖や転移を抑える作用をもつ．46症例に対して行われたベバシズマブ単剤での第Ⅱ相試験では6カ月以上のprogression free survival（PFS：無増悪生存期間）が23.9％，partial response（PR：部分奏効）10.9％であり，奏効期間，PFSおよびoverall survival（OS：全生存期間）の中央値はそれぞれ6.21カ月，3.4カ月，7.29カ月であり，良好な成績であった．Grade3・4の副作用は高血圧7例，血栓塞栓症5例，消化器障害5例，貧血（2例），心血管障害（2例），腟出血（1例），好中球減少症（1例），尿路瘻（1例）を認め，grade5の感染症を1例認めたが，副作用は許容範囲と考えられた[2]．
　さらに進行・再発子宮頸癌患者を対象とした第Ⅲ相試験（GOG 240）の結果がASCO 2013で報告された．①プラチナ含有化学療法群（パクリタキセル＋シスプラチン），②プラチナ含有化学療法＋ベバシズマブ群（パクリタキセル＋シスプラチン＋ベバシズマブ），③非プラチナ製剤化学療法群（パクリタキセル＋トポテカン），④非プラチナ＋ベバシズマブ群（パクリタキセル＋トポテカン＋ベバシズマブ）の4群に無作為割付けし，2×2 factorialデザインを用いて解析しており，OS（中央値）は，ベバシズマブ併用群で17.0カ月と，化学療法群の13.3カ月と比較して有意に改善されていた．PFS（中央値）も，ベバシズマブ併用群で8.2カ月と，化学療法群の5.9カ月と比較して有意に改善され，奏効率も，ベバシズマブ併用群で48％，化学療法群で36％と，ベバシズマブ併用群で高く，complete response（CR：完全奏効）例も有意に多かった（28例対14例）．有害事象は，高血圧，出

血，塞栓症，消化管穿孔など，ベバシズマブ特有の有害事象がベバシズマブ併用群で多かったが，いずれも10％未満だった．化学療法に血管新生阻害剤ベバシズマブを併用することで，これまで治療選択肢がほとんどなかった再発・進行子宮頸癌の OS, PFS, response rate（RR：奏効率）を，いずれも有意に改善することがわかった．分子標的治療薬がはじめて婦人科癌の生存率を延長した結果で非常に大きな意義をもつと考えられる．

パゾパニブ（ヴォトリエント®）は，主に VEGFR, PDGFR（血小板由来増殖因子受容体），c-kit（幹細胞因子受容体）の3つに作用し，血管新生を阻害するなどして抗腫瘍効果を発揮するチロシンキナーゼ阻害薬である．標準治療で病勢進行した進行性悪性軟部腫瘍患者を対象に行われた第Ⅲ相試験では，プラセボ群と比べ，パゾパニブの無増悪生存期間が約3カ月延長したことが報告され2012年9月に悪性軟部腫瘍の効能・効果で製造販売承認を取得している．当科においても平滑筋肉腫の症例数例に使用しており，高血圧や肝機能障害などの出現を認めているが，継続使用可能であった．パゾパニブ単剤と，同時に行ったEGFRとHER2阻害剤であるラパチニブ（タイケルブ®）単剤での進行・再発子宮頸癌に対する第Ⅱ相試験では，パゾパニブ単剤でのOSの中央値50.7週，RR 9％であり，ラパチニブ単剤でのOS中央値は39.1週，RR 5％であり，Grade 4の副作用はパゾパニブ単剤で12％，ラパチニブ単剤で9％であった．これらの結果よりパゾパニブの有用性が示された[3]．

スニチニブ（スーテント®）はVEGFRやPDGFRなどのチロシンキナーゼ阻害剤である．進行子宮頸癌19症例に対して行われたスニチニブ単剤での第Ⅱ相試験において，RR 0％, stable disease（SD：安定）84％であったが，瘻孔形成を26％と高い確率で認め，不十分な結果であった．

■ Epidermal growth factor receptor（EGFR：上皮成長因子受容体）

EGFRは癌遺伝子として研究されてきており，子宮頸癌においても発現が亢進しており，EGFR阻害剤は有力な分子標的治療薬と期待されている．

エルロチニブ（タルセバ®）はEGFRのチロシンキナーゼを選択的に阻害する内服抗癌剤であり，基礎研究において，エルロチニブは，HPV 16感染細胞の不死化を抑制し，HPV 16陽性細胞のアポトーシスを促進することが報告されている[4]．再発子宮頸癌を対象としたエルロチニブ単剤での第Ⅱ相試験では，RR 0％, SD 16％と効果を認めなかった[5]．しかし，ASCO 2011で報告された局所進行子宮頸癌を対象としCRT（化学放射線療法）と併用して行われた第Ⅱ相試験では，CR 94.4％とCRT単独に比べ上乗せ効果が期待される．

セツキシマブ（アービタックス®）はEGFRに結合して，EGFRの働きを阻害するモノクローナル抗体であり，単剤での第Ⅱ相試験ではRR 0％, OSの中央値6.7カ月，抗癌剤との併用した2つの第Ⅱ相試験でもRR 11.59～32％, OSの中央値7.33～8.77カ月と限られた効果しか認めなかった．

ゲフィニチブ（イレッサ®）はエルロチニブと同様にEGFRのチロシンキナーゼを選択的に阻害する内服薬であるが，標準治療の効かない進行・再発子宮頸癌での単剤での第Ⅱ相試験では，RR 0％, SD 20％, OSの中央値3.57カ月とわずかな効果しか認めなかった．

■ Mammalian target of rapamycin（mTOR）

mTORはマクロライド系抗生物質ラパマイシンの標的分子として同定されたセリン・スレオニン

キナーゼであり，細胞の分裂や成長，生存における調節因子としての役割をはたしている．これまでに子宮頸癌を含む種々の培養細胞において mTOR 阻害薬による増殖抑制作用が報告されている．

テムシロリムス（トーリセル®）は，点滴静脈内投与による mTOR 阻害作用による抗悪性腫瘍剤であり，進行・再発婦人科悪性腫瘍に対する抗癌剤併用の第Ⅰ相試験の中で，2 例の子宮頸癌症例が含まれているのみで，奏効率や OS などの詳細な結果は報告されておらず，今後の臨床試験が期待される．

Histone deacetylase（HDAC，ヒストン脱アセチル化酵素）

HDAC とはクロマチン構造において主要な構成因子であるヒストンの脱アセチル化を行う酵素である．遺伝子の転写制御において重要な役割をはたしており，細胞内情報伝達や細胞周期の制御にも関与している．HDAC 阻害剤はヒストンのアセチル化亢進を介して，クロマチン構造を弛緩させ，その結果として発現抑制された遺伝子の発現を促進させる薬剤であり，これがいくつかの癌細胞に対して抗腫瘍効果を示すことが報告されている．

HDAC 阻害剤の中で，子宮頸癌ⅢB 期 22 例に対して magnesium valproate と hydralazine を併用した CRT の予備実験において，奏効率 100％，推定生存期間 48 カ月の結果であった．現在第Ⅱ相試験が進行中である．

おわりに

これまで進行・再発子宮頸癌に対して治療選択肢がほとんどなかったが，今回 VEGF 阻害剤である分子標的治療薬ベバシズマブと抗癌剤併用療法によって，OS，PFS，RR を，いずれも有意に改善することがわかった．今後さらに様々な分子標的治療薬により子宮頸癌の予後を改善していくことが期待される．

◆文献

1) López-Ocejo O, Viloria-Petit A, Bequet-Romero M, et al. Oncogenes and tumor angiogenesis: the HPV-16 E6 oncoprotein activates the vascular endothelial growth factor (VEGF) gene promoter in a p53 independent manner. Oncogene. 2000; 19(40): 4611-20.
2) Monk BJ, Sill MW, Burger RA, et al. Phase Ⅱ trial of bevacizumab in the treatment of persistent or recurrent squamous cell carcinoma of the cervix: a gynecologic oncology group study. J Clin Oncol. 2009; 27(7): 1069-74.
3) Monk BJ, Mas Lopez L, Zarba JJ, et al. Phase Ⅱ, open-label study of pazopanib or lapatinib monotherapy compared with pazopanib plus lapatinib combination therapy in patients with advanced and recurrent cervical cancer. J Clin Oncol. 2010; 28(22): 3562-9.
4) Woodworth CD, Diefendorf LP, Jette DF, et al. Inhibition of the epidermal growth factor receptor by erlotinib prevents immortalization of human cervical cells by Human Papillomavirus type 16. Virology. 2011; 421(1): 19-27.
5) Schilder RJ, Sill MW, Lee YC, et al. A phase Ⅱ trial of erlotinib in recurrent squamous cell carcinoma of the cervix: a Gynecologic Oncology Group Study. Int J Gynecol Cancer. 2009; 19(5): 929-33.

〈岩﨑雅宏　寺本瑞絵　齋藤　豪〉

Question 23　G. 治療各論: 薬物療法
化学療法施行時のレジメンについて教えてください

Answer

　子宮頸癌に対する化学療法の key drug はシスプラチン（CDDP）であり，単剤での奏効率は38％，標準的投与法は単剤あるいは併用療法において 50 mg/m² （3週間隔）とされている（表1）．多剤併用化学療法至適レジメンは，パクリタキセル（PTX）/CDDP あるいはカルボプラチン（CBDCA）併用化学療法であり，腎機能障害を有する進行・再発子宮頸癌に対して最も有用なレジメンは PTX/CBDCA 併用化学療法である．近年の子宮頸癌に関する臨床試験では，化学同時放射線療法や化学療法への分子標的治療薬の導入が検討されている．

表1 子宮頸癌に対する単剤化学療法奏効率

薬　剤	症例数	奏効率（％）
シスプラチン（CDDP）	34	38
カルボプラチン（CBDCA）	39	28.2
ネダプラチン（NDP）	38	34
オキサリプラチン（L-OHP）	24	8.3
パクリタキセル（PTX）	52	17.3
ドセタキセル（DTX）	23	8.7
塩酸ノギテカン（NGT）	43	18.8
塩酸イリノテカン（CPT-11）	45	13.3
イホスファミド（IFM）	27	11.1
塩酸ゲムシタビン（GEM）	25	8
酒石酸ビノレルビン（VNR）	44	13.7
マイトマイシン C（MMC）	52	12
ティーエスワン（TS-1）	36	30.6
カペシタビン	26	15

■ 術前化学療法

　本邦の子宮頸癌治療ガイドライン（2011年版）では，子宮頸癌 IB-IIB 期に対する治療法として，広汎子宮全摘出術と根治的放射線療法が選択肢としてあげられている．術前化学療法（neoadjuvant chemotherapy: NAC）＋手術療法が手術療法単独あるいは根治的放射線療法の治療成績を上回るエビデンスは示されていない．しかしながら，NAC に対しては，手術の根治性・安全性の向上，微小転移に対する抗腫瘍効果による遠隔転移抑制および子宮頸癌の重要な予後因子である骨盤内リンパ節転移および傍結合組織浸潤陽性率の低下が期待され，子宮頸癌治療ガイドラインでは「腫瘍の拡

表2 子宮頸部扁平上皮癌に対する NAC 奏効率

著者	レジメン	症例数	奏効率（%）
Kigawa	CDDP＋BLM	50	80
Sugiyama	CDDP＋CPT-11	23	78
Chen	CDDP＋MMC＋5-FU	142	77
Cai	CDDP＋5-FU	52	85
Yamaguchi	NDP＋CPT-11	68	76
Eddy	CDDP＋VCR	145	52
Katsumata	CDDP＋BLM＋VCR＋MMC	67	66

BLM：塩酸ブレオマイシン，5-FU：フルオロウラシル，VCR：硫酸ビンクリスチン

がりや大きさによりNACによる治療を考慮してもよい」と記載されている．したがって，子宮頸癌に対するNAC＋手術療法の治療戦略には高いNAC奏効率が求められる．

　子宮頸部扁平上皮癌に対するNAC奏効率を表2に示す．日本臨床腫瘍研究グループ（Japan Clinical Oncology Group：JCOG）で行った子宮頸癌 IB 2，IIA 2，IIB期134例を対象とした第Ⅲ相試験（JCOG 0102）でも，NACにより術後補助放射線療法の割合は低下したものの，予後改善効果はみられなかった．三海婦人科癌スタディグループ（Sankai Gynecology Study Group：SGSG）で行った，子宮頸癌 IB 2/IIA 2/IIB期51例（扁平上皮癌：41例，非扁平上皮癌：10例）を対象とした第Ⅱ相試験（SGSG 013）の結果，dose dense PTX/CDDP 併用化学療法（ddTP療法；PTX：80 mg/m^2/day 1，8，15，CDDP：75 mg/m^2）の奏効率は94％，病理学的完全奏効率（pathological complete response：pCR）は24％であり[1]，ddTP療法は，子宮頸癌に対する最も有効なNACレジメンとして期待される．

　子宮頸部腺癌は近年増加傾向にあり，扁平上皮癌に比して予後不良であることから，扁平上皮癌とは異なる治療戦略を構築する必要性が指摘されている．しかしながら，子宮頸部腺癌を対象とした第Ⅱ/Ⅲ相試験の成績はきわめて少なく，現時点では，原則として扁平上皮癌に準じた治療が行われている．放射線療法低感受性が指摘されている子宮頸部腺癌IB-IIB期に対しては，本邦の子宮頸癌治療ガイドラインでも原則として手術療法を推奨しており，腫瘍の拡がりや大きさによっては，術前化学療法と手術療法との集学的治療による予後改善が期待される．子宮頸部非扁平上皮癌に対するNAC奏効率を表3に示す．子宮頸部非扁平上皮癌53例を対象とした，ドセタキセル（DTX）/カルボプラチン（CBDCA）併用術前化学療法（DC療法）に関する第Ⅱ相試験（SGSG 005）では，腫瘍増大を認めたのは1例のみであり，奏効率は69％（CR：5例，PR：32例，SD：15例，PD：1例），手術完遂率は96％（51例/53例），薬物有害反応も耐用可能であり[2]，DC療法は子宮頸部非扁平上皮癌に対する有効なNACレジメンとして期待される．

　胃型形質を有する子宮頸部粘液性腺癌（胃型腺癌）は minimal deviation adenocarcinoma（MDA）を内包する疾患概念として提唱され，HPV非依存性で，通常型の内頸部腺癌に比して予後不良であることが報告されている．SGSG 005試験に付随して行った検討では，胃型腺癌のDC療法奏効率は，通常型の内頸部腺癌に比して明らかに低く（46.2％ vs. 85.0％，$p=0.018$），II期症例におけるNACによるdown stage率も有意に低く（0/8例 vs. 12/14例，$p<0.001$），子宮頸部胃型腺癌の化学療法低

表3　子宮頸部非扁平上皮癌に対する NAC 奏効率

著者	レジメン	症例数	奏効率（%）
Zanetta	CDDP＋EPI	22	67
Nagao	DTX＋CBDCA	53	69
Iwasaka	MMC＋VP-16＋CDDP	16	55
Aoki	CDDP＋5-FU	11	64
Saito	CDDP＋ADM＋MMC	28	67
Tabata	CDDP＋VP-16＋MMC＋EPI	14	93

EPI：塩酸エピルビシン，5-FU：フルオロウラシル，VP-16：エトポシド，
ADM：塩酸ドキソルビシン

感受性が示唆された[3]．

術後補助化学療法

　近年，術後放射線療法による消化管通過障害，尿路障害などの術後合併症回避および局所再発時の放射線療法温存を目的として，再発リスクを有する子宮頸癌に対する術後化学療法の有効性が検討されている．

　再発危険因子を有する子宮頸癌 IB-IIB 期 81 例（扁平上皮癌：71 例，非扁平上皮癌：10 例）のうち，TP 療法群（32 例）は放射線療法群（49 例）に比して，3 年無病生存率では有意な差を認めなかったものの（78.1% vs. 67.3%，p＝0.23），3 年全生存率は明らかに良好であり（93.8% vs. 69.4%，p＝0.02），消化管通過障害，尿路障害などの術後合併症発現も低かった．

　放射線療法低感受性が指摘されている子宮頸部腺癌に対する術後補助療法として，術後の局所・遠隔転移制御の観点から，化学療法が期待されているものの，子宮頸部非扁平上皮癌に対する術後化学療法の有効性を前方視的に検討した成績はない．再発高危険因子を有する子宮頸部非扁平上皮癌 IB-IIB 期に対する術後化学療法〔PTX or DTX/CBDCA 併用化学療法の有効性および安全性を検討する第 II 相試験（SGSG 008）〕の成果が待たれる．

IVB 期・再発症例に対する化学療法

　IVB 期・再発子宮頸癌 513 例を対象とし，塩酸ゲムシタビン（GEM），塩酸ノギテカン（NGT），酒石酸ビノレルビン（VNR）は CDDP との併用薬剤として PTX を上回る治療成績を示さなかった[4]．IVB 期・再発子宮頸癌 253 例を対象とし，TP 療法と PTX/CBDCA 併用療法（TC 療法）との治療成績を比較した第 III 相試験（JCOG 0505）の結果，TP 療法に対する TC 療法の非劣性が示された（全生存期間：17.5 カ月 vs. 18.3 カ月，p＝0.032）[5]．腎後性腎不全を併発し，腎毒性を有する CDDP 投与が困難である症例にしばしば遭遇する IVB 期・再発子宮頸癌に対する化学療法として，TC 療法は最も有用なレジメンと考えられる．

　CBDCA と同様に CDDP に比して低い腎毒性を有し，腎機能に応じた薬剤投与量設定が可能な白金製剤誘導体であるネダプラチン（NDP）は塩酸イリノテカン（CPT-11）との併用化学療法で，IVB 期・再発子宮頸癌に対して 59% と高い奏効率を示し，IVB 期・再発子宮頸癌に対する化学療法レジ

メンの選択肢となる．子宮頸癌に対するベバシズマブの追加意義と非白金製剤併用療法（PTX/NGT 併用療法）を検討した GOG 240 試験の結果，TP 療法に対する有用性は示されなかったものの（全生存期間：14.3 カ月 vs. 12.7 カ月）[6]，PTX/NGT 併用療法は，CDDP 抵抗性ⅣB 期・再発子宮頸癌に対する有用な化学療法レジメンとなり得る．

ⅣB 期・再発子宮頸部非扁平上皮癌 46 例に対する DC 療法の有効性および安全性を検討した第Ⅱ相試験（SGSG 006）の結果，DC 療法の奏効率は 56％，病勢制御率（disease control rate: DCR）は 83％，Grade 3 以上の血液毒性として，好中球減少症を 78％，貧血を 41％および血小板減少症を 39％に認めたが，耐用可能であった．したがって，ⅣB 期・再発子宮非扁平上皮癌に対する有用な化学療法レジメンとして DC 療法があげられる．

おわりに

最近の子宮頸癌に対する化学療法の臨床試験では，主に分子標的治療薬との併用，根治的放射線療法との併用が検討されている．しかしながら，子宮頸癌に対する初回治療を「手術療法と化学療法で完遂する治療戦略」は本邦から発信可能な重要なエビデンスであり，今後の研究に期するところは大きい．

◆文献

1) Tanioka M, Yamaguchi S, Sato S, et al. Pathologic complete response to cisplatin with dose-dense paclitaxel as neoadjuvant chemotherapy for locally advanced cervical cancer: preliminary results of multicenter phase Ⅱ study with additional mutation analysis of adeno/adenosquamous carcinoma. Proc Am Soc Clin Oncol. 2013; 31: Abstr # 5528.
2) Nagao S, Shimada M, Fujiwara K, et al. Neoadjuvant chemotherapy of docetaxel and carboplatin in patients with stage Ib 2 to Ⅱb nonsquamous cervix cancer of the uterus. Proc Am Soc Clin Oncol. 2012; 30: Abstr # 5103.
3) Kojima A, Shimada M, Nagao S, et al. Chemoresistance in gastric-type mucinous adenocarcinoma of the uterine cervix: multi-institutional study by Sankai Gynecology Study Group (SGSG). Proc Am Soc Clin Oncol. 2013; 31: Abstr # 5526.
4) Monk BJ, Sill MW, McMeekin DS, et al. Phase Ⅲ trial of four cisplatin-containing doublet combination in stage Ⅳb, recurrent, or persistent cervical carcinoma: A Gynecologic Oncology Group study. J Clin Oncol. 2009; 27: 4649-55.
5) Kitagawa R, Katsumata N, Shibata T, et al. A randomized, phase Ⅲ trial of paclitaxel plus carboplatin (TC) versus paclitaxel plus cisplatin (TP) in stage Ⅳb, persistent or recurrent cervical cancer. Proc Am Soc Clin Oncol. 2012; 30: Abstr # 5006.
6) Tewari KS, Sill MW, Long 3rd HJ, et al. Incorporation of bevacizumab in the treatment of recurrent and metastatic cervical cancer- GOG 240: A randomized trial of the Gynecologic Oncology Group. Proc Am Soc Clin Oncol. 2013; 31: Abstr # 3.

〈島田宗昭　出浦伊万里　紀川純三〉

Question 24　H. 治療各論：放射線療法
強度変調放射線治療とは何ですか？

Answer

　強度変調放射線治療（IMRT）とは，不整形の腫瘍標的（target volume）に対し制御に必要な線量を投与しつつ，同時に周囲の正常臓器（リスク臓器）への線量を低減することを可能とする高精度外部照射法の一つである．従来の前後2門照射法，4門照射法，回転照射法ではなし得なかったtarget volumeの形状に合致した線量投与が可能となる．従来の照射法との線量分布の比較を図1に示す．

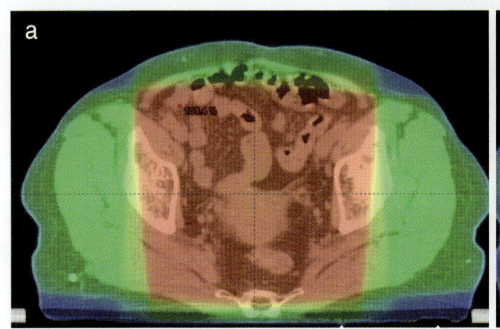

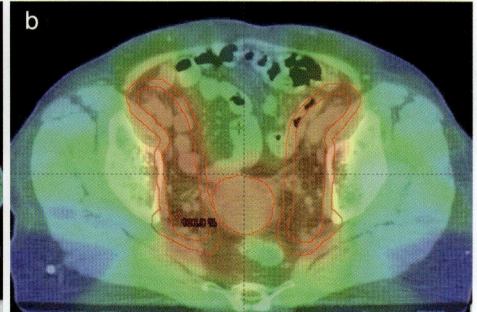

図1　線量分布の比較
a：4門照射法，b：IMRT

■ IMRTの原理

　最適な線量分布を得るために，逆方向計算法を用いた治療計画（inverse planning）が行われる．不均一な線量強度ビームを多方向から照射することにより実現する．

　従来の放射線治療においては，照射野内の線量を均一に保ち投与されてきた（これが良しとされてきた）．一方，IMRTでは，照射野内の線量（ビーム強度＝フルエンス）に意図的にムラを生じさせた不均一なビームを形成し投与することが基本となる．この不均一なビームは通常マルチリーフコリメータ（MLC）により形成される．MLCとは治療装置（リニアック）の照射口に設置された部品で，照射野形状を細かく形成する目的で用いられてきた（図2）．IMRTにおいては，照射中にMLCの位置を照射野内で連続的あるいは非連続的に変化させることにより，不均一なビーム強度（フルエンス）を形成する．この不均一なビームを多方向から，あるいは回転しながら照射し組み合わせることにより，目標とする線量分布を形成する（図3）．

100 　Ⅰ．子宮頸癌

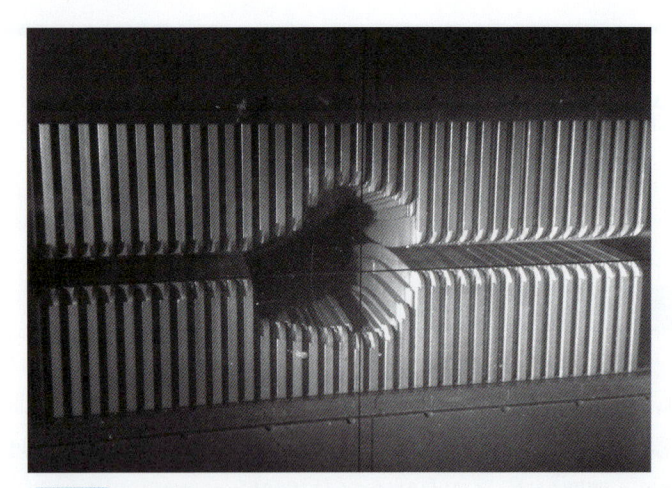

図2　マルチリーフコリメータ（MLC）

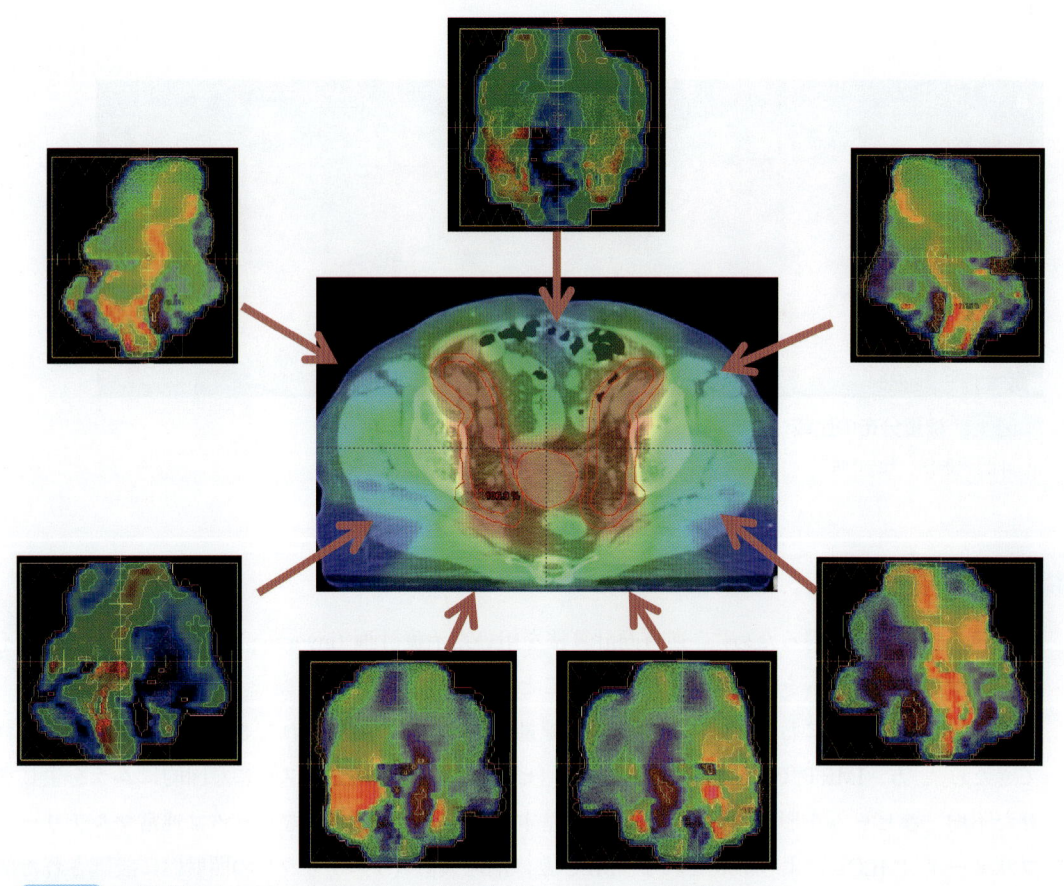

図3　全骨盤照射 IMRT：各門のビーム強度（フルエンス）と線量分布

IMRT のプロセス

　IMRT は，患者固定具の作成，計画用 CT 撮影（前処置後），治療計画（target volume/リスク臓器の設定：contouring, 最適化計算），線量検証の一連のプロセスを経て，ようやく治療開始となる．これらの作業は，放射線腫瘍医をはじめ，診療放射線技師，医学物理士，品質管理士らのきわめて専門性の高い連携で行われる．

　急峻な線量勾配を実現する IMRT は，隣接する正常臓器への線量を抑えつつ複雑な形状のターゲットへ十分な線量投与を可能とする理想的な治療である．この特徴が活きるためには，まずターゲットとリスク臓器の位置（座標）が的確であることが重要である．万一これらの位置（座標）設定に誤りがあった場合，ターゲットへの線量不足やリスク臓器への高線量投与が起こりうる．その結果，局所再発や合併症増加のリスクをはらむ．したがって，適切な患者固定による位置の再現性，およびターゲット/リスク臓器の位置（座標）の的確な設定が，適正な IMRT 実施の大前提となる．患者固定には，患者ごとに作成した吸引式のマットやシェルなどの固定具が用いられる．さらに，体内の臓器移動のコントロール（排便，排尿など）が重要である．以上により座標再現性を確保した上で，治療計画用 CT が撮影される．CT データは治療計画コンピュータ（RTPS）に転送され，RTPS 上で各 CT スライス面に，ターゲットとリスク臓器を描画ツールにてかき込む作業（contouring）が行われる．ターゲットのうち，微細病変の存在可能性領域である臨床標的体積（clinical target volume：CTV）は，手術の切除・郭清範囲に相当する．的確な CTV 設定には臨床腫瘍学的知見や解剖の知識を要する．施設・術者間の CTV 設定のばらつきを回避するためのガイドラインが，近年 JCOG 放射線治療グループにより整備された[1,2]．

　次に線量計算が行われる．各ターゲット（CTV など）の制御必要線量，各リスク臓器の線量許容値などの目標（線量制約：dose constraint）を満たすために，暫定的な数値と優先度（priority）を RTPS に入力し，コンピュータに繰り返し計算（逆方向計算）を行わせる．計算結果は，線量体積ヒストグラム（dose-volume histogram：DVH）にて dose constraint の達成度により評価される．

　立案した計画通りに治療装置（リニアック）が動作するかどうか，特に MLC 精度の検証作業はきわめて重要なプロセスであり，多くの時間をかけて行われる．RTPS の計算で理想的な線量分布および DVH が得られても，治療装置の動作が計画通りにならなければ「絵に描いたもち」に終わってしまう．検証結果が不十分な場合にはまた改めて RTPS での治療計画の練り直しが行われる．治療装置精度やビームデータなどの検証（コミッショニング）まで立ち返って行われる場合もある．

　以上のプロセスを経て，はじめて高精度の IMRT が実患者に対して実施される．このように，IMRT は従来の放射線治療と比較してきわめて綿密な品質管理を要する治療法である．

婦人科腫瘍に対する IMRT

　米国を中心に臨床適用が進んでいる．子宮頸癌の根治照射，子宮頸癌/体癌の術後照射について，従来の方法（4 門照射法）と比較し有害事象が減少することが報告されてきている[3]．米国の臨床試験グループ（Radiation Therapy Oncology Group：RTOG）では第 2 相試験 RTOG 0418 が行われ[4]，現在従来法と IMRT を比較する第 3 相試験（RTOG 1203）が進められている．

婦人科腫瘍へのIMRTの問題点と課題

　特に根治的放射線治療における全骨盤照射では，腸管や膀胱の内容量の変化に伴う子宮体部・頸部の位置（座標）変化が大きな問題である（図4）．十分な前処置（排便・排尿コントロール）とともに，治療毎の臓器，子宮の位置確認が重要である[5]．子宮頸癌では外部照射期間中に著明に腫瘍縮小を得られることが多く，それに伴う治療期間中の子宮頸部病巣の位置・形態の変化も大きな問題である．今後，定量的にこれらの変化をとらえ，再現性の高い治療が実施できるプログラムを確立する必要がある．

　一方，子宮頸癌の術後照射においては，前述の臓器移動の問題は少なく，IMRTによる腸管被曝線量の軽減で腸閉塞などの重篤な合併症を低減することが期待できる．現在JCOG放射線治療グループでは臨床試験を計画中である．

　現在通常のリニアックを用いたIMRTに加え，高精度放射線治療を売りとしてIMRT専用装置が多くの病院に導入されている．診療報酬が比較的高額なこと（1回3,000点）も追い風になり，今後さらに臨床への適用は拡大することが予想される．しかし，前述の綿密なプロセスを経て行われることが大前提であり，装置やシステムを導入してすぐに実現できるものではない．不適切な適用によりかえって治療成績を損なうリスクがあること[6]を肝に銘じなければいけない．今後臨床試験などを通じて標準的な臨床QA/医学物理QAプログラムを確立し，副作用の少ない安全なIMRTを多くの婦人科腫瘍患者に提供できるよう，地道な努力を続けていく必要がある．

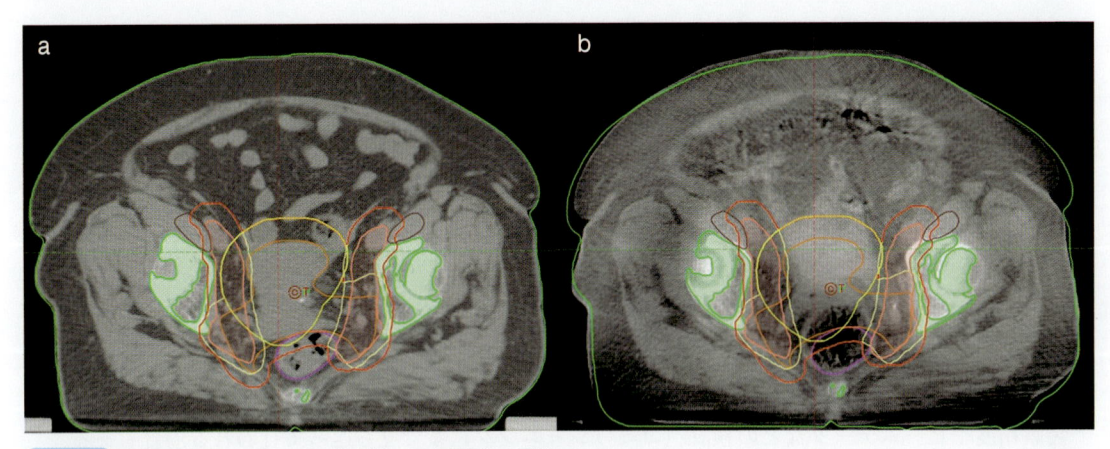

図4 直腸ガスによるCTV（子宮）と直腸壁の偏位
a：治療計画．オレンジ（CTV），ピンク（直腸）
b：実治療時のcone beam CT（治療装置上で撮影されたCT）像．直腸内のガスによりターゲット（CTV）内に大きく直腸壁が入り込み，子宮が前方に偏位していることが確認される．

◆文献

1) Toita T, Ohno T, Kaneyasu Y, et al. A consensus-based guideline defining the clinical target volume for pelvic lymph nodes in external beam radiotherapy for uterine cervical cancer. Jpn J Clin Oncol. 2010; 40(5): 456-63.
2) Toita T, Ohno T, Kaneyasu Y, et al. A consensus-based guideline defining clinical target volume for primary disease in external beam radiotherapy for intact uterine cervical cancer. Jpn J Clin Oncol. 2011; 41(9): 1119-26.
3) Folkert MR, Shih KK, Abu-Rustum NR, et al. Postoperative pelvic intensity-modulated radiotherapy and concurrent chemotherapy in intermediate- and high-risk cervical cancer. Gynecol Oncol. 2013; 128(2): 288-93.
4) Jhingran A, Winter K, Portelance L, et al. A phase II study of intensity modulated radiation therapy to the pelvis for postoperative patients with endometrial carcinoma: radiation therapy oncology group trial 0418. Int J Radiat Oncol Biol Phys. 2012; 84(1): e23-8.
5) Tyagi N, Lewis JH, Yashar CM, et al. Daily online cone beam computed tomography to assess interfractional motion in patients with intact cervical cancer. Int J Radiat Oncol Biol Phys. 2011; 80: 273-80.
6) Wright JD, Deutsch I, Wilde ET, et al. Uptake and outcomes of intensity-modulated radiation therapy for uterine cancer. Gynecol Oncol. 2013; 130: 43-8.

〈戸板孝文　有賀拓郎　村山貞之〉

Question 25 I. 治療各論：対症療法の実際

術後の排尿障害に対する治療法について教えてください

Answer

　婦人科悪性腫瘍術後に起こる排尿障害は，患者の日常生活に大きく影響を及ぼしQOLを著しく損なう代表的な術後合併症・後遺症のひとつである．特に広汎子宮全摘術後に認められることが多く，宇津木[1]は，尿の貯留感の減少，腹圧性排尿・尿失禁の増加は，他の術式に比較して，広汎子宮全摘術後に有意に認められたと報告している．これは広汎子宮全摘術により，骨盤神経叢の膀胱枝や骨盤内臓神経，下腹神経が損傷されることに起因する（図1）．また広汎子宮全摘術後に放射線治療を施行した場合には，膀胱容量の減少や膀胱コンプリアンスの低下がさらに助長され，より高率に排尿障害を発症する[2]．

　まず術後の排尿障害の治療に際しては，正常な排尿機能がどのように制御されているか，そのメカニズムを知る必要がある．膀胱と尿道からなる下部尿路は，蓄尿機能と排尿機能という相反する2つの機能をつかさどり，特に意識下の制御機能は他の自律神経器官と比較してより発達している．蓄尿は交感神経（下腹神経，胸腰髄Th 11-L 2）と体性神経（陰部神経，仙髄S 2-4）によって，排尿筋（膀胱平滑筋）の弛緩と尿道括約筋の収縮が引き起こされ，膀胱の出口が閉まり膀胱内圧を低圧に保ち蓄尿（400〜500 mL）が維持される．排尿は副交感神経（骨盤内臓神経，仙髄S 2-4）によって，膀胱の収縮と尿道括約筋の弛緩が引き起こされ，膀胱内の尿は排泄される[3]．また求心性神経は骨盤神経を通り脊髄内に入るが，その末端は伸展受容体になっており，蓄尿に伴う膀胱壁の伸

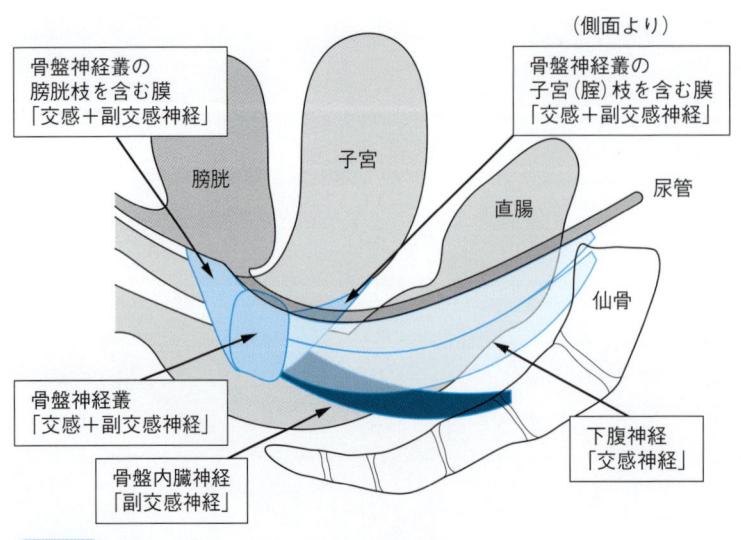

図1　子宮・膀胱に分布する自律神経系

25. 術後の排尿障害に対する治療法について教えてください　105

展度や膀胱知覚を中枢に伝える（図2）．したがって，手術によってこれらの神経路が障害されると，術後尿意の低下や排尿筋収縮の低下あるいは欠如をきたし，排尿困難などを主症状とする下部尿路機能障害（lower urinary tract dysfunction：LUTD），神経因性低活動膀胱をきたすことになる（図3）．

　一般に排尿障害は術後1年は改善傾向がみられるが，その後の回復は難しいといわれている[4]．よって適切な排尿管理が行われない場合には，反復する尿路感染症や水腎症を発生し，長期経過後には腹圧性尿失禁を高率に認めるようになる．術後の尿流動体検査（urodynamic study，図4）による解析では尿意の低下や欠如，膀胱容量・膀胱コンプライアンスの低下，排尿時の排尿筋収縮の欠

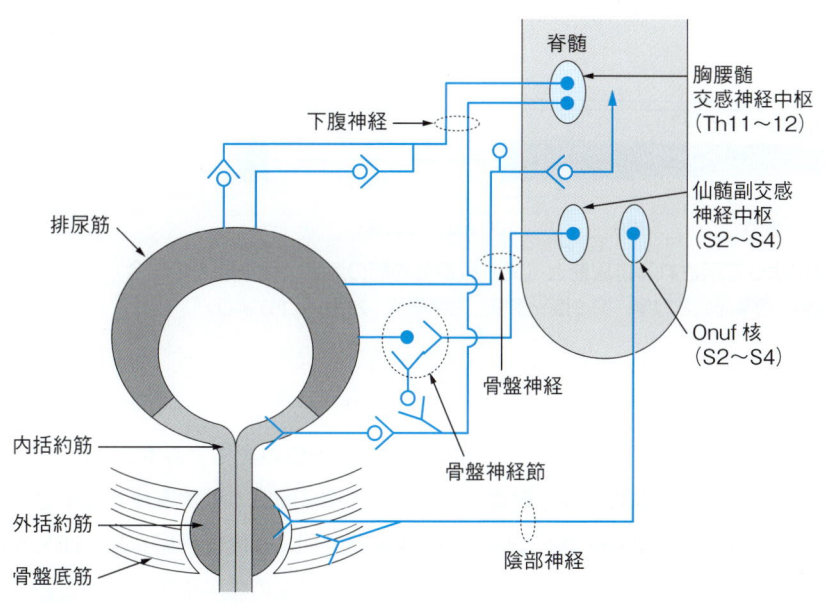

図2 下部尿路の末梢神経機構（香川　征，監修．標準泌尿器科学．第8版．東京：医学書院；2010. p.161 より）

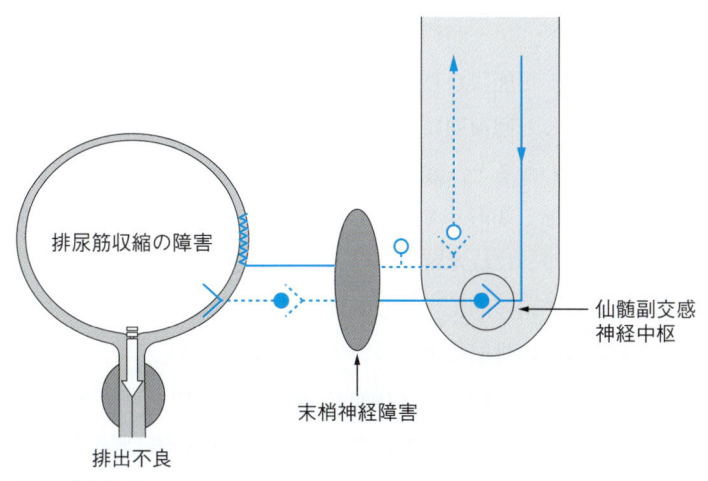

図3 低活動膀胱の病態（香川　征，監修．標準泌尿器科学．第8版．東京：医学書院；2010. p.169 より）

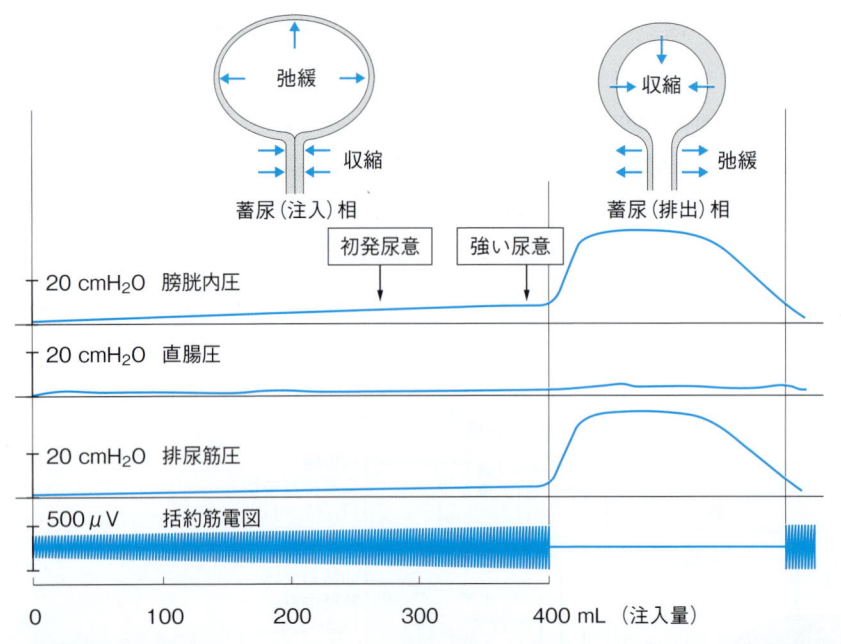

図4 尿流動態検査によって示される排尿筋と（外）尿道括約筋の活動（健常成人の場合）
（香川 征, 監修. 標準泌尿器科学. 第8版. 東京: 医学書院; 2010. p.163より）

如がみられ腹圧加重による排尿が行われている[5]. 通常これらは一過性の変化であることが多い.

術後の排尿管理では，急性期と回復期が最も重要である．急性期は膀胱が弛緩麻痺して尿意が低下している時期で，膀胱の過伸展と細菌感染を予防する．術後急性期には腹圧排尿を禁じ間欠的自己導尿を指導する．これは膀胱コンプライアンスが悪い時期に必要以上の腹圧排尿を行うことで，排尿筋の筋線維を損傷させる可能性があり，この段階で筋線維が大きな損傷を受ければ，後に神経系の回復が得られても後遺症が残る可能性があると考えられるからである．また水腎症などの上部尿路の拡張を認めるような症例では，一時的に尿管カテーテルを留置し，改善を待ってから間欠的自己導尿を開始する．

間欠的自己導尿を4週間継続すると自排尿が可能になり，排尿筋の収縮にかなりの改善がみられ，膀胱壁には緊張と収縮力が戻ってくる．こうした回復期に入ると排尿訓練を始める．しかしながら排尿訓練にも限界があり，排尿異常が長期にわたると，残尿があるために細菌感染がとれず高圧排尿状態と重なって，膀胱壁が固く厚くなり萎縮し変形してくる．膀胱にこのような不可逆性の変化が起きると尿のうっ滞や尿管逆流が発生し，ついには水腎症，腎盂腎炎などの腎機能障害をきたすことになる．このような固定期には泌尿器科を積極的に受診し個別化排尿管理を行う必要がある．

では諸家の報告を参考に，広汎子宮全摘術後の排尿管理について具体的に一例を示す．

術後1週間程度は膀胱内にバルーンカテーテルを留置し，自動的に排出される尿をバックに貯め，尿量を確認する．カテーテル抜去前にはカテーテルを一時的にクランプして膀胱内に尿を貯め，尿意の有無を確認してからカテーテルを抜去する．この時尿検査を行い，膀胱炎があれば抗菌剤治療を行う．これは神経因性膀胱が感染に弱く，細菌性炎症に侵された組織は回復しにくいからである．

その後は尿意がなくても4から6時間ごとにトイレに行き（眠前は必ず），自分で排尿した後にカテーテルを挿入し残尿を計測する．1回導尿量は400 mL以下とし（図4），残尿が100 mL以上あれば導尿を続ける．残尿が50 mLをきったら中止する．

　自排尿のコツは，尿意がある場合はそのつどトイレに行き，尿意がない場合は，一定時間ごとに時間を決めてトイレに座り下腹部をさすったり，ウォシュレットで刺激したりする．腹圧を強くかける腹圧排尿は，膀胱を痛めたり尿が腎臓に逆流したりするので避けるように指導する．

　低活動膀胱治療に用いられる薬物としては，排尿筋の低活動（排尿筋の収縮を高める）に対してコリン作動薬（臭化ジスチグミン：ウブレチド®錠5 mg/日と塩化ベタネコール：ベサコリン®散5% 30〜50 mg/日）を用いるが，間欠的自己導尿による効果を判定したうえで投与する．臭化ジスチグミンは，コリン作動性神経から放出されるアセチルコリンを分解するコリンエステラーゼを阻害することで，損傷を受けた副交感神経の働きを補うため，神経温存がなされていなければ有効性は期待できない[6]．また本薬剤によりコリン作動性クリーゼが出現することがあるので，年齢，体重，肝・腎機能を考慮し低用量から開始する．あるいは尿道抵抗の減少（括約筋の緊張をとる）を目的に α-blocker（エブランチル®カプセル30 mg/日）を用いる．

　最後に，婦人科悪性腫瘍手術は，排尿に関与する神経に影響を与えることが多い．われわれ婦人科腫瘍専門医は術後の後遺症に対して，常にその発生頻度を減少させるべく手術法を工夫すべきである．しかしながら，時に癌の根治性を損なうことなく，骨盤神経温存術を確実に施行することが困難な症例に遭遇する．悪性腫瘍に対する手術の目標は根治であり，やむ得ない神経障害は容認されると考えられるが，患者のQOLを著しく低下させる術後の排尿障害に対しては，術前の十分な説明と術後の適切な治療が重要である．

＜術後排尿障害に対する治療法のPOINT＞

①なんといっても急性期の治療が大切！

②とにかく膀胱の過伸展を防ぎ，膀胱内圧を低圧に維持する．

③そのためには一定時間毎の自排尿と間欠的自己導尿を指導する．ただし自排尿させることに固執しない．腹圧排尿は禁忌．

◆文献

1) 宇津木久仁子．3．婦人科がん術後の排尿・排便・性交障害．臨床婦人科産科．2009; 63: 1541-7.
2) Chuang F-C, Kuo H-C. Management of lower urinary tract dysfunction after radical hysterectomy with or without radiotherapy for uterine cervical cancer. J Formos Med Assoc. 2009; 108: 619-26.
3) 吉村直樹．排尿反射機構に関する新しい考え．日薬理誌．2003; 121: 290-8.
4) Fishman U, Shabsigh R, Kaplan A. Lower urinary tract dysfunction after radical hysterectomy for carcinoma of cervix. Urology. 1986; 18: 462-8.
5) 小口健一，桑原道弥，櫻木範明，他．広汎子宮全摘術後の膀胱機能障害に対するurodynamic study. 日本産科婦人科学会雑誌．1999; 51: 325-34.
6) 中川晴夫．末梢神経障害による神経因性膀胱—骨盤内手術後の排尿障害—．泌尿器外科．2013; 26: 261-3.

〈池田仁惠〉

Ⅱ

子宮体癌

Question 1

A. 疫学

子宮体がんの罹患率，死亡率の推移と発症リスク因子について教えてください

Answer

■ 本邦における子宮体がんの罹患・死亡の推移

　国立がん研究センターがん対策情報センターによれば，本邦で2008年に10,815人が新規に子宮体がんと診断され，2011年には2,034人が子宮体がんにより死亡した[1]．国立がん研究センター地域がん登録全国推計による，1975年から2008年の本邦における婦人科がん年齢調整罹患率および年齢調整死亡率を図1，2に示す[1]．子宮体がんの年齢調整罹患率は1975年に1.8人（人口10万人あたり）であったものが，2009年には12.5人へ増加しており，2005年以降は卵巣がんの罹患率を超え婦人科がんの中では子宮頸がんに次ぎ2番目に頻度の高い疾患となった．子宮頸がんが2000年以前までに検診の効果により減少したこととは対照的である．年齢調整死亡率も同様で，罹患率の上昇に伴い一貫して増加し続け，2011年には1.7人（人口10万人あたり）となっている．1950年代からの日本における長期の罹患・死亡の傾向について解析した報告によれば，「子宮がん」と登録され未分類である症例を考慮しても，子宮体がんは1970年代から増加している[2]．欧米諸国やアジアの一部の国での傾向と同様に，女性のライフスタイルの変化や高齢化も相まって子宮体がんは日本人女性の婦人科がんの中で重要性を増している．肥満はリスク因子として重要な因子ではあるが，国民健康・栄養調査によれば，日本人女性は元来，欧米人のようなbody mass index（BMI）が35を超えるような極端な肥満は少なく，しかも女性に限ってはすべての年代で1980年以降「肥満（BMIが25以上のもの）」の割合が横ばいから減少傾向にあることから[3]，日本での症例数・罹患率の増加傾向に肥満は大きくは影響していない可能性がある．50歳代前半〜60歳代前半の閉経期前後が好発年齢であることは以前より変わらない傾向ではあるが，日本の子宮体がんにおいて注目すべきは，ここ数十年の間に30代前半でも1975年の0.4から2009年の9.5へと子宮体がんの罹患率が急激に増加していること（図3）と，50代以降の死亡率が3〜4倍に増加していることであろう（図4）．日本人女性の子宮体がん罹患年齢の若年化と罹患率の増加には，むしろ晩婚化や少子化などの影響を考えるべきであろう．

■ 子宮体がんの発生に影響を与える因子[4-6]

1. **リスク因子（risk factors）**（表1）
   1) エストロゲン過剰刺激
   　①プロゲステロン拮抗のないエストロゲン刺激（unopposed estrogen）：エストロゲン単独投与では，使用量，期間に比例して増殖症，体がんの発生が増加する．また無排卵症でも，プロゲス

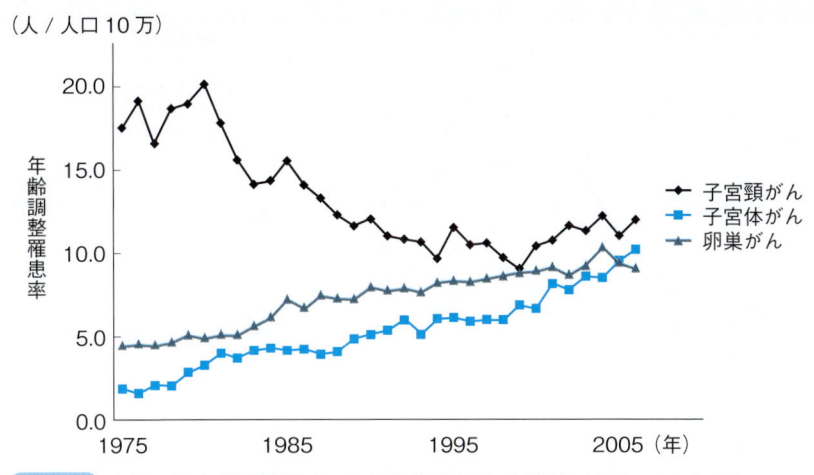

1. 子宮体がんの罹患率，死亡率の推移と発症リスク因子について教えてください　111

図1 本邦の婦人科悪性腫瘍：年齢調整罹患率の推移（文献1より作図）

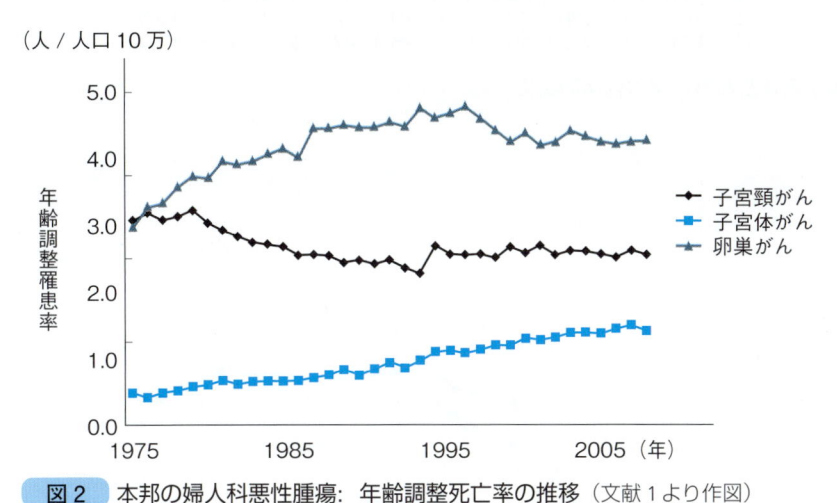

図2 本邦の婦人科悪性腫瘍：年齢調整死亡率の推移（文献1より作図）

テロン拮抗のないエストロゲン分泌によって体がんリスクが増加しうる．
②タモキシフェン：選択的エストロゲン受容体モジュレーターであり，エストロゲン受容体（ER）に対して作動薬，拮抗薬のどちらとして働くかは，血中エストロゲン濃度と受容体発現臓器によって異なる．乳腺組織に対しては拮抗的に作用しホルモン感受性乳がん治療に用いられる．50〜55歳以上の子宮内膜に対しては体がんリスクを増加し，タモキシフェン中止後も体がん発生リスクは未治療群に比べて高い．
③肥満：脂肪組織ではアロマターゼによって，アンドロステンジオンがエストロンに，テストステロンがエストラジオールに変換される．また，性ホルモン結合グロブリンの低下や耐糖能異常も体がんリスク増加に関わる．
④早発月経，遅発閉経，未経産
⑤エストロゲン産生腫瘍

2）年齢

多くは周閉経期から閉経後に発生する．50歳未満の発生では，肥満や無排卵症などのリスク因子

(人/人口10万)

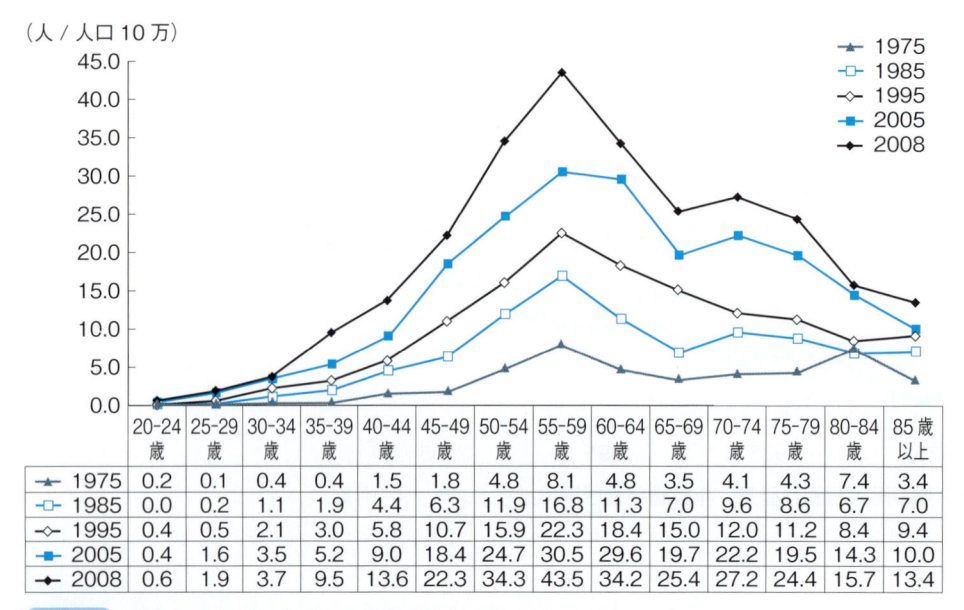

	20-24歳	25-29歳	30-34歳	35-39歳	40-44歳	45-49歳	50-54歳	55-59歳	60-64歳	65-69歳	70-74歳	75-79歳	80-84歳	85歳以上
1975	0.2	0.1	0.4	0.4	1.5	1.8	4.8	8.1	4.8	3.5	4.1	4.3	7.4	3.4
1985	0.0	0.2	1.1	1.9	4.4	6.3	11.9	16.8	11.3	7.0	9.6	8.6	6.7	7.0
1995	0.4	0.5	2.1	3.0	5.8	10.7	15.9	22.3	18.4	15.0	12.0	11.2	8.4	9.4
2005	0.4	1.6	3.5	5.2	9.0	18.4	24.7	30.5	29.6	19.7	22.2	19.5	14.3	10.0
2008	0.6	1.9	3.7	9.5	13.6	22.3	34.3	43.5	34.2	25.4	27.2	24.4	15.7	13.4

図3 本邦における子宮体がん罹患率の経年的変化（文献1より作図）

(人/人口10万)

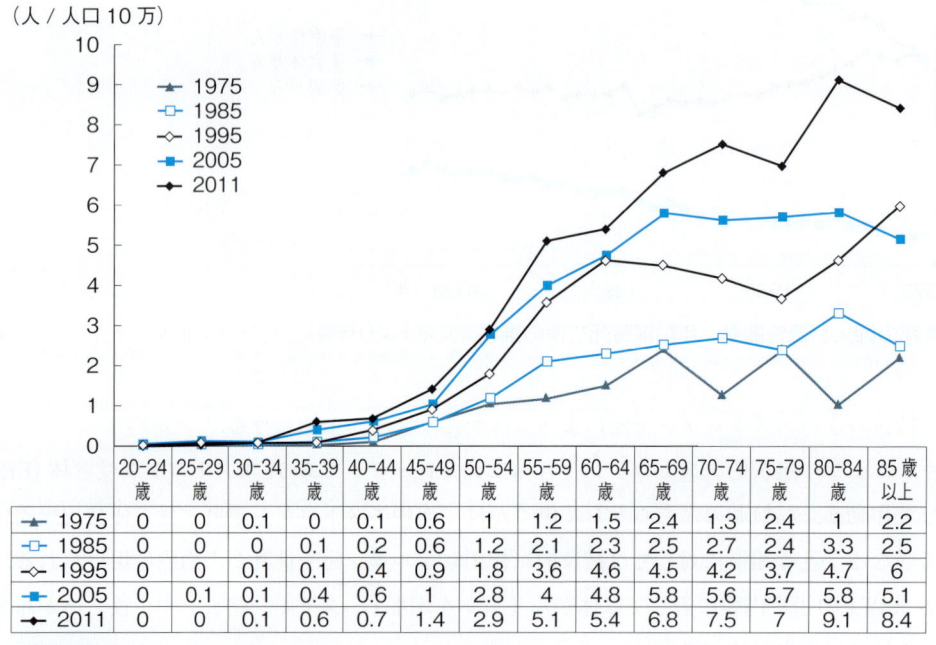

	20-24歳	25-29歳	30-34歳	35-39歳	40-44歳	45-49歳	50-54歳	55-59歳	60-64歳	65-69歳	70-74歳	75-79歳	80-84歳	85歳以上
1975	0	0	0.1	0	0.1	0.6	1	1.2	1.5	2.4	1.3	2.4	1	2.2
1985	0	0	0	0.1	0.2	0.6	1.2	2.1	2.3	2.5	2.7	2.4	3.3	2.5
1995	0	0	0.1	0.1	0.4	0.9	1.8	3.6	4.6	4.5	4.2	3.7	4.7	6
2005	0	0.1	0.1	0.4	0.6	1	2.8	4	4.8	5.8	5.6	5.7	5.8	5.1
2011	0	0	0.1	0.6	0.7	1.4	2.9	5.1	5.4	6.8	7.5	7	9.1	8.4

図4 本邦における子宮体がん死亡率の経年的変化（文献1より作図）

をもつことが多い．

3）家族歴

責任遺伝子がはっきりしない場合でも，第一度近親者ではリスクが増加する．

①Lynch症候群：DNAミスマッチ修復遺伝子変異による．比較的若年で体がんを発症する．

表1 子宮体がん罹患の相対危険度（文献4より改変）

リスク因子	相対危険度
エストロゲン単独療法	2-10
タモキシフェン療法	2
肥満	2-4
遅発閉経	2
未経産	2
糖尿病	2

4）合併症，既往歴

①耐糖能異常：インスリン様成長因子の過剰分泌などが内膜の増殖刺激になると考えられている．

②乳がん既往：タモキシフェン投与のほか，共通のリスク因子をもつためと考えられている．

③無排卵症

5）食生活

①赤身肉：飲酒については，アルコール量や種類，また対象集団によってリスクが異なると考えられている．

2. 防御因子（protective factors）

1）経口避妊薬（oral contraceptives：OCs）

主にプロゲステロンによる内膜増殖抑制による．

2）高齢での分娩歴

最終分娩時の年齢が上昇する程，経産回数によらずに，体がんリスクが低下する．

3）喫煙

内因性エストロゲンを低下させるためと考えられている．喫煙による健康リスクはベネフィットを凌駕する．

4）運動

5）コーヒー・緑茶の摂取

◆文献

1) がん情報サービス ganjoho.jp．独立行政法人国立がん研究センターがん対策情報センター．http://ganjoho.jp/professional/statistics/index.html
2) Katanoda K, Matsuda T, Matsuda A, et al. An updated report of the trends in cancer incidence and mortality. Jpn J Clin Oncol. 2013; 43: 492-507.
3) 国民健康・栄養調査．厚生労働省．http://www.e-stat.go.jp/SG1/estat/GL08020103.do?_xlsDownload_&fileId=000005113147&releaseCount=1
4) UpToDate http://www.uptodate.com/contents/endometrial-carcinoma-epidemiology-and-risk-factors
5) Amant F, Moerman P, Neven P, et al. Endometrial cancer. Lancet 2005; 366: 491-505.
6) 宮城悦子，助川明子，平原史樹．子宮の病理Ⅱ—子宮体部—子宮体癌の疫学．病理と臨床．2008; 26: 330-4.

〈元木葉子　最上多恵　宮城悦子〉

Question 2

B. 発生

子宮体癌タイプ1とタイプ2の発生機序・分子生物学的特徴・臨床的特徴の違いは何ですか？

Answer

■ タイプ1とタイプ2

　子宮体癌は臨床病理学的な特徴から2つのタイプに分けて論じられている（表1）．タイプ1は類内膜腺癌であり，ホルモン依存性腫瘍の性格をもち，高頻度にエストロゲン受容体（ER），プロゲステロン受容体（PR）を発現している．一方，タイプ2は漿液性腺癌や明細胞腺癌などの非類内膜腺癌であり，ホルモンに関連しないとされ，ER，PR発現率も低い．両者は形態のみでなく，その発癌様式や分子生物学的特徴も大きく異なっている．

表1　子宮体癌のタイプ分類

	タイプ1	タイプ2
unopposed estrogen	あり	なし
好発年齢	50歳代（比較的若年）	高年
組織型	類内膜腺癌	非類内膜腺癌
前駆病変	子宮内膜異型増殖症	萎縮子宮内膜
悪性度	低	高
肥満との関連	あり	なし

■ 発生機序：unopposed estrogen

　プロゲステロン（P）はエストロゲン（E）に拮抗して子宮内膜の増殖を抑制するため，タイプ1の発生にはP作用がなくE刺激のみが持続した"unopposed estrogen"が重要とされる．この際，血清Eは，高値を呈すると一般的には理解されやすいが，実際に癌化リスクの高い多嚢胞性卵巣症候群や周閉経期の"unopposed estrogen"での血清E（estradiol）値は，LHサージをもたらさない概ね100 pg/mL以下の低値である点が重要である．タイプ1の発生では，DNA複製時のミスマッチ修復（MMR）機能の異常による遺伝子変異の蓄積が重要とされる．そこで我々は，EとMMRの関係に着目したところ，高E刺激が子宮内膜腺上皮でのMMR機能分子hMLH1，hMSH2発現を著明に誘導してMMR機能を高めること，低E刺激では増殖をわずかに刺激する一方，これらのタンパク発現を誘導せず，突然変異が蓄積しやすい状態となることを見出した（図1）．つまり，高E刺激は癌化をむしろ抑制している可能性があり，タイプ1発生での"unopposed estrogen"は，"低レベルのE刺激が持続する"ことが重要と考えられた．一方，タイプ2の発生にはホルモンは関与しないとされている．

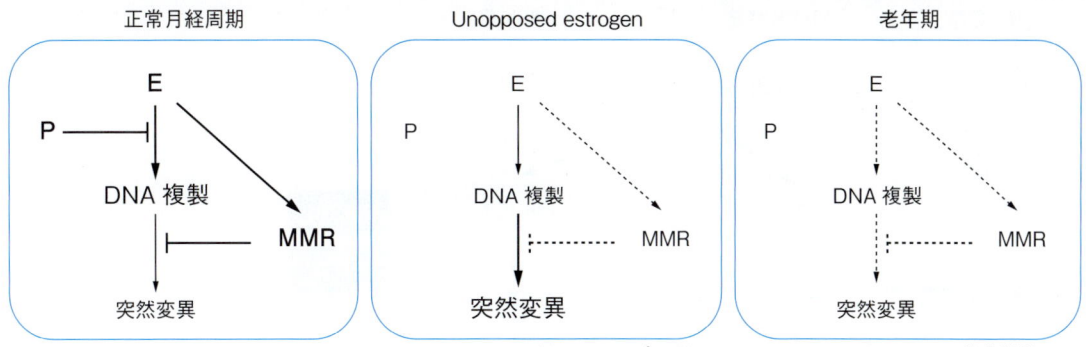

図1 ホルモン状態と子宮内膜腺上皮のミスマッチ修復機能

分子生物学的特徴

　発癌様式も異なり，タイプ1は子宮内膜異型増殖症を経て発癌していく多段階発癌のパターンを示すが，タイプ2は特徴的な前駆病変は伴わず，萎縮内膜から突然発生するde novo発癌パターンを示す（図2）．タイプ1では，MMR異常によるマイクロサテライト不安定性（MSI）が特徴的で，約30％に認められる．孤発性子宮体癌でのMSIの多くは，hMLH1遺伝子プロモーターのメチル化による不活化が原因で，異型増殖症でも既に認められる．またタイプ1の約10％に，DNA複製や修復に必要なDNAポリメラーゼ・イプシロン（POLE）の突然変異が見出された．MSIやPOLE変異は遺伝子不安定性に関与するため，突然変異の蓄積からタイプ1の多段階発癌を引き起こすと考えられる．一方，タイプ2の漿液性腺癌では，p53変異を90％以上に認め，それによる染色体不安定性から遺伝子コピー数異常，染色体異数性を示すことが特徴的である．この染色体レベルの大規模な改変がde novo発癌を引き起こすと考えられる．

　細胞増殖や生存に関与するシグナル経路の活性化は両タイプで認められるが，遺伝子異常のプロ

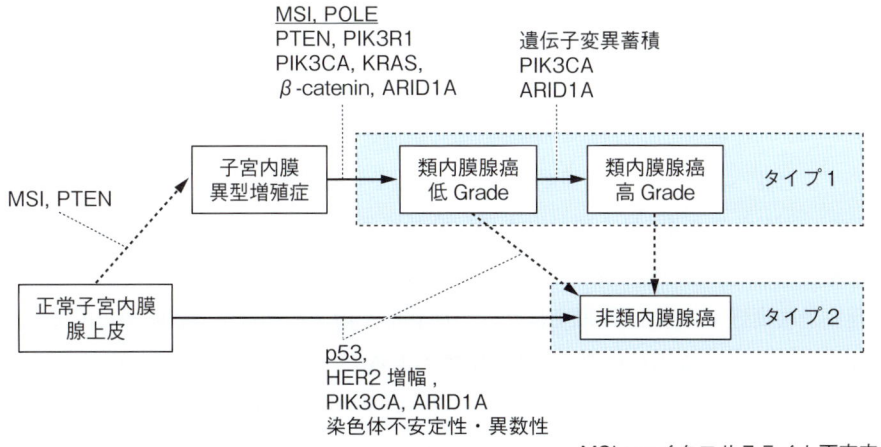

図2 タイプ1とタイプ2の発癌機構と遺伝子異常

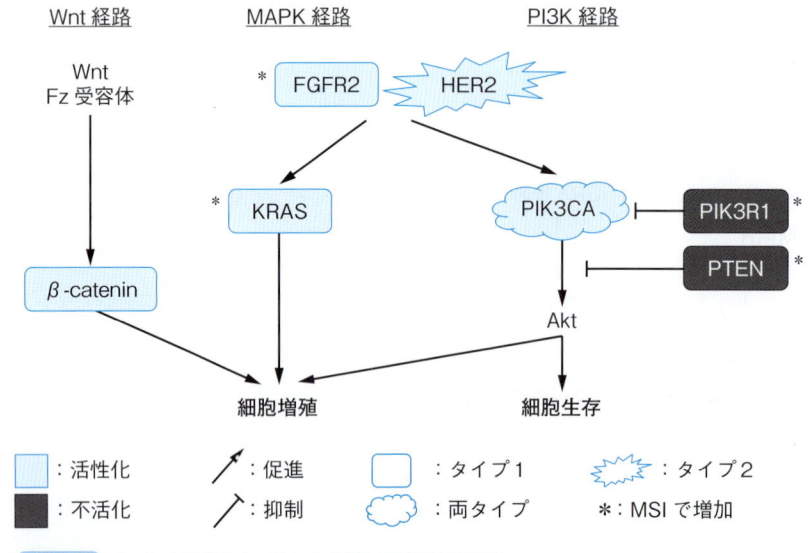

図3 タイプ分類とシグナル経路の遺伝子異常

ファイルは異なる（図3）．タイプ1では，PI3K経路を抑制するPTEN（37〜80％），PIK3R1（約40％）の変異頻度が高く，MSIで更に増加する．PI3Kの酵素活性ユニットであるPIK3CAの活性化突然変異（24〜39％）は両タイプで認められる．MAPK経路では，タイプ1に特徴的にKRAS活性化突然変異（10〜30％），さらに上流の線維芽細胞増殖因子受容体2（FGFR2）の活性化変異（6〜12％）を認め，これらもMSIで増加する．一方タイプ2では，受容体型チロシンキナーゼHER2の遺伝子増幅による発現増強を約25％に認める．Wnt経路のβ-catenin変異および核への蓄積は，タイプ1に特徴的だが（14〜44％），MSIとは関連しない．

タイプ2でも明細胞腺癌の遺伝子変異は漿液性腺癌と異なり，p53変異は約30％，PTEN変異約20％，MSI約15％と報告されている．ARID1Aはクロマチン再構成複合体の構成因子で，DNAの転写，複製，修復などを制御して癌抑制的に作用するとされ，卵巣明細胞腺癌の約50％，卵巣類内膜腺癌の30％に変異および発現消失を認め，これらの癌の主要な原因遺伝子として注目されている．子宮体癌では低Gradeタイプ1の29％，高Grade 39％，漿液性腺癌18％，明細胞腺癌26％にARID1A発現消失を認めるが，明細胞腺癌に特徴的ではない．

臨床的特徴

臨床的にはタイプ1と比べタイプ2は悪性度が高く，早期から腹膜播種やリンパ節転移を認めるなど，進行も早くて予後不良である．日本産科婦人科学会腫瘍委員会報告の2005年治療臨床進行期Ⅲ期例の5年生存率は，タイプ1: 83.6％に対し，タイプ2: 54.8％であった．一方，低Gradeのタイプ1は進行も遅く予後良好であり，ⅠA期ではリンパ節郭清や術後補助療法の省略が可能であり，またER，PR発現からホルモン療法が有効である可能性もある．

おわりに

各タイプの癌の性質は一様ではなく，同じタイプ2でも漿液性腺癌と明細胞腺癌では，その発生

過程や分子生物学的背景は大きく異なる．今後望まれる個別化医療では，さらに個々の癌の性質に併せた分類が必要であろう．

◆文献
1) Bokhman JV. Two pathogenetic types of endometrial carcinoma. Gynecol Oncol. 1983; 15: 10-7.
2) Catasus L, Machin P, Matias-Guiu X, et al. Microsatellite instability in endometrial carcinomas: clinicopathologic correlations in a series of 42 cases. Hum Pathol. 1998; 29: 1160-4.
3) Kandoth C, Schultz N, Cherniack AD, et al. Integrated genomic characterization of endometrial carcinoma. Nature. 2013; 497: 67-73.
4) Matias-Guiu X, Prat J. Molecular pathology of endometrial carcinoma. Histopathology. 2013; 62: 111-23.
5) Miyamoto T, Shiozawa T, Kashima H, et al. Estrogen up-regulates mismatch repair activity in normal and malignant endometrial glandular cells. Endocrinology. 2006; 147: 4863-70.
6) Wiegand KC, Lee AF, Al-Agha OM, et al. Loss of BAF250a (ARID1A) is frequent in high-grade endometrial carcinomas. J Pathol. 2011; 224: 328-33.

〈宮本 強　塩沢丹里〉

Question 3 B. 発生
Lynch 症候群について教えてください

Answer

　Lynch 症候群は 1971 年，Henry Lynch らにより提唱された「癌家系症候群」の診断基準がもととなり，「Lynch 症候群」または「遺伝性非ポリポーシス大腸癌（hereditary nonpolyposis colorectal cancer: HNPCC）」と称されている．ただし現在では，大腸癌以外にも多種の癌が関連するため，HNPCC よりも Lynch 症候群の呼称が用いられることが多い．Lynch 症候群家系では大腸癌，子宮体癌，小腸癌，尿管癌，腎盂癌などさまざまな癌の生涯リスクが増加し，しかも若年発症が多い．1999 年に改定された新アムステルダムクライテリア（表 1）は癌の家族歴に基づいた Lynch 症候群の臨床診断基準であるが，すべての Lynch 症候群家系がこれらの診断基準を満たすわけではないことは広く知られている．

表 1　新アムステルダムクライテリア（1999 年改訂）

1. 家系内に少なくとも 3 名の HNPCC に関連した腫瘍（大腸癌，子宮癌，小腸癌，尿管あるいは腎盂の癌）が認められること
2. そのうちの 1 名は他の 2 名に対して第一度近親者（親，子，兄弟）であること
3. 少なくとも 2 世代にわたって発症していること
4. 少なくとも 1 名は 50 歳未満で診断されていること
5. 家族性大腸腺腫症が除外されていること
6. 腫瘍の組織学的診断が確認されていること

■ 原因遺伝子と発症機序

　分子遺伝学的探索により Lynch 症候群家系における発癌機序が *MLH1*，*MSH2*，*MSH6*，*PMS2* などの DNA ミスマッチ修復（mismach repair: MMR）遺伝子群の生殖細胞変異（germline mutation）と関連することが判明し，常染色体優性遺伝形式をとることが明らかにされた．Lynch 症候群家系の保因者では，MMR 遺伝子の片方のアレルに生殖細胞系列の失活性変異があり，それに続いてもう一方の正常アレルに変異・欠失・メチル化などの異常が起こると癌化が引き起こされる．MMR 系の 2 ヒットにより機能低下している癌細胞は，特徴的にゲノム中の数塩基を単位とする反復配列（マイクロサテライト）の複製に異常をきたす．この形質はマイクロサテライト不安定性（microsatellite instability: MSI）とよばれ，腫瘍のパラフィン包埋病理標本から抽出した DNA での解析が可能である．アメリカの国立癌研究所（National Cancer Institute: NCI）による MSI 解析を行うべきマイクロサテライトのうち 2 つ以上に MSI を認める腫瘍は MSI-high（MSI-H），MSI を全く認めない腫

瘍は microsatellite stable（MSS），1つだけに MSI を認める腫瘍は MSI-low（MSI-L）と分類される．

ただし MSI はエピジェネティックな変化に伴い散発的に発生することもあり，主に *MLH1* プロモーター領域の過剰メチル化によることが知られている．*MLH1* プロモーター領域の過剰メチル化を検出する検査により，MSI がエピジェネティックな変化によるものか，または Lynch 症候群によるものかを区別することができる．現在では家族歴を伴って MMR 遺伝子に異常が認められる症例や腫瘍に MSI が認められる症例を Lynch 症候群とよぶことが提唱されている[1]．

婦人科癌における Lynch 症候群

Lynch 症候群の女性では，子宮内膜癌の生涯発症リスクは 60％に達し，これは同女性の結腸直腸癌の生涯発症リスクと同等である．Lynch 症候群の女性では子宮内膜癌の平均発症年齢は 47〜55歳であり，一般女性と比べて若年である．そして Lynch 症候群の若年女性では子宮内膜癌が最初に発症する sentinel cancer となることが多く[2]，結腸直腸癌などその他の癌の予防対策が必要となる．また，Lynch 症候群における卵巣癌の生涯発症リスクについては，10〜12％と推定されている[3]．ただし，婦人科腫瘍で MSI 陽性の要因として最も多いのは，MMR 遺伝子の生殖細胞変異ではなく *MLH1* プロモーターの過剰メチル化であり，Lynch 症候群に続発した癌とは区別される[4,5]．

日本産科婦人科学会の「本邦における遺伝性子宮内膜癌の頻度とその病態に関する小委員会」の調査報告[6]によれば，全子宮内膜癌 2,457 症例中 34 例（1.38％）に Lynch 症候群の新アムステルダムクライテリアを満たす症例が存在することがわかった．この頻度はアメリカでの報告（約2％）と同程度であった．その中の検討において，Lynch 症候群の子宮内膜癌発症年齢の平均は 49.94 歳で，散発性内膜癌より 7 歳若く，有意に若年発症であった（$p<0.001$）．また Lynch 症候群の子宮内膜癌症例の組織型では類内膜腺癌で高分化型が多く，漿液性腺癌や明細胞腺癌などの特殊組織型は認められなかった点が，多様な組織型でかつ進行期で発見されるとする海外での報告と大きく異なり，わが国の Lynch 症候群の子宮内膜癌の1つの特徴といえる．FIGO 手術進行期ではⅠ期が 85.3％と散発性内膜癌の 66.5％に比し有意に多く認められた（$p=0.021$）．重複癌の頻度も 38.2％と散発性内膜癌の 5.8％に比し有意に高く（$p<0.001$），なかでも Lynch 症候群の子宮内膜癌と重複するのは大腸癌が 69.2％と多くを占めた．

遺伝カウンセリングと検査の実際

Lynch 症候群の臨床クライテリア（新アムステルダムクライテリア・改訂ベセスダ基準）を表1，2に示した．このような基準にあてはまる患者については Lynch 症候群を疑い，まず MSI 検査を実施する．MSI 検査の実施にあたっては，事前に Lynch 症候群の可能性について説明し，結果が陽性（MSI-H）であった場合には，遺伝カウンセリングや遺伝子検査が受けられる機会を提供する必要がある．

MSI 検査は保険診療で行うことができ，3割負担の場合の自己負担額は 6000 円である．MSI 検査の結果が陽性（MSI-H）であれば免疫組織化学的検査を行い，MLH 1，MSH 2，PMS 2 または MSH 6 蛋白発現の消失が示唆され，その後の遺伝子検査で MMR 遺伝子の生殖細胞系列変異が認められた場合に，Lynch 症候群と診断される．MSI-H の場合に，MMR 遺伝子の変異が検出される割合は

表2 改訂ベセスダ基準

1. 50歳未満で診断された大腸癌
2. 年齢に関係なく，同時性もしくは異時性の大腸癌もしくはLynch症候群関連腫瘍[*1]の発症
3. 60歳未満に診断されMSI-H組織所見[*2]を呈する大腸癌
4. 一度近親者のひとり以上に大腸癌とLynch症候群関連腫瘍を発症した者がいて，そのうちの少なくとも1人以上は50歳以前に発症
5. 年齢に関係なく大腸癌と診断された者が一度近親者および二度近親者のうちに2名以上いる

[*1]: Lynch症候群関連腫瘍：結腸直腸癌，子宮内膜癌，胃癌，卵巣癌，膵癌，腎盂・尿管癌，胆管癌，脳腫瘍（通常は膠芽種），Muir-Torre症候群における皮脂腺腫（Sebaveous gland adenoma）や角化棘細胞腫（Keratoachantoma），小腸癌

[*2]: 腫瘍浸潤リンパ球の存在，クローン（Crohn）様リンパ球反応，粘液性/印環癌分化髄様増殖像

少なくとも20～50％程度と考えられる．MMR遺伝子の免疫組織化学的検査や生殖細胞系列の遺伝子診断を実施する場合，検査は自費となり，遺伝カウンセリングは検査の前後に行われるべきである．遺伝子検査の結果は癌の予防や早期発見において有力な情報になりうるが，患者側に結果を利用する意思があり，検査自体を自発的に望んでいることが遺伝子検査を実施する際の必須条件である．

検査前の遺伝カウンセリングでは，少なくとも3世代にわたる完全な家系図を作成することで，家族歴による正確なリスク評価だけでなく，家系内構成員のどの範囲まで検査結果を利用できるのかを情報提供できる．そして検査の結果に応じて患者と家系構成員にはどのような医学的管理が勧められるかを，あらかじめ説明すべきである．また検査結果を知った後の感情の変化，遺伝子変異による差別に対する不安，リスクのある家系構成員に検査結果を伝える方策といった倫理的あるいは心理社会的な問題についても焦点を当てるべきである．これらの情報を総合して，最終的に患者自身が遺伝子検査を受けるかどうかを決断する補助的な役割が遺伝カウンセリングに求められる．

検査後の遺伝カウンセリングでは，検査結果に基づき癌の発症を見逃さないためのスクリーニングや定期検査（サーベイランス）の手段などについて話し合う．リスクのある家系構成員と結果を共有することの重要性や，遺伝形式が常染色体優性遺伝であり次世代に伝わる確率は50％であるが，不完全浸透であるため発症しない可能性についても患者に言及すべきである．

MSI検査の結果が陰性（MSI-LおよびMSS）であれば，Lynch症候群の遺伝子診断で変異が同定される可能性は少ないものと考えられるが，遺伝子検査の結果の解釈については注意が必要である．したがって，すでに癌に罹患している場合には，今後も他部位の癌に対するサーベイランスが重要であることを説明する必要がある．

■ サーベイランス

Lynch症候群のサーベイランスについて，婦人科では早ければ30～35歳頃から，毎年の子宮内膜細胞診と経腟超音波検査が推奨されるが，エビデンスレベルは高くない．また腫瘍マーカーとしてCA125検査も検討される．さらに家系に発症している癌の種類や発症時の年齢などを参考にしながら個別に対応することも必要である．

■ 転帰と予防的手術

　子宮内膜癌患者の転帰に関するほとんどの研究では，MSI陽性患者の生存率が有意に高いとの報告は出ていないが，一般にMSI陽性癌患者の転帰については，MSI陰性癌患者に比べると全般に良好であることが示唆されている．

　選択肢の一つとして，発癌のリスクを低減することを目的とした予防的子宮摘出術がある．欧米においては，予防的な子宮摘出と両側付属器切除術は，妊孕性温存を希望しない35歳以上のLynch症候群の女性に行われるべきだとする報告もある[7]．その際には手術前の遺伝カウンセリングで，癌のリスク低減だけなく手術に伴うリスクや副作用について，また婦人科癌のサーベイランスについても説明しなければならない．本邦におけるLynch症候群としての子宮内膜癌は，予後良好の類内膜腺癌，高分化型Ⅰ期症例が多いため，予防的手術については慎重な対応が必要である．また，予防的手術を行った女性にオカルト子宮内膜癌が発見されたとの報告もあり，病理診断には細心の注意が要求される．リスク低減手術については各医療施設で倫理委員会の承認を得ることが望ましいと考えられるが，各施設の判断に任されているのが実情である．現在のところ，リスク低減手術は自費診療である．ただし結腸直腸癌手術を行うLynch症候群女性には，同時に予防的子宮摘出術と両側付属器切除術を行うことが推奨されている．

おわりに

　家族性腫瘍症候群に注目が集まる中，Lynch症候群についても今後，大きな関心が寄せられることが期待される．若年発症や家族歴の集積を有する子宮内膜癌患者に関しては，Lynch症候群の可能性を念頭にMSI検査や遺伝カウンセリングの実施を考慮することが望まれる．

◆文献

1) Vasen HF, Moslein G, Alonso A, et al. Guidelines for the clinical management of Lynch syndrome (hereditary non-polyposis cancer). J Med Genet. 2007; 44(6): 353-62. Epub 2007/03/01.
2) Lu KH, Dinh M, Kohlmann W, et al. Gynecologic cancer as a "sentinel cancer" for women with hereditary nonpolyposis colorectal cancer syndrome. Obstet Gynecol. 2005; 105(3): 569-74. Epub 2005/03/02.
3) Aarnio M, Sankila R, Pukkala E, et al. Cancer risk in mutation carriers of DNA-mismatch repair gene mutations. Int J Cancer. 1999; 81(2): 214-8.
4) Goodfellow PJ, Buttin BM, Herzog TJ, et al. Prevalence of defective DNA mismatch repair and MSH6 mutation in an unselected series of endometrial cancers. Proc Natl Acad Sci USA. 2003; 100(10): 5908-13. Epub 2003/05/07.
5) Salvesen HB, MacDonald N, Ryan A, et al. Methylation of hMLH1 in a population-based series of endometrial carcinomas. Clin Cancer Res. 2000; 6(9): 3607-13. Epub 2000/09/22.
6) 本邦における遺伝性子宮内膜癌の頻度とその病態に関する小委員会報告．日産婦誌．2009; 61(7): 1540-2.
7) Schmeler KM, Lynch HT, Chen LM, et al. Prophylactic surgery to reduce the risk of gynecologic cancers in the Lynch syndrome. N Engl J Med. 2006; 354(3): 261-9. Epub 2006/01/20.

〈植木有紗　阪埜浩司　青木大輔〉

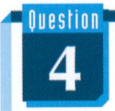

Question 4 C. 診断
内膜細胞診は子宮体がんの診断に有用ですか？

Answer

　子宮体がんの確定診断には組織診が必要であるため，子宮内膜細胞診は補助的なものである．そこで本稿では，検診やスクリーニング検査における子宮内膜細胞診の意義を概説する．なお，ここでは「検診」という用語は行政による検診を指し，「スクリーニング検査」は一般診療におけるハイリスク患者への検査と定義し，区別して用いることとした．

　「子宮体がん検診」の対象となるのは，子宮頸がん検診時の問診の結果，「最近6カ月以内に，不正性器出血（一過性の少量の出血，閉経後出血など），月経異常（過多月経，不規則月経など）および褐色帯下のいずれかの症状を有していたことが判明した者」である．体がん検診は，このような所見のある者に行われる selective screening 検査に属する（子宮頸がん検診は無症状の者にも行われる，mass screening 検査である）．しかしながら，子宮体がん検診による死亡率減少効果についての報告はなく，2001 年に公表された「新たながん検診手法の有効性の評価―報告書―」[1]でも，検診の有効性については「死亡率減少効果を指標とした有効性を結論づけることは現段階では困難」としている．また産婦人科診療ガイドライン[2]においても，「年齢を考慮せずに無症状女性に遍く検診をすることは費用対効果の点から容認されない」としている．国外においても子宮内膜細胞診を用いた体がん検診の有効性に関するエビデンスはなく，本法はグローバルスタンダードとはなっていない．しかし，細胞診を用いた子宮体がん検診によって発見された「検診発見体がん群」は，臨床的に診断された「臨床診断体がん群」に比べて，発見時の進行度が早期で予後も良好であるとする報告もあり[3]，今後子宮体がん検診の有効性を評価し，行政検診として推奨するか否かを決定する必要がある．

　一方，一般診療においては，子宮体がんハイリスク患者への検査の一つとして子宮内膜細胞診（ここでは「スクリーニング検査」として定義）は，広く行われている．子宮内膜細胞診の有効性に関する評価は，あくまで「検診」における「死亡率減少」という指標において確認されていないだけであり，一般診療における細胞診の有用性を否定するものではない．子宮体がん症例の約 80～90％は不正出血を伴っており，これを主訴に来院する患者において，内診，経腟超音波検査とともに，子宮内膜細胞診を考慮すべきである．また，ホルモン産生腫瘍や乳癌の既往，タモキシフェンの服用など，子宮体がんのリスクファクターがある症例も対象となろう．もちろん確定診断は組織検査であるが，高齢者など頸部・頸管の萎縮により，直ちに内膜組織診ができない症例などにおいては，内膜細胞診は，その後の精密検査の施行の是非に大いに参考となる．また内膜細胞診が端緒となり，卵巣癌や卵管癌などの婦人科癌が発見されたり，他臓器由来の悪性腫瘍の発見契機となることもある．また不妊女性に対する一連の不妊検査が，契機となって発見される体がん症例もみられる．わ

れわれは不妊症患者に対し，経腟超音波検査，子宮卵管造影，子宮鏡などの不妊ルーチン検査に加えて，内膜細胞診を施行することにより，同年齢層の一般婦人の発生頻度より高い割合で子宮体癌が発見されていることを報告している[4]．このように子宮内膜細胞診は，実臨床の場において様々な状況で施行され，子宮体がんやその他の悪性腫瘍の発見に役立っている．

子宮内膜細胞診の精度に関しては，本邦にて新たに作成した記述式報告様式を用いた多施設共同研究の報告がある[5]．これによると子宮内膜異型増殖症以上の病変を診断する感度は79.0％，特異度は99.7％，陽性反応的中度（PPV）は92.9％，陰性反応的中度（NPV）は98.9％であった．諸家の報告でも，初回内膜細胞診による体癌の検出感度は83～85％であり，特異度は高いが感度は頸部細胞診に比べて低く，15～20％が見落とされると考えられる．がん発見における子宮内膜細胞診の精度は，子宮頸がんに比べ低いことを念頭におき，内膜病変が疑われた場合は，超音波検査や組織診などを併用する必要がある．

細胞採取には様々な器具が使用されているが，擦過法と吸引法に大別される（図1）．擦過法は吸引法より細胞採取量が多いとされているが，欠点としては器具の硬さと太さの問題があり，挿入不能率がやや高率である．吸引法は採取に伴う疼痛が擦過法に比べ軽度であること，また IUD 挿入者に使用が可能なことなどの利点がある．

子宮内膜細胞診は子宮の屈曲などにより，器具の挿入が困難な場合がある．また検査に伴う疼痛も強い場合があり，注意が必要である．あらかじめ内診や経腟超音波検査にて子宮の位置，前後屈の角度，左右方向への変位などを把握し，外子宮口から連続する子宮内腔を立体的にイメージしな

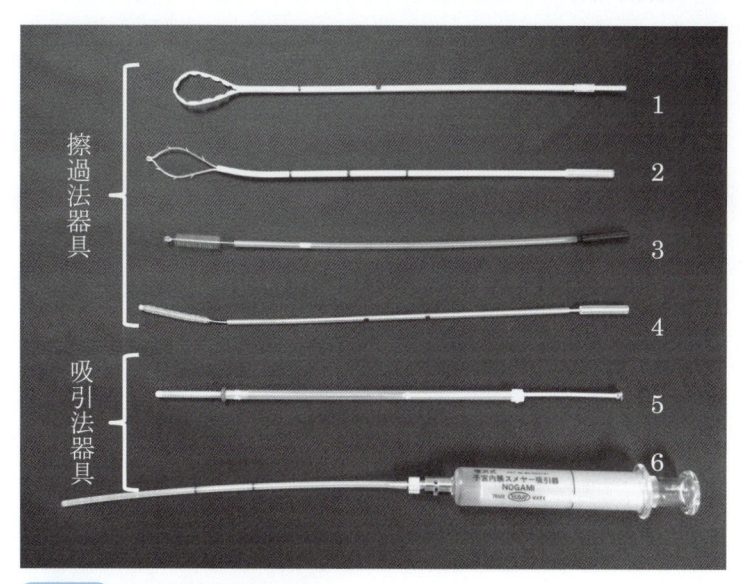

図1 子宮内膜細胞採取器具

1：エンドサーチ（松浪硝子工業）
2：ソフトサイト（ソフトメディカル）
3：ウテロブラシ（あすか製薬）
4：ネオスト super ブラッシュ（ネオストメディカル）
5：ネオスト内膜ブラッシュ（ネオストメディカル）
6：増渕式子宮内膜スメヤー吸引器（野上機械店）

がら検査を行うと，器具が入りやすくなる．挿入が困難な場合は，マルチン単鉤鉗子で子宮腟部を把持・牽引し，子宮ゾンデを挿入し，方向を確認したのち挿入する．細胞採取操作に伴い上行性感染を起こすこともあるので注意を要する．しばしば骨盤腹膜炎（PID）を引き起こすことがあるため，清潔操作に努める．PIDが重症化するリスク因子はPIDの既往，糖尿病やステロイド剤の投与などの易感染状態，子宮内膜症の合併などであり，これらの因子のある患者には上行性感染の危険があることを理解する必要がある．

子宮体がんの診断（検診，一般診療におけるスクリーニング検査）について概説した．子宮内膜細胞診は，体がん検診への有効性は未だ確立されていない．今後，検診対象者や年齢，判定基準などを考慮し，検証することが求められる．一方，実地臨床では様々な場で，広く子宮内膜細胞診は施行されており，近年の子宮体がん患者数の増加とも相俟って，その必要性は益々増加している．検査の利点と問題点を理解して行うべき検査と考える．

◆文献

1) 青木大輔, 斎藤英子, 進 伸幸, 他. 子宮体癌検診. 新たながん検診手法の有効性の評価—報告書—. 日本公衆衛生協会. 2001. p. 178-89.
2) 日本産科婦人科学会/日本産婦人科医会. 産婦人科診療ガイドライン. 婦人科外来編 2011. 日本産科婦人科学会事務局. 2011. p. 50.
3) Nakagawa-Okamura C, Sato S, Tsuji I, et al. Effectiveness of mass screening for endometrial cancer. Acta Cytol. 2002; 46: 277-83.
4) Fujiwara H, Ogawa S, Motoyama Y, et al. Frequency and characteristics of endometrial carcinoma and atypical hyperplasia detected on routine infertility investigations in young women: a report of six cases. Hum Reprod. 2009; 24: 1045-50.
5) Yanoh K, Hirai Y, Sakamoto A, et al. New terminology for intrauterine endometrial samples: a group study by the Japanese Society of Clinical Cytology. Acta Cytol. 2012; 56: 233-41.

〈藤原寛行　鈴木光明〉

Question 5　C. 診断
経腟超音波断層法により，どこまで子宮体癌を見つけられますか？

Answer

　日常臨床の子宮体癌の診断において経腟超音波断層法はよく利用されるが，内膜細胞診・組織診に取って代わるものではなく診断手順は明確ではない．晩婚・少子化により子宮体癌罹患数が増加していること，若年子宮体癌が増加傾向にあること，症状を伴わない子宮体癌も存在することなどを背景に，子宮体癌診断における経腟超音波断層法の有用性と限界を知ることは重要である．

■ 子宮体癌検診における役割

　わが国の子宮体癌検診は 1988 年から老人保健法に取り入れられ，現在まで内膜細胞診を用いて施行されてきた．子宮体癌検診は年齢 50 歳以上（または閉経後）で，最近 6 カ月以内に不正性器出血のみられた女性を対象としてきた．2005 年の「がん予防重点健康教育及びがん検診実施のための指針」の一部改正により，年齢の限定は削除されたが無症状者への検診は容認されていない．問診の結果，最近 6 カ月以内に，不正性器出血（一過性の少量の出血，閉経後出血など），月経異常（過多月経，不規則月経など）および褐色帯下のいずれかの症状を有していた者が対象となっている．子宮体癌のスクリーニング法として経腟超音波断層法が有用とする報告が多くあるが，内膜細胞診との役割分担は決められていない．日本では閉経後子宮内膜厚の cut-off 値は 4 mm とし，5 mm 以上を 2 次検診の対象とするのが適切とされている．しかし，有症状で有効とされ無症状での経腟超音波断層法は推奨されていない[1]．

■ 経腟超音波断層法の実際

　経腟超音波断層法は高い周波数（5.0〜8.0 MHz）が用いられ，経腟プローブを腟円蓋部に接して操作するため，解像度が高く子宮内部の所見が詳細に得られる[2]．しかし，機器の性能により解像度に差があることは否めないため，臨床現場の状況を把握した上での判断も求められる．子宮体癌の診断においては内膜の肥厚や不整の有無をよく観察する．性交経験のない症例や高齢で腟腔が狭い

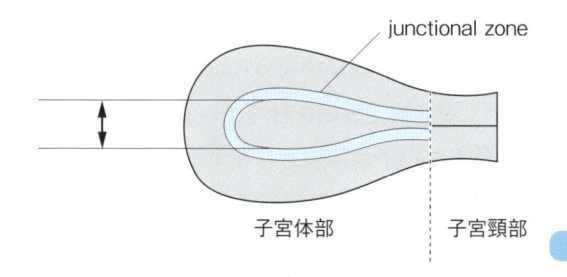

図 1 子宮内膜厚の測定方法

症例において経腟プローブの挿入が困難な場合は，プローブを直腸内に挿入して観察する．経腟プローブの距離的分解能に限界があるため，子宮全体が著明に腫大している症例では子宮内膜の観察が困難なことがある．

　子宮内膜厚の計測には，子宮の矢状断にて最大となる面を描出し画面を固定する．子宮筋層内側のジャンクショナルゾーンから反対側のジャンクショナルゾーンまでを内膜の断面とし厚さを測定する．子宮内膜の前壁と後壁の両方をまとめて計測しているので，その1/2が実際の厚さと推定されるが両者を合わせて子宮内膜厚とする（図1）．

子宮の正常像

　経腟超音波断層法による子宮の正常像をよく理解しておくことが大切である．内部エコーは均一な実質エコー像を示し，子宮内膜は輝度が高い線状エコー層としてみられる．子宮内膜は月経周期に伴い変化し，月経期には薄く，排卵期には基底部が高輝度で内部がやや淡い低輝度の二重構造を呈し，内膜厚は10～12 mmとなる．ここで子宮内膜前後が接する面は高輝度な線状エコーとして描出され，全体像は独特の「木の葉様」形態を示す[3]（図2）．分泌期には厚くやや丸まった高輝度領域を呈する．閉経後は内膜も萎縮し薄くなり，病的意義のない軽度の子宮留水腫を見ることがある（図3）．

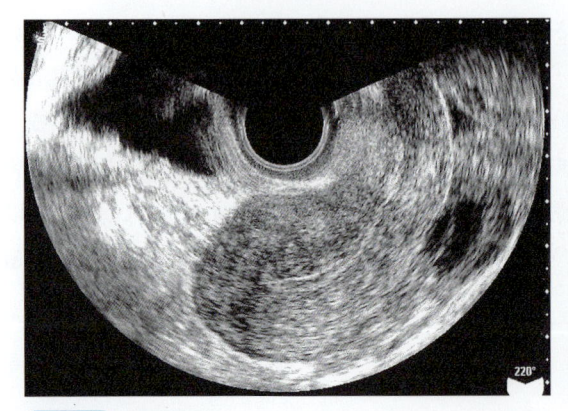

図2　正常子宮
子宮体部の中央に子宮内膜が高エコーに観察される．

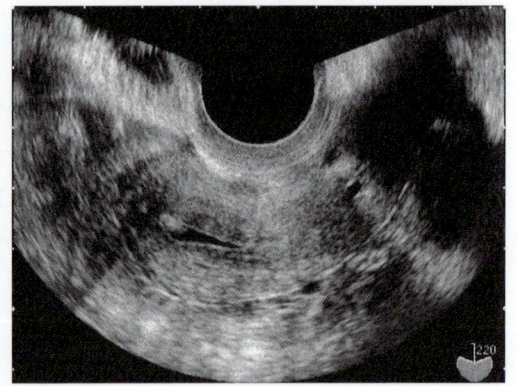

図3　閉経後の萎縮子宮
子宮全体が萎縮し子宮内膜が菲薄化する．病的意義のない軽度の子宮留水腫所見を認めることがある．

閉経後の子宮体癌

　典型的な超音波所見は，正常子宮内膜と比べ明らかに肥厚した高エコーが子宮体部中央に観察され，内部は不均一な輝度を示す（図4）．閉経後の有症状例では，前述のように内膜厚が5 mm以上で悪性病変を考慮するのが適切と考えられている[4]．ホルモン補充療法を行っている症例では8 mm以上の場合に内膜検査を施行する．また，内膜肥厚を伴わない子宮体癌も存在するため，内膜厚がcut-off値以下でも内膜像を詳細に観察する姿勢が重要である．不均一性（局所～びまん性）（図5），高輝度（局所～びまん性），局所病変，局所肥厚，境界不明瞭などの所見が子宮体癌の内膜像の特徴

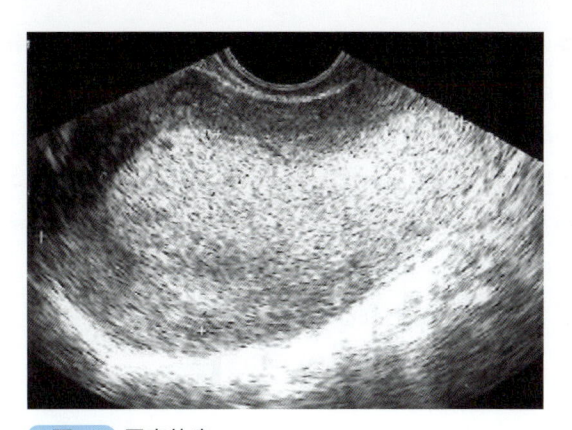

図4 子宮体癌
正常子宮内膜と比べ明らかに肥厚した高エコーが子宮体部中央に観察される．

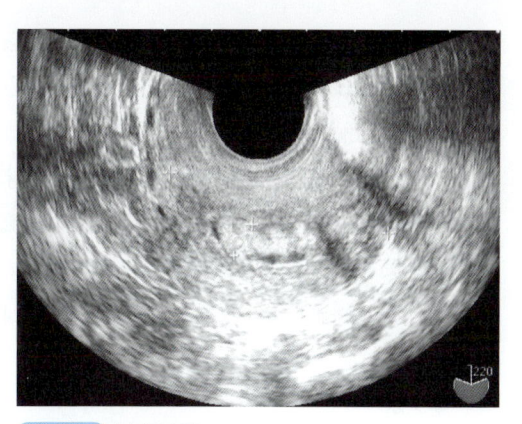

図5 子宮体癌
子宮内膜がびまん性に不均一性を示す．

とされている[5]．筋層浸潤を伴うと内膜と筋層のエコー像の識別が不明瞭になる．筋層浸潤が著明な症例では子宮全体が高エコー像を示し，内膜の肥厚としては描出されないことがあるので注意を要する．子宮体癌にしばしば子宮留血腫を合併することがある．

閉経前の子宮体癌

閉経前においては月経周期により子宮内膜が変化するので，閉経後症例の診かたとは異なる点がある．不正性器出血時に子宮内膜が6mm以上の場合は，増殖期5日目頃に再検査を行い，再び6mm以上であれば内膜検査を施行するのが適切とされる[5]．鑑別診断として子宮内膜増殖症，子宮内膜ポリープなどがあるが，閉経後と同様に内膜像を十分に観察する必要がある．

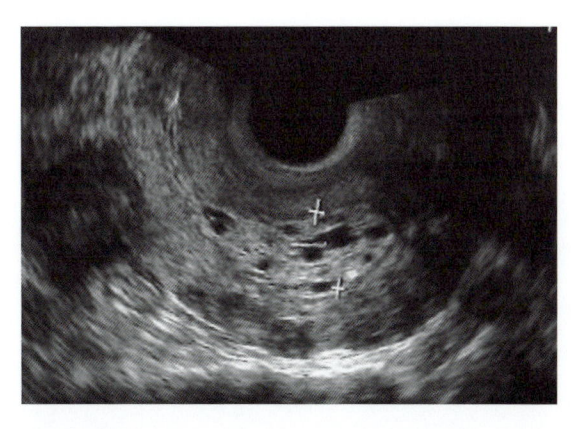

タモキシフェン投与例の子宮内膜

乳癌術後にタモキシフェンが投与されるが，タモキシフェン内服時に子宮体癌が発生することが知られ[6-8]注意が喚起されている．タモキシフェンは，エストロゲン受容体に結合することにより子宮内膜に対して弱いながらもエストロゲン様作用を呈することが知られている[9]．津田らは，タモキシフェン投与例（n=32）と正常閉経後婦人（n=814）の子宮内膜厚の比較を行い，タモキシフェ

図6 タモキシフェン投与例
子宮内膜は肥厚し内部に空洞様の所見を認めるが，組織学的に悪性所見はなかった．

ン投与例では平均6mmと肥厚していることを示した[10]．タモキシフェン投与例の子宮内膜病理組織像の特徴は，高度に線維性成分を含むことと報告されている．子宮内膜細胞自体の増殖に加え，間質細胞増殖と線維化が著しいとされる[11]．しかし，タモキシフェンを含む乳癌ホルモン療法が子宮内膜細胞に及ぼす影響についての詳細は未だ明らかではない．タモキシフェン投与により血中エストラジオールが期待される効果に反して高値を示すことがある．また，子宮内膜肥厚を認めても子宮内膜を採取すると細胞数が少ない症例も経験する．よって，総合的にタモキシフェン投与例の子宮内膜の評価において経腟超音波断層法は限界があると思われる（図6）．

◆文献
1) 前濱俊之．子宮体がんのスクリーニング．臨婦産．2013; 67: 452-7.
2) 橋本朋子，杉本公平，田中忠夫．産婦人科超音波検査　婦人科．臨床と研究．2010; 87: 71-9.
3) 石原楷輔，椎津敏明，西原富次郎．骨盤内臓器の超音波解剖学．臨婦産．2010; 64: 390-9.
4) Tsuda H, Nakamura H, Inoue T, et al. Transvaginal ultrasonography of the endometrium in postmenopausal Japanese women. Gynecol Obstet Invest. 2005; 60: 218-23.
5) 松岡　隆，市塚清健，市原三義，他．正診率向上のための要点3　子宮体癌3　超音波によるスクリーニング．臨婦産 2003; 57: 65-9.
6) Cohen I. Endometrial pathologies associated with postmenopausal tamoxifen treatment. Gynecol Oncol. 2004; 94: 256-66.
7) Andersson H. Helmestam M, Zebrowska A, et al. Tamoxifen-induced adduct formation and cell stress in human endometrial glands. Drug Metab Dispos. 2010; 38: 200-7.
8) Senkus-Konefka E, Konefka T, Jassem J. The effects of tamoxifen on the female genital tract. Cancer Treat Rev. 2004; 30: 291-301.
9) Cano A, Hermeneglido C. The endometrial effects of SERMs. Hum Reprod Update. 2000; 6: 244-54.
10) 津田浩史．子宮体癌のスクリーニング　超音波診断．産婦の実際．2006; 55: 1857-61.
11) Deligdissch L, Klalir T, Cohen CJ, et al. Endometrial histopathology in 700 patients treated with tamoxifen for breast cancer. Gynecol Oncol. 2000; 78: 181-6.

〈山田恭輔〉

Question 6　C. 診断
EIC，EIN とはどのような概念ですか？

Answer

　子宮内膜上皮内癌（endometrial intraepithelial carcinoma: EIC）と子宮内膜上皮内腫瘍（endometrial intraepithelial neoplasia: EIN）は，いずれも子宮内膜に生じる間質浸潤をきたしていない上皮性腫瘍である．名称はよく似ているが，前者が漿液性腺癌の非浸潤性病変であるのに対し，後者は類内膜腺癌の非浸潤性病変であり，生物学的に両者は全く別の概念である．EIC は最近では漿液性子宮内膜上皮内腫瘍（serous EIC: SEIC）とよばれており，子宮体癌取扱い規約（第 3 版）でも取り上げているが，EIN は本邦では広く知られてはいないため用語と概念の紹介に留めている．以下，SEIC と EIN について解説する．

　SEIC は漿液性腺癌の周囲の子宮内膜や子宮頸部などの表面にみられる異型細胞の増殖を指す用語として提唱され[1]，現在では非浸潤性の漿液性腺癌を指す診断名として用いられる．間質浸潤がみられなくとも子宮外に進展していることがある[2]．

　SEIC は漿液性腺癌や癌肉腫の周囲，萎縮内膜，子宮内膜ポリープの中にみられることが多い．既存の腺管構造が保たれるので，腺管密度の上昇は一般にみられない（図 1）．腫瘍細胞は大型核をもち，平坦な増殖パターンをとることもあるし，微小乳頭状あるいは芽出を示すこともある．既存の内膜腺上皮が残存している部分では，非腫瘍性上皮細胞との間の境界は明瞭である．

　漿液性腺癌のほとんどの症例に p53 遺伝子の変異がみられ，そのことが発癌に深く関与していると考えられている．変異型の p53 蛋白は多くの場合，核内に異常に蓄積するため免疫染色で強陽性となることが多く，それを反映して漿液性腺癌の多くの症例で p53 がびまん性に強陽性となるが，

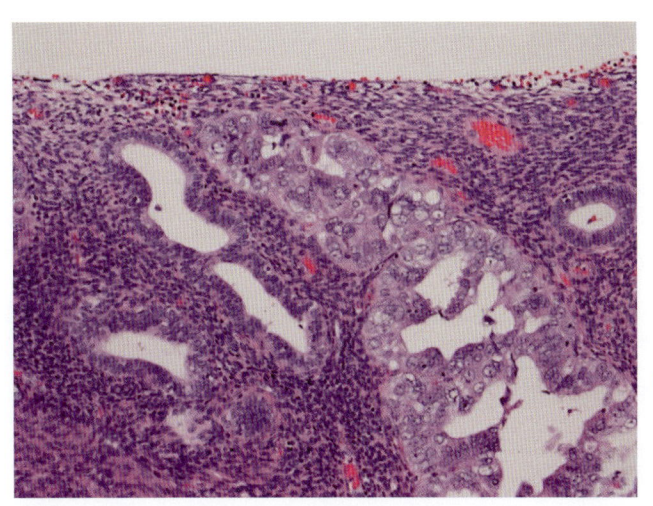

図 1　漿液性子宮内膜上皮内癌
高度な核異型を示す上皮細胞が既存の腺管の上皮を置換して増殖している．周囲の間質には変化はみられない．

SEICの段階でもp53遺伝子の変異が起きているため免疫染色でp53が陽性となることが多い．

　SEICの前段階として細胞異型はほとんどみられず増殖能の亢進もみられないが，免疫染色でp53蛋白が陽性となるp53 signatureという状態がある．これは卵管の漿液性腺癌の前段階と考えられている同名の状態と同じ概念であり，p53遺伝子の変異は細胞の形態変化より前の段階で生じていることを示唆している．また，SEICの周囲にSEICほどではないが上皮細胞異型がみられることがあり，これを指すものとしてendometrial glandular dysplasia (EmGD) という概念も提唱されている．すなわち，漿液性腺癌はp53 signature，EmGD，SEICをへて浸潤癌になると考えられる[3]．

　SEICと鑑別を要する病変として子宮内膜異型増殖症単純型があげられる．子宮内膜異型増殖症単純型では細胞異型はSEICほど高度ではなく，核分裂像も少ない．p53免疫染色は両者の鑑別に有効であり，びまん性に強陽性となるときはSEICと考えられる．

　EINは類内膜腺癌の前段階で間質浸潤を示さない腫瘍性病変である．現在の診断基準では類内膜腺癌と診断するためには間質浸潤がみられることが必要であり，異型を示す上皮よりなる腺管の増殖がみられても間質浸潤がなければ子宮内膜異型増殖症と診断される．しかし実際には類内膜腺癌にも他の臓器の癌と同様に間質浸潤がみられない腫瘍の段階があると考えられ，子宮内膜異型増殖症の中にはそのような腫瘍性病変も含まれると考えられる．したがって「増殖症」（英語ではhyperpalsia）とよぶことは適切ではなく，腫瘍性病変としての性格を明瞭にするために子宮内膜上皮内腫瘍 (endometrial intraepithelial neoplasia: EIN) という用語が明確な診断基準とともに提唱された[4]．

　EINの診断の要点を表1に示す．EINは形態学的に認識可能な病変で，最大径1mm以上の広がりをもって，間質の面積よりも広い面積を腺管が占めて増殖する病変で，周囲の非病変部の腺管と細胞形態が異なる病変であると定義される（図2）．

　EINと鑑別を要する正常構造や病変がいくつかあげられる．子宮内膜の基底層は正常でも機能層よりも腺管密度が高く，腺管と間質の面積比が1：1を超えるのでEINと誤認されることがある．また，分泌期の子宮内膜は腺管が拡張するため，やはり腺管と間質の面積比が1：1を超えることがある．遷延するエストロゲン効果によって拡張した腺管を含む子宮内膜では腺管の占める面積が広くなるので，細胞形態と合わせて慎重に評価する必要がある．子宮内膜ポリープの中には腺管の拡張，密な増生が一部にみられることがあり，EINとの鑑別を要する．また，迷路状の複雑な腺管，絨

表1　EINの診断基準

項目	所見
構築	腺管が占める面積は間質の面積よりも広い
細胞の形態	腺管が密在する領域と背景の腺管の上皮は細胞形態が異なっているか，明らかな細胞異型を示す
病変の広がり	最大径が1mmを超える
除外すべき良性所見	基底層，分泌期内膜，子宮内膜ポリープ，修復像
癌との鑑別	迷路状腺管，モザイク様腺管，筋層浸潤，篩状構造など

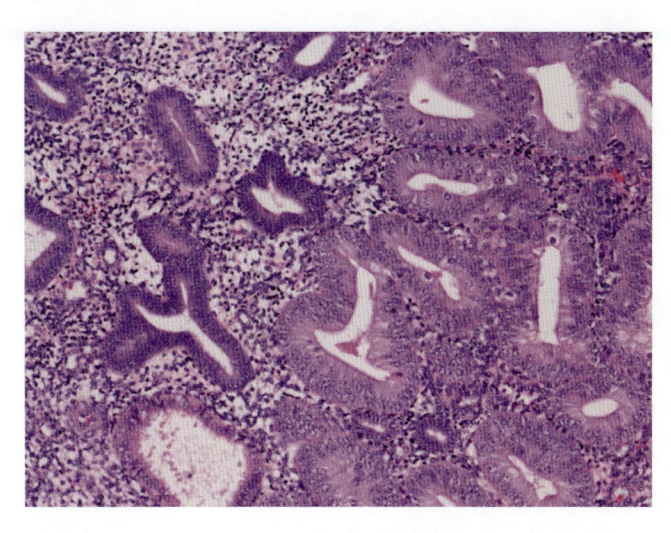

図2 子宮内膜上皮内腫瘍
右側に腺管の密な増殖がみられる．病変部の腺管を構成する上皮と左側にみられる病変周囲の内膜の上皮を比較すると形態が明らかに異なっていることが診断のポイントになる．

毛腺管状構造，充実性増殖，篩状構造は類内膜腺癌を示唆する所見として EIN から除外される．

EIN と子宮内膜異型増殖症の診断基準は全く異なっており，2つの診断名に互換性はない．子宮内膜異型増殖症のうち EIN の診断基準を満たすのは8割弱とされている．癌への進行のリスクの評価には子宮内膜異型増殖症よりも EIN のほうが優れているという[5]．

EIN では PTEN 遺伝子の変異がみられることが多く，その場合病変部の腺管は免疫染色で PTEN 蛋白の欠失を示す．しかし実際の診断に当たっては PTEN の免疫染色は必ずしも必要ではない．

◆文献
1) Sherman ME, Bitterman P, Rosenshein NB, et al. Uterine serous carcinoma. A morphologically diverse neoplasm with unifying clinicopathologic features. Am J Surg Pathol. 1992; 16: 600-10.
2) Zheng W, Schwartz PE. Serous EIC as an early form of uterine papillary serous carcinoma: recent progress in understanding its pathogenesis and current opinions regarding pathologic and clinical management. Gynecol Oncol. 2005; 96: 579-82.
3) Zheng W, Xiang L, Fadare O, et al. A proposed model for endometrial serous carcinogenesis. Am J Surg Pathol. 2011; 35: e1-4.
4) Mutter GL. Endometrial intraepithelial neoplasia (EIN): will it bring order to chaos? The Endometrial Collaborative Group. Gynecol Oncol. 2000; 76: 287-90.
5) Baak JP, Mutter GL, Robboy S, et al. The molecular genetics and morphometry-based endometrial intraepithelial neoplasia classification system predicts disease progression in endometrial hyperplasia more accurately than the 1994 World Health Organization classification system. Cancer. 2005; 103: 2304-12.

〈柳井広之〉

Question 7 C. 診断
異型ポリープ状腺筋腫の病態と治療方針について教えてください

Answer

　異型ポリープ状腺筋腫（APAM：atypical polypoid adenomyomas）は，子宮内膜腺とその周囲の平滑筋性ないし線維性増殖で構成される内膜の良性腫瘍形成性病変である．若年者に発生し，組織学的に内膜癌と誤認されることのある病変として疾患概念が確立されたという歴史がある[1]．

　好発年齢は30歳代後半から40歳代（平均39歳）で，閉経後の患者は10％未満である．多くは未経妊で，不正出血，過多月経などの月経異常を主訴とすることが多い．発生には，性ホルモン特にプロゲステロン効果を欠くエストロゲン単独効果の長期にわたる持続（無排卵，エストロゲン療法）との関係が論じられ，20〜30％の患者は不妊症や肥満を合併する．子宮内腔に隆起する境界明瞭な腫瘤を形成し，臨床的には子宮内膜ポリープや粘膜下筋腫が疑われる．子宮体下部内膜が好発部位であるが，内膜のいずれの部位にも発生しうる．腫瘤は通常径2cm以下，弾性硬であるが，径6cmに及ぶこともある[1-3]．

　組織学的に，内膜腺の不規則な分岐・増生と平滑筋を主体とする間質の増生で構成される（図1）．腺上皮の核異型の程度は部位により異なり，高頻度（90％）にsquamous morulesを伴い，その中心に壊死を認めることがまれではない．腺管の篩状構造，充実性増生，乳頭状構造は認めない．腺管

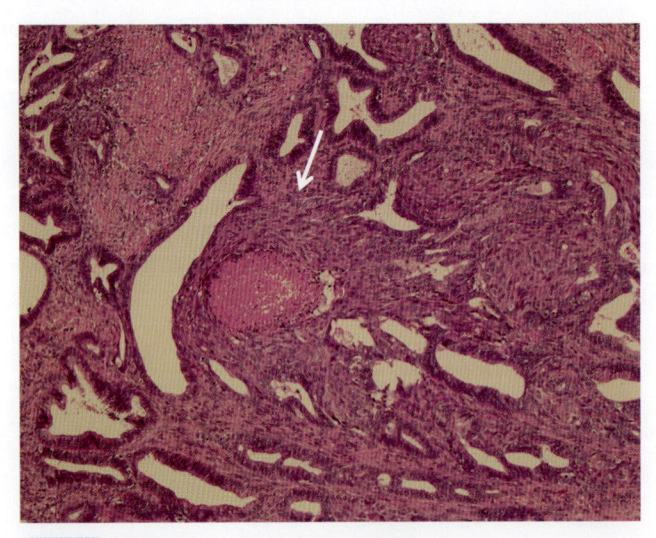

図1　異型ポリープ状腺筋腫の組織像
内膜腺の不規則な分岐・増生，その周囲の短い束を形成して錯綜する平滑筋性間質を認める．squamous moruleを伴い（→），その中心に壊死を認める

の間には短い束を形成して平滑筋線維が錯綜する．膠原線維，線維芽細胞，子宮内膜間質細胞が混在することもある．この平滑筋性間質は，APAMの診断の鍵であるが，一方で類内膜腺癌の筋層浸潤と誤認される原因ともなる．内膜搔爬で筋層浸潤部が採取されることはまれであることから，搔爬検体中に増殖した内膜腺を取り囲む平滑筋を認める場合は，APAMが鑑別診断の第一にあげられる．APAMでは短い平滑筋束が錯綜するのに対し，類内膜腺癌の筋層浸潤部では長く太い束の平滑筋と間質の肉芽様反応を認め，腺の構造異型や細胞異型が顕著である．APAMを構成する腺の一部が腺癌に相当する構造異型ないし細胞異型を示す例がまれにあり，その場合には筋層への浅い浸潤を伴う例もあること，保存的治療後の再発頻度が高いことから，LongacreらはAPAM-LMP (APAM of low malignant potential) として，通常のAPAMと区別することを提唱している[3]．同様の病変を，"APAM内に発生した腺癌"と称することを推奨する考えもある．一方，APAMの周囲に，内膜増殖症 (8.8%) や類内膜腺癌 (8.8%) を合併する例があることも知られており[4]，この場合には，腺癌が筋層に深く浸潤する例もある．したがって，内膜生検ないし搔爬検体にAPAMと類内膜腺癌の両者を認める場合，癌がAPAM内に発生しているのか，APAMとは別に発生しているのかが重要である．その鑑別点は，腺癌に相当する病変の間質の性状であり，APAM-LMPでは癌周囲の間質がAPAMと同様の線維筋性組織で構成されるのに対し，それとは異なる間質，特に既存の内膜間質を認める場合には，APAMとは別に癌が発生している可能性が高い．なお，APAMでは，内膜異型増殖症や類内膜腺癌で高頻度に認めるMLH-1 promoter hypermethylationを示す例があり，免疫組織学的に高頻度にβ-catenin過剰発現を認めるが，内膜癌でみられるCTNNB-1変異はみられないことが報告されている[5]．

内膜癌発生のリスクは，APAM患者では9%と，子宮内膜ポリープ患者の1%未満に比して高く，一方，内膜異型増殖症患者の30〜45%よりは低い[4]．治療方針決定には，内膜全面搔爬による類内膜腺癌合併の有無，画像（MRI，超音波断層法）による残存病変や筋層への浸潤性病変の評価が不可欠である．治療は，妊孕性温存の有無，癌の合併の有無により異なるが，内膜異型増殖症に準じると考えるのが妥当である．組織学的ないし画像で周囲に類内膜腺癌の筋層浸潤を示唆する所見がない場合，妊孕性温存希望がない例では単純子宮全摘術が第一選択となる．妊孕性温存希望例では，病変の可及的完全除去と内膜異型増殖症に準じたホルモン療法を行い，定期的に画像と内膜搔爬で再発の有無を確認する．病変の切除法として，内膜搔爬，経腟的ポリープ切除術に加えて，近年ではresectoscope（内視鏡）を用いた経頸管的切除術 (TCR: transcervical resection) も行われる．内膜搔爬の欠点として，病変を直視下に確認できない手探りの手技であること，小さな病変は取り残す可能性があること，組織が断片化するためにAPAMの組織診断や癌との鑑別を困難にする可能性があることがあげられる．APAMの診断後，約30%の症例で内膜再搔爬検体や子宮摘出検体に遺残病変や再発が認められるとされているが，このほとんどは治療としてTCRが行われる以前の症例である．Matsumtoらは，保存的治療法を行った患者の再発率がTCR施行例では10% (1/10)，TCR以外では36.4% (4/11) であったとし，診断を兼ねたすぐれた治療法としてTCRを推奨している[6]．TCR施行時には，APAMと考えられるポリープ状病変をその直下の筋層組織も含めて切除し，さらに周囲子宮内膜の複数個所から生検し，これらの検体について詳細な病理組織学的検索を行うことが必要である[7]．APAMやAPAM-LMPで保存的治療を行った後の妊娠，分娩例の報告も

ある[1,3].保存的治療後に再発する場合は局所再発であり，子宮外の再発や死に至ることはない．しかし，APAM の周囲に類内膜腺癌を合併する場合には，予後は癌の進行期に依存する．以上のように，APAM の多くは良性の経過をたどるが，保存的治療後の再発，まれに癌との共存や進展例がある．保存的治療の選択と施行にあたっては，十分な精査に加えて主治医と患者が病態とリスクをよく理解することが重要であることを強調したい．

◆文献

1) Mazur MT. Atypical polypoid adenomyomas of the endometrium. Am J Surg Pathol. 1981; 5: 473-82.
2) Young RH, Treger T, Scully RE. Atypical polypoid adenomyoma of the uterus. A report of 27 cases. Am J Clin Pathol. 1986; 86: 139-45.
3) Longacre TA, Chung MH, Rouse RV, et al. Atypical polypoid adenomyofibromas (atypical polypoid adenomyomas) of the uterus. A clinicopathologic study of 55 cases. Am J Surg Pathol. 1996; 20: 1-20.
4) Heatley MK. Atypical polypoid adenomyoma: a systematic review of the English literature. Histopathology. 2006; 48: 609-10.
5) Ota S, Catasus L, Matias-Guiu X, et al. Molecular pathology of atypical polypoid adenomyoma of the uterus. Hum Pathol. 2003; 34: 784-8.
6) Matsumoto T, Hiura M, Baba T, et al. Clinical management of atypical polypoid adenomyoma of the uterus. A clinicopathological review of 29 cases. Gynecol Oncol. 2013; 129: 54-7.
7) Guida M, Greco E, Di Spiezio, et al. Successful pregnancy after four-step hysteroscopic technique for the treatment of atypical polypoid adenomyoma. Fertil Steril. 2008; 89: 1283-4.

〈清川貴子〉

Question 8　C. 診断
特殊組織型の病理学的特徴と取扱いについて教えてください

Answer

　子宮体癌はその約8割が類内膜腺癌，約2割が粘液性腺癌，漿液性腺癌，明細胞腺癌で占められる．類内膜腺癌と粘液性腺癌（Ⅰ型腫瘍）は遷延するエストロゲン刺激に関連し，悪性度が低く，子宮に限局する例が多いのに対して，漿液性腺癌，明細胞腺癌（Ⅱ型腫瘍）は萎縮内膜を背景に発生し，悪性度が高く，子宮外に進展していることが多い．特殊型子宮体癌は一般的にはⅡ型腫瘍をさすが，本稿では粘液性腺癌，その他の稀な癌種とともに解説する．

■■ 漿液性腺癌（serous adenocarcinoma）

　乳頭状，微小乳頭状発育を示す腺癌で，高度の細胞異型を示す（図1A）[1,2]．内膜癌の5％程度を占め，閉経後の女性に好発する．背景内膜は通常，萎縮性である．類内膜腺癌の多くがエストロゲン受容体（ER）陽性，p53陰性であるのに対して，漿液性腺癌はER陰性，p53陽性であることが多い．約70％の例は診断時に子宮外に進展している．10年生存率は14％だが，子宮内膜限局例では約80％である．ただし，ⅠA期であっても腹水細胞診陽性例が稀でない．グレード評価は行われず，すべて高悪性度腫瘍として扱われる．類内膜腺癌と漿液性腺癌の中間的な形態を示す腺癌や，一見類内膜腺癌にみえるが核異型が高度の腺癌は生検で組織型を確定せず，漿液性腺癌に準じて術式を選択するのが現実的である[3]．漿液性腺癌の前駆病変は子宮内膜上皮内癌（endometrial intraepithelial carcinoma: EIC）とよばれる．EIC は萎縮内膜の表面や内膜腺上皮を置換する異型上皮で構成され（図1B），内膜腺の構築は保持されるが，高度の細胞異型を示す．腫瘤を形成しないために病変を視認することが困難である．EIC は卵管を経由して腹膜播種をきたすことがあるため注意を要する．

■■ 明細胞腺癌（clear cell adenocarcinoma）

　卵巣明細胞腺癌と同様の形態を示す腺癌で，内膜癌全体の約1～5％を占める（図2）[1,2]．淡明な細胞質を有する異型細胞で構成され，乳頭状，微小乳頭状構築，管腔形成，充実性増殖を示す．基底側からの腫瘍細胞の突出により靴釘（ホブネイル）様外観を示す．核異型は中等度～高度である．免疫組織化学的に p53 および HNF-1β が陽性となるが，p53 陽性率は漿液性腺癌よりも低い．予後は漿液性腺癌と類内膜腺癌の中間である．

■■ 粘液腺癌（mucinous adenocarcinoma）

　豊富な細胞質内粘液を有する腫瘍細胞で構成される腺癌である（図3A）．WHO 分類（2003）では粘液性分化が90％以上を占める腫瘍と定義され，内膜癌の1～2％を占める[1]．類内膜腺癌の一部で

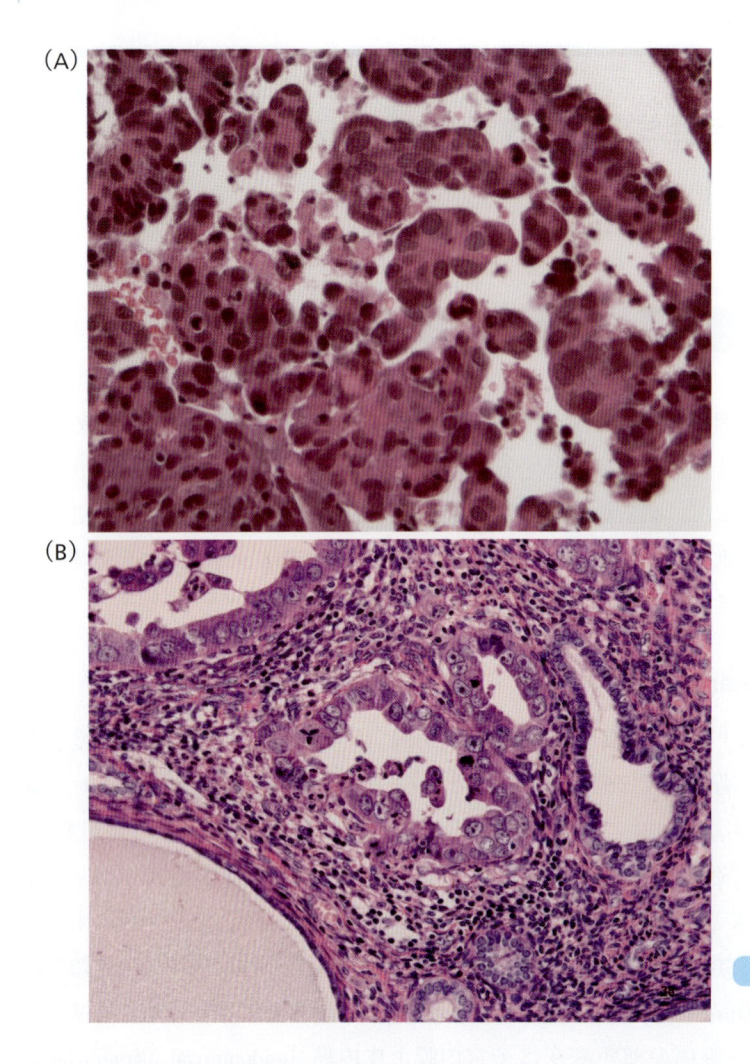

図1 漿液性腺癌（A）と子宮内膜上皮内癌（B）

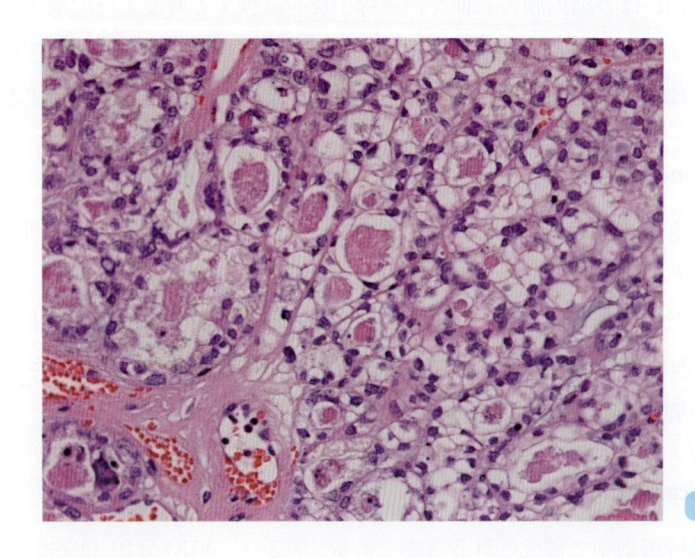

図2 明細胞腺癌

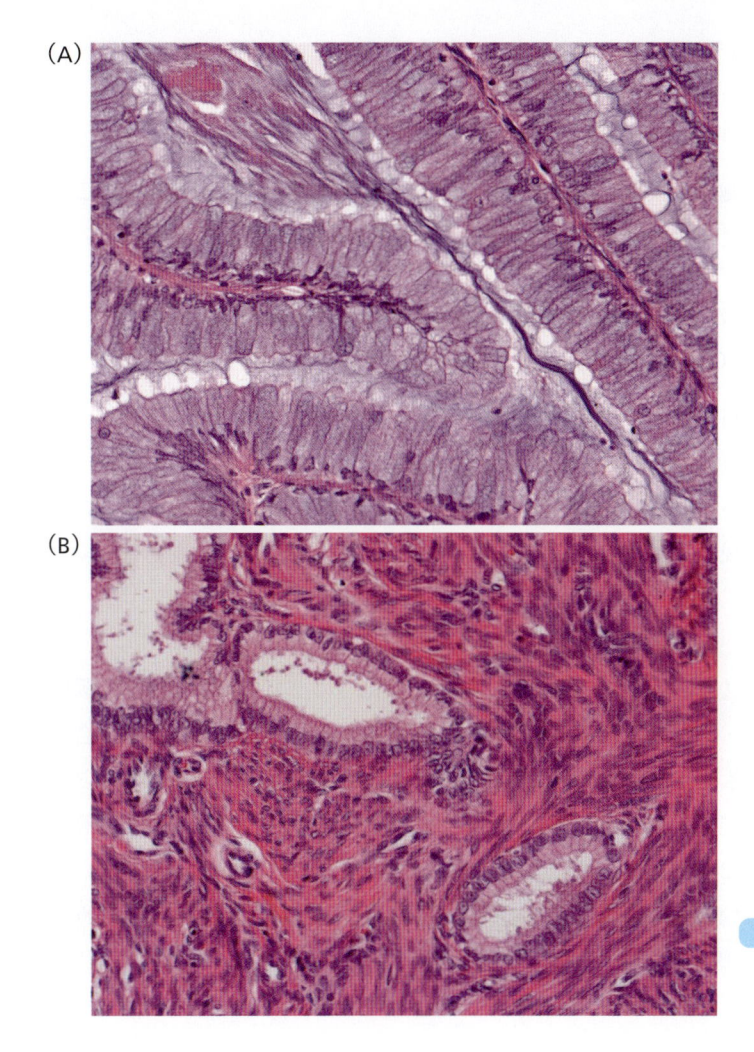

図3 粘液性腺癌．低異型度粘液性腺癌（A）と胃型粘液性腺癌（B）

粘液性分化がみられることが稀でないため，粘液性腺癌を類内膜腺癌の亜型であると考える研究者が多い[1,3]．多くは低異型度で子宮体部に限局し，予後良好だが，文献的には腸型形質や，子宮頸部最小偏倚腺癌と同様の胃型形質を有する粘液性腺癌（図3B），印環細胞癌などが報告されており，予後不良例もある．

扁平上皮癌（squamous cell carcinoma）

内膜原発扁平上皮癌は非常に稀で，診断確定のためには扁平上皮への分化を示す類内膜腺癌，頸部扁平上皮癌の体部への進展を除外する必要がある[1-3]．高齢者に多く，頸部狭窄，子宮留膿腫，内膜の扁平上皮化生（ichthyosis uteri）を背景に発生する．HPVが検出されることは稀である．形態は頸部の扁平上皮癌と同様だが，疣状癌，紡錘細胞癌（肉腫様癌）も発生する[3]．

未分化癌（undifferentiated carcinoma）

分化方向が不明瞭な癌腫で，管腔形成が認められない．類内膜腺癌と共存することがあるが，Grade 3の類内膜腺癌よりも悪性度が高い．形態的には，中型の均一な細胞の充実性増殖で構成さ

神経内分泌癌 (neuroendocrine carcinoma)

内膜には，肺に発生する小細胞癌，大細胞神経内分泌癌と同様の形態を示す癌が発生することがある．

Lynch 症候群 〔遺伝性非ポリポーシス大腸癌 (hereditary non-polyposis colorectal cancer: HNPCC)〕

本症候群で発生する内膜癌の特徴として，若年発生（50 歳未満），同時性卵巣明細胞腺癌があげられるほか，高度の腫瘍周囲，腫瘍内リンパ球浸潤，未分化癌の併存などが知られている．体下部発生例が多いことも報告されている．これらの所見がある場合に MLH 1, MSH 2, MSH 6 などのミスマッチ修復遺伝子蛋白に対する免疫染色を行って変異遺伝子を絞り込み，遺伝子検索を行う．

子宮体癌の悪性度評価

治療方針決定のために悪性度（グレード）評価は必須である．FIGO のグレード分類は類内膜腺癌と粘液性腺癌に適用するもので，特殊型は対象とならないが，生検で組織型確定が困難な場合もあるため，組織型を問わず使用できる分類が提唱されている．例えば Alkushi らの基準では，主として乳頭状ないし充実性増殖を示している，核分裂スコアが 10 強拡大視野あたり 6 個を超える，高度の核異型がみられる，の 3 項目中 2 項目以上を満たす場合に高悪性度とする[4]．子宮体癌取扱い規約第 3 版では「漿液性腺癌，明細胞腺癌，扁平上皮癌は核異型により Grade を判定する」という記述があるが[2]，漿液性腺癌と明細胞腺癌は悪性度評価の対象外で，扁平上皮癌は核異型ではなく，主に角化の程度に基づいて分化度が評価されるのが一般的である．すなわち，この記述は必ずしも実情を反映していない点で問題がある．

◆文献

1) Silverberg SG, Mutter GL, Kurman RJ, et al. Epithelial tumours and related lesions. In: Tavassoli FA, et al. editors. Pathology and Genetics of Tumours of the Breast and Female Genital Organs. Lyon: IARC Press; 2003. p. 221-33.
2) 日本産婦人科学会，日本病理学会，日本医学放射線学会，編．子宮体癌取扱い規約．第 3 版．東京：金原出版；東京．2013.
3) Crum CP, Duska LR, Nucci MR, et al. Adenocarcinoma, carcinosarcoma, and other epithelial tumors of the endometrium. In: Crum CP, et al. editors. Diagnostic Gynecologic and Obstetric Pathology. 2nd ed. Philadelphia: Elsevier Saunders; 2011. p. 517-81.
4) Alkushi A, Abdul-Rahman ZH, Lim P, et al. Description of a novel system for grading of endometrial carcinoma and comparison with existing grading systems. Am J Surg Pathol. 2005; 29: 295-304.

〈三上芳喜〉

Question 9　C. 診断
MRI により，どこまで子宮体癌の筋層浸潤が診断できますか？

Answer

　子宮体癌の所属リンパ節転移の頻度は，1/2 未満の浅い筋層浸潤例では 3％，1/2 以上の深い筋層浸潤例では 46％と報告されており[1,2]，術前に MRI などで筋層浸潤の有無や深さを正しく評価可能になれば，生検で判明する組織学的分化度と合わせ，手術の際に症例に応じてリンパ節郭清術を施行するか否かを決定することができるようになり，子宮体癌の診療体系に与える影響は非常に大きい．本編では，子宮体癌の筋層浸潤の評価に現時点で最も有用とされている MRI の現状について概説する．

　婦人科癌の MRI 画像診断全般に当てはまることであるが，筋層浸潤の評価に関しても，コントラスト分解能に優れる多方向の T2 強調像が基本となり，dynamic 造影や拡散強調画像を適宜追加して評価する．最新の MRI マシンでは T2 強調像や dynamic 造影で，スライス厚 1 mm 程度の thin slice data（volume data）を取得することが可能になり，1 方向撮影すれば再構成により任意の方向の画像を作成できるが，普通の MRI マシンでは水平断，冠状断，矢状断など多方向撮影を行い多方向から観察するのが大切である．その際，腫瘍と筋層との接点が垂直になるような角度で撮影するのが肝である．

　T2 強調像による筋層浸潤の判定は junctional zone（JZ）に注目し，JZ が全周性にあらゆる断面でも保たれていれば筋層浸潤なし，JZ に腫瘍による不整，菲薄化，途絶などが認められれば筋層浸潤ありと診断する．しかし，性周期，閉経後，外因性ホルモン製剤投与などにより JZ が不明瞭な症例も多く，そのような場合には dynamic 造影が有用である．

　Dynamic 造影は，造影剤投与して 30 秒ないし 1 分おきに撮影を繰り返すことが多く，投与して 1〜2 分後が，よく造影される筋層と造影効果の弱い体癌のコントラストが最も明瞭になるといわれている．腫瘍筋層境界が不整な場合や筋層内に腫瘍が限局性に突出した所見があれば浸潤あり，腫瘍筋層境界が平滑な場合は浸潤なしと診断する．造影早期相でしばしば出現する subendometrial enhancement（SEE）とよばれる 1 層の濃染域が T2 強調像での JZ に相当するメルクマークであり，これに断裂がみられる場合も筋層浸潤ありと診断しうる．ただし，いくつかのピットフォールが存在する．内腔を占拠するような大きな腫瘍は，子宮筋層が引き伸ばされ，過大評価する傾向にあるので注意を要する．卵管角も，もともと壁が薄いために診断が難しい．また，子宮腺筋症合併例では腫瘍と腺筋症との境界が不明瞭であること，しばしば癌腫が腺筋症に沿って浸潤することから，筋層浸潤を過小評価する場合がある．このほか子宮筋腫により子宮の層構造が変形・不明瞭化しているもの，子宮奇形や小さな子宮の場合も筋層浸潤の評価が難しくなる．

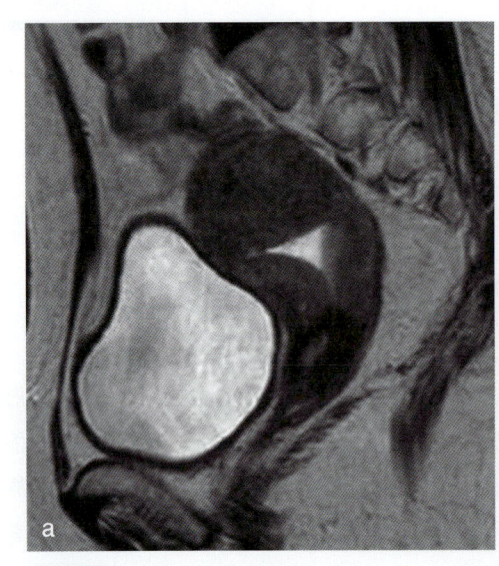

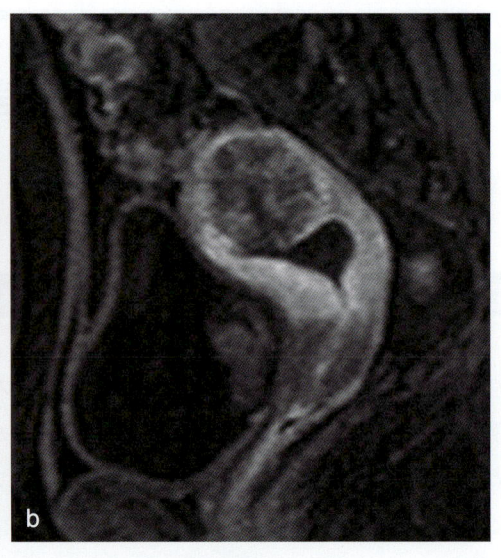

図1 79歳　扁平上皮癌　pT1b（a: T2強調像, b: dynamic造影画像）
子宮底部の筋層内を主体に腫瘍が存在するが，（a）T2強調像では筋層浸潤の程度が不明であるが，
（b）dynamic造影画像では，漿膜付近に及ぶ深い筋層浸潤が明瞭である．

　拡散強調画像は，もともと高いコントラスト分解能から病変の検出・拾い上げに優れた画像であるが，最近，筋層浸潤に応用する動きがある．T2強調像やdynamic造影で診断が困難とされる，子宮筋腫や子宮腺筋症の合併例で特に有用とされるが，空間分解能が低いのが問題である．
　以下に比較的最近の文献報告をいくつか紹介する．

　Emlikらは，2007～2008年にかけて手術前に1.5 Tesla（T）を用いたMRI検査が施行された53人を対象にT2強調像とdynamic造影画像の診断能を比較検討している[3]．それによると，筋層浸潤（あるかないか）の診断成績（感度，特異度，陽性的中率，陰性的中率，正診率）は，T2強調像が87％，79％，92％，69％，85％であるのに対し，dynamic造影画像が97％，93％，97％，93％，96％，1/2以上の筋層浸潤の診断成績はT2強調像が77％，75％，50％，91％，75％であるのに対し，dynamic造影画像が100％，85％，68％，100％，89％と，いずれもT2強調像よりもdynamic造影画像の方が優れる結果となった．
　症例数の多い，国内外の報告を3つ紹介する．2007～2010年にかけて手術前に1.5 TのMRI検査（T2強調像とdynamic造影画像と拡散強調画像）が施行された201人を対象とした日本のKisuらの報告では，術前MRI検査による，筋層浸潤（あるかないか）の診断成績（感度，特異度，陽性的中率，陰性的中率，正診率）は，68％（95％信頼区間：60-75％），91％（80-97％），95％（89-98％），52％（41-62％），74％（68-80％）で，1/2以上の筋層浸潤の診断成績は74％（95％信頼区間：62-84％），90％（83-94％），78％（66-87％），88％（81-93％），85％（79-89％）と感度がやや低い（過小評価の）傾向がみられた[4]．2009～2012年にかけて行われたデンマークの多施設共同研究（227人を対象）では，1.5 Tの術前MRI検査（T2強調像と造影像）による1/2以上の筋層浸潤の診断成績（感度，特異度，陽性的中率，陰性的中率，正診率）は87％（95％信頼区間：77-94％），57％（49-

65％），44％，92％，66％となり，特異度が低い（過大評価の）傾向がみられた[5]．論文では造影画像としか記載がないが，おそらくdynamic造影画像であろう．2008年に行われたイギリスの多施設共同研究（775人を対象）では，術前MRI検査による，1/2以上の筋層浸潤の診断成績（感度，特異度，陽性的中率，陰性的中率，正診率）は88％，73％，80％，83％，82％と報告されている[6]．MRIに関する詳細な記述はみられず，1.5Tなのか3Tなのか，T2強調像単独なのかdynamic造影画像や拡散強調画像なども施行されているのか，などはわからないが，多数症例を用いた検討であり，信頼性の高い数字と考える．

最近，筋層浸潤の評価における，拡散強調画像の有用性の報告が目立つ．Beddyらは2008～2010年にかけて1.5TのMRI検査が施行された48人を対象にdynamic造影画像と拡散強調画像の診断能を比較検討している[7]．それによると，1/2以上の筋層浸潤の診断成績（感度，特異度，陽性的中率，陰性的中率，正診率）はT2強調像とdynamic造影画像の組み合わせが61-77％，82-88％，89-90％，56-67％，71-79％であるのに対し，T2強調像と拡散強調画像の組み合わせが84％，88-100％，93-100％，75-77％，85-90％と，いずれもdynamic造影画像よりも拡散強調画像の方が優れる結果となった．初期報告なので今後症例数を増やした多施設での検討が必要と考えるが，もし同様の傾向が立証されれば，術前のMRI検査でdynamic造影を省略できるつまり造影剤投与が不要になることになり，患者の負担軽減や検査時間の短縮など臨床現場での恩恵は非常に大きいと考える．

以上をまとめると，高磁場，高空間分解能，高SNRなどの最近のMRIの進歩により，7～8割の子宮体癌患者さんで筋層浸潤の評価が行えるようになってきた．しかし，現時点では，内腔を占拠して子宮筋層が菲薄化している例，卵管角に発生する例，筋腫や腺筋症の合併例などの症例では筋層浸潤の評価が難しく，限界があることも事実であり，今後ますますのMRIの発展が望まれる．

◆文献

1) Larson DM, Connor GP, Broste SK, et al. Prognostic significance of gross myometrial invasion with endometrial cancer. Obstet Gynecol. 1996; 88: 394-8.
2) Berman ML, Ballon SC, Lagasse LD, et al. Prognosis and treatment of endometrial cancer. Am J Obstet Gynecol. 1980; 136: 679-88.
3) Emilk D, Kiresi D, Ozdemir S, et al. Preoperative assessment of myometrial and cervical invasion in endometrial carcinoma: comparison of multi-section dynamic MR imaging using a three dimensional FLASH technique and T2-weighted MR imaging. J Med Imaging Radiat Oncol. 2010; 54: 202-10.
4) Kisu I, Banno K, Lin LY, et al. Preoperative and intraoperative assessment of myometrial invasion in endometrial cancer: comparison of magnetic resonance imaging and frozen sections. Acta Obstet Gynecol Scand. 2013; 92: 525-35.
5) Antosen SL, Jensen LN, Loft A, et al. MRI, PET/CT and ultrasound in the preoperative staging of endometrial cancer—a multicenter prospective comparative study. Gynecol Oncol. 2013; 128: 300-8.
6) Duncan KA, Drinkwater KJ, Frost C, et al. Staging cancer of the uterus: a national audit of MRI accuracy. Clin Radiol. 2012; 67: 523-30.
7) Beddy P, Moyle P, Kataoka M, et al. Evaluation of depth of myometrial invasion and overall staging in endometrial cancer: comparison of diffusion-weighted and dynamic contrast-enhanced MR imaging. Radiology. 2012; 262: 530-7.

〈北島一宏〉

Question 10 D. 治療各論

子宮内膜増殖症，子宮体癌に対する妊孕性温存治療はどこまで可能ですか？

Answer

■ 妊孕性温存治療の適応

　妊孕性温存のために保存的治療を行う可能性が考慮されるのは内膜に限局するIA期の高分化型類内膜腺癌（ECG1），または複雑型子宮内膜異型増殖症（AEHC）である．CTにて子宮外病変（転移または重複癌）がないことを確認する必要があり，また骨盤腔MRI検査にて，T2強調画像にてjunctional zone に断裂や菲薄化がないこと，造影剤を用いた dynamic study にて，subendometrial enhancement（SEE）の断裂がないことなどにて，子宮筋層浸潤がないことを確認しておく必要がある．禁忌としては，手術後1週間以内，血栓症（脳梗塞心筋梗塞，血栓静脈炎など），またはその既往，動脈硬化症，心疾患（心臓弁膜症，心房細動，心内膜炎，心不全など），ホルモン剤（黄体ホルモン，卵胞ホルモン，副腎皮質ホルモンなど）内服中，重篤な肝障害などがあげられ[1]，比較的禁忌として，手術後1カ月以内，喫煙，高血圧，糖尿病，高脂血症，肥満などが該当する．免疫組織化学にてER，PR陽性であることを確認しておくことが望ましいが必須条件とはいえない．年齢に関しては，妊娠可能年齢という観点から40歳未満に限っている施設が多い．

　当院では42歳での妊娠例を含む40歳代での妊娠例を複数経験しており，42歳未満での症例でも，保存的治療後に不妊治療を積極的に行う必要があること，妊娠合併症や胎児異常の頻度が増加する可能性があることなどを理解している場合は妊孕性温存治療の適応としている．

■ 妊孕性温存治療の実際

　体がん治療ガイドライン2013年版[1]の妊孕性温存療法のフローチャートを図1に示す．

　適応条件確認の診断目的と，腫瘍減量という治療目的とを兼ねた子宮内膜全面掻爬（D&C）をまず施行する．外来での1方向のみの内膜組織生検では，腫瘍全体がG1ECまたはAEHCであることが保証されないからである．適応を確認した上で，高用量黄体ホルモンを4～6カ月程度行う．現在までに種々の黄体ホルモン剤が体癌治療に試みられてきたが，主なものは，hydroxyprogesterone caproate（HPC），medroxyprogesterone acetate（MPA），megestrol acetate（MGA）の3種類であり，現在本邦で使用可能な薬剤はMPAのみである．MPAの用量は，米国 Gyecologic Oncology Group（GOG）の臨床試験によって200 mg/日が推奨されている[2]が，本邦では400ないし600 mg/日投与されている場合が多い．

　治療中は，4～8週ごとに経腟エコーで内膜の厚さの変化を，また内膜細胞診，組織診を行い治療効果を確認することが望ましい．また，若年体癌症例では卵巣癌，腹膜癌などの重複癌の発生頻度

10. 子宮内膜増殖症，子宮体癌に対する妊孕性温存治療はどこまで可能ですか？

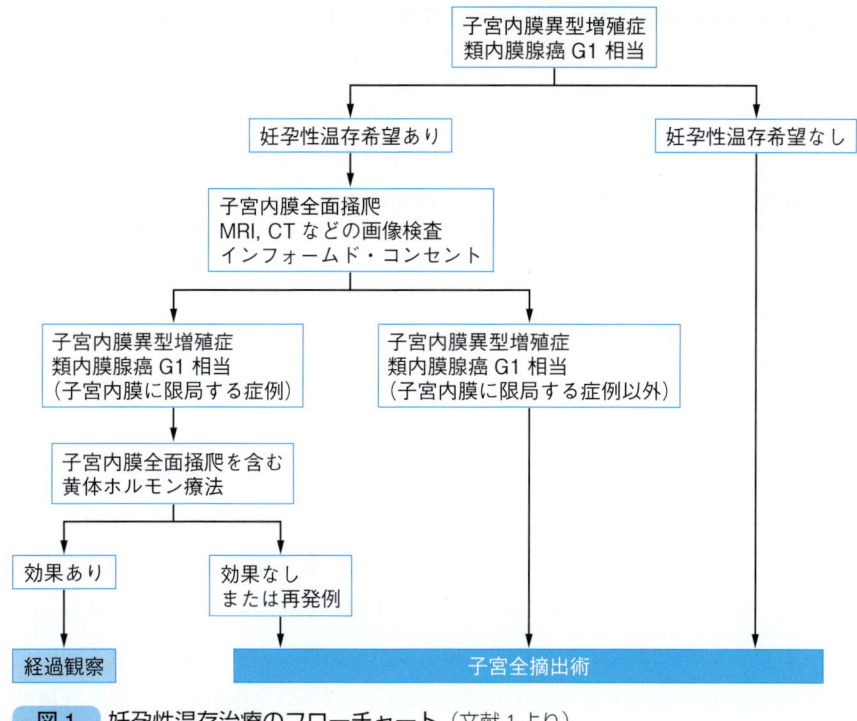

```
                    子宮内膜異型増殖症
                    類内膜腺癌 G1 相当
                    ┌──────┴──────┐
              妊孕性温存希望あり    妊孕性温存希望なし
                    │
            子宮内膜全面掻爬
            MRI, CT などの画像検査
            インフォームド・コンセント
            ┌───────┴───────┐
     子宮内膜異型増殖症        子宮内膜異型増殖症
     類内膜腺癌 G1 相当         類内膜腺癌 G1 相当
     （子宮内膜に限局する症例）  （子宮内膜に限局する症例以外）
            │
     子宮内膜全面掻爬を含む
     黄体ホルモン療法
        ┌───┴───┐
     効果あり   効果なし
              または再発例
        │         │
      経過観察         子宮全摘出術
```

図1 妊孕性温存治療のフローチャート（文献1より）

が高いという報告もあり，経腟エコーの際には卵巣腫大，腹水の有無などにも注意する．本邦における前方視的研究（日本臨床研究グループJCOG）では，8週目，16週目にＤ＆Ｃを行い，26週目には子宮鏡検査とＤ＆Ｃを行っている[3]．プロトコール完遂率は87％，病変消失率はAEHCで82％（14/17），G1EC例で55％（12/22）であり，病変が消失した症例の50％は8週時のＤ＆Ｃにて病変が消失しており，また92％の症例が16週時のＤ＆Ｃにて病変が消失していたと報告されている[3]．MPA投与中のＤ＆Ｃの頻度，また投与持続期間についてはコンセンサスはまだ得られていない．

MPA投与終了時には，CT，MRIにて子宮外進展や筋層浸潤が生じていないか確認することが望ましい．MPA内服開始後6カ月以上経過しても，Ｄ＆Ｃにて病変が消失しない場合は，効果不良と判断して子宮摘出術を勧めることが望ましい．JCOGの前方視的研究では，16週時のＤ＆Ｃにて，ECG 1症例で病変が残存または進行する場合，AEHC例では病理学的治療効果所見を伴わず病変が残存する，または進行する場合は子宮全摘を行っている．一方，26週時のＤ＆Ｃにて，病理学的治療効果を認めるもまだ病変が残存する5例のMPA追加投与希望症例にて，3ないし6カ月のMPA追加投与により病変消失が確認されているとも報告されている[3]．

当院では原則4〜5週ごとに経腟エコー，内膜細胞診，内膜組織診を行うことによって，不応例（G1ECからG3ECへの変化など）の早期確認に努めている．また，経腟エコーにて子宮内膜症性嚢胞内に卵巣癌の発生（重複癌）を早期に発見し得た経験がある．投与前，投与開始4カ月，6カ月目にＤ＆Ｃを行っており，内膜肥厚が目立つ症例では投与開始2カ月目にもＤ＆Ｃを追加している．治療期間については原則6カ月時点で病変が消失していない症例には子宮全摘を勧めるが，病理学的反応性（間質の脱落膜化，腺管の萎縮傾向など）が認められ腫瘍量がわずかな場合は，患者に転

移や重複癌が発生するリスクを説明し理解を得た上で，原則 12 カ月まで MPA 投与と 2 カ月ごとの反復 D＆C を行っている．なお D＆C の直前に子宮鏡検査にて腫瘍の局在部位と腫瘍量を確認している．AEHC，筋層浸潤のない ⅠA 期が推定される ECG1，G2，計 169 例に対し，MPA 療法（600 mg/d）を 4 カ月以上施行し，最終的病変消失率は，AEHC 例，G1EC 例ともに，JCOG 研究[3]における病変消失率よりも高値を示した（投稿準備中）．ECG 1 例での検討では，病変消失に要した治療期間を 3 カ月単位で区切って検討したところ，累積病変消失率は 12 カ月までは漸増し，また，ECG 1 例病変消失例の累積妊娠率は 9 カ月までは漸増した．また病変消失に要した治療期間によって，重複癌の出現率，子宮外転移率，再発率，最終的に子宮全摘に至った頻度には有意差を認めなかったことから，定期的に画像・病理検査を反復して適応基準を厳守しつつ治療を行えば，投薬期間延長は 12 カ月までであれば許容範囲内と考えられた（投稿準備中）．

　MPA の副作用として血栓症があるが，血栓性静脈炎の発症率は 5 %，肺塞栓の発症率が 1 % であったとの報告[2]もある一方，現婦人科悪性腫瘍研究機構（JGOG）が婦人科がん化学療法共同研究会であった当時の第Ⅱ相試験で MPA 400～800 mg/日投与にて血栓症は生じなかったとの報告もある．黄体ホルモン投与時には，血液中の凝固系・線溶系マーカー（FNG, plasminogen, FDP, D-dimer など）の推移に注意すべきであるが，血栓症を確実に予知するのは困難であり，血栓形成予防のためにも低用量アスピリン 81 mg/日の併用も行われている[3]．血栓症以外の副作用としては，肝機能異常，体重増加，ムーンフェイス，浮腫，口渇，発疹，搔痒，耐糖能異常などがあげられる．

治療後の follow up の実際

　治療後は，既婚者（早期の妊娠希望者）では，菲薄化した子宮内膜を着床に適する状態に戻すため，また子宮腔内癒着回避のため，エストロゲンと黄体ホルモン剤の合剤を投与する EP 療法を 2～数回行った後に，妊娠に向けた検査，治療（排卵誘発，体外受精を含む）を積極的に行う．未婚者で早期の妊娠希望状態にない例では，EP 療法，または黄体ホルモンのみを反復投与するホルムストローム療法にて medical curettage をはかる．定期的検診のエビデンスは確立されていないが，3 カ月ごとに内膜精査を行い，また経腟エコー検査にて内膜肥厚の有無以外にも，卵巣癌や腹膜癌などの重複癌に対する注意が必要である[1]．

　再発例に対する MPA 再投与については，8 例中 6 例で病変消失が確認された[3]など，複数の報告があるが，まだ安全性が確立されておらず，再発例に対しては原則として子宮全摘術が勧められ，再発時に黄体ホルモン療法を再投与する場合には重複癌や転移などのリスクがあることを十分説明して理解を得た上で行う必要がある[1]．海外では，再発例に対して投与量を増やして，または投与薬剤を変更して，黄体ホルモン療法の施行を検討する可能性について触れている review もある[4]．

　当院では再発時の組織型（D＆C にて精査），病変の広がり（MRI での筋層浸潤の有無を，CT にて転移または重複癌の有無を精査）を初回治療時と同様な基準で適格性を判定している．MPA 投与 2 サイクル，3 サイクル，4 サイクル後の妊娠例も経験している．しかしながら，2 サイクル以後の治療中または後に複数の乳癌，卵巣癌の重複癌の発生を経験している．

治療後の妊娠について

　本邦からのMPA療法の文献9例をまとめた成績によると，病変が消失した89例中，25例（34%）が妊娠に至っている[1]．2004年から2011年にかけて報告されたAEHC例およびG1類内膜腺癌（内膜限局）例への黄体ホルモン療法を行ったとする45文献，計391症例に関するmeta-analysisが最近報告された[5]．年齢中央値は32歳，用いた黄体ホルモンはMPA（49%）が主であり，レボノルゲストレルIUDも19%で使用されていた．腫瘍消失に至ったのはAEHC例で66%，ECG1例では48%であり，その後観察期間中央値39カ月にて再発を認めたのは，AEHC例の23%，ECG1例の35%であり，妊娠例はAEHC例では41%，ECG1例では35%と報告されている[5]．

　当院では，MPA初回治療後，5年時再発率はECG1群，AEHC群で上記meta-analysisの文献[5]の再発率の倍程度の再発率を示した（投稿準備中）．延べ61回の妊娠が成立し，分娩後半年以上経過観察し得た分娩後症例では，分娩後初回の診察時に子宮摘出を勧めるも承諾した例は1例もなく，その後慎重に経過観察を行い，分娩後5年時再発率はG1群で50%を超えており，AEHC群でも分娩後に再発例が確認されている（投稿準備中）．分娩後は原則子宮全摘と両側付属器切除の標準治療を行うことを妊孕性温存治療開始前から十分説明しておくことが重要と考えられる．

◆文献

1) 日本婦人科腫瘍学会，編．第6章 妊孕性温存療法（子宮内膜異型増殖症・類内膜腺癌G1相当）．In: 子宮体がん治療ガイドライン．2013年版．東京: 金原出版; 2013. p.144-59.
2) Thigpen JT, Brady MF, Alvarez RD, et al. Oral medroxyprogesterone acetate in the treatment of advanced or recurrent endometrial carcinoma: a dose-response study by the Gynecologic Oncology Group. J Clin Oncol. 1999; 17: 1736-44.
3) Ushijima K, Yahata H, Yoshikawa H, et al. Multicenter phase II study of fertility-sparing treatment with medroxyprogesterone acetate for endometrial carcinoma and atypical hyperplasia in young women. J Clin Oncol. 2007; 25: 2798-803.
4) Tangjitgamol S, Manusirivithaya S, Hanprasertpong J. Fertility-sparing in endometrial cancer. Gynecol Obstet Invest. 2009; 67: 250-68.
5) Gunderson CC, Fader AN, Carson KA, et al. Oncologic and reproductive outcomes with progestin therapy in women with endometrial hyperplasia and grade 1 adenocarcinoma: a systematic review. Gynecol Oncol. 2012; 125: 477-82.

〈進 伸幸，山上 亘，青木大輔〉

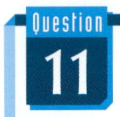

Question 11 D. 治療各論
子宮体癌手術進行期分類と子宮体部肉腫の進行期分類で留意すべき点は何ですか？

Answer

　子宮体癌の臨床進行期としては手術進行期が採用されており，子宮，付属器，所属リンパ節の郭清を行い，摘出物の病理組織学的検索の結果に基づいて正確な進行期決定がなされ，再発リスクを勘案して適切に術後療法を施行することが可能となる．2008 年に世界産婦人科連合（FIGO）において，子宮体癌の手術進行期の改定がアナウンスされ，日本産科婦人科学会においても 2011 年に採用された．子宮肉腫においても 2008 年に FIGO 進行期分類の改定がアナウンスされた．

　本稿においては，子宮体癌手術進行期分類（日産婦 2011/FIGO2008）と子宮体部肉腫の進行期分類（FIGO2008）について解説し，運用にあたっての留意点について言及したい．

■ 子宮体癌手術進行期分類（日産婦 2011/FIGO2008）（表 1）

　子宮体癌においては従来より手術進行期分類（日産婦 1995/FIGO1988）が用いられてきたが，今回 20 年ぶりに改定された．主な変更点は，①子宮体部に病変が限局する I 期症例の中で，筋層浸潤を認めない旧分類 Ia 期が廃止され，1/2 未満の筋層浸潤を認める旧分類 Ib 期症例と統合して IA 期とし，筋層浸潤 1/2 以上の旧分類 Ic 期を IB 期とする，②頸部浸潤を認める II 期症例の亜分類を廃止する．すなわち，頸管腺のみに浸潤を認める旧分類 IIa 期症例は II 期とは分類せず，深い頸部浸潤を認める旧分類 IIb 期症例のみとする，③腹腔洗浄細胞診陽性のみの旧分類 IIIa 期を廃止するが，引き続き洗浄細胞診を施行して記載する，④リンパ節転移陽性の IIIC 期に細分類を適用し，骨

表 1　子宮体癌進行期分類（FIGO2008/日産婦 2011）

I 期	腫瘍が子宮体部に限局する
IA 期	筋層浸潤が 1/2 未満
IB 期	筋層浸潤が 1/2 以上
II 期	腫瘍が子宮頸部に浸潤する
III 期	腫瘍が骨盤外に進展する
IIIA 期	漿膜浸潤あるいは付属器転移を認める
IIIB 期	腟転移を認める
IIIC1 期	骨盤リンパ節転移を認める
IIIC2 期	傍大動脈リンパ節転移を認める
IV 期	
IVA 期	膀胱ならびに/あるいは直腸粘膜に浸潤を認める
IVB 期	遠隔転移を認める

盤リンパ節転移のみ陽性のⅢC1期，骨盤リンパ節転移の有無に関わらず，傍大動脈リンパ節転移をを認める場合をⅢC2期に分類する，である．新旧分類の対応については表2に示すので参照されたい．

さて，新進行期分類で最も大きな変更点は，リンパ節転移陽性例に亜分類が採用されたことである．したがって，今回の改定に従って忠実に進行期を決定しようとするならば，リンパ節郭清の範囲はすべての症例で傍大動脈リンパ節領域まで系統的に行うべきである，ということになる．北海道大学産婦人科では，リンパ節転移のリスクを勘案せずに一貫して系統的な骨盤および傍大動脈リ

表2 子宮体癌新旧進行期分類の対比（Kato H, Watari H, et al. J Surg Oncol. 2012: 106(8): 938-41. より改変）

1988 stage		2008 stage
ⅠA	→	ⅠA
ⅠB	→	ⅠB
ⅠC		
ⅡA	→	ⅠA
	→	ⅠB
ⅡB	→	Ⅱ
ⅢA（*PC positive only）	→	ⅠA
	→	ⅠB
	→	Ⅱ
ⅢA（except *PC positive only）	→	ⅢA
ⅢC	→	ⅢC1
	→	ⅢC2

*PC: peritoneal cytology

表3 子宮体癌新旧進行期分類による生存率の比較（Kato H, Watari H, et al. J Surg Oncol. 2012: 106(8): 938-41. より）

1988 stage	N (%)	5-YSR (%)	2008 stage	N (%)	5-YSR (%)
Stage Ⅰ	206 (58.0)	95.9	Stage Ⅰ	239 (67.3)	96.5
ⅠA	37 (10.4)	100.0	ⅠA	175 (49.3)	98.2
ⅠB	117 (33.0)	97.4	ⅠB	64 (18.0)	91.9
ⅠC	52 (14.6)	90.0	Stage Ⅱ	23 (6.5)	82.6
Stage Ⅱ	28 (7.9)	89.3	Stage Ⅲ	77 (21.7)	80.1
ⅡA	9 (2.5)	100.0	ⅢA	24 (6.8)	90.9
ⅡB	19 (5.4)	84.2	ⅢB	0 (0)	—
Stage Ⅲ	105 (29.6)	84.2	ⅢC1	28 (7.9)	85.7
ⅢA	52 (14.7)	93.7	ⅢC2	25 (7.0)	63.0
ⅢB	0 (0)	—	Stage Ⅳ	16 (4.5)	13.3
ⅢC	53 (14.9)	75.2	ⅣA	0 (0)	—
Stage Ⅳ	16 (4.5)	13.3	ⅣB	16 (4.5)	13.3
ⅣA	0 (0)	—	*PC (+) only	28	96.2
ⅣB	16 (4.5)	13.3			

*PC: peritoneal cytology

ンパ節郭清を行うことを原則として手術療法を行ってきたので，新しい分類の有用性を評価する上で適切な集団であると考え，解析を行った結果を最近報告した[1]（表3）．その結果，①旧Ⅱa期の予後はⅠ期症例と同等である，②旧Ⅰa期とⅠb期の間には予後の差異を認めない？，③腹腔洗浄細胞診のみの旧Ⅲa期の予後はⅠ期症例と同等である，④ⅢC1期の症例の予後はⅢC2期の症例に比べて予後が良好な傾向（p＝0.08）にある，ことが明らかとなった．したがって，今回の改定は予後をさらによく反映する分類となったといえるものと考えている．しかしながら，①付属器転移あるいは漿膜転移のⅢA期症例の予後は必ずしも不良ではないこと，②筋層浸潤を認めない旧Ⅰa期の概念は妊孕性温存療法の適応を考慮する場合には必須の項目であることなどから考えると，今後の改定の際には考慮すべき点が残されていると思われる．

表4 子宮肉腫進行期分類FIGO2008（平滑筋肉腫，子宮内膜間質肉腫）

Ⅰ期	腫瘍が子宮に限局するもの
ⅠA期	腫瘍サイズが5cm以下のもの
ⅠB期	腫瘍サイズが5cmを超えるもの
Ⅱ期	腫瘍が骨盤腔に及ぶもの
ⅡA期	付属器浸潤のあるもの
ⅡB期	その他の骨盤内組織へ浸潤するもの
Ⅲ期	腫瘍が骨盤外に進展するもの
ⅢA期	1部位のもの
ⅢB期	2部位以上のもの
ⅢC期	骨盤リンパ節ならびに/あるいは傍大動脈リンパ節転移のあるもの
Ⅳ期	
ⅣA期	膀胱粘膜ならびに/あるいは直腸粘膜に浸潤のあるもの
ⅣB期	遠隔転移のあるもの

表5 子宮肉腫進行期分類FIGO2008（腺肉腫）

Ⅰ期	腫瘍が子宮に限局するもの
ⅠA期	子宮体内膜，頸部内膜に限局するもの（筋層浸潤なし）
ⅠB期	筋層浸潤が1/2以内のもの
ⅠC期	筋層浸潤が1/2をこえるもの
Ⅱ期	腫瘍が骨盤腔に及ぶもの
ⅡA期	付属器浸潤のあるもの
ⅡB期	その他の骨盤内組織へ浸潤するもの
Ⅲ期	腫瘍が骨盤外に進展するもの
ⅢA期	1部位のもの
ⅢB期	2部位以上のもの
ⅢC期	骨盤リンパ節ならびに/あるいは傍大動脈リンパ節転移のあるもの
Ⅳ期	
ⅣA期	膀胱粘膜ならびに/あるいは直腸粘膜に浸潤のあるもの
ⅣB期	遠隔転移のあるもの

■ 子宮肉腫手術進行期分類（FIGO2008）（表4）

　子宮肉腫に対して今回新たに進行期分類が制定された．Ⅰ期は子宮に限局，Ⅱ期は子宮を超えるが骨盤内まで，Ⅲ期は腹腔内進展を示すもの，Ⅳ期は膀胱・直腸浸潤あるいは遠隔転移症例と分類された．また組織型別のⅠ期細分類は，平滑筋肉腫と内膜間質肉腫ではⅠ期を腫瘍径5cmで分類し，5cm以下をⅠA期と5cm超をⅠB期に分類し，腺肉腫では粘膜内がⅠA期，筋層浸潤1/2以下がⅠB期，1/2超がⅠC期に細分類された（表5）．なお，癌肉腫については上皮性悪性腫瘍の間葉系悪性腫瘍への移行（EMT）の概念の導入もあり，通常の子宮体癌の進行期分類を適用することとなっている．

◆文献
1) Kato T, Watari H, Endo D, et al. New revised FIGO 2008 staging for endometrial cancer produces better discrimination in survival compared with the 1988 staging system. J Surg Oncol. 2012; 106: 938-41.

〈渡利英道〉

Question 12　D. 治療各論
子宮体癌におけるリンパ節郭清の省略の可能性について教えてください

Answer

　リンパ節転移の有無は再発・死亡率と強い因果関係があり，転移陽性の場合には追加治療が推奨される．転移の診断にはCTやMRTを利用した画像診断と手術を必要とする病理診断とがあるが，画像診断は感度が低く（43〜60％），ゴールドスタンダードは病理診断である．問題は正常なサイズのリンパ節にも転移がみつかることだが，リンパ節郭清のように所属リンパ節を系統的に摘出する方法を行うと，下肢浮腫をはじめとした合併症の発生頻度が増加する．これを最小限に抑えるための方策は次の2つである．(1) リンパ節郭清は転移リスクの高い症例に限定して実施する．(2) 所属リンパ節をすべて摘出するのではなく，摘出リンパ節を限定する．

■ リンパ節転移リスクの術前評価

1. 術前評価からみたリンパ節郭清の必要性

　欧州で行われた2つのランダム化比較試験[1-2]では，画像診断などにより病巣が子宮体部に限局している，すなわち臨床進行期1期と考えられた症例を対象に，リンパ節郭清群とリンパ節非郭清群に分けて生存率が比較された．いずれも骨盤リンパ節郭清の治療的意義を否定する結果であった．しかしながらこの結論を盲信して「臨床進行期1期全例にリンパ節郭清は不要」と結論することには注意を要する．RCTが実施された地域は郭清に消極的な欧州諸国であり，エントリー症例の大多数において，子宮体癌の所属リンパ節である傍大動脈リンパ節が郭清されていなかったからである．それ以外の点においても手術レベルが本邦とは異なることは論文に記載されたデータが明確に示している．本邦の骨盤リンパ節郭清が臨床進行期1期に無効であったというハイレベルエビデンスはない．

2. 術後リスク評価からみたリンパ節郭清の必要性

　本邦の2009年子宮体癌治療ガイドラインでは，術後追加治療の必要性について，症例を低・中・高リスクの3群に分けて記述している．これは欧米を含めた諸外国もほぼ同様であり，手術により摘出した検体を病理診断した結果に基づいて行う分類法である．2010年に本邦から所属リンパ節すなわち骨盤リンパ節と傍大動脈リンパ節を両方含めたリンパ節郭清であれば，中および高リスクの再発・死亡率を減少させるという後方視的コホート研究が発表された[3]．上記の欧州から出たランダム化試験と本邦から出たコホート研究を総合すると，低リスク子宮体癌にはリンパ節郭清そのものを行う妥当性はなく，子宮摘出および両側付属器切除で十分と考える．しかし中リスク/高リスク子宮体癌におけるリンパ節郭清の治療的意義は，摘出範囲を含めて今後も検証が続けられるべきである．臨床進行期1期全例に郭清を省略する方針の問題は，再発リスクの高い症例から最善の治療

機会を奪うことである．臨床進行期 1 期には相当数の中リスク/高リスク症例が含まれる．したがって臨床進行期 1 期であっても症例を選択し，適切なレベルのリンパ節郭清を適用すること自体は間違いではない．

3. 術前リスク評価見直しの動き

郭清そのものを省略するには，臨床進行期 1 期というだけでは不十分で，さらに制限を設けるべきである．Mayo clinic では，組織学的分化度が G 1 もしくは G 2 で，筋層浸潤が 1/2 未満でかつ，

表1 子宮体癌におけるリンパ節転移の術前リスク評価に関する臨床研究

著者	Todo, et al.		Kang, et al.	
出典	Gynecol Oncol (2007)		J Clin Oncol (2012)	
研究デザイン	後方視的コホート研究		後方視的コホート研究	
研究目的	Model Derivation	Validation	Model Derivation	Validation
症例数	214 例	211 例	360 例	180 例
年齢中央値（範囲）	56 (23-80)	57 (24-77)	53 (29-76)	54 (31-82)
進行期 （FIGO 1988）	1 期: 68% 2 期: 5% 3/4 期: 27% 進行期不明: 0%	1 期: 64% 2 期: 8% 3/4 期: 28% 進行期不明: 0%	1 期: 71% 2 期: 7% 3/4 期: 20% 進行期不明: 2%	1 期: 76% 2 期: 5% 3/4 期: 19% 進行期不明: 0%
組織型	Endometrioid: 97% Non-endometrioid: 3%	Endometrioid: 94% Non-endometrioid: 6%	Endometrioid: 94% Non-endometrioid: 6%	Endometrioid: 94% Non-endometrioid: 6%
リンパ節転移率	14.5%	17.1%	12.5%	12.8%
傍大動脈リンパ節転移率	8.9%	12.3%	n/a	n/a
摘出リンパ節個数（中央値）	70	77	27	22
傍大動脈リンパ節摘出施行率	99%	100%	61%	51%
術前評価項目 (Low risk criteria for lymph node metastasis)	組織型（内膜生検）: G 1 or G 2 腫瘍体積（MRI）: 36 cm^3 未満 CA125: 70 U/mL 未満（50 歳未満） 28 U/mL 未満（50 歳以上）		組織型（内膜生検）: Endometrioid 筋層浸潤（MRI）: 1/2 未満 子宮外進展（MRI）: なし リンパ節腫大（MRI）: 短径 1 cm 未満 CA125: 35 U/mL 未満	
Low risk[#]の母集団に占める割合	54%	45%	53%	43%
Low risk[#]におけるリンパ節転移率	3.6%	3.2%	1.7%	1.4%
Low risk[#]におけるリンパ節転移率（母集団リンパ節転移 10%換算）	2.5%	1.9%	1.4%	1.1%

[#]: 術前評価項目を全て満たした症例を Low risk と判定

腫瘍径が2cm未満の場合にリンパ節郭清は省略可能との方針である．本邦のガイドラインでは高分化型で肉眼的に筋層浸潤を認めず，術中の観察で子宮外病変のない場合をリンパ節郭清省略の基準としている．これらはいずれも術後病理診断に基づくデータを参考に導き出されたものである．つまり組織学的分化度を摘出子宮で評価するのか，術前の内膜搔破検体で評価するのか，あるいは筋層浸潤に関しても摘出子宮で評価するのか，画像診断で評価するのか，こうした問題に関してはまだ情報が少ない．術前検査の結果を基にリンパ節転移リスクを検討した研究には以下[4,5]のものがある（表1）．これらの結果を基にリンパ節省略群についてのコンセンサスを確立することが求められる．母集団のリンパ節転移率を10％に換算した場合，2％未満の偽陰性率であれば，術前評価におけるリンパ節転移の低リスク集団と認めてよいのではないかとする報告が出されている．

摘出リンパ節の差別化

1. センチネルリンパ節生検

リンパ節郭清の問題点を克服する現在最も有望な方法である．子宮頸癌と比較して検証は遅れているが，その理由として所属リンパ節の範囲が広い（骨盤のみならず腎静脈を上限とする傍大動脈リンパ節を含む）こと，子宮体部へのトレーサー投与が煩雑なことがあげられる．しかしながらここ最近において子宮頸部へのトレーサー投与が，手技の簡便性のみならず，高い転移診断能を有することが明らかになってきた．手技安定のために要するラーニングカーブは30例[6]．センチネルリンパ節の同定率は，少なくとも片側で同定できる場合が84～89％[7,8]，両側ともに同定可能な場合が56～62％[7,8]である．リンパ節転移診断法としての感度は84％（偽陰性率16％）[7]で，陰性予測値は97％[7]である．センチネルリンパ節が同定不能であった場合は，同定失敗側のバックアップリンパ節郭清を行うと，偽陰性率が15％から2％に低下[9]する．

2. 大腿上リンパ節の温存

リンパ節郭清を実施しつつ，下肢リンパ浮腫の発生を抑える，もしくは程度を軽減する方法はないものであろうか．下肢リンパ浮腫の危険因子を検討する過程で，大腿上節（外鼠径節）の摘出が浮腫の発生に重要な影響をもつことが明らかとなった．大腿上節は子宮体癌の所属リンパ節ではあるものの，臨床的には転移頻度が低い領域である．著者らのデータではpN1症例の10.1％，全症例では1.7％である[10]．G1症例では1例も大腿上節転移はなく，G2症例では筋層浸潤が深く，他の部位の骨盤リンパ節転移がある症例にのみ転移が認められた．G1症例での大腿上節温存は問題なく，G2症例では骨盤リンパ節転移が疑われない場合，大腿上節温存は問題ないと考えている．

◆文献

1) Benedetti-Panici P, Basile S, Maneschi F, et al. Systematic pelvic lymphadenectomy vs no lymphadenectomy in early-stage endometrial carcinoma: randomized clinical trial. J Natl Cancer Inst. 2008; 100: 1707-16.
2) ASTEC study group. Efficacy of systematic pelvic lymphadenectomy in endometrial cancer（MRC ASTEC trial）: a randomized study. Lancet. 2009; 373: 125-36.
3) Todo Y, Kato H, Kaneuchi M, et al. Survival Effect of Para-aortic Lymphadenectomy in Endometrial Cancer （SEPAL Study）: a retrospective cohort analysis. Lancet. 2010; 375: 1165-72.

4) Todo Y, Okamoto K, Hayashi M, et al. A validation study of a scoring system to estimate the risk of lymph node metastasis for patients with endometrial carcinoma for tailoring the indication of lymphadenectomy. Gynecol Oncol. 2007; 104: 623-8.
5) Kang S, Kang WD, Chung HH, et al. Preoperative identification of a low-risk group for lymph node metastasis in endometrial cancer: a Korean gynecologic oncology group study. J Clin Oncol. 2012; 30: 1329-34.
6) Khoury-Collad F, Glaser GE, Zivanovic O, et al. Improving sentinel lymph node detection rates in endometrial cancer: How many cases are needed? Gynecol Oncol. 2009; 115: 453-5.
7) Ballester M, Dubernard G, Lecuru F, et al. Detection rate and diagnostic accuracy of sentinel-node biopsy in early stage endometrial cancer: a prospective multicentre study（SENTI-ENDO）. Lancet Oncol. 2011; 12: 469-76.
8) Khoury-Collad F, Murray MP, Hensley ML, et al. Sentinel lymph node mapping for endometrial cancer improves the detection of metastatic disease to regional lymph nodes. Gynecol Oncol. 2011; 122: 251-4.
9) Barlin J, Khoury-Collad F, Kim CH, et al. The importance of applying a sentinel lymph node mapping algorithm in endometrial cancer staging: Beyond removal of blue nodes. Gynecol Oncol. 2012; 125: 531-5.
10) Todo Y, Kato H, Okamoto K, et al. Incidence of metastasis in circumflex iliac nodes distal to the external iliac nodes in intermediate- and high-risk endometrial cancer. Gynecol Oncol. 2011; 122, 55-8.

〈藤堂幸治〉

Question 13 D. 治療各論
海外における内視鏡下手術やロボット手術はどこまで進んでいますか？

Answer

　近年，婦人科良性腫瘍においては整容性，術後QOLの点から多くの施設で腹腔鏡下手術が行われるようになってきた．一方，婦人科悪性腫瘍においては保険適応とされていないことから，海外と比べて相当遅れている．しかし，先進医療制度に基づく初期子宮体がんに対する腹腔鏡下手術の認定施設が増加しており，症例数の蓄積もなされてきた．いよいよ本邦においても本格的に婦人科悪性腫瘍に対する腹腔鏡下手術が普及しようとしている．今回，海外における子宮体がんに対する腹腔鏡下手術とロボット支援手術の現状について考えたい．

■ 海外における腹腔鏡下手術の現況

　子宮体がんに対する腹腔鏡下手術は，1992年にChildersらによって初めて報告されて以来多くの報告がされてきた．これまでに行われたRCT（randomized control study）は6つ報告されているが（表1）[1-6]，対象症例について，LAP 2 studyとTozziらの報告の2つのRCTのみⅡ期を含めているが，Ⅰ期の比率が74.5〜87.7％といずれも初期子宮体がんを適応とした試験であった．また，組織型については，LACE studyとMouritusらの2つの報告以外の他4つのstudyでは考慮されていないが，類内膜腺がんが全体の77.5〜93.2％の割合を占めている．つまり，現在RCT studyでは，類内膜腺がんの初期子宮体がんに対する腹腔鏡下手術の結果であることに注意が必要である．

　手術侵襲，周術期合併症に関しては，腹腔鏡下手術は開腹手術例と比較して，手術時間はいずれのstudyにおいても長い傾向にあった．一方，術中出血量は腹腔鏡下手術において50〜173.9 mLと開腹手術の145〜586.1 mLと比較して有意に少ない傾向にあった．また，入院期間はいずれのstudyにおいても腹腔鏡下手術で3〜7.8日と開腹手術における4〜11.4日と比較して有意に短縮されていた．周術期合併症に関して（表2），尿管損傷は開腹手術で0〜2.6％に比して腹腔鏡下手術での1〜5％であったが，有意な差はなく，その他腸管損傷，血管損傷に関しても，いずれのstudyにおいても有意差はなかった．術後合併症に関しては，腹腔鏡下手術では11.6〜27.8％と開腹手術での10.6〜47.4％と比較して，多くのstudyで有意に低い結果であり，LAP 2 studyでは，術後イレウスの発症が腹腔鏡下手術で有意に少なかったとし，腹腔鏡下手術の優位性が示された結果であった．ここで腹腔鏡下手術における開腹手術へのconversion rateは，0〜25.8％であった[4]．Conversion rateを高める原因としては，いずれのstudyにおいても症例のBMI（body mass index）が高い症例であると述べている．

　手術術式については，各study間でLAVH，TLH，少数であるがRobotic surgeryもありばらばらである（表3）．子宮摘出方法については，LAP 2 studyでは，子宮摘出方法に関して，study proce-

表1 子宮体がんに対する腹腔鏡下手術の検討

Author	Number of patients	術式	手術時間	出血量	Conversion rate	入院期間
Tozzi (J Minim Invasive Gynecol 2005)	腹腔鏡（63）	LAVH		241.3*	1.4%	7.8**
	開腹（59）			586.1*		11.4**
Malzoni (Gynecol Oncol 2009)	腹腔鏡（81）	TLH	136**	50**	0%	2.1**
	開腹（78）		123**	145**		5.1**
Zullo (AJOG 2009)	腹腔鏡（40）	LAVH	196.7	173.9	12.5%	3.0**
	開腹（38）		135.3	282.5		6.9**
Walker (JCO 2012) LAP2 study	腹腔鏡（1696）	LAVH, TLH, Robotic	204**		25.8%	3**
	開腹（920）		130**			4**
Janda (Lancet Oncol 2010) LACE study	腹腔鏡（190）	TLH	138**		5.1%	62%が2日以内**
	開腹（142）		109**			97%が2日以上**
Mourits (Lancet Oncol 2010)	腹腔鏡（185）	TLH	115**	100**	10.8%	3**
	開腹（94）		71**	200**		5**

*: $p<0.05$, **: $p<0.01$

表2 海外RCTからみた開腹手術との比較（合併症）

Author	Number of patients	術式	尿管損傷	腸管損傷	血管損傷	術後合併症
Tozzi (J Minim Invasive Gynecol 2005)	腹腔鏡（63）	LAVH				12%
	開腹（59）					34%
Malzoni (Gynecol Oncol 2009)	腹腔鏡（81）	TLH	1 (1.2%)			
	開腹（78）		2 (2.6%)			
Zullo (AJOG 2009)	腹腔鏡（40）	LAVH	2 (5.0%)	1 (2.5%)	1 (2.5%)	11 (27.8%)*
	開腹（38）		1 (2.6%)	0	2 (5.3%)	18 (47.4%)*
Walker (JCO 2012) LAP2 study	腹腔鏡（1696）	LAVH, TLH, Robotic	6 (1%)	16 (2%)	23 (3%)	240 (14%)**
	開腹（920）		14 (1%)	37 (2%)	45 (3%)	191 (21%)**
Janda (Lancet Oncol 2010) LACE study	腹腔鏡（190）	TLH	6 (3.1%)		1 (0.5%)	22 (11.6%)*
	開腹（142）		3 (2.1%)		2 (1.4%)	33 (23.2%)*
Mourits (Lancet Oncol 2010)	腹腔鏡（185）	TLH	2 (1.1%)	4 (2.2%)	6 (3.2%)	22 (11.9%)
	開腹（94）		0%	2 (2.1%)	2 (2.1%)	10 (10.6%)

*: $p<0.05$, **: $p<0.01$

表3 海外RCTからみた開腹手術との比較（oncologic outcome）

Author	Number of patients	stage	Number of PLN	Number of PAN	再発	brachytherapy	Follow-up (months)
Tozzi (J Minim Invasive Gynecol 2005)	腹腔鏡（63）	I: 87%	19.3	12.3	8（12.6%）	27（42.8%）	44（5-96）
	開腹（59）	I: 91.5%	18.2	10.3	5（8.5%）	25（42.3%）	
Malzoni (Gynecol Oncol 2009)	腹腔鏡（81）	I: 87.7%	23.5	10.3	7（8.1%）	86（54.1%）	38.5（2-81）
	開腹（78）	I: 84.6%	22.2	8.5	9（11.5%）		
Zullo (AJOG 2009)	腹腔鏡（40）	I: 75%	11.5	5.8	8（20%）	2（5.0%）	78（19-84）
	開腹（38）	I: 78.9%	10.7	4.9	7（18.4%）	5（13.2%）	
Walker (JCO 2012) LAP2 study	腹腔鏡（1696）	I: 74.5%	18	7	11.4%	18.1%[+]	59.3（38-62.9）
	開腹（920）	I: 74%	17	7	10.2%	19.7%[+]	
Janda (Lancet Oncol 2010) LACE study	腹腔鏡（190）	I: 85%			N.A.		N.A.
	開腹（142）	I: 82.4%					
Mourits (Lancet Oncol 2010)	腹腔鏡（185）	I: 87.2%			N.A.	38（20.5%）	N.A.
	開腹（94）	I: 87.2%				25（26.6%）	

N.A.: Not Applicable　　[+]: including whole radiotherapy

dureで筋膜外術式による子宮全摘出術を推奨している．つまり，子宮体がんに対する開腹手術時の子宮全摘出手術と同様に，子宮筋層を削らないことと，子宮腟部を完全に摘出するようにより注意が必要と考えられる．一方，骨盤リンパ節については，腹腔鏡下手術で11.5〜23.5個と開腹手術の10.7〜22.2個と同等という結果であり，腹腔鏡下骨盤リンパ節郭清術は開腹手術で行う場合と同等の根治性を保つことができると考える．一方，傍大動脈リンパ節郭清については，RCTでの結果をみると，施行率が10〜95.8%で，摘出リンパ節個数は7〜12.3個であった．施行率が95.8%のLAP 2 studyにおいても中央値7（4〜11）個と必ずしも多くないことから，傍大動脈リンパ節郭清に関しては，まだまだ生検レベルでの結果ということに注意が必要である．

　Oncologic outcomeについては，6 studyの内4 studyで結果が報告されているが（表3），腹腔鏡下手術の再発率が8.1〜20%と開腹手術の8.5〜18.4%と同等であった．また，骨盤内再発率も1.3〜5.0%と開腹手術の1.0〜15.8%と同等であった．しかし，これらのstudyの平均follow-upが38.5〜78（2〜96）カ月と長期間での転帰を観察したものではない．2012年に大規模なstudyであるLAP 2 studyの予後解析が発表された[8]．平均観察期間は59.3（38〜62.9）カ月で，3年再発率は11.4%であり，開腹手術の10.2%と有意な差はなく，推定5年生存率は89.8%と開腹手術と差はないという結果であった．この結果から，臨床的にI期を推定する子宮体がんに対する腹腔鏡下手術は，開腹手術と同様のoncologic outcomeが担保されるといえる．しかし，進行子宮体がんや特殊組織型に対する腹腔鏡下手術の適否については，未だにevidenceが乏しいことを知っておくことが肝要である．

■海外におけるロボット手術の現況

子宮体がんに対するロボット支援手術は，1999年にダ・ヴィンチが米国で認可され，婦人科悪性領域ではReynoldらにより2005年に報告されて以来[9]，世界中に広まっている．ロボット支援手術のメリットは，従来の腹腔鏡下手術と異なり術野が2Dではなく3Dであり，骨盤腔など奥深い臓器が立体的にみることができる点．また，コンピュータによる制御下に手ブレがなく，多関節機能を有する鉗子を使用することができる点．術者が術野外でコンソールに向かって座っての操作で，手術操作を手元操作により遠隔的に視野操作，鉗子操作を行うことができる点があげられる．骨盤腔内の奥深い手術操作が必要な子宮体がん手術をはじめとする婦人科悪性腫瘍手術に適しているとされている．子宮体がんに対するロボット支援手術の報告を調べると，ロボット支援手術は腹腔鏡下手術と比して，習熟曲線についての報告が多くみられる．手術時間での習熟曲線を検討したところ，ロボット支援手術は20例以上の手術経験で有意に手術時間，リンパ節郭清の習熟曲線は短くなり，腹腔鏡下手術や開腹手術と比べても早期に手術時間の短縮を認め，ロボット支援手術では，短期で習熟することができると結論づけている[10,11]．

子宮体がんにおけるロボット支援手術における手術侵襲，周術期合併症に関して，腹腔鏡下手術，開腹手術と比較したstudyは多く報告されているが，いずれも症例数が少なく，ロボット支援手術と腹腔鏡下手術を比較した大規模なRCTはない．PubMedから引用した22の論文の結果から（表4）[12]，1,591症例でロボット支援手術（589例），腹腔鏡下手術（396例），開腹手術（606例）を比較検討し，手術時間はロボット支援手術と腹腔鏡下手術間に有意差はなかったが，開腹手術に比して有意に長い結果であった．術中出血量はロボット支援手術が腹腔鏡下手術および開腹手術に比して有意に少ない傾向であった．また入院期間は，ロボット支援手術と腹腔鏡下手術は同等であり，開

表4 ロボット支援手術，腹腔鏡下手術，開腹手術における各殷賑の比較検討（文献12より改変）

Factors	Robotic Hysterectomy and Laparoscopy			Robotic Hysterectomy and Laparotomy		
	Robotic-Assisted	Laparo-scopy	Delta*[†] (95% CI); p	Robotic-Assisted	Laparo-scopy	Delta*[‡] (95% CI); p
Total patients (n)	424	396		333	606	
Age (y)	61.1	59.8	1.1 (−2.4 to 4.5); 0.46	60.1	63.4	−3.8 (−6.1 to −1.6); < 0.01
BMI (kg/m^2)	33.3	31.2	2.6 (0 to 5.2); 0.05	33.9	35.5	−2.2 (−5.1 to 0.8); 0.11
OT (min)	219	209	0 (−40 to 39); 0.99	207	130	89 (48 to 129); < 0.005
EBL (mL)	91.6	182	−86 (−121 to −51); 0.001	101	291	−186 (−264 to −108); < 0.005
LOS (d)	1.35	1.9	−0.4 (−0.8 to 0.1); 0.09	1.2	3.9	−2.6 (−3.5 to −1.6); 0.002
Pelvic nodes (n)	18.5	17.8	0.1 (−2.9 to 3.0); 0.95	18.0	14.5	3.3 (−1.1 to 7.6); 0.11
Aortic nodes (n)	10.3	7.8	2.4 (−1.5 to 6.4); 0.15	9.4	5.7	3.4 (−6.5 to 13.4); 0.28

CI: confidence interval, BMI: body mass index, OT: operative time, EBL: estimated blood loss, LOS: hospital length of stay.
* Mixed-effect model: estimates adjusted for heterogeneity between studies.
[†] Six studies[18,19,21,23] selected for robotic hysterectomy vs laparoscopic comparison; 820 patients available for this meta-analysis.
[‡] Five studies[16,17,19,20,22] selected for robotic hysterectomy vs laparoscopic comparison; 939 patients available for this meta-analysis.

腹手術とは有意に短い結果であり，ロボット支援手術は開腹手術と比べて，腹腔鏡下手術と同等の有用性を持ち得ると結論づけている．他の報告でも同様に，ロボット支援手術の開腹手術に対する有用性と腹腔鏡下手術との非劣性を示す報告が多くみられる．

リンパ節郭清については，骨盤リンパ節は，ロボット支援手術で 18.5 個と腹腔鏡下手術で 17.8 個と開腹手術の 14.5 個と同等という結果であり，腹腔鏡下骨盤リンパ節郭清術は開腹手術で行う場合と同等の根治性を保つことができると考える[12]．一方，傍大動脈リンパ節郭清については，ロボット支援手術での摘出リンパ節個数が 10.3 個であり，腹腔鏡下手術での摘出リンパ節個数 7.8 個とほぼ同等であった[12]．以上から，手術の妥当性に関しても，子宮体がんにおけるロボット支援手術は腹腔鏡下手術と同レベルであるといえるが，まだまだ evidence は少なく，今後さらなる症例の集積による検討が必要といえる．

Oncologic outcome については，ロボット支援手術における長期予後の報告は少ない．Kilgore らは，499 例の子宮体がんに対するロボット支援手術での 5 年無病生存率について，stage ⅠA で 85.2％，stage ⅠB で 80.2％，stage Ⅱで 69.8％，stage Ⅲで 69％，5 年生存率では，stage ⅠA で 94.2％，stage ⅠB で 85.9％，stage Ⅱで 77.4％，stage Ⅲで 68.6％と報告し，ロボット支援手術は腹腔鏡下手術や開腹手術と根治性に関しては差がないとしている[13]．しかし，子宮体がんに対するロボット支援手術では，症例数が少ないこと，oncologic outcome に関する報告が少ないことから，まだまだ十分な evidence で結論づけることはできない．また，対象症例が腹腔鏡下手術と同様に早期子宮体がんであり，進行子宮体がん対する有用性に関しても evidence が不十分であり，今後さらなる症例の集積による検討が必要といえる．

おわりに

本邦における子宮体がんをはじめとする婦人科悪性腫瘍における腹腔鏡下手術，ロボット支援手術は，海外と比べて大きく遅れをとっている．現在，本邦における腹腔鏡下手術は，症例の蓄積が始まったばかりであるが，本邦から海外へ発信する報告も出始めている[14]．従来の開腹手術と比較して，明らかに手術侵襲，周術期合併症が低い腹腔鏡下手術やロボット支援手術は世界的に広まり，標準術式となり得ると思われる．本邦においても，今後ますます症例の蓄積と海外への発信を行い，腹腔鏡下手術のみならずロボット支援手術も普及することが望まれる．

◆文献

1) Tozzi R, Malur S, Koehler C, et al. Laparoscopy versus laparotomy in endometrial cancer: first analysis of survival of a randomized prospective study. J Minim Invasive Gynecol. 2005; 12: 130-6.
2) Malzoni M, Tinelli R, Cosentino F, et al. Total laparoscopic hysterectomy versus abdominal hysterectomy with lymphadenectomy for early-stage endometrial cancer: a prospective randomized study. Gynecol Oncol. 2009; 112: 126-33.
3) Zullo F, Palomba S, Falbo A, et al. Laparoscopic surgery vs laparotomy for early stage endometrial cancer: long-term data of a randomized controlled trial. Am J Obstet Gynecol. 2009; 200: 296 e1-9.（レベルⅡ）
4) Walker JL, Piedmonte MR, Spirtos NM, et al. Laparoscopy compared with laparotomy for comprehensive surgical staging of uterine cancer: Gynecologic Oncology Group Study LAP2. J Clin Oncol. 2009; 27: 5331-6.

5) Janda M, Gebski V, Brand A, et al. Quality of life after total laparoscopic hysterectomy versus total abdominal hysterectomy for stage Ⅰ endometrial cancer (LACE): a randomised trial. Lancet Oncol. 2010; 11: 772-80.
6) Mourits MJ, Bijen CB, Arts HJ, et al. Safety of laparoscopy versus laparotomy in early-stage endometrial cancer: a randomised trial. Lancet Oncol. 2010; 11: 763-71.
7) Sorbe B, Nordström B, Mäenpää J, et al. Intravaginal brachytherapy in FIGO stage Ⅰ low-risk endometrial cancer: a controlled randomized study. Int J Gynecol Cancer. 2009; 19: 873-8.
8) Walker JL, Piedmonte MR, Spirtos NM, et al. Recurrence and survival after random assignment to laparoscopy versus laparotomy for comprehensive surgical staging of uterine cancer: Gynecologic Oncology Group LAP 2 Study. J Clin Oncol. 2012; 30: 695-700.
9) Reynold RK, Burker WM, Advincula AP. Preliminary experience with robot-assisted laparoscopic staging of gynecologic malignancies. JSLS. 2005; 9: 149-58.
10) Seamon LG, Fowler JM, Richardson DL, et al. A detailed analysis of the learning curve: robotic hysterectromy and pelvic-aortic lymphadenectomy for endometrial cancer. Gynecol Oncol. 2009; 114: 162-7.
11) Lim PC, Kang E, Park do H. Learning curve and surgical outcome for robotic-assisted hysterectomy with lymphadenectomy: case-matched controlled comparison with laparoscopy and laparotomy for treatment of endometrial cancer. J Minim Invasive Gynecol. 2010; 17: 739-48.
12) Gata G, Holloway RW, Santoro L, et al. Robotic-assisted hysterectomy for endometrial cancer compared with tranditional laparoscopic and laparotomy approaches a systemic review. Obstet Gynecol. 2010; 116: 1422-1431.
13) Kilgore JE, Jackson AL, Ko EM, et al. Recurrence-free and 5-year survival following robotic-assisted surgical staging for endometrial carcinoma. Gynecol Oncol. 2013; 129: 49-53.
14) Terai Y, et al. Total laparoscopic modified radical hysterectomy with lymphadenectomy for endometrial cancer compared with laparotomy. J Obstet Gynecol Res. 2013; in press.

〈寺井義人　大道正英〉

Question 14　D. 治療各論
子宮体癌に対する化学療法のレジメンの使い分けについて教えてください

Answer

　子宮体癌は，比較的予後良好な悪性腫瘍であるが，日本においても最も頻度の高い婦人科悪性腫瘍となった[1]．日本産科婦人科学会の婦人科腫瘍委員会の治療成績をみると[2]，子宮体癌の2004年治療症例の5年生存率は全体で86.5％である．しかし全体の20.0％を占めるⅢ期の5年生存率は74.6％，7.3％を占めるⅣ期では31.5％と，進行症例の治療成績は不良である．

　また，進行例や再発例を対象とした臨床試験の治療成績をみると，生存期間の中央値は1年程度と予後不良と考えられる．化学療法はこれら進行再発症例が主な対象と考えられるが，ここでは子宮体癌に対する化学療法について，化学療法の既往のない初回化学療法と，既往のあるセカンドライン化学療法以降に分けて概説する．

■ 子宮体癌治療における初回化学療法

　子宮体癌における化学療法の適用は，日本と欧米とは異なることがよく知られており，日本では中リスク群の術後追加治療を含めて広く用いられているのに対し，欧米では進行症例または再発症例などに限定されている．臨床試験は主に海外で行われているため，現在得られている子宮体癌に対する標準化学療法の根拠は，進行再発症例を対象とした臨床試験である．

　表1に進行再発症例に対する化学療法に関する臨床試験を示す[3]．現在の標準治療は，ドキソルビシン単剤に比べ有意に奏効率が上回った，ドキソルビシン＋シスプラチン（AP療法）と考えられている．その後GOG 177で，AP療法とこれにパクリタキセルを加えたTAP療法が比較され，奏効率や生存期間でTAP療法が有意に上回った．しかし，治療関連死や重篤な有害事象を多く認めたため，進行再発子宮体癌治療の際に考慮すべき選択肢の一つという位置づけにある．

　パクリタキセル＋カルボプラチン（TC療法）は，第2相試験での奏効率が50〜78％とAP療法より優れており，また卵巣癌などの経験から有害事象が少なく投与しやすいことが知られていることなどから，子宮体癌に対し日本でも広く用いられている．しかし，その有効性はランダム化比較試験により示されたものではなく，現在臨床試験による検証が行われている．

　GOG 209は，TC療法とGOG 177で奏効性が高かったTAP療法を比較する進行再発子宮体癌を対象とした第3相試験で，2003年8月〜2009年4月に1,312例が登録された．2012年3月のthe Society of Gynecologic Oncologyで中間解析結果が報告され，TAP療法の奏効率は51.3％，無進行生存期間の中央値（PFS）は14カ月，全生存期間の中央値（OS）が38カ月で，TC療法の奏効率51.2％，PFSは14カ月，OSが32カ月と，有効性において統計学的な有意差は認められなかった．

　有害事象は，毒性を理由に治療を中止する頻度がTAP療法は17.6％，TC療法は11.9％で，TAP

14. 子宮体癌に対する化学療法のレジメンの使い分けについて教えてください

表1 進行再発子宮体癌に対する化学療法に関するランダム化比較試験（文献3より，一部改変）

author study	year	regimen	n	RR (%)	OS (m)
Thigpen	1994	doxorubicin（60 mg/m²）	171	22	6.7
		doxorubicin（60 mg/m²）+cyclophosphamide（500 mg/m²）	185	33	7.3
Aapro EORTC 55872	2003	doxorubicin（60 mg/m²）	90	17	7
		doxorubicin（60 mg/m²）+cisplatin（50 mg/m²）	87	43	9
Thigpen GOG 107	2004	doxorubicin（60 mg/m²）	150	25	9.2
		doxorubicin（60 mg/m²）+cisplatin（50 mg/m²）	131	42	9
Gallion GOG 139	2003	doxorubicin（60 mg/m²）+cisplatin（60 mg/m²）	169	46	11.2
		circadian-time doxorubicin（60 mg/m²）+cisplatin（60 mg/m²）	173	49	13.2
Fleming GOG 163	2004	doxorubicin（60 mg/m²）+cisplatin（50 mg/m²）	157	40	12.6
		doxorubicin（50 mg/m²）+paclitaxel（150 mg/m², 24h）	160	43	13.6
Fleming GOG 177	2004	doxorubicin（60 mg/m²）+cisplatin（50 mg/m²）	129	34	12.3
		doxorubicin（45 mg/m²）+cisplatin（50 mg/m²）+paclitaxel（160 mg/m²）	134	57	15.3
Miller GOG 209	2012	doxorubicin（45 mg/m²）+cisplatin（50 mg/m²）+paclitaxel（160 mg/m²）	1312	51.3	38
		paclitaxel（175 mg/m²）+carboplatin（AUC6）		51.2	32

n: number of patients, RR（%）: response rate（%）, OS（m）: median overall survival（month）

療法では神経毒性や，血小板減少や消化器症状などの毒性が有意に多かった．発熱性好中球減少の発症頻度はTAP療法と同等で，grade 3以上の好中球減少はTC療法の頻度が高かったが，これはTAP療法ではG-CSFが標準的に投与されているためと考えられた．今後の臨床試験ではTC療法が標準治療として用いるべきとされたが，実臨床ではあくまでも中間解析の結果であるため，最終解析の結果が待たれる．

　JGOG 2043は，標準治療であるAP療法とTC療法に加え，ドセタキセル＋シスプラチンを，Ⅰ～Ⅲ期子宮体癌の術後治療としての有効性を比較した臨床試験である．表1に示した試験との対象は明らかに異なるため評価は分かれる可能性もあるが，子宮体癌でAP療法とTC療法を直接比較した臨床試験は他になく，最も有効な化学療法を模索するとの観点から非常に重要な臨床試験と考えられる．2006年11月～2011年1月に788例が登録され，経過観察期間が登録終了後5年なので，結果が判明するのはそれ以降である．

　このように，現在子宮体癌に対する初回化学療法は，AP療法またはTC療法が標準治療と考えられるが，治療選択の際にはその全身状態や合併症，有効性や有害事象などを考慮すべきである．

子宮体癌におけるセカンドライン化学療法

　子宮体癌に対する単剤抗がん剤の奏効性を表2に示す[3]．結果を見ると白金製剤で，ドキソルビシンなどのアンスラサイクリン系薬剤や，パクリタキセルなどのタキサン系薬剤の奏効率が高い結果である．残念ながら卵巣癌で認可されているリポソーマルドキソルビシンやトポテカン，ゲムシタビンは，対象が主にセカンドラインとなり奏効率は高くない．併用化学療法もほぼ同様で[3]，単剤

表2 進行再発子宮体癌に対する単剤化学療法に関する臨床第2相試験 （文献3より，一部改変）

agent	dose	chemotherapy	author	year	n	RR (%)	PFI (m)	OS (m)
doxorubicin	60 mg/m², 4 weeks	first line	Aapro	2003	87	17.2	7	7
	60 mg/m², 3 weeks	first line	Thigpen	2004	150	25.3	3.8	9.2
epirubicin	80 mg/m², 3 weeks		Calero	1991	27	26.9	6	9.5
liposomal doxorubicin	50 mg/m², 4 weeks	second line	Muggia	2002	42	9.5		8.2
	40 mg/m², 28 days	mixed	Escobar	2003	19	21		
paclitaxel	175 mg/m², 3 weeks	second line	Lissoni	1996	19	36.8		
	210 mg/m², 3 weeks	mixed	Hirai	2004	23	30.4	4.3	
docetaxel	70 mg/m², 3 weeks	mixed	Katsumata	2005	33	31	3.9	17.8
cisplatin	50 mg/m², 3 weeks	second line	Thigpen	1984	25	4		
	50 mg/m², 3 weeks	first line	Thigpen	1989	49	20.4		
carboplatin	300-400 mg/m², 28 day	first line	Long	1988	26	28	4.2	7.1
	400 mg/m², 28 days	first line	Green	1990	23	30		
topotecan	0.5〜1.5 mg/m²×5, 3 weeks	second line	Miller	2002	29	9.1		
	1.2〜1.5 mg/m²×5, 3 weeks	first line	Walder	2003	44	20.0	3.2	6.5
gemcitabine	800 mg/m², day 1 & 8, 21 days	second line	Talt	2011	24	4.2	1.7	
oral etoposide	50 mg/m²/day, day 1〜21, 4 weeks		Rose	1996	26	0		
	50 mg/day, day 1〜21, 4 weeks		Poplln	1999	44	13.6	4	11

n: number of patients, RR (%): response rate (%), PFI (m): median progression free interval (month)
OS (m): median overall survival (month)

治療で有効性を認めた白金製剤とアンスラサイクリン系薬剤，タキサン系薬剤の組み合わせであっても，初回治療で奏効率は60％程度である．

興味深いのは，子宮体癌においても卵巣癌同様に初回化学療法終了〜再発までの期間を，無進行生存期間（PFI）または無治療期間（TFI）として，その後のセカンドライン以降の化学療法への影響を検討した報告である．Mooreは[4]，初回治療に化学療法を用いた第3相試験に参加した1,397例中，再発してセカンドライン化学療法を行った586例（41.9％）を検討したところ，PFI＞6カ月では再発後のOSが10カ月に対し，PFI＜6カ月ではOSは5カ月であった．Ueda[5]はセカンドライン化学療法を行った再発子宮体癌40例を検討し，TFI＞6カ月では奏効率41.7％，OSが13カ月であったのに対し，TFI＜6カ月では奏効率0.0％，OSが6カ月と報告している．

さらにMoore[4]は，セカンドライン化学療法に関する第2相試験に参加した300例中，その後再燃して化学療法を施行した275例（91.7％）を検討したところ，セカンドライン化学療法終了〜再燃までの期間（PFI-2）＞3カ月の症例の奏効率は9.6％，再燃後OSは10.2カ月で，PFI-2＜3カ月に再燃した症例の奏効率は5.8％，再燃後OSは7.4カ月と報告している．これらの結果から，PFIやTFIは化学療法奏効の指標になりうると考えられるが，さらに検証が必要と思われる．

おわりに

　セカンドライン後再燃した症例の再燃後 OS が 7〜10 カ月あることは，化学療法が奏効する症例がある程度存在することを示唆しているが，進行再発子宮体癌の OS は 1 年程度で，セカンドラインを施行した症例でも再発後の OS も 1 年程度であることからは，子宮体癌に対する化学療法の効果は全体として十分であるとは考えにくい．現状で化学療法の効果を臨床的に推定するのは困難であるため，奏効の可能性が決して高くないことを認識して，投与すべき症例を選択すべきである．

◆文献

1) 独立行政法人　国立がん研究センターがん対策情報センター　がん情報サービス　http://ganjoho.jp/public/index.html
2) 婦人科腫瘍委員会報告．日産婦誌．2013；65(6)：1374-6.
3) Fleming GF. Systemic chemotherapy for uterine carcinoma: metastatic and adjuvant. J Clin Oncol. 2007; 25(20): 2983-90.
4) Moore KN, Tian C, McMeekin DS, et al. Does the progression-free interval after primary chemotherapy predict survival after salvage chemotherapy in advanced and recurrent endometrial cancer?: a Gynecologic Oncology Group ancillary data analysis. Cancer. 2010; 116(23): 5407-14.
5) Ueda Y, Miyake T, Egawa-Takata T, et al. Second-line chemotherapy for advanced or recurrent endometrial carcinoma previously treated with paclitaxel and carboplatin, with or without epirubicin. Cancer Chemother Pharmacol. 2011; 67(4): 829-35.

〈中西　透〉

Question 15　E. 癌肉腫，子宮肉腫
癌肉腫の病理と分子生物学的特徴について教えてください

Answer

　子宮癌肉腫（uterine carcinosarcoma: CS）は従来，悪性ミューラー管混合腫瘍（malignant mullerian mixed tumor: MMMT）とよばれていた上皮成分と間質成分が共に悪性を示す腫瘍で，その悪性度は高い．

　これまで子宮癌肉腫の組織発生について，combination tumor theory, collision tumor theory, composition tumor theory の3つの説が提唱されてきた．クロナリティー解析により，大部分の子宮癌肉腫は単一細胞由来で，腫瘍発生の過程で上皮様形態を示す部分と間質様形態を示す部分に分化するという combination tumor theory を支持する結果が示された．これを説明するモデルとして，epithelial-mesenchymal transition（EMT）がある．これは，上皮性悪性腫瘍細胞が EMT を起こすことにより間質浸潤，脈管侵襲を起こし，さらに血管外へ遊出した間葉系様細胞が今度は逆の MET を起こすことにより転移するというものである．子宮癌肉腫は，その肉腫様成分は EMT を起こした組織であり，癌様成分と一つの腫瘍の中で共存している興味ある腫瘍である．

　2009年の新 FIGO 分類において，子宮癌肉腫は子宮肉腫ではなく子宮内膜癌に分類されることになったが，子宮癌肉腫と子宮内膜癌の臨床的鑑別は容易ではない．

　子宮内膜細胞診によるスクリーニングでは癌または肉腫のどちらか一方の細胞のみしか認められないことが多いが，内膜組織診断を行っても正確な診断ができないことも多い．確定診断は病理組織学的診断である．組織学的に，子宮に本来存在する平滑筋や子宮内膜間質の腫瘍が観察される場合を同所性（homologous），軟骨，横紋筋や骨などの子宮に存在しない成分が観察される場合を異所性（heterologous）として区別する．同所性成分としては子宮間質肉腫，線維肉腫，平滑筋肉腫が多い．一方，異所性成分としては横紋筋肉腫，軟骨肉腫，骨肉腫，脂肪肉腫の順に頻度が高い．癌成分としては悪性度の高い腺癌のことが多く，類内膜腺癌が最も多い．次いで腺扁平上皮癌，漿液性腺癌の順に多く，扁平上皮癌や未分化癌もある．

■ 臨床的特徴

- 子宮癌肉腫の発生頻度は全子宮悪性腫瘍の5％以下である．
- 閉経後に多く発生し，平均年齢は約65歳である．
- 子宮癌肉腫のリスクファクターは子宮内膜癌と類似しており，肥満，未経産，外因性エストロゲン，タモキシフェンの使用とされる．骨盤内放射線照射も子宮癌肉腫の発生リスクを増加させる．
- 2004年，Brooks らが報告した35歳以上の子宮肉腫2,677例の検討から，子宮癌肉腫は子宮平滑筋肉腫（leiomyosarcoma: LMS）と比較して予後不良であること，また白人よりも黒人の予後が

不良であり，人種差があることが報告された．

臨床症状

- 性器出血，下腹部膨満感など，子宮内膜癌に類似する症状を呈する．
- 腫瘍が子宮口からポリープ様に突出することもある．

手術療法

- 基本術式は，筋膜外子宮全摘術と両側付属器切除術である．
- 完全なステージングには骨盤・傍大動脈リンパ節郭清，腹腔内洗浄細胞診，大網切除，腹膜表面の生検が含まれる．
- Gynecologic Oncology Group（GOG）の研究では，腹式単純子宮全摘術，両側附属器切除術のみでは17％にリンパ節転移を認めたため，低分化型子宮内膜癌と同様に後腹膜リンパ節の郭清・生検は必須である．
- リンパ節郭清が予後を有意に改善するという報告もある．
- 子宮癌肉腫における optimal cytoreduction の有益性は証明されていないが，子宮内膜癌のエビデンスに基づけば妥当と考えられる．

進行期分類

- 子宮癌肉腫の重要な予後因子である臨床進行期は，子宮内膜癌の FIGO 分類により手術的に決定される．術前に子宮に限局していると推測された患者の約20〜60％は，手術により up staging される．

術後補助化学療法

- 子宮癌肉腫は早期でも予後が悪いため，多くの施設では子宮体癌に準じて補助化学療法が行われる．
- 薬剤としては，イホスファミド（イホマイド®），シスプラチン（シスプラチン®）＋イホスファミド（イホマイド®）＋メスナ（ウロミテキサン®）の有効性と安全性が報告されている．また，子宮内膜癌に対して用いられるドキソルビシン（アドリアシン®）＋シスプラチン，シスプラチン＋ドキソルビシン＋パクリタキセル（タキソール®）＋G-CSF などシスプラチンを含むレジメンもよく用いられる．
- GOG は，I-IV期の CS の患者に optimal 手術（残存腫瘍1 cm 以下）を施行した後，放射線治療群（全骨盤照射）（n＝105）と化学療法群（イホスファミド 1.5 g/m^2，5日間連続とシスプラチンの併用 20 mg/m^2，3週間隔，3コース）（n＝101）を比較する第Ⅲ相化試験（GOG 150）を行った．再発率は放射線治療群58％，化学療法群52％，5年生存率は放射線治療群35％，化学療法群45％で化学療法群の成績の方がやや良好であったが有意差は認めなかった．

術後断端照射

- 子宮内膜癌で高リスク群の断端再発を予防する効果が示されており，病変の拡がりによっては，外照射の代わりに用いられてもよい．

再発・転移に対する治療

- 化学療法や放射線療法は，子宮癌肉腫の術後補助療法と進行・再発子宮癌肉腫に有効であることが確認されている．
- GOG の検討によりイホスファミド，パクリタキセルの有用性が示され，さらなる評価のために併用療法の第Ⅱ・Ⅲ相試験が行われた．
- GOG 117 は，CS Ⅰ-Ⅱ期患者にイホスファミド（$1.5\,g/m^2$，5日間連続，メスナ併用）とシスプラチン（$20\,mg/m^2$，5日間連続，3週間隔で計3コース）を併用した補助化学療法の第Ⅱ相試験である．その結果，5年生存率が62％の良好な結果を得ているが，OS や PFS に与える影響は不明である．
- GOG 108 は，進行・再発子宮癌肉腫患者194例を，イホスファミド単独群（$1.5\,g/m^2$，5日間連続）（n＝102）とシスプラチン併用群（$20\,mg/m^2$，5日間連続）（n＝92）とにランダムに割り付け，治療成績，有害事象を検討した．奏効率はイホスファミド単独群で36％，シスプラチン併用群で54％（p＝0.03），無増悪生存期間の中央値はそれぞれ4.0カ月と6.0カ月（p＝0.02）と有意差を認めたが，全生存期間の中央値はそれぞれ7.6カ月と9.4カ月で，有意差を認めなかった（p＝0.071）．
- GOG 161 は子宮癌肉腫の進行例に対して，患者をイホスファミド単独群（2.0 g，3日間連続，3週毎，8コース）とパクリタキセル併用群（イホスファミド1.6 g，3日間連続，＋パクリタキセル $135\,mg/m^2$，1日目，3週毎，8コース）にランダムに割り付けた．奏効率はイホスファミド単独群で29％，パクリタキセル併用群では45％で，median PFS はイホスファミド群3.6カ月，パクリタキセル併用群5.8カ月，OS はイホスファミド単独群8.4カ月，パクリタキセル併用群13.5カ月で有意に併用群の有用性を認めた．
- GOG は，初回治療のⅠ-Ⅳ期の子宮癌肉腫に対するイホスファミド＋パクリタキセルとカルボプラチン＋パクリタキセルの第Ⅲ相試験（GOG 261）の組み入れを終了した．結果の解析が待たれる．

観察，フォローアップ

- 身体所見と腟断端細胞診を2年間は3カ月ごと，その後5年まで6カ月ごとが推奨される．
- PET-CT または胸・骨盤の CT は，2年間は6カ月ごと，その後5年まで1年ごととしている施設もある．

予後

- 子宮癌肉腫の5年生存率は25～39％で，治療後12カ月以内の早期に再発する．
- 新しい FIGO 分類による5年生存率は，Ⅰ/Ⅱ期59％，Ⅲ期22％，Ⅳ期9％と報告されている．

〈高野忠夫　徳永英樹　八重樫伸生〉

Question 16

E. 癌肉腫，子宮肉腫

富細胞平滑筋腫，転移性平滑筋腫，STUMP の取扱いについて教えてください

Answer

　子宮平滑筋腫瘍の大部分は，臨床的に子宮筋腫とよばれる良性の平滑筋腫瘍であるが，表 1 に示すような「組織学的変異型」，「増殖パターンによる変異型」などの非定型的なタイプが存在し[1]，その取扱いに苦慮することも時に経験する．

　本稿ではそのうち，富細胞平滑筋腫，転移性平滑筋腫，STUMP の取扱いについて解説する．

表 1　子宮平滑筋腫瘍の分類（文献 1 より抜粋）

a）平滑筋腫（leiomyoma）
　◆ 組織学的変異型
　　（1）活動性核分裂型平滑筋腫 mitotically active leiomyoma
　　（2）**富細胞平滑筋腫 cellular leiomyoma**
　　（3）出血性富細胞平滑筋腫 heamorrhagic cellular leiomyoma
　　（4）類上皮平滑筋腫 epithelioid leiomyoma
　　（5）類粘液平滑筋腫 myxoid leiomyoma
　　（6）異型平滑筋腫 atypical leiomyoma
　　（7）脂肪平滑筋腫 lipoleiomyoma
　◆ 増殖パターンによる変異型
　　（1）びまん性平滑筋腫症 diffuse leiomyomatosis
　　（2）解離性平滑筋腫 dissecting leiomyoma
　　（3）静脈内平滑筋腫症 intravenous leiomyomatosis
　　（4）**転移性平滑筋腫 metastasizing leiomyoma**
b）**悪性度不明な平滑筋腫瘍**（smooth muscle tumor of uncertain malignant potential：STUMP）
c）平滑筋肉腫（leiomyosarcoma）

■ 富細胞平滑筋腫（cellular leiomyoma）

　平滑筋腫瘍のうち，周辺の子宮筋層と比較して有意に細胞密度が高いものの，腫瘍細胞凝固壊死（凝固壊死）や細胞異型を伴わず，核分裂像は目立たないものを「富細胞平滑筋腫」と称する．

【診断（鑑別診断）】

　ここで示される「有意に」の客観的基準はなく，同じ腫瘍内においても細胞密度に差があるため，実際には観察される切片において，ほぼ一様に高度な細胞密度の増加がある場合に限定され用いられていることが多い．また，薄切切片が厚い場合，見かけ上細胞密度が高くなるので，同一切片内に子宮筋層が含まれるプレパラートにおいて判定する．

平滑筋腫はおもに平滑筋腫細胞と膠原線維で構成されているが，富細胞平滑筋腫は通常の平滑筋腫と比較すると，膠原線維に対する平滑筋腫細胞の構成比率が高い．このような腫瘍は，MRIのT2強調画像および拡散強調画像で通常の平滑筋腫よりも高信号を呈し，肉腫との鑑別が必要になりやすいうえ，摘出腫瘍の割面もやや黄色調を呈し肉腫に類似する．さらに，GnRH agonist療法による縮小効果がより大きく，その分GnRH agonist療法終了後の再増大が急速で，この期間の変化だけを捉えて肉腫と誤認識しないよう留意が必要である．また，術前GnRH agonist療法を行った症例は，行っていない症例よりも細胞密度が高い傾向にある[2]．

病理組織学的に富細胞平滑筋腫と鑑別が必要な腫瘍として，平滑筋肉腫と子宮内膜間質腫瘍（内膜間質結節・低悪性度内膜間質肉腫）など，細胞密度の高い腫瘍があげられる．

1. 平滑筋肉腫

平滑筋腫よりも細胞密度が高いことが多いため，密な細胞増殖が認められた場合は，より詳細に病理組織学的評価（凝固壊死や細胞異型の有無，核分裂指数）を行う必要がある．細胞密度が高いこと自体は悪性の指標ではないが，細胞密度は悪性形質指標のひとつである核分裂指数[*1]の交絡因子で，間接的には平滑筋腫瘍の悪性度評価に関与している指標ともいえる．

2. 子宮内膜間質腫瘍（内膜間質結節・低悪性度内膜間質肉腫）

内膜間質細胞類似のNC比が高く，多形性の乏しい小円形腫瘍細胞の密な増殖がみられ，周辺の平滑筋と比較して細胞密度が高いため，富細胞平滑筋腫との鑑別が必要になる．富細胞平滑筋腫は，核や細胞質が紡錘形を呈する領域がどこかに存在し，免疫組織学的に筋系マーカーであるα-smooth muscle actineやh-caldesmonが比較的強く発現していること，CD10が発現していないことなどが子宮内膜間質腫瘍との鑑別点になる．

【取扱い】

前述の病理組織学的に鑑別が必要な腫瘍が除外されていれば，細胞密度が高いこと自体は直接的な悪性指標ではないので，富細胞平滑筋腫は通常の子宮筋腫と同じ扱いでよい．

■ 良性転移性平滑筋腫（benign metastasizing leiomyoma：BML）

良性転移性平滑筋腫は，子宮筋腫（平滑筋腫）の既往のある女性の肺，リンパ節，腹膜，骨・骨髄などに平滑筋腫瘍が多発する病態で，1939年にSteinerが初めて肺のBMLを報告[3]して以来，現在までの報告は約150例と比較的まれな良性疾患である[4]．

【解説（病因・病態）】

BMLが子宮筋腫からの転移とされる理由については，子宮筋腫の合併や手術既往があることに加え，転移平滑筋腫瘍組織に高率にER（エストロゲン受容体）・PgR（プロゲステロン受容体）が認

[*1]**核分裂指数**：核分裂像が多い領域における強拡大10視野あたりの核分裂中の細胞数をもって示される．しかし，腫瘍の病理組織学的増殖能の比較は，本来単位腫瘍細胞数あたりの核分裂中の細胞数で評価すべきであるが煩雑なため，実際には顕微鏡の視野あたりの核分裂中の細胞数で代用されている．したがって単位腫瘍細胞数あたりの核分裂中の細胞数が同じ場合，細胞密度の高い方が核分裂指数は高くなる．

められること，子宮筋腫組織と転移平滑筋腫瘍組織とのクロナリティーの一致が X-chromosome-inactivation 法などの遺伝子解析により証明されていること，などがあげられる[4]．

腫瘍の転移は，浸潤性増殖とならぶ本質的悪性形質である．しかし，BML は，転移腫瘍の病理組織学的悪性所見の欠如，転移先での緩徐な増大，生命を脅かすことなく多くは予後良好，といった「転移」以外はまったく良性腫瘍の性格をもつ．そのような BML の転移機序については，子宮筋腫の手術操作に伴う転移誘発と推測される（狭義の BML）．しかし，Wolff らは低悪性度の子宮平滑筋肉腫の転移という説を提唱しており，いまだ統一見解は得られていない[5]．

【診断（鑑別診断）】

発生部位としては肺がもっとも多く，9 割近くが多発で，多くは両側性である．BML はきわめて緩徐に増大し，多くは無症状で経過するため，検診や他疾患の精査中に異常腫瘤（多発）として偶然発見されることが多い．西本らの本邦での 24 例のまとめでは，40 歳代の女性に多くみられ，子宮摘出から BML 発見までの期間は 3 カ月〜26 年と幅がある[6]．

肺に多発腫瘤が認められ，生検や摘出術にて平滑筋腫瘍と判明した場合の鑑別診断として，過誤腫の亜型，肺原発の平滑筋腫瘍（多くは単発），肺リンパ管性平滑筋腫症などがあげられる（図 1）．子宮筋腫の手術歴があり，肺腫瘍に ER や PgR が認められれば BML が疑われる．

しかし，この場合でも子宮平滑筋肉腫の肺転移の方が BML よりも頻度としては多いため，まず過去に摘出され子宮筋腫とされていた腫瘍に悪性所見がないか再評価を行う．平滑筋肉腫の診断基準を満たさないまでも，凝固壊死や細胞異型が認められたり，核分裂像が散見されたり，類上皮・類粘液などの組織学的変異型の所見が認められれば，Ki-67，p53，p16 などの増殖または悪性形質関連マーカーの免疫染色の評価を行う（もし，可能であれば追加切り出しを行う）．また，術前に MRI

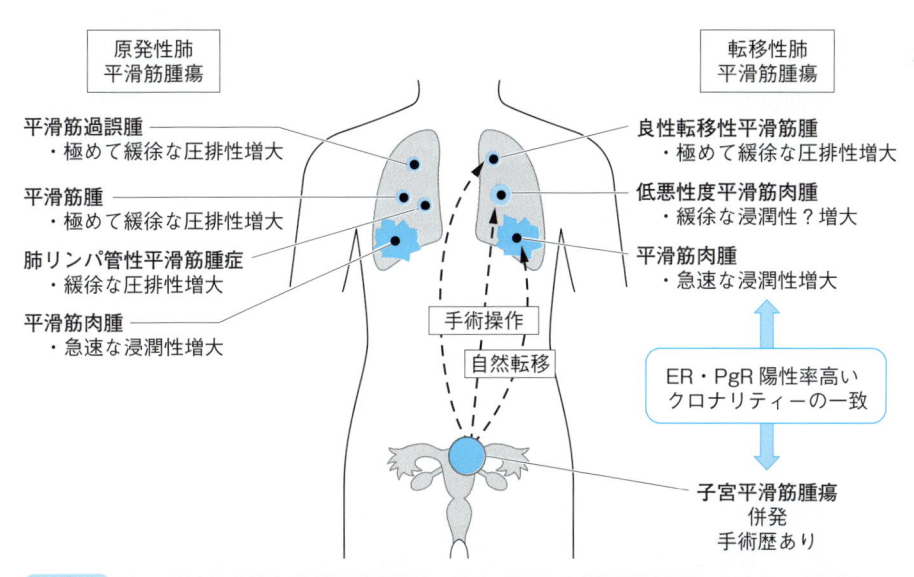

図 1 肺における良性転移性平滑筋腫，およびそれと鑑別が必要な疾患との鑑別点
子宮平滑筋腫瘍からの転移の場合，子宮平滑筋腫瘍の併存・手術歴があり，ER，PgR などの性ステロイドホルモンレセプターが陽性である場合が多い．良性転移性平滑筋腫は，きわめて緩徐な圧排性増大を示す．

表2 子宮平滑筋腫瘍における原発病巣の病理組織診断と臨床診断
（良性転移性平滑筋腫とSTUMPの位置づけ）

臨床的悪性度	原発病巣の病理組織診断	子宮外転移の有無と臨床診断	
		なし	あり
良性	平滑筋腫	同左	良性転移性平滑筋腫
	核分裂の多い平滑筋腫	同左	平滑筋肉腫？*
	異型平滑筋腫	同左	平滑筋肉腫？*
不明	STUMP	同左	平滑筋肉腫
悪性	平滑筋肉腫	平滑筋肉腫	平滑筋肉腫

STUMP: smooth muscle tumor of uncertain malignant potential
平滑筋肉腫？*: 原発病巣の悪性形質指標の検索が不十分である可能性が高い

が撮像されていれば，肉腫を示唆する所見の有無に関しても再評価する．その結果，STUMP（後述）を含め悪性の可能性が相当程度疑われ，子宮手術から肺平滑筋腫瘍発見までの期間が数年以内と比較的短ければ，子宮平滑筋肉腫の肺転移としての取扱いを考慮する（表2）．

【取扱い】

肺原発の平滑筋腫瘍，子宮平滑筋肉腫の肺転移が除外できればBMLとして扱うが，BMLの標準治療法は確立していない．原則，診断を兼ねた外科的完全摘出とされるが，多発の場合は困難であることが多い．狭義のBMLであれば増大はきわめて緩徐で浸潤性増殖を示さないので，無治療で慎重に経過をみることもある．この場合も，平滑筋腫瘍の悪性度診断の困難性，すなわち平滑筋肉腫が完全に除外できていない可能性を考慮し，BML発見当初は2～3カ月程度の間隔で大きさの変化を画像で観察する．

緩徐ながらも増大傾向がある場合，BMLはERやPgRなどのホルモンレセプター陽性であることが多いため，閉経前の症例であれば，プロゲステロン，GnRH agonist，アロマターゼ阻害剤などの投与が試みられ，奏効症例の報告もある[4,6]．

比較的急速な増大傾向や閉経後症例で増大が認められる場合は，BMLではなく平滑筋肉腫としての取扱いを考慮すべきと考える．

■ 悪性度不明な平滑筋腫瘍（smooth muscle tumor of uncertain malignant potential: STUMP）

病理組織学的に悪性形質指標（凝固壊死，細胞異型，核分裂像など）の一部が認められるも，通常用いられている基準では良性とも悪性とも確実には診断できない平滑筋腫瘍である．この診断を適用する場合は，良性とも悪性とも確実には診断できない理由を記載する（図2）[1]．

【解説】

腫瘍の悪性・良性の確定は病理組織診断によりなされる．大半の固形腫瘍において，もっとも本

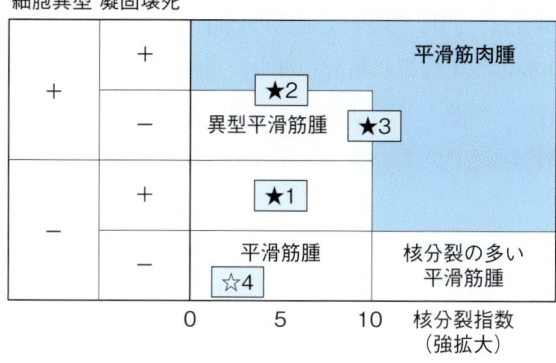

図2 子宮平滑筋腫瘍の病理組織学的診断基準（Stanford クライテリア）と STUMP

本基準は通常型（紡錘形）の平滑筋腫瘍のみに対して適用され，類上皮あるいは類粘液平滑筋腫瘍などの変異型は，通常型よりも核分裂指数が少ない場合でも悪性の経過を示すことがありこの基準を適用できない．次の場合 STUMP に分類される．

- ★1：凝固壊死が認められるが，有意な細胞異型がみられず，核分裂指数低値なもの
- ★2：有意な細胞異型があるが，核分裂指数は低値で，凝固壊死の有無が不明確なもの
- ★3：有意な細胞異型があるが，核分裂像か変性細胞かが区別できず核分裂指数が不明確なもの
- ☆4：細胞異型がほとんどなく，核分裂指数 10 未満の平滑筋腫瘍であるが，通常型と類上皮あるいは類粘液平滑筋腫瘍との区別がつきにくいもの

質的な悪性形質指標は周辺組織への浸潤性増殖で，この単一指標をもって悪性の診断が確定する．実際，平滑筋肉腫とならぶ子宮肉腫である子宮内膜間質腫瘍においては，浸潤性増殖の有無，あるいはそれと同等の意味をもつ脈管侵襲の有無をもって内膜間質肉腫（悪性）と内膜間質結節（良性）との鑑別がなされている．

ところがどういうわけか子宮平滑筋腫瘍においては，この浸潤性増殖が診断指標とされていない．その理由として，腫瘍細胞と周辺筋層の平滑筋細胞が類似しているため浸潤性増殖の判定が困難なこと，腫瘍辺縁に変性を伴うと浸潤像か変性から取り残された細胞かの鑑別が困難なこと，などが考えられる．

そのため，この浸潤性増殖に代わって核分裂指数[*1]が，古くより子宮平滑筋腫瘍の悪性・良性鑑別のための唯一の悪性形質指標とされてきたが，この診断基準では予後を反映しない症例も相当数みられていた．

【診断（鑑別診断）】

1994 年 Stanford 大学の Hendrickson らのグループは，病理組織学的に良性・悪性の鑑別が問題となる 213 症例について，病理組織像とその経過・転帰との対比を詳細に行い，その結果，凝固壊死の有無，細胞異型の有無，核分裂指数の 3 つの悪性形質指標による総合判定が予後と密接に相関するとするダイアグラムを策定し報告した（Stanford クライテリア：図2）[7]．現在この Stanford クライテリアが，子宮平滑筋腫瘍の悪性度の診断基準としてもっとも広く受け入れられている．

しかしながらこのクライテリアにおいても，悪性とも良性とも決められない場合が少数ではあるが存在し，このカテゴリーに含まれるものを STUMP と称している．具体的には，①悪性形質指標に異常が認められるも，症例数が少ないため予後を評価できないもの（図2の★1，☆4），②異常所見の程度が中間的で，それぞれの悪性形質指標の判定に再現性の問題や主観による検者間格差がみられ判定が不確実なもの（図2の★2，★3，☆4），などがあげられる[7,8]．

Stanford クライテリアによる判定は，異常の程度のもっとも強いところで行うとされている．したがって，一部切片でSTUMPと診断された場合は，画像や肉眼で通常の筋腫とは異なる所見を呈する部位を中心に約2cm間隔で切片を追加作製のうえ詳細に検討を行い，平滑筋肉腫の診断基準を本当に満たしていないかどうかの再評価を行う．判断に迷うようであれば，婦人科腫瘍とくに子宮平滑筋腫瘍の診断に精通した病理医・婦人科腫瘍専門医にコンサルトすることが望ましい．

【取扱い】

　平滑筋肉腫が除外されSTUMPとされた場合，図2で示すように雑多なものが含まれるが，その取扱いについて多数症例でのまとまった報告はない．以下，われわれの施設での取扱いを示す．

1. 子宮筋腫として手術を行い，術後の病理組織検査でSTUMPと判明した場合

　1）追加手術

　●子宮摘出術が行われていた場合：術中所見，摘出標本の所見，術前に撮像したMRIの所見を再確認し，切除断端の病巣残存が疑われる場合（附属器近くに腫瘍が及んでいた場合や腟上部切断術が行われていた場合）は，再開腹による当該側附属器摘出術や残存子宮頸部摘出術を考慮する．病巣が及んでいないことが明らかであれば，再開腹による両側附属器や残存子宮頸部の摘出は原則不要と考える．

　●筋腫核出術が行われていた場合：実地臨床でしばしば問題になる．再開腹による子宮摘出術が望ましいと推定されるが，多数症例での前方視的研究によるエビデンスがないため，挙児希望の程度，手術時の所見（腫瘍残存の可能性），病理組織学的に筋腫あるいは肉腫のどちらにより近いSTUMPか，などの因子を総合的に勘案し，患者・家族と十分協議を行い追加手術（子宮摘出術）を行うかどうかを個別に考慮する．

　2）術後補助療法

　腫瘍が完全摘出されていた場合，術後抗腫瘍化学療法や放射線療法は不要である．明らかに腫瘍が残存している場合は，再開腹による追加摘出術が原則であるが，高度癒着などで追加切除が困難な場合は個別に考慮する（筋腫あるいは肉腫のどちらにより近いSTUMPかなど）．

　3）フォローアップ

　●子宮摘出術が行われていた場合：当科では，平滑筋肉腫術後よりは少し長めの検診間隔で，転移を受けやすい肺・リンパ節・腹膜の画像検査を定期的に行っている（実際には，術後3・6・12・18・24カ月目と以後は1年毎で5～10年目まで）．転移・再発が確認された場合は，その時点でSTUMPの診断を破棄し，平滑筋肉腫として取扱う（表2）．

　●子宮が温存されている場合：上記子宮摘出術が行われていた場合と同様の管理に加え，残存子宮に対しては当初は1～3カ月間の短い間隔で慎重に超音波検査を行う．その後子宮筋層に増大する結節性病巣が確認された場合，筋腫の再発なのか，STUMP～平滑筋肉腫の再発なのかの鑑別は非常に難しい．増大速度，MRIやFDG-PETなどの画像所見や，腫瘍の生検（内膜生検や針生検）が可能であればその所見などを総合的に評価する．その際はどのように対応するかを含め，事前に患者・家族と十分協議し，理解・同意を得ておく必要がある．また，セカンドオピニオンをすすめることも一法である（ただし，セカンドオピニオンを受ける側の医師もエビデンスを持ち合わせてい

2. 術前に STUMP と判明している場合

　筋腫分娩時の生検や針生検[9]など腫瘍の一部検体で STUMP と診断された場合，相当の確率で平滑筋肉腫の可能性も疑われるため，平滑筋肉腫に対する標準術式（腹式子宮全摘出術＋両側附属器摘出術）を行う[10]．子宮内膜間質肉腫の合併や，上皮性悪性腫瘍の合併（＝同所性癌肉腫）があると，リンパ節郭清術の追加が考慮されるため，超音波や MRI 検査でこれらが疑われる場合（子宮内腔に向かって隆起する比較的大型のポリープ状腫瘤）は，術中迅速病理組織検査（迅速病理検査）を行うことが望ましい．

　閉経前で卵巣温存を希望される場合は，術中の肉眼所見で腫瘍が附属器に及んでいなければ温存可能である[10]．

　腫瘍核出術（子宮温存）は原則勧められない．強く希望される場合は後述のリスクを十分説明したうえ，開腹による腫瘍核出術を実施し，迅速病理検査を行う．この場合，術中腫瘍を切り込まないよう愛護的に扱い，腫瘍の周辺組織を含めた状態で摘出するよう心がける．迅速病理検査の結果，平滑筋肉腫と判明すれば子宮摘出術を行い，生検と同様 STUMP と診断された場合は，核出術のみで手術を終了して永久標本での最終病理組織診断を待つ．なお，迅速病理検査は，陽性適中率は高いが陰性適中率はそれほど高くないこと（10〜30％の過小評価があること），結果的に平滑筋肉腫であった場合，最初から子宮摘出術を行うのに比較して，筋腫核出後に子宮摘出術を行う方が予後不良であること，などのリスクを事前に説明し理解を得ておく[10]．

◆文献

1) 日本産科婦人科学会，日本病理学会，日本医学放射線学会，編．子宮体癌取扱い規約．改訂第3版．東京：金原出版；2012．
2) Kawamura N, Ito F, Ichimura T, et al. Correlation between shrinkage of uterine leiomyoma treated with buserelin acetate and histopathologic findings of biopsy specimen before treatment. Fertil Steril. 1997; 68: 632-6.
3) Steiner P. Metastasizing fibroleiomyoma of the uterus: report of a case and review of the literature. Am J Pathol. 1939; 15: 89-107.
4) Awonuga AO, Shavell VI, Imudia AN, et al. Pathogenesis of benign metastasizing leiomyoma: a review. Obstet Gynecol Surv. 2010; 65: 189-95.
5) Wolff M, Silva F, Kaye G. Pulmonary metastases (with admixed epithelial elements) from smooth muscle neoplasms. Report of nine cases, including three males. Am J Surg Pathol. 1979; 3: 325-42.
6) 西本　武．子宮筋腫手術8年後に発生した良性転移性平滑筋腫（Benign metastasizing leiomyoma）の1例．呼吸．2004; 23: 61-6.
7) Bell SW, Kempson RL, Hendrickson MR. Problematic uterine smooth muscle neoplasms. A clinicopathologic study of 213 cases. Am J Surg Pathol. 1994; 18: 535-58.
8) Kempson RL, Hendrickson MR. Smooth muscle, endometrial stromal, and mixed Müllerian tumors of the uterus. Mod Pathol. 2000; 13: 328-42.
9) Kawamura N, Ichimura T, Takahashi K, et al. Transcervical needle biopsy of uterine myoma-like tumors using an automatic biopsy gun. Fertil Steril. 2002; 77: 1060-4.
10) 日本婦人科腫瘍学会，編．子宮体がん治療ガイドライン2013年版．東京：金原出版；2013．

〈川村直樹〉

Question 17　E. 癌肉腫, 子宮肉腫
術前の画像診断で, 子宮平滑筋腫瘍の良性・悪性の鑑別は可能ですか？

Answer

　画像診断を用いて, 悪性の平滑筋肉腫と良性の平滑筋腫（特に変性筋腫）を術前に鑑別する試みが種々なされているが, 依然, 判断に迷う症例に遭遇することが多く, 現時点では正確な鑑別は不可能といえる.

　子宮の平滑筋腫瘍は妊孕性に直接関係する疾患で, 術前の組織検査は必ずしも容易ではなく, 両者の鑑別は, 日常臨床上, 最も重要な問題のひとつである. さらに, 最近の子宮平滑筋腫に対する保存療法の普及のみならず（GnRHa 療法, 子宮動脈塞栓術など）, 手術手技の変遷（腹腔鏡手術時のモレセレーター使用）に伴い, 術前鑑別の重要性は年々増している.

　2013 年 7 月に, 日本医学放射線学会と日本放射線科専門医会・医会は, エビデンスレベルと推奨グレードを提示して解説した画像診断ガイドライン 2013 年版を発刊した[1]. 本稿はこのガイドラインに基づき, さらに最近の分子イメージングの知見を加味して解説したい.

　婦人科の外来で, 画像診断の第一選択は超音波検査である. 1997 年 Hata らは, カラーパルスドップラー法を用いた超音波検査で, 子宮内の平滑筋腫瘍に血流を認め, その収縮期最高血流速度が 41 cm/sec 以上の場合（図 1）, 95.6％の正診率で子宮平滑筋肉腫を診断できると発表した[2]. しかしながら, その後の追試の報告では, 確証はされなかった.

　MRI は, 軟部組織コントラストがよく, 子宮内の平滑筋腫瘍の診断に有用と思われる. 現に,

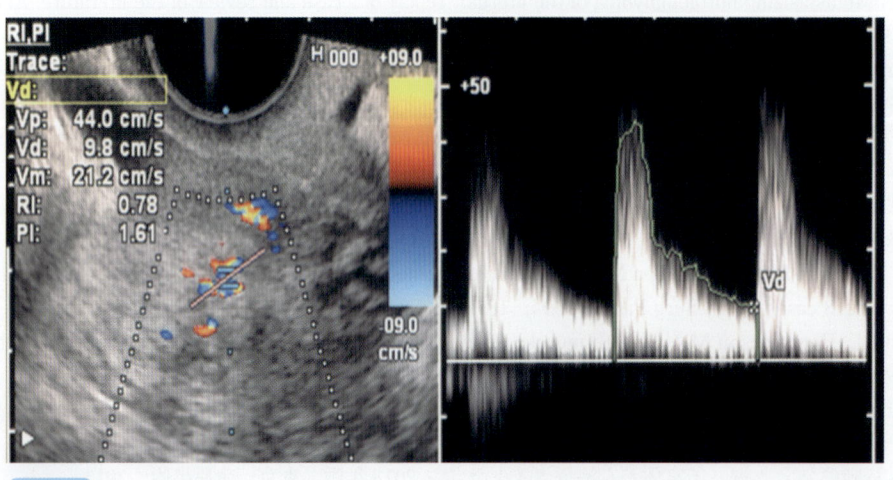

図 1
腫瘍内に mosaic 状の血流波形を認める.
収縮期最高血流速度は, 44 cm/sec

2013年版画像診断ガイドラインでも子宮肉腫の質的診断の有用性をC1レベル（科学的根拠はないが，行うように勧められる）にしている[1]．

2002年，Gotoらは，前視法的検討を行い，ダイナミック造影MRI検査とLDHアイソザイムの測定を行えば99.3％の正診率で子宮平滑筋肉腫を術前に診断できると報告した[3]．しかしながら，2004年，Sagaeらは，子宮平滑筋肉腫40例のうち，26例（65％）は術前に良性平滑筋腫として診断されていたという報告をした[4]．2010年Cornfeldらは，後視法的検討ではあるが，子宮腫瘍のMRIの診断基準（表1，図2）を設定して，良悪性の鑑別が客観的に評価可能か否かを検討した．その結果，この診断基準を用いた悪性の診断能は，特異度は100％と高い結果であったが，感度は17〜56％程度であり明らかな有用性を証明することはできなかったと報告している[5]．

DWI（diffusion weighted image：拡散強調画像）は，水分子の拡散の速さと方向を画像化したものである．拡散が制限されている組織は，DWIでは白く（高信号）描出される．逆に，拡散が制限されていない組織は，黒く（低信号）描出される．そして，ADC（apparent diffusion coefficient：見か

表1 Cornfeldらの，子宮腫瘍のMRI診断基準

	子宮肉腫を疑う所見	付記
1	T1高信号	恥骨脂肪識の信号より高信号
2	T2高信号	子宮筋層より高信号の領域が腫瘍の50%以上を占める
3	境界明瞭な囊胞性領域の存在	T2強調画像で膀胱内の信号以上の高信号として描写される
4	不均一な造影効果	T1コントラスト画像で造影されない境界明瞭な領域が存在する
5	T2高信号がさらに造影される領域が存在する	子宮筋層よりさらに高信号
6	腫瘍の境界不明瞭	
7	骨盤内リンパ節腫大	
8	腹膜播種の存在	
9	腫瘍の膀胱・直腸・骨盤壁などへの浸潤像	

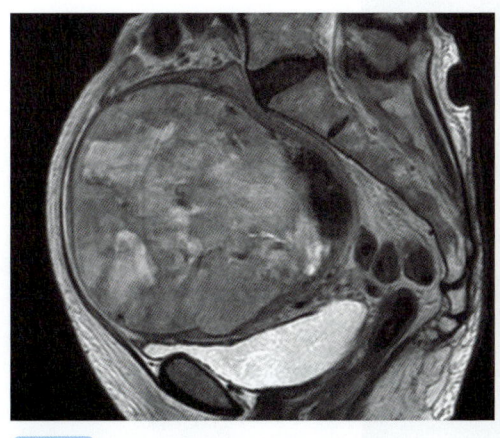

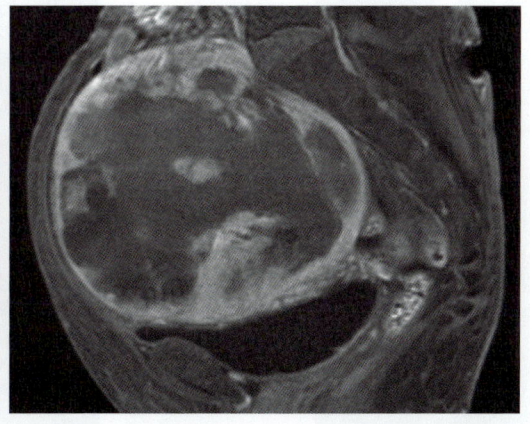

図2 T2，T1造影像

けの拡散係数）を測定することにより良悪性の鑑別診断効率が上昇するという報告が最近多く見受けられるようになっている．2008 年，Tamai らは，子宮肉腫と富細胞性平滑筋腫は DWI では白く描出されるが（図3），通常の平滑筋腫・変性筋腫は黒く描出されることを報告した．平滑筋肉腫は，従来鑑別が困難とされてきた変性筋腫と比較して ADC 値は有意差に低いが，通常の平滑筋腫・富細胞性平滑筋腫とオーバーラップする場合が多いと報告している[6]．2009 年，Namimoto らは，腫瘍と正常筋層の ADC 値の比を比較すると，上記のオーバーラップを少なくする可能性があると報告している[7]．しかしながら，DWI は各臓器の基準が明確ではなく，画質の歪みとアーチファクトの存在など，解決すべき問題が存在する．

　生体機能検査の代表である PET（positron emission tomography）検査は，生体内で機能している腫瘍全体の，代謝や分子活動の位置をイメージングすることができる．悪性腫瘍の糖代謝能が亢進していることを利用した FDG-PET での FDG 集積増加は，悪性腫瘍検索の有望な画像診断法である．2002 年に Umesaki らは，子宮肉腫では，非常に高い FDG の集積を認めるが（図4），平滑筋腫では FDG の集積を認めないと報告し，明確に良悪性の鑑別が可能であると報告した[8]．しかしその後，多くの子宮筋腫でも高い FDG の集積があることが判明した．FDG の集積は，SUV 値として半

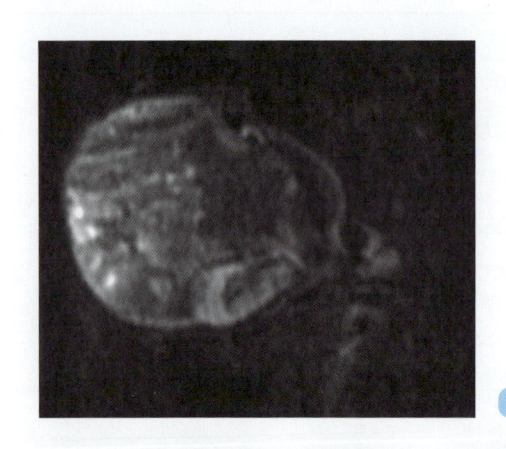

図3　DWI

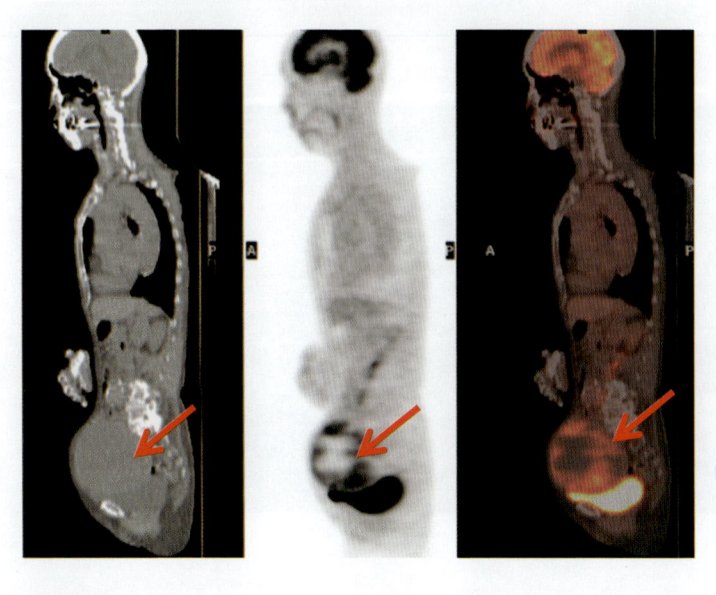

図4　CT 像，FDG-PET 像，PET-CT 像
（赤い矢印：子宮肉腫）

定量化することができる．2008年，Tsujikawaらは，子宮平滑筋肉腫のSUV値は6.4±4.4（2.4〜10.2）で，子宮平滑筋腫は2.2±1.1（1.3〜5.6）と報告している[9]．このようにして，いくつかの症例ではオーバーラップしている症例があり，また，月経周期によっても子宮筋腫へのFDGの集積程度が異なることが判明した．現在ではFDG-PET検査単独では，子宮肉腫を診断することは困難であるというのが一般的な認識である．

2009年，Yoshidaらは，腫瘍のFDGの集積程度とMRIのT1，T2所見を組み合わせると，子宮平滑筋腫と子宮平滑筋肉腫の鑑別精度を上げることができると報告している[10]．2010年，Nagamatsuらは，子宮肉腫（平滑筋肉腫，子宮内膜間質肉腫，癌肉腫）の平均SUV値は，6.31±2.74（3.00〜12.3）と報告し，LDHとの組み合わせをすると正診率が上昇すると報告している[11]．

子宮平滑筋肉腫は稀で大規模な研究が困難であるため，高いエビデンスの報告はないが，最も日常臨床上有用なのがMRI検査である．今後この方面での症例数の蓄積や，検出法の改良が期待される．さらにFDGの腫瘍の集積も有益な情報をもたらす，今後登場するPET-MRI検査法は，子宮筋腫瘍の良悪性の鑑別をより容易にする可能性があると思われる．

◆文献

1) 日本医学放射線学会，日本放射線科専門医会・医会，編．画像診断ガイドライン2013年版．東京：金原出版；2013.
2) Hata K, Hata T, Maruyama R, et al. Uterine sarcoma: can it be differentiated from uterine leiomyoma with Doppler ultrasonography? A preliminary report. Ultrasound Obstet Gynecol. 1997; 9(2): 101-4.
3) Goto A, Takeuchi S, Sugimura K, et al. Usefulness of Gd-DTPA contrast-enhanced dynamic MRI and serum determination of LDH and its isozymes in the differential diagnosis of leiomyosarcoma from degenerated leiomyoma of the uterus. Int J Gynecol Cancer. 2002; 12(4): 354-61.
4) Sagae S, Yamashita K, Ishioka S, et al. Preoperative diagnosis and treatment results in 106 patients with uterine sarcoma in Hokkaido, Japan. Oncology. 2004; 67(1): 33-9.
5) Cornfeld D, Israel G, Martel M, et al. MRI appearance of mesenchymal tumors of the uterus. Eur Radiol. 2010; 74(1): 241-9.
6) Tamai K, Koyama T, Saga T, et al. The utility of diffusion-weighted MR imaging for differentiating uterine sarcomas from benign leiomyomas. Eur Radiol. 2008; 18(4): 723-30.
7) Namimoto T, Yamashita Y, Awai K, et al. Combined use of T2-weighted and diffusion-weighted 3-T MR imaging for differentiating uterine sarcomas from benign leiomyomas. Eur Radiol. 2009; 19(11): 2756-64.
8) Umesaki N, Tanaka T, Miyama M, et al. Positron emission tomography with (18) F-fluorodeoxyglucose of uterine sarcoma: a comparison with magnetic resonance imaging and power Doppler imaging. Gynecol Oncol. 2001; 80(3): 372-7.
9) Tsujikawa T, Yoshida Y, Mori T, et al. Uterine tumors: pathophysiologic imaging with 16 alpha-[18F] fluoro-17 beta-estradiol and 18F fluorodeoxyglucose PET--initial experience. Radiology. 2008; 248(2): 599-605.
10) Yoshida Y, Kurokawa T, Sawamura Y, et al. Comparison of 18F-FDG PET and MRI in assessment of uterine smooth muscle tumors. J Nucl Med. 2008; 49(5): 708-12.
11) Nagamatsu A, Umesaki N, Li L, et al. Use of 18F-fluorodeoxyglucose positron emission tomography for diagnosis of uterine sarcomas. Oncol Rep. 2010; 23(4): 1069-76.

〈吉田好雄〉

Question 18

E. 癌肉腫，子宮肉腫

手術後に子宮平滑筋肉腫と診断された場合，追加手術は必要ですか？

Answer

　子宮平滑筋肉腫（leiomyosarcoma：LMS）は，全子宮悪性腫瘍の1.3％にすぎず，子宮平滑筋腫瘍の800例に1例程度にしか認められない稀な疾患である[1]．子宮平滑筋腫（leiomyoma：LM）との術前・術中の鑑別診断が容易でないため，LMとして手術を受けた後に病理組織学的検査にてLMSの診断に至ることも少なくない．50％生存期間は31カ月とその予後はきわめて不良であり[2]，早期の完全摘出のみが有効な治療であるため，初回手術が不完全切除に終わった場合や，子宮外病変がある場合に，追加手術を行うかを迷うなど，臨床的取り扱いに苦慮することが多い．本稿では，当科で経験した症例を紹介しながら追加手術の是非について解説する．

■ 背景1．LMとして経過観察されていることが多い

　LMとLMSの鑑別は容易ではない．癌肉腫は60歳前後に多く不正性器出血を伴うことが多いが，LMSは50歳前後の比較的若年者に多く必ずしも不正性器出血を伴わず[1,2]，腹痛や腫瘤感を自覚す

表1 当科で過去5年間に加療を行った8症例（Case 1-5：初回手術のみ，Case 6-8：追加手術あり）

case	年齢	妊娠歴	閉経	stage	LMとしての経過観察歴	初回手術	追加手術	追加治療	再発部位	予後
1	40	0G	−	ⅠB	−	TAH	−	−	骨盤内/肺	19カ月 原病死
2	48	2G2P	−	ⅠB	9年	TAH/RSO*	−	GD療法	肺	34カ月 原病死
3	61	1G1P	+	ⅠB	−	TAH/BSO*	−	GD療法	−	16カ月 無病生存
4	66	3G2P	+	ⅢA	8年	TAH/BSO/小腸部分切除	−	GD療法	骨盤内	13カ月 原病死
5	68	3G2P	+	ⅢB	−	試験開腹術	−	GD療法	骨盤内	8カ月 原病死
6	49	2G2P	−	ⅠB	1年	TAH（核出→全摘）*	BSO/筋膜腫瘍切除	GD療法	骨盤内/創部	27カ月 原病死
7	66	3G2P	+	ⅡB	1年	TAH/BSO（不完全切除）*	残存腫瘍切除	GD療法	骨盤内/肺	16カ月 担癌生存
8	65	3G2P	+	ⅣB	15年	TAH/BSO*	右肺部分切除	GD療法	−	16カ月 無病生存

＊：他院手術　　GD：ゲムシタビン＋ドセタキセル

るのみでLMと変わらないことも多い．近年の画像診断技術の向上により，MRIで出血壊死像や子宮筋層を引き裂くような浸潤像や異常な拡散強調像が捉えられるようになってきたが，必ずしもそのような画像所見を示さない症例も多く，画像のみでの術前鑑別は難しい．実際，初診後の画像検査にてLMSの診断に至り初回手術を行うことよりも，LMとして経過観察中に腫瘤の増大や感染を機に手術を受けることが多く，当科で過去5年間に加療を行ったLMS 8例のうち5例も当初LMとして1～19年の経過観察を行った上で初回手術を受けていた（表1）．

LMを有する女性にLMSがみつかることは1％にも満たず，LMに高頻度にみられる染色体転座〔t(12;14)〕はLMSに認められない[1]．我々はLMSに*Acrogranin*が高発現していることを見出し，*Acrogranin*と*hTERT*や*SV40*を遺伝子導入することで子宮平滑筋細胞が直接，悪性腫瘍化する[3]ことを示した．これらの事実は，LMSが既存のLMを経て悪性化するわけではないことを示しているが，定期的にLMのサイズの変化を経過観察されていることは少なくない．LMS患者は閉経期に多いが，同時期は月経周期も不順となりLMが増大することも多く，定期的に造影MRI検査を行うことは現実的ではないため，実際にLMSの発症早期を捉えることは容易ではない．

背景2．初回手術時に完全切除が完遂されるとは限らない

LMSの5年生存率は15～35％とその予後は厳しく[1,2]，完全摘出症例にしか長期生存は望めないため，できるだけ子宮内外の病巣を完全摘出すべきとされる．しかし，LMSは周囲組織への浸潤が強いため，子宮外病変を有するⅡ期以上での症例では完全摘出は難しいことも多い．実際，当科で取り扱ったⅡ-Ⅳ期の4症例のうち2例は完全切除ができず，漿膜を穿破し小腸に播種していたCase 4では子宮および小腸部分切除を行ったものの骨盤内再発をきたし，いずれも術後1年前後で原病死に至っており（表1），完全切除の難しさを示している．一方，子宮にとどまるⅠ期のLMSは子宮全摘出術および両側附属器摘出術（TAH/BSO）が基本とされる[1,2]が，閉経前の症例では附属器が温存されることも少なくない上，LMSは30歳代で発症することもあり[1]，LMとして核出手術を受け，術後にLMSの診断に至るものも少なくない．

Q1. LMとして核出手術後にLMSと診断された場合，残存子宮を切除すべきか？また不完全切除直後の残存・再発病変を切除すべきか？

LMSの半数以上はLMとして手術を受け，術後にLMSと診断される[2]．核出術後にLMSと診断された場合は，残存病巣の可能性を考え再開腹にてTAH/BSOを行うべきであるが，最初からTAHを行うより有意に再発リスクが高く予後は不良である．近年，腹腔鏡下の子宮摘出手術が増えているが，術前に悪性腫瘍を除外して腹腔鏡下腟上部切断術に臨んだ1,584例のうち2例でLMSを認めたとされる[4]．巨大腫瘤を有する症例では核出後小割して腹腔鏡下に摘出することを考えると，開腹手術が主体であった時代よりも破砕されたLMSが体内に残る不完全摘出症例が増える可能性がある．実際，腹腔内で破砕したLMSがポート創に再発した[5]という報告だけでなく，多変量解析で腹腔内破砕が独立した予後不良因子である[6]ことも示す報告もあり，術前にLMSが否定できない症例では破砕しないように注意が必要である．腫瘍が巨大なため核出後に子宮を全摘したところ，術直後に腹壁創部に再発をきたした症例を示す（表1，Case 6）．

Ⅱ. 子宮体癌

> **症例** 49歳の2経産婦
>
> 過多月経を主訴に近医を受診し，子宮筋腫と子宮内膜ポリープによる貧血と診断．2カ月間のホルモン治療にて性器出血が減少したため治療終了．その後から腹部腫瘤感が次第に増強し，性器出血も増加したため9カ月後に前医受診．MRIにて超新生児頭大に増大していることを指摘され，LMとしてTAHを施行．病理組織検査にてLMSと診断されたため追加治療についてのセカンドオピニオン取得目的に当科受診．術後4カ月のMRIにて恥骨上部切開創に接して4×2cm大のT2低信号で造影効果を有する扁平な領域を認め（図1a），LMSの再発が否定できなかったため，切除を行ったところLMSを認めたが同時に切除した附属器にはLMSを認めず．再手術後1カ月のMRIで腹壁創に沿って多数の結節が再発し腹直筋にも浸潤像を認めたため，腹壁腫瘤と膀胱前壁・恥骨・腹壁を部分切除した（図1b）．DG療法を6サイクル行い，治療終了後2カ月には再発を認めなかったが，4カ月後には多発肺病巣と新生児頭大の骨盤腫瘤を認めた．その後，放射線治療や各種化学療法を行うものの奏効せず，初回術後27カ月で原病死した．

本症例は，初回手術時に体腔内で破砕されたLMSが腹壁創部に埋め込まれたものと考えられ，LMSを砕くリスクがいかに高いかを示しており，腹腔鏡下の筋腫核出手術が増えている現状ではいかに手術適応を見極めるかが重要と考えられる．DG療法は多剤併用療法として進行・再発症例

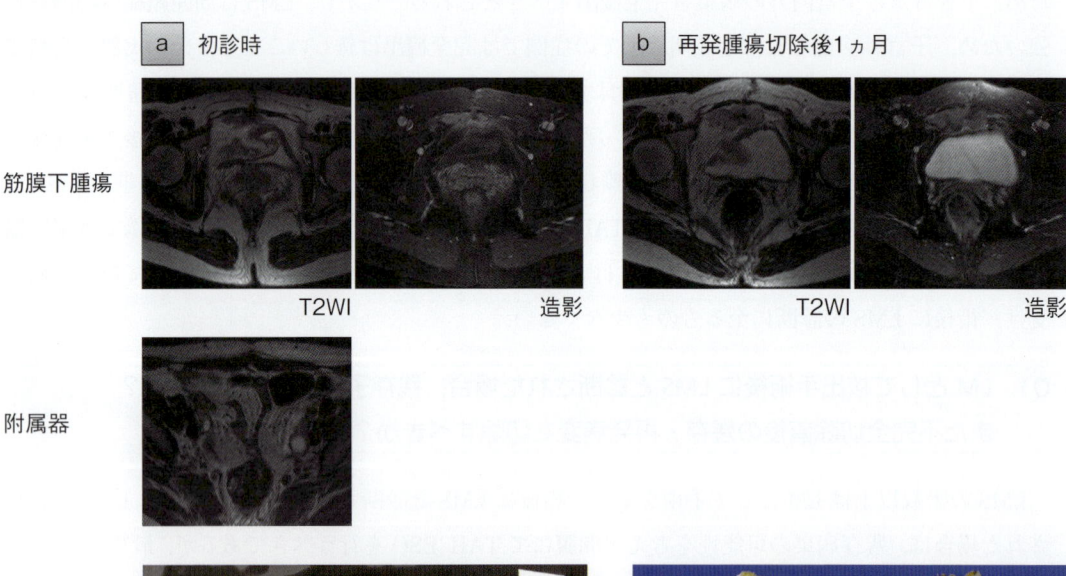

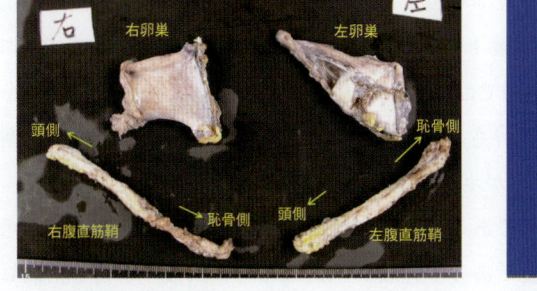

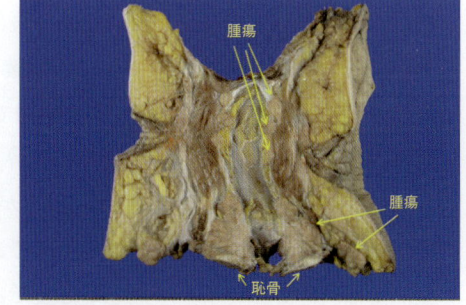

図1 case 6（49歳の2経産婦）

に対する初回化学療法，セカンドラインとしての有用性が報告され[1,2]，本邦でも期待されているレジメンであるが，好中球減少に対する持続型G-CSF製剤併用下の高用量投与でも奏効率は40％に満たないこと，投与終了から再発までの期間は平均3カ月であることからその治療効果に限界があることも事実である．

進行・再発平滑筋肉腫に対する放射線療法は効果に乏しく，孤発症例などでは手術療法も考慮される．本症例では再発を疑わせる腫瘍が腹壁直下に限局しており，手術に踏み切ったが切除範囲が足らずに再手術を行ったものの追加のDG療法終了後4カ月で再発をきたした．同様に残存腫瘍を切除しDG療法を行ったCase 7（表1）も化学療法終了後1カ月で腟断端に再発をきたした．128例の再発LMSの後方視的研究でも，再発病変切除は独立予後因子であったが，再発までの期間が6カ月未満のものではその効果は限られていた[7]．残存・再発病変切除は生存期間が延長する可能性があるものの，再発腫瘍に対しては十分なマージンをもった切除が必要であること，治療効果に限界があることも知っておく必要がある．

Q2. 初回手術時に附属器を温存した場合，残存附属器を切除すべきか？

LMSに対する標準術式はTAH/BSOであるが，病変が子宮内に留まると予想されるⅠ期相当の症例に附属器浸潤（T2a）を認めるのは2.8〜3.4％と稀である[1]ため，子宮全摘後にLMSと診断された場合に潜在的転移巣の切除目的でBSOを追加する意義は低い．すなわち，閉経前の患者で術前・術中にⅠ期相当のLMSとの診断に至った場合には附属器を温存してもよいと考えられるが，肺に転移した低悪性度の平滑筋腫瘍は卵巣摘出のみに反応した[1]という報告もあり，若年者で附属器を温存してよいかについては現時点でのコンセンサスは得られていない．患者本人の強い希望で卵巣を温存した1例（表1，Case 1）を示す．

症例　40歳の未妊婦

半年間の不正性器出血を主訴に前医を受診したところ，Hb 2.9 g/dLの重症貧血と超音波上，子宮腔内に充満する5 cm大の低信号域を認め，子宮内膜組織診にて確定診断には至らないものの悪性腫瘍が疑われ，子宮全摘を勧められたためセカンドオピニオン取得目的に当科受診．T2強調MRIにて高信号と低信号が入り混じる像を呈する腫瘍は辺縁整で子宮筋層への浸潤像を認めず（図2a），持参標本上，核分裂像や凝固壊死像はないものの，細胞異型が強く細胞密度も高いためSTUMP（smooth muscle tumor of uncertain malignant potential）と診断．妊孕性温存希望強く前医から引き続き4カ月間GnRHアナログ投与を行っていたが，増大した腫瘍が経腟的に娩出され出血が続いたため，鶏卵大の分娩腫瘍を切除したところ，病理組織標本にてLMSを認め，MRIでも子宮筋層との境界が不明瞭であった（図2b）．以上よりTAH/BSOが必要であることを繰り返し説明するも承諾が得られず．1カ月後に多量の性器出血にて入院．止血目的の子宮摘出のみ同意が得られたため，翌日TAHを施行．肉眼上，両側附属器や腹腔内に病変は認めずⅠB期と診断．術後追加治療は希望せず退院．術後3カ月で腟断端に，術後4カ月で肺に転移を認めたが附属器には腫瘍を認めず（図2c）．DG療法を行うものの腟断端の腫瘍は増大し，卵巣欠落症状もありエストロゲン補充療法を行った．以後，積極的治療は行わず，骨盤腫瘍による出血・尿閉などに対する対症療法のみを行い，術後19

a 初診時	b 子宮摘出時	
骨盤部MRI	骨盤部MRI	摘出標本

c 再発時

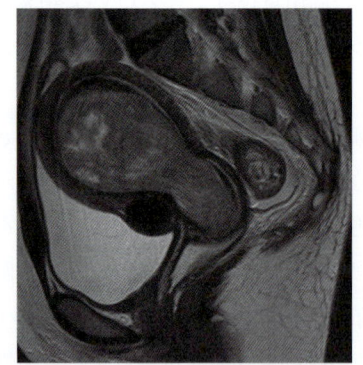

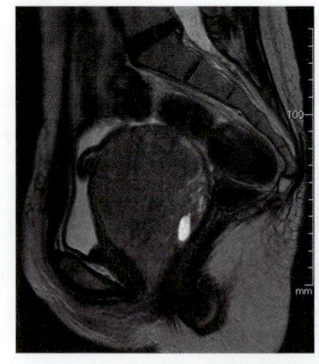

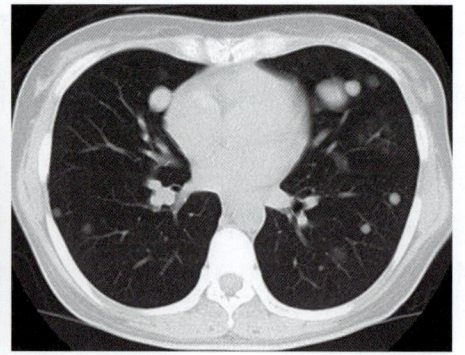

骨盤部MRI　　　胸部CT

図2 case 1（40歳の未妊婦）

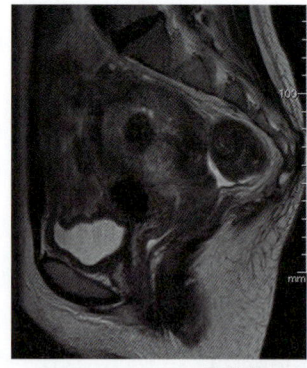

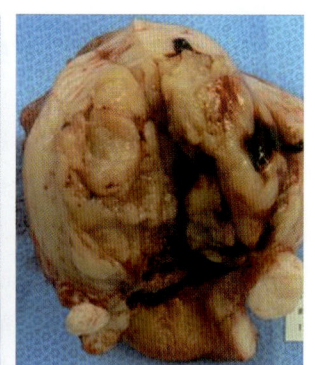

カ月で原病死した．

　当症例は当初，LMSに特徴的な病理像や画像所見を示さず，LMSと診断がついてからも標準的な治療を拒みPDとなった特異な症例であるが，①卵巣を摘除しなくても卵巣には病変が出現しなかったこと，②エストロゲン抑制も補充もいずれも病勢に全く影響を与えなかったことから，転移巣排除の意味でも，エストロゲン産生源の摘除の意味でも予防的な卵巣摘除は臨床的意義が低いことを示唆する症例となった．先述したCase 6はBSOを行ったが，術前画像でも摘出標本でもLMSは認められなかった（図1a）．LMSの半数前後にエストロゲンおよびプロゲステロンの受容体が発現しており[1,2]，発現があるものでは再発が少ない[8]とする報告もあるが，予後因子としてのコンセンサスやホルモン療法の功罪を示すエビデンスもなく，この点でも附属器追加切除には侵襲を上回る意義はない．

Q3. 後腹膜リンパ節や肺転移巣を切除すべきか？

　LMS の後腹膜リンパ節への転移は子宮体癌，癌肉腫，内膜間質肉腫と比較すると 6〜11％とそれほど高くない[2]．特に I 期相当の症例では 3％程度と低率であることから，全症例に後腹膜リンパ節郭清を行う意義はなく，術前画像検査にて腫大が認められた場合に切除を考慮するに留めるべきである．子宮外病変を有する 96 例についての後方視的検討にて，転移巣も含めた完全切除が無病再発期間の独立予後因子であり，全生存期間も 1 年程度延長させることが示されている[9]．LMS は比較的早期より肺，肝に血行性に転移しやすいことが知られているが，限局性で初回治療時に完全切除が可能な症例では積極的に切除を検討すべきである．TAH/BSO 後に肺病変切除を行った 1 例を示す（表 1，Case 8）．

症例　65 歳の 2 経産婦

　30 年前に子宮筋腫と診断され，年 1〜2 回の婦人科検診を続けていた．6 年前の MRI にて 11 cm 大の辺縁平滑な腫瘤内部に囊胞部分あり，変性筋腫として著変なく経過観察されていたところ，嘔気・発熱あり前医受診．CT 上，サイズ増大と内部の炎症像あり（図 3a），変性筋腫の感染を疑い TAH/BSO を施行．病理組織検査にて LMS と診断されたため，再度術前 CT を検討したところ，両

a　原発巣

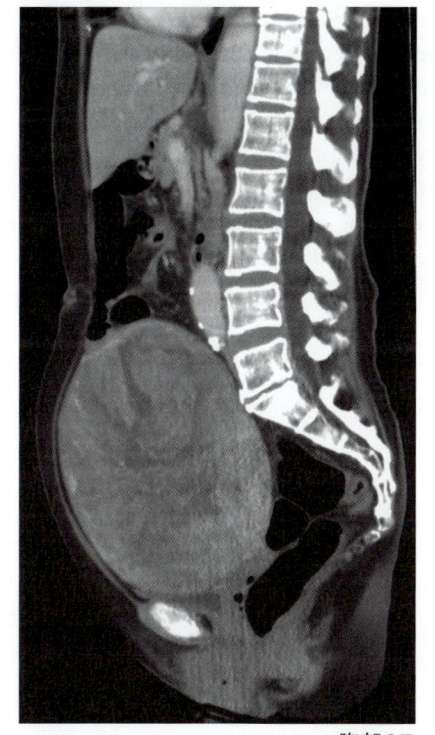

b　肺転移巣

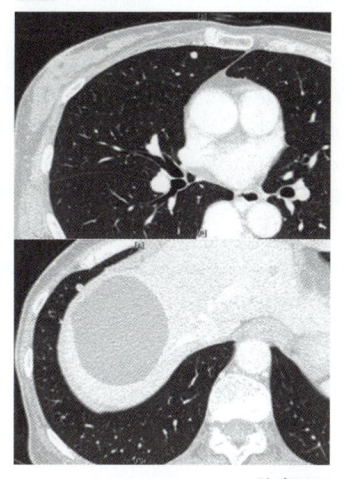

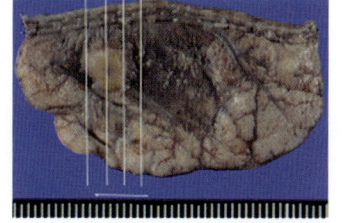

胸部CT

腹部CT　　　　切除標本

図 3　case 8（65 歳の 2 経産婦）

肺に4カ所の結節像あり，3カ月後のCTで増大を認めたため（図3b），追加治療についてのセカンドオピニオン取得目的に当科受診．肺部分切除を4カ所行ったところ，2カ所でLMSを認めた．術後DG療法を6サイクル行い，治療終了後8カ月再発所見を認めない．

おわりに

LMSはLMとの術前鑑別が診断も容易ではないため，しばしば初回手術で不完全切除となる．稀な疾患であるため大規模な前向き臨床試験が少なく，確固たる手術治療はないものの，病態を理解し切除侵襲を考慮して適切な切除範囲を設定することが肝要である．

◆文献

1) Zaloudek CJ, Hendrickson MR, Soslow RA. Mesenchymal tumors of the uterus. In: Kurman RJ, et al. editors. Blaustein's Pathology of the Female Genital Tract. 6th ed. NY: Springer; 2011. p. 431-7
2) 日本婦人科腫瘍学会，編．子宮体がん治療ガイドライン2013年版．東京：金原出版；2013.
3) Matsumura N, Mandai M, Baba T, et al. Oncogenic property of acrogranin in human uterine leiomyosarcoma: direct evidence of genetic contribution in in vivo tumorigenesis. Clin Cancer Res. 2006; 12: 1402-11.
4) Theben JU, Schellong AR, Altgassen C, et al. Unexpected malignancies after laparoscopic-assisted supracervical hysterectomies (LASH): an analysis of 1,584 LASH cases. Arch Gynecol Obstet. 2013; 287: 455-62.
5) Ota T, Huang KG, Sicam RV, et al. Unusual trocar site metastasis in a uterine leiomyosarcoma after laparoscopic hysterectomy. J Minim Invasive Gynecol. 2012; 19: 252-4.
6) Park JY, Park SK, Kim DY, et al. The impact of tumor morcellation during surgery on the prognosis of patients with apparently early uterine leiomyosarcoma. Gynecol Oncol. 2011; 122: 255-9.
7) Giuntoli RL 2nd, Garrett-Mayer E, Bristow RE, et al. Secondary cytoreduction in the management of recurrent uterine leiomyosarcoma. Gynecol Oncol. 2007; 106: 82-8.
8) Leitao MM Jr, Hensley ML, Barakat RR, et al. Immunohistochemical expression of estrogen and progesterone receptors and outcomes in patients with newly diagnosed uterine leiomyosarcoma. Gynecol Oncol. 2012; 124: 558-62.
9) Leitao MM Jr, Zivanovic O, Chi DS, et al. Surgical cytoreduction in patients with metastatic uterine leiomyosarcoma at the time of initial diagnosis. Gynecol Oncol. 2012; 125: 409-13.

〈馬場 長　松村謙臣　小西郁生〉

Question 19 　E．癌肉腫，子宮肉腫

子宮癌肉腫，子宮平滑筋肉腫に対する分子標的薬について教えてください

Answer

　子宮癌肉腫，子宮平滑筋肉腫に対する分子標的薬治療は確立されていない．

　子宮平滑筋肉腫：パゾパニブ（ボトリエント®）がファーストライン抗がん薬治療後のセカンドライン以降として使用が容認される．本邦で婦人科疾患に対する分子標的薬の保険適応が卵巣癌に対するベバシズマブに限られる中，子宮平滑筋肉腫に関しては軟部肉腫の一亜型ととらえる立場での保険適応（拡大解釈）が認められているが，単独での奏効率（腫瘍縮小効果）は高くないが，病勢コントロール（disease control）効果が認められる．

■ 子宮癌肉腫

　子宮癌肉腫と子宮平滑筋肉腫を'肉腫'と一括して考えないことが重要である．前者はクロナリティ解析[1]により腺癌（子宮内膜腺癌）起源であり腺癌として取り扱う．すなわち癌種成分が上皮間葉転換（epithelial mesenchymal transformation: EMT）を起こして肉腫様細胞となると考えられている．このことより，癌肉腫は，子宮内膜癌に関する遺伝子変化を保持していることが推察される．理論的には，主として内膜癌と同様に PI3K/Akt 系が増殖に関与している（driver）と考えられるため，PI3K/Akt 系の key factor である mTOR（mTORC 1, mTORC 2）が標的分子となりうる．さらに，EMT の key factor である MET（hepatocyte growth factor receptor）およびその下流のシグナル伝達系である，Snail, SMAD や，さらにその下流の，TGFβ-E-cadherin シグナル伝達系や，TGFβ-HIF（hypoxia inducible factor）系，HIF-VEGF（血管新生因子：vascular endothelial growth factor）系が複雑に絡んで増殖転移を促進する．それぞれのシグナル伝達には，リン酸化が必要であるので，各チロシンリン酸化酵素（tyrosine kinase: TK）をターゲットとした阻害薬が開発されている．また，血管新生因子受容体 VEGFR 1-3, 血小板由来成長因子レセプター PDGFRα, β, 下流の血管新生因子受容体である Ang 1, Ang 2, 血管誘導因子 Tie 2, さらに腫瘍幹細胞に特異的な C-kit もターゲットとして考えられる．内膜癌では上皮成長因子受容体 EGFR 1-4 のうち，EGFR 1, 2 が陽性を示すことがあり，EGFR 1, EGFR 2（Her 2/neu）がターゲットとなりうると考えられていた．米国婦人科グループ（GOG）では，子宮内膜癌の分子標的薬として一連の網羅的第Ⅱ相試験（GOG 229 シリーズ），子宮癌肉腫に対する GOG 230 シリーズ，子宮平滑筋肉腫に対する GOG 231 シリーズが行われた．GOG 229C においては EGFR の下流シグナル伝達系の緒端をつかさどる EGFR チロシンキナーゼを阻害するゲフィニチブ（イレッサ®）が検討されたが negative study に終わった．子宮内膜癌に対する分子標的薬の奏効率を表 1 にまとめた．

　パゾパニブは 800 mg/day once cycle＝28days で投与されたが，奏効率 0％であり，残念ながら，両

表1 Molecular targeted therapy for endometrial cancer

薬物（治療法）	標的	投与法	CR (%)	PR (%)	SD (%)	報告者
Temsirolimus (first line)	mTORC1	IV	0	14	69	Oza, et al., JCO, 2011; 29: 3278
Temsirolimus (second line)	mTORC1	IV	0	7.4%	44	Oza, et al., JCO, 2011; 29: 3278
Everolimus (second-, third-)	mTORC1	PO	0	0	42.9	Slomovitz, et al. Cancer, 2010; 116: 5415
Ridaforolimus (first line)	mTORC1	PO	0	0	7.7	Mackay, et al., JCO, 2011; Proc.: 29,
Bevacizumab (second-, third-)	VEGF	IV	1.9	11.5	40.4	Aghajanian, et al., JCO, 2011; 29: 2259
Thalidomide (first-, Second-)	VEGF	PO	0	12.5	8.3	McMeekin, et al., Gyn Onc, 2007; 105: 508
Sunitinib (first-, Second-)	VEGFR	PO	0	15	25	Correa, et al., JCO, 2010; Proc.: 5038

表2 Molecular targeted therapy for endometrial cancer（cont'd）

薬物（治療法）	標的	投与法	CR (%)	PR (%)	SD (%)	報告者
Sorafenib (first-, Second-)	VEGFR	PO	0	5	10	Nimeiri, et al., JCO, 2008, 26; Proc.: 5585
Erlotinib (first line)	EGFR	PO	0	12.5%	46.9	Oza, et al., JCO, 2008; 26: 4319
Cetuximab (Salvage)	EGFR	IV	0	5	10	Slomovitz, et al., Gyn Onc, 2010; 116 (suppl 1): S13
Gefitinib (first-, Scond-)	EGFR	PO	0	4	27	Leslie, et al., JCO, 2009; 27: Proc. 6542
Trastuzumab (no-limit)	HER2	IV	0	0	35.3%	Fleming, et al., Gyn Onc, 2010; 116: 15

Abbreviations

CR: complete response, PR: partial response, SD: stable disease, IV: intravenous administration
PO: per os administration, VEGF: vascular endothelial growth factor, VEGFR: VEGF receptor,
mTORC1: mannmalian target of rapamycin complex 1, HER2: human epidermal growth factor receptor type 2

試験とも negative study であった（personal communication）．ただ，子宮内膜癌を対象に行われたGOG 229 G 試験で，細胞増殖シグナル伝達系 PI3K/mTOR/Akt 系の中心因子である mTORs（mTORC 1 と mTORC 2）のうち mTORC 1 を阻害するテムシロリムスと血管新生因子 VEGF に対する抗体薬，ベバシズマブの併用では，明らかな有効性が示唆され，今後，癌肉腫にも応用される

可能性がある．また，おなじく mTORC 1 阻害剤である ridaforolimus (defrolimusu) (AP 23573, MK-8669) の第Ⅰ相試験では1例ではあるが単剤で子宮癌肉腫に奏効が認められた[2]．さらに，軟部肉腫に対するプラセボとのランダム化二重盲検第Ⅲ相試験で PFS において実薬投与群で良好な無増悪生存期間 (PFS) 14.7 カ月 (p=0.0001) を示し，死亡率を 28％ 減少させた（ハザード比 HR=0.69）(ASCO2012)．今後 mTORC 1, 2 阻害薬での検討が期待される．

子宮平滑筋肉腫

一方，子宮平滑筋肉腫は，抗がん薬に対して抵抗性であり，単剤では過去 30 年間ドキソルビシン（アドリアマイシン：ADM）が奏効率 25％ と最も有効な薬物である．次いでゲムシタビン（ジェムザール®, Gem）の 20.5％，イホスファミド（イホマイド®）の 17％ であり Gem を併用した治療法が有望視された．多剤併用では，単施設における臨床試験結果ではあるがドセタキセル（タキソテール®）と Gem の 2 剤併用量（＋GCSF：DG 療法）は奏効率 53％ を示した．GOG での第Ⅱ相試験による追臨床試験でもファーストライン，セカンドラインでの成績はそれぞれ奏効率 35％，27％ であったことより，DG 療法が，現在の標準治療と考えられている．

GOG では，平滑筋肉腫における血管新生因子 VEGF, PDGF, FGF, および増殖因子である C-kit, EGFR 1 tyrosine kinase をターゲットとした分子標的薬の臨床試験が試みられた．VEGF の抗体である aflibercept (VEGF trap®, 本邦未承認) は残念ながら奏効を認める症例がなかった．Multiple tyrosine kinase inhibitor (TKI) の一つである，ソラフェニブは B-raf, C-kit, VEGFR, PDGFR の tyrosine kinase を阻害し抗腫瘍活性を示すが，残念ながら奏効率は 5％ (2/37)，24 週の無病進行率が 40％ にとどまった．また，VEGFR 1, R2, R3 PDGFRα, C-kit, RET, CSF-1R, Flt-3 などの TKI であるスニチニブ（スーテント®）は，奏効率 8.7％，6 カ月の無病進行率は 17％ にとどまった．

ベバシズマブ (bevacizumab：Bev) は，VEGF に対するマウスキメラ抗体であり，腫瘍血管の増殖を抑え血管を正常化することにより腫瘍の増殖・進展を抑制する．本邦でも従来より，大腸がん，乳がん，肺がんにおいて保険適応薬であった．婦人科領域でも卵巣がんにおいて TC 療法の上乗せ効果が認められた．また，卵巣がんにおいては，他にヨーロッパのグループの ICON 7 試験（タキサン＋プラチナ±Bev 7.5 mg/kg）においても，再発卵巣がん治療においての OCEAN 試験（ゲムシタビン＋カルボプラチン±Bev）でも Bev 投与群において無病生存期間が有意に延長し，今回新たに卵巣がんでも保険適応となった Bev は単剤での抗腫瘍効果（RECIST による腫瘍縮小率）をエンドポイントとするよりも，ランダム化二重盲検試験における有効性を検討したほうが，希少疾患においては有利であるとの観点より，現在 LMS の標準療法として考えられている DG＋GCSF 療法への上乗せ効果を検討するランダム化試験 GOG 250 試験が行われていたが，2013 年 4 月，95 例のリクルート中の中間解析の結果，継続しても統計学上，Bev の有効性を期待できないということで試験中止となった (personal communication)．

一方，ヨーロッパを中心としたパゾパニブの軟部腫瘍を対象とした，国際臨床試験 PALETTE study が行われた．同試験は，パゾパニブ/プラセボの二重盲検下ランダム化試験であるが，その結果，平滑筋肉腫群（子宮平滑筋肉腫を含む）において，無増悪期間中央値 (mPFS)，全生存期間中央値 (mOS) とも，良好な傾向を示したものの，統計学的に有意なものではなく，死亡の HR は

HR＝0.88（95％ CI＝0.61-1.21）と現時点ではパゾパニブ群が対照に比べ，良好ではあるが有意差は認められなかった[3]．層別解析は行われていないため子宮平滑筋肉腫での有効性は不明である．しかしながら，子宮平滑筋肉腫では，別の第Ⅱ相試験の結果，1例のPR例が示されており[4]，子宮平滑筋肉腫においてもある程度の全生存期間延長効果が期待できる．子宮平滑筋肉腫単独群に対するパゾパニブのランダム化臨床試験は行われていないため，今後の検証が必要である．

◆文献

1) Wada H, Enomoto T, Fujita M, et al. Molecular evidence that most but not all carcinosarcomas of the uterus are combination tumors. Cancer Res. 1997; 57: 5379-85.
2) Mita MM, Mita AC, Chu QS, et al. Phase Ⅰ trial of the novel mammalian target of rapamycin inhibitor deforolimus（AP23573; MK-8669）administered intravenously daily for 5 days every 2 weeks to patients with advanced malignancies. J Clin Oncol. 2008; 26: 361-7.
3) van der Graaf WT, Blay JY, Chawla SP, et al. Pazopanib for metastatic soft-tisssue sarcoma（PALETTE）: a radomized, double-blind, placebo-controlled phase 3 trial. Lancet. 2012; 379: 1879-86.
4) Sleijfer S, Ray-Coquard I, Papai Z, et al. Pazopanib, a multikinase angiogenesis inhibitor, in patients with relapsed or refractory advanced soft tissue sarcoma: a phase Ⅱ study from the European organisation for research and treatment of cancer-soft tissue and bone sarcoma group（EORTC study 62043）. J Clin Oncol. 2009; 27: 3126-32.

〈竹内 聡〉

III

卵巣癌

Question 1

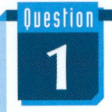

A. 疫学

なぜ卵巣癌の罹患率は上昇しているのですか？

Answer

「全国がん罹患モニタリング集計」によれば，卵巣癌患者の罹患率は，1993年から2004年までは緩やかに増加傾向を示し，2005年から2006年でやや減少し，2007年から2008年にかけて再び上昇傾向を示している（図1）．2008年の卵巣癌罹患数は9,012人，死亡数は4,599人で，卵巣癌はまさ

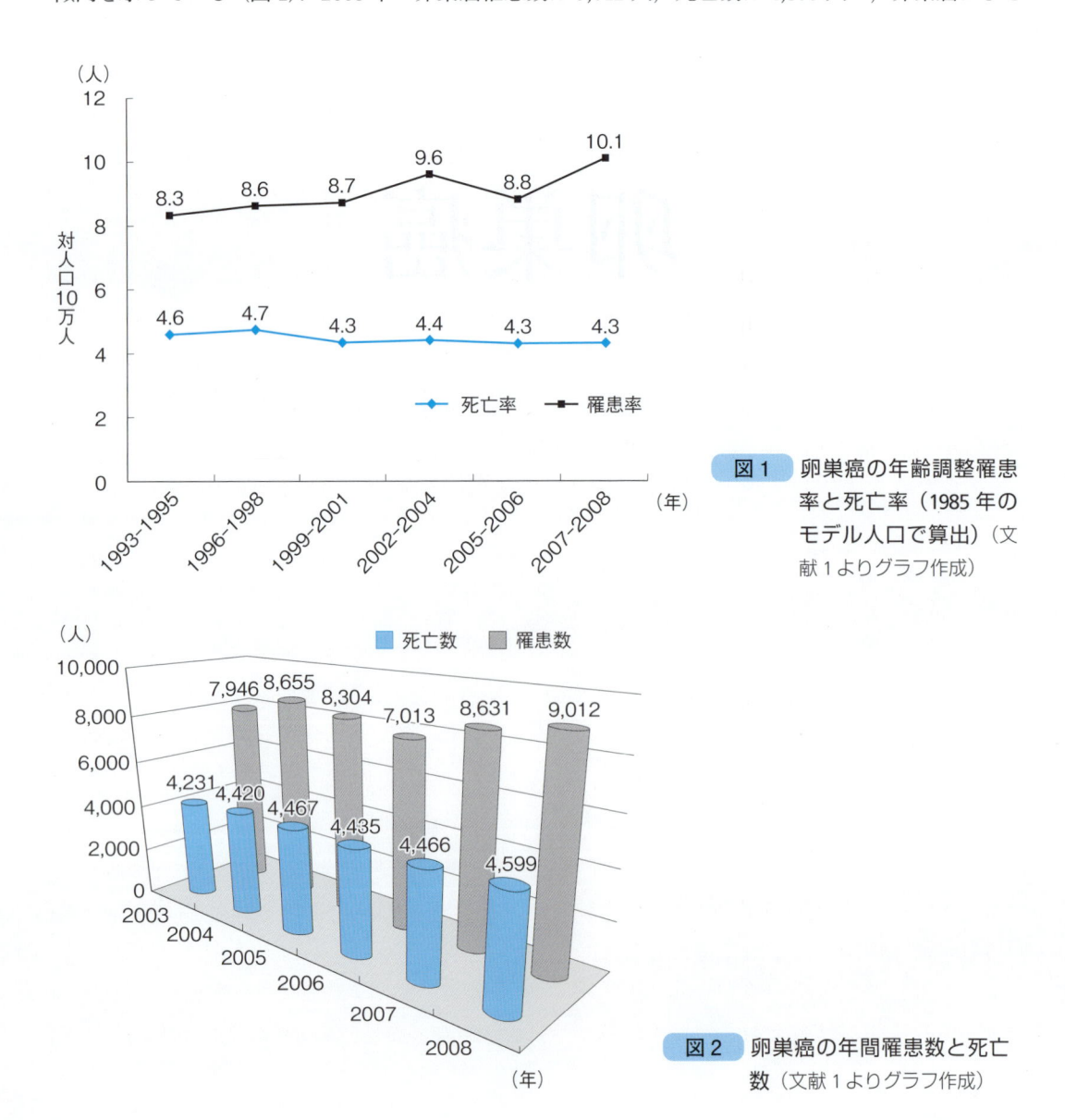

図1 卵巣癌の年齢調整罹患率と死亡率（1985年のモデル人口で算出）（文献1よりグラフ作成）

図2 卵巣癌の年間罹患数と死亡数（文献1よりグラフ作成）

に高い罹患率・死亡率を示す婦人科悪性腫瘍のひとつとなっている（図2）[1]．しかし，卵巣癌の罹患率上昇につながる確立された見解は現時点で存在していない．今回はこれまでに述べられている卵巣癌の罹患率上昇の様々なリスク因子を考察し，罹患率上昇につながる高リスクの日本人女性を浮き彫りにしたい．

食事と生活習慣

本邦の疫学調査によれば，肥満度が卵巣癌の発生リスクと相関する傾向が認められている．食事に関しては，卵巣癌患者は正常女性と比較して，肉，ミルク，乳製品などの動物性脂肪やコーヒーの摂取量が多く，逆に，魚，緑黄色野菜，ベータカロチン，ビタミンAの摂取量が少ないといわれている．一方，野菜や果物の摂取が，卵巣癌リスクを減少させるとする報告もある[2,3]．また，適度なアルコール摂取は卵巣刺激ホルモンのゴナドトロピンを抑制するため，卵巣癌リスクを軽減させるといわれている[4]．

内閣府の発表によれば，1990年の女性の初婚年齢は25.9歳であったが，2010年では28.8歳と上昇し，今も晩婚化の傾向は男女ともに進んでいる．女性の就業率の上昇と初婚年齢の晩婚化および少産といった傾向は，排卵や月経期間を延長させ，妊娠による排卵の抑制期間の短縮が考えられる．すなわち，排卵それ自体が卵巣癌発生に関与していることを考慮すると，このような女性のライフスタイルの変化が，卵巣癌発生リスクを上昇させる要因となっている[5]．

環境因子については，卵巣癌の発生は先進国の特に工業地域に多く，発展途上国に少ないとされている．工業産物として用いられているものの中で卵巣癌発生に関与していると考えられているものがタルク（化学名：含水珪酸マグネシウム）である．タルクは滑石という鉱物を微粉砕した無機粉末で，白色あるいは灰色をした滑らかでしかも脂肪感に富み肌になじみやすい．用途はボディーパウダー，アイシャドー，口紅やゴム手袋などがあげられる．以前，米国女性は外陰部にこのボディーパウダーを使用する習慣があり，これらのタルク製品の常用者は，非使用者の3倍卵巣癌発生リスクが上昇したと報告されている[4,6]．

排卵とホルモン環境

女性の重要な生理的現象である「排卵」そのものが，卵巣癌の発生に関与していると考えられている．排卵に伴い卵巣表層上皮の破綻が起こり，それを修復する過程で遺伝子異常をきたし発癌する．あるいは，卵巣間質に上皮が迷入し封入囊胞（inclusion cyst）が形成され，そこが癌の発生母地となるとする考えである．例えば，未産婦に比べ経産婦は有意に卵巣癌リスクが低下することや，授乳を行った場合は，行わない場合よりも同様に発癌リスクが低下することが報告された．すなわち妊娠や授乳による排卵抑制期間の延長が，発癌リスクの軽減に関与しているとされている[5]．

一方で，不妊治療で使用されているclomiphenやhuman menopausal gonadotropin（hMG）などの排卵誘発剤が，発癌を誘発する可能性があるとの意見も出されている．これについては関連性の証明はないとする否定的な意見も出されており，今後の調査が待たれるところである．いずれにしても長期の不妊症治療における排卵誘発剤の使用には，卵巣癌の発生にも十分注意し観察が必要である．

閉経期女性においてはゴナドトロピン値の上昇を認めるが，これらは卵巣癌発症リスクを高くしていると考えられている．卵巣癌組織を検索するとゴナドトロピン受容体が存在するといわれている．ホルモン補充療法（hormone replacement therapy: HRT）については，投与期間依存的に卵巣癌の発生リスクを高くすることが示されている．10年以上のエストロゲン単独投与群が高リスクと考えられており，長期のHRT患者には慎重な経過観察を要する[7,8]．

経口避妊薬（oral contraceptives: OC）については，卵巣癌患者23,257人を対象とした（正常対象87,303人）大規模試験によると，OCの服用で卵巣癌発生リスクが軽減する結果であった．特に10年間の長期OC服用により，75歳以前の卵巣癌発症を1.2％から0.8％に減少させ，死亡率も0.7％から0.5％に軽減させた[9]．

■ 遺伝的要因

遺伝的要因が関与しているいわゆる家族性卵巣癌の発症頻度は，全卵巣癌患者の5～10％と考えられている．その代表が遺伝性乳癌卵巣癌症候群（hereditary breast and ovarian cancer syndrome: HBOC）である．HBOCは，BRCA 1遺伝子やBRCA 2遺伝子の生殖細胞の病的変異が原因で発症し，家族性卵巣癌の75％を占めている．以前，米国では，このような遺伝子異常保因者に対して，積極的な予防的卵巣卵管切除術が提唱されていたが，未だに有効性は確立されていない．NCCN（National Comprehensive Cancer Network）ガイドラインでは，HBOCの管理としてリスク低減卵巣卵管切除術を選択しなかった場合には「30歳から半年に1回のCA 125測定と経腟超音波検査を検討する．」となっている[10,11]．

■ その他のリスク因子

近年，子宮内膜症患者の増加によって，卵巣癌患者の増加が危惧されている．1998年の厚生労働省のまとめによれば，全国で子宮内膜症によって治療を受けている人は約13万人といわれている．実際に，診断がついていない人や未治療者などを合わせると，その数は100万人以上とも推測されている．前述したように，晩婚化と少産傾向といった女性のライフスタイルの変化が，子宮内膜症患者の増加につながっていると考えられている．一般に，日本人女性の卵巣癌の発生率は約0.03％と考えられているが，子宮内膜症性嚢胞からの癌化率は0.3～0.8％と報告され，子宮内膜症を有する女性では卵巣癌発生が通常の10～26倍高率であることがわかった．また，内膜症性嚢胞から発生した卵巣癌の組織型は，類内膜腺癌や明細胞腺癌の頻度が高く，しかも早期発見例が多いといわれている．これらの結果から，子宮内膜症性嚢胞をもった患者に対しては，卵巣癌の発生も十分考慮して慎重な観察が必要である[12,13]．

以上，卵巣癌の罹患率上昇に関する考察を行ったが，未だに不明な点も多く，単一なリスク因子のみで卵巣癌罹患率の上昇を説明するのは難しい．異論も多々あろうが，遺伝的要因を除き私なりに「卵巣癌発生リスクの高い女性」を考えると，「晩婚・少産傾向」「動物性脂肪摂取と肥満」「未治療・未観察の子宮内膜症合併」などが高リスクと思われる．

◆文献

1) 国立がん研究センターがん対策情報センター. がん情報サービス. がんの統計; 2013年3月. http://ganjoho.jp/professional/statistics/monita.html
2) 森 満, 西村治夫, 西田 敬, 他. リスク要因を解明するための卵巣癌の症例対象研究. 日産婦誌. 1996; 48: 875-82.
3) Snowdon DA. Diet and ovarian cancer. JAMA. 1985; 254: 356-7.
4) Whittemore AS, Harris R, Itnyre J. Characteristics relating to ovarian cancer risk: collaborative analysis of 12 US case-control studies. IV. The pathogenesis of epithelial ovarian cancer. Collaborative Ovarian Cancer Group. Am J Epidemiol. 1992; 136: 1212-20.
5) Titus-Ernstoff L, Perez K, Cramer DW, et al. Menstrual and reproductive factors in relation to ovarian cancer risk. Br J Cancer. 2001; 84: 714-21.
6) Dubeau L. Etiology and detection of gynecologic cancer. In: Morrow CP, et al. editors. Synopsis gynecologic oncology. 4th ed. New York: Churchill Livingstone; 1993; p. 1-22.
7) Lacey JV Jr, Mink PJ, Lubin JH, et al. Menopausal hormone replacement therapy and risk of ovarian cancer. JAMA. 2002; 288: 334-41.
8) Mørch LS, Løkkegaard E, Andreasen AH, et al. Hormone therapy and different ovarian cancers: a national cohort study. Am J Epidemiol. 2012; 175: 1234-42.
9) Beral V, Doll R, Hermon C, et al. Ovarian cancer and oral contraceptives: collaborative reanalysis of data from 45 epidemiological studies including 23,257 women with ovarian cancer and 87,303 controls. Lancet. 2008; 371: 303-14.
10) Rebbeck TR, Kauff ND, Domchek SM. Meta-analysis of risk reduction estimates associated with risk-reducing salpingo-oophorectomy in BRCA 1 or BRCA 2 mutation carriers. J Natl Cancer Inst. 2009; 101: 80-7.
11) NCCN Clinical Practice Guidelines in Oncology, Genetic/Familial High-Risk Assessment: Breast and Ovarian, version 3, 2013.
12) Kajihara H, Yamada Y, Shigetomi H, et al. The dichotomy in the histogenesis of endometriosis-associated ovarian cancer: clear cell-type versus endometrioid-type adenocarcinoma. Int J Gynecol Pathol. 2012; 31: 304-12.
13) Nishida M, Watanabe K, Sato N, et al. Malignant transformation of ovarian endometriosis. Gynecol Obstet Invest. 2000; 50: 18-25.

〈村松俊成　杉山太朗　前田大伸〉

Question 2   A. 疫学
なぜ卵巣明細胞腺癌は日本人に頻度が高いのですか？

Answer

　卵巣癌は本邦において増加傾向にある．組織別にみると日本産科婦人科学会婦人科腫瘍登録によると，漿液性腺癌は約35％，明細胞腺癌は約20％，類内膜腺癌は約15％で推移している．一方米国において，Surveillance epidemiology and end results program 2006-2010 による漿液性腺癌の割合は約40％，明細胞腺癌は約5％であり，本邦における明細胞腺癌の卵巣癌に占める割合が大きいことが明白である．なぜ，本邦において明細胞腺癌が多いのであろうか．

■ 地域間の差

　発症頻度に地域差がみられる癌種について，胃癌や前立腺癌があげられる．しかし，胃癌はヘリコバクターピロリ感染によるもので，日本はアジア型の感染が欧米に比し多く，これが本邦に胃癌が多い原因となっている．また，前立腺癌は欧米に比較して本邦では発症頻度が低いが，食生活が発症に関連していることがわかっていて，食生活の欧米化に伴い将来的には前立腺癌の発症頻度は欧米に追いつくことも予想されている．これらのことより，地域差がみられる癌種についてみてみると，人種間の差というよりも環境因子による発症が示されている．一方，卵巣癌発症と関連している因子として，卵巣癌の家族歴がまずあげられる．大部分の卵巣癌は散発性だが，一部は遺伝に関係しており，BRCA 1，BRCA 2 遺伝子の変異が知られている．また，高身長や出産歴がないことも，卵巣癌発症の因子としてあげられる．一方，米国へ移住した日本人の年齢調整罹患率は本邦在住の率よりも高くなり，米国の率に近づくことがわかっている[1]．このことより，卵巣癌発症にも環境因子が関連している可能性はある．しかし，これらの因子によって明細胞腺癌の発症頻度が本邦で多いことを説明することは困難である．

■ 子宮内膜症

　明細胞腺癌は子宮内膜症が発生母地と考えられている．子宮内膜症の頻度は本邦では約10％といわれている．この頻度は米国と同等である．すると，単純に考えると明細胞腺癌の頻度も本邦と米国と同等となるはずである．そのため，子宮内膜症に対する治療の差が，明細胞腺癌の発症頻度の差に結びついている可能性が考えられる．まず薬物療法について，子宮内膜症の治療に経口避妊薬が用いられるが，米国における経口避妊薬の使用頻度は約35％である一方，本邦での頻度は約2％といわれている．経口避妊薬は，粘液性腺癌以外に対する予防効果がわかってきた[2]．経口避妊薬を1960年より使用している米国において，卵巣癌の発生頻度が年々減少してきている要因の一つとして，経口避妊薬の使用があげられるのではないか．さらに，経口避妊薬を服用している女性の中に

は，子宮内膜症およびその予備軍の女性も含まれていると考えると，米国と比較して本邦において，子宮内膜症の患者が経口避妊薬を服用している割合はかなり低いことが予想される．この差が，明細胞腺癌の頻度の差となって，現れているかもしれない．また子宮内膜症に対する手術療法についても，米国では臨床的に診断された内膜症の約65％が手術を受けているとの報告もある[3]．本邦において以前は偽閉経療法やアルコール固定などによる保存的療法も行われてきたが，2000年に入り，卵巣チョコレート囊胞の0.5〜1.0％が卵巣癌に移行する可能性が示唆されてきたこともあり，手術療法も積極的に取り入れられてきている．The Shizuoka cohort study of ovarian cancer screening（SCSOCS）によると，漿液性腺癌は80％以上が1年前の検診では卵巣腫大を指摘されていなかったのに対して，非漿液性腺癌の80％以上が1年前より卵巣腫大が指摘されていたと報告している[4]．このことより，非漿液性腺癌はその発生まで数年かかる可能性が示唆されている．このことを踏まえると，現在の明細胞腺癌の高い発症頻度は，本邦が以前に行っていた子宮内膜症に対する保存的治療を反映しているかもしれない．この推測に対する回答は，あと十数年以降に判明するであろう．子宮内膜症によって発症すると考えられる卵巣癌は明細胞腺癌と類内膜腺癌である．子宮内膜症の本邦と米国での治療法の差が発症頻度の差と関連すると仮定するならば，類内膜腺癌も米国よりも本邦で発症頻度が増えていることになる．米国における類内膜腺癌が約10％に比較して，本邦では約16％と多いものの，明細胞腺癌ほどの差はみられていない．明細胞腺癌において hepatocyte nuclear factor（HNF）-1β という転写因子が過剰発現しているが，子宮内膜症の一部や正常子宮内膜（分泌期から月経期）にも発現していることより，子宮内膜症からの癌化に以下の機序が提唱されている．卵巣の封入囊胞の一部が化生により発生した子宮内膜症は，HNF-1β 陰性であり，ここから発生した癌は類内膜腺癌，月経血の逆流で卵巣に接着することより発生した子宮内膜症は HNF-1β 陽性で，ここからの発生は明細胞腺癌となる．また，エストロゲン過剰刺激によってもたらされるのが類内膜腺癌，月経血などによる炎症や酸化ストレスにより DNA メチル化によるエストロゲン受容体発現の減少や遺伝子変異などが引き起こされて明細胞腺癌が発生するという機序も提唱されている．これらの機序をもとに考察してみると，本邦に比較して米国の女性の body mass index（BMI）は大きい．すると，経口避妊薬の使用頻度は高いものの，体脂肪からの内因性エストロゲンは抑制できないため，過剰なエストロゲン暴露により類内膜腺癌の発症がみられているのかもしれない．本邦では，米国に比較して BMI が小さいため，内因性エストロゲンの過剰暴露が少なく，エストロゲン受容体への過剰刺激も少なく経過するため，その分内膜症性囊胞の内容液からの酸化ストレスに過分にさらされ，結果としてさまざまな遺伝子変異が引き起こされるため，明細胞腺癌の割合が多いのかもしれない．また，HNF-1β の single nucleotide polymorphism（SNP）による違いはないのであろうか．漿液性腺癌において，ほとんどが HNF-1β の発現が低下しており，さらなる検討で漿液性腺癌の42％にプロモーター領域のメチル化が認められた一方，明細胞腺癌ではまったくメチル化はみられなかったと報告されている[5]．また，両者の組織系の間で，異なった single nucleotide polymorphism（SNP）がみられている[5]．しかし，この SNP に人種間や地域間で差がみられるのかなどについては，まだわかっていない．

おわりに

　本邦において明細胞腺癌が多い理由について，まだ明確なことは判明していない．しかし，明細胞腺癌の主な原因として子宮内膜症があげられるようになったことと，腹腔鏡の普及が相まって，子宮内膜症に対する手術療法も増加していることより，今後10～20年の本邦における明細胞腺癌の発症割合の推移を観察していくことで，明細胞腺癌と子宮内膜症との関連が明白になると考えられる．また，明細胞腺癌は治療抵抗性であるため，その原因を探るべくゲノム解析など様々な研究が行われている．その中で人種間での差がみられる遺伝子異常などが同定されるかもしれない．

◆文献

1) 森　満，朝倉　純，鈴木　孝，他．【知っておきたい婦人科がんのリスク】卵巣がんのリスクに関わる環境因子．産科と婦人科．2010; 77: 32-7.
2) Collaborative Group on Epidemiological Studies of Ovarian C, Beral V, Doll R, et al. Ovarian cancer and oral contraceptives: collaborative reanalysis of data from 45 epidemiological studies including 23,257 women with ovarian cancer and 87,303 controls. Lancet. 2008; 371: 303-14.
3) Fuldeore M, Chwalisz K, Marx S, et al. Surgical procedures and their cost estimates among women with newly diagnosed endometriosis: a US database study. Journal of medical economics. 2011; 14: 115-23.
4) Kobayashi H. [Ovarian cancer screening]. Nihon rinsho Japanese journal of clinical medicine. 2012; 70 Suppl 4: 537-42.
5) Shen H, Fridley BL, Song H, et al. Epigenetic analysis leads to identification of HNF1B as a subtype-specific susceptibility gene for ovarian cancer. Nature communications. 2013; 4: 1628.

〈古川直人〉

Question 3

B. 予防

良性疾患で卵管を残した症例は卵巣がんの発生頻度は上昇しますか？

Answer

　良性疾患で卵管を残した症例は卵巣がんの発生頻度が上昇しうることが予想される[1]. しかし，海外も含めてエビデンスはまだなく，仮説の段階である. 以下にその仮説の背景と根拠，および実際の臨床的対応について述べる.

　BRCA 1/2 変異非保持者の場合の両側卵管切除術の目的は，主に高悪性度卵巣漿液性腺がん（high grade serous adenocarcinoma，以下 HGSC）の予防であるが，その根拠は Crum ら多くの研究者の報告にある[2]. 彼らは，多くの卵巣がんの発生母地は卵巣ではなく卵管采ないし卵管遠位部であるという報告を行っている[2]. その後，表層上皮性卵巣がんの起源に関する議論は，卵管の存在も重視しつつ現在進められてきている.

　HGSC は卵巣がんの中で最も頻度が高く，かつ最も死亡率が高いため，その予防は非常に重要である. しかし，腫瘍マーカーや超音波による卵巣がんの早期診断は難渋しており，これまでに BRCA 1/2 変異以外には有意な卵巣がんの発生リスク因子はみつかっていない. 卵巣や卵管，腹膜に高率に HGSC を発症する BRCA 1/2 変異保持者を対象とした研究が，これまでにカナダの研究者を中心にして行われきた. Huntsman らの報告では HGSC の 20％以上の症例は BRCA 1/2 変異保持者であり[1]，一方 Crum らの報告では BRCA 1/2 変異保持者は約 8％の割合で漿液性卵管上皮内がんを合併するなど[2]，BRCA 変異と HGSC には密接な関わりがある. 2001 年にカナダとオランダの婦人科腫瘍専門病理医らは，リスク低減卵巣卵管切除術を施行した BRCA 1/2 変異保持者の卵管遠位端上皮に異形成が発生している事実を明らかにした[3]. さらに，複数の後方視的臨床研究をまとめた報告によると，BRCA 1/2 変異保持者に対して予防的付属器切除術を施行した場合に腫瘍は 60〜100％の症例で卵管に存在していたという[2]. 一方，HGSC を発症した BRCA 1/2 変異非保持者では腫瘍は 30〜60％の症例で卵管に存在しており，これらの BRCA 変異保持者と非保持者で HGSC の発生部位が異なるのは，多くの場合は TP 53 タンパクの過剰発現の有無に違いがあるためであると考えられている[2]. その他にも病理組織学的，分子生物学的側面などから様々な報告がなされ，従来卵巣がんとして取り扱っていた症例の中でいくつかの症例では実は卵巣がんではなく，卵管がんがその本態であろうという考えも報告されている[3]. そこで近年，卵巣がんを組織亜系や代表的な遺伝的欠陥，臨床的特徴などにおいても異なる背景をもつ卵巣表層上皮由来のタイプ 1 と卵管由来のタイプ 2 に分ける考え方が提唱されている（表 1）[5]. HGSC のごく一部は卵巣表層上皮由来のタイプ 1 であるが，大部分はタイプ 2 に分類される. この仮説が真実だとすれば，BRCA 1/2 変異保持者における卵巣がん予防において重要な意味をもつことになる（本誌他稿に譲る）. さらに，BRCA

表1 卵巣がんの特性（文献5より一部改変）

	卵巣がん	
	タイプ1	タイプ2
組織型	低悪性度漿液性，明細胞性，低悪性度類内膜性，粘液性，移行上皮性，境界悪性	高悪性度漿液性，高悪性度類内膜性，未分化性
代表的な遺伝的欠陥	*ARID1A*, *BRAF*, *B-catenin*, *KRAS*, *MAPK*, *MEK*	*P53*, *BRCA*, *AKT*, *NOTCH3*, *PAX2*, *PAX8*, *PLK3CA*, *WT1*
卵巣がんに占める割合（％）	20～25	75～80
発生部位	卵巣表層上皮	卵管
発がん経路	皮質封入嚢胞，卵管腹膜巣転換，子宮内膜症	遠位卵管におけるP53突然変異からSTICまたは湿潤癌
臨床的特徴	緩徐な発育	急速な発育

STIC＝serous tubal intraepithelial carcinoma

1/2変異非保持者においてもHGSCが卵管由来であることから，出産を終えた女性全員が両側卵管切除術の対象者となり得る可能性が示唆される[3]．

　そのような仮説のもとでHGSC予防のため，あるいは他の組織亜系の卵巣がんにおいても卵管は腫瘍の進展経路になることから，カナダではHuntsmanらによるBritish Columbia大学が中心となって2006年より卵管切除術を積極的に行う取り組みに着手している．さらに彼らは同時に，卵巣がんのリスクをどれだけ低減できるかについても算定している．卵巣がん発症年齢に突入する35歳女性が卵管切除術を受けた場合，卵巣がんの生涯罹患率が1.4％から0.4％に減少し，100件の卵管切除術を行えば1例の卵巣がん発生を予防できると推定している[4]．一方で彼らは，卵管切除術によって卵巣がんのリスクを40％低減できるとしている．British Columbia州ではこれまで年間約1,000件の卵管切除術が施行されてきたが，年間263例の卵巣がん発生があるので，卵管切除術により10例（4％）の卵巣がん発生を予防的に回避できたという計算になる．女性人口が100万人であるとすると，年間10,000件の卵管切除術を行えば1年間で263例中100例（40％）の卵巣がん発生が予防的に回避されることが予想される．これは，カナダ全体だと毎年73,500件の卵管切除術を実行する計算になる．本仮説が正しく，数字が正確ならば本来は子宮全摘術を必要としない多くの女性は卵巣がんの罹患率の40％低減を達成するためにはかなりの数の両側卵管切除術を実行しなければならない（同国の2008年の子宮全摘術施行数は47,000件）．一方で彼らは，閉経前の子宮全摘術の際などに卵管切除を行うか，あるいはルーチンで卵管遠位端のみを摘出することで，控えめにみても卵巣がんの罹患率をおそらく20～30％低減できるだろうと述べている[1]．卵管切除術は腹腔鏡下もしくは腹腔内癒着がある場合には開腹下で，近接した卵巣自体を傷つけずに比較的容易に卵管を切除することが可能である．術中や術後の併発症のリスクが増加しなければ，卵管切除術の選択に異論は唱えにくいであろう（表2）[5]．ただし，BRCA 1/2変異非保持者の場合でもHGSCが卵管のみに存在するとは限らないことから，卵巣摘出術の追加の是非やその適切な時期については議論の余地があると考えられる[2]．

表2 Bilateral salpingectomy with ovarian retention（BSOR）の長所と短所（文献5より一部改変）

項目	BSORの戦略 長所	BSORの戦略 短所
卵巣がん発生率	実質的減少	全例を予防できるわけではない 真の発生率低減となるかは不明
閉経前の卵巣摘出による影響	回避できる	卵巣への血流が外科的に損なわなければ回避できる
心理学的影響	付属器切除術に比べて少ない	妊孕性が制限できる
外科的戦術	内視鏡にて容易に摘出可能	卵巣摘出術の適切な時期が不明
経済的メリット	癌の予防になることが証明されなければなし	手術自体のコスト及び間接的なコストがかかる

　さて，卵管切除術の対象は避妊目的での卵管結紮術や子宮全摘術の適応のある閉経前の若年女性となる．卵巣がんは罹患リスクが50歳までは1/335，50歳から70歳まででは1/65に上昇するため，対象年齢は重要である．Sandovalらが，2006年から2011年の間に子宮全摘術を施行された15歳以上のカナダ人女性を対象に解析した結果，子宮全摘術時に同時に両側卵管摘出術が実行された頻度は追跡期間中にカナダ全土では1%から11%に上昇していた[6]．そのうえ2011年に，子宮全摘術時に同時に両側卵管摘出術が実行された頻度が最も高かった州では，実に38.5%に達していた[6]．

　カナダではすでに，卵管切除術群 vs 卵管結紮術群，子宮全摘術および卵管切除術群 vs 子宮全摘術群の各々で，2つの術式間における卵巣がん発生頻度に関して，データベースを用いた後ろ向き研究を行っている[1]．しかし，卵巣がん発生予防のための卵管切除術の有用性についてのエビデンスを実証するためにはコホート研究が最も実際的で，倫理的な方法であると考えられる．閉経前の若年女性が対象となるため卵巣がん発生率にどれくらいの変化が生じるのか，また卵巣がんの組織亜系の内訳の分布にどのような変化が生じるのかを知るには，術後女性が卵巣がんの好発年齢上限にまで達する年数を考慮すると，およそ数十年を要するはずである[1]．

◆文献

1) Miller DM, McAlpine JN, Gilks CB, et al. Opportunistic salpingectomy: the way forward-response to Steven Narod. Curr Oncol. 2013; 20: 143-4.
2) Crum CP, McKeon FD, Xian W. BRCA, the oviduct, and the space and time continuum of pelvic serous carcinogenesis. Int J Gynecol Cancer. 2012; 22（suppl 1）: S29-34.
3) Foulkes WD. Preventing ovarian cancer by salpingectomy. Curr Oncol. 2013; 20: 139-42.
4) Narod SA. Salpingectomy to prevent ovarian cancer. Curr Oncol. 2013; 20: 145-7.
5) Herzog TJ, Dinkelspiel HE. Fallopian tube removal: "STIC-ing" it to ovarian cancer: what is the utility of prophylactic tubal removal? Curr Oncol. 2013; 20: 148-51.
6) Sandoval C, Fung-Kee-Fung M, Gilks B, et al. Examining the use of salpingectomy with hysterectomy in Canada. Curr Oncol. 2013; 20: 173-5.

〈横道憲幸　鈴木　直〉

Question 4

B. 予防

遺伝性乳癌・卵巣癌患者の診断はどのようにしますか？

Answer

　2013年5月，米女優アンジェリーナ・ジョリーがニューヨーク・タイムズに公表した内容[1]は，遺伝性乳癌・卵巣癌症候群（hereditary breast and ovarian cancer syndrome：HBOC）を広く世間に知らしめることに貢献した．HBOCの研究は欧米先進国を中心に進んでおり，臨床応用としては原因遺伝子（BRCA 1とBRCA 2）の生殖細胞変異を検査し，ハイリスク者にはそのリスクに応じた癌の予防対策がとられている．今回，世界中でこれだけ大きなニュースとなったのは，有名女優が自身の言葉で，1）HBOC家系に属すこと，2）BRCA 1の生殖細胞変異を認めること，3）予防的乳腺切除術を受けたことを告白したからで，特に3）が与えた衝撃が大きかったと思われる．彼女は今後予防的付属器摘出術（リスク低減卵巣卵管切除術）を受ける予定であることも明らかにしており，その時は再び話題となるであろう．

　本稿では，HBOCの診断をどのようにするかを具体的に述べる．アンジェリーナ・ジョリーのケースに当てはめれば，1）と2）が該当する．「アンジェリーナ効果」という言葉ができたように，わが国でもHBOCへの関心が高まり，患者や家族から相談を受ける機会が増えたという婦人科医が多い．これを機にハイリスク女性を対象としたリスク低減卵巣卵管切除術を行う病院も増えつつあり，卵巣癌の予防という観点からも今後HBOCの存在は無視できない．

■ HBOCの診断① ―家族歴聴取および家系図作成―

　遺伝性癌全般にいえることだが，詳細な家族歴聴取が診断の基本であり，血縁者に乳癌や卵巣癌が存在することがHBOC診断の端緒となる．HBOCとともに代表的な遺伝性癌であるリンチ症候群では，国際的に使われている診断基準（改訂版アムステルダム診断基準）に則って診断が可能であるが，HBOCにはこれに相当するような診断基準がない．家族歴情報を基にしてリスクの度合いを判定するための診断基準が，National Comprehensive Cancer Network（NCCN），American Society of Clinical Oncology（ASCO），Society of Gynecologic Oncology（SGO）などから報告されているが，条件が細かく使いにくい．したがって，日常臨床では表1に示した診断基準が便利であり，これによってほとんどのHBOCを見逃さずに診断することができる．

　こうして得られた家族歴情報を基に，家系図を作成する．家系図の一般的な書き方を表2に示す．さらに詳しい記載の仕方は文献[2]が参考になる．図1はアンジェリーナ・ジョリーの家系図である．部位不詳癌の近親者もいるが，母方に乳癌および卵巣癌を認め，次に述べるBRCA 1の生殖細胞変異も陽性であったことから，HBOC家系と診断された．

表1 HBOCの診断基準

1. 第1度近親者に，発端者を含めて3人以上の乳癌患者がいる場合
2. 第1度近親者に，発端者を含めて2人以上の乳癌患者がおり，いずれかの乳癌が次のどれかを満たす場合
   - a　40歳未満の若年発症
   - b　両側乳癌（同時性または異時性）
   - c　他臓器重複癌（同時性または異時性）

1. または2. の診断基準を満たし，かつ家系内に卵巣癌患者を認める場合
（卵巣癌患者の数は問わない）

表2 家系図の一般的な書き方

- 男性は□，女性は○で表す．
- 発端者（その家系内で最初に医学的関心を引く発端となった人）は矢印，癌患者は黒，死亡者は印の上に斜線を引く．
- 世代の順に上から下に，同一世代は高さをそろえて書く．
- 夫は左，妻は右に書く．
- 兄弟姉妹は左から出生順に書く．
- 個人のそばに，現在の年齢，癌の部位，発症年齢，死亡年齢などを書く．

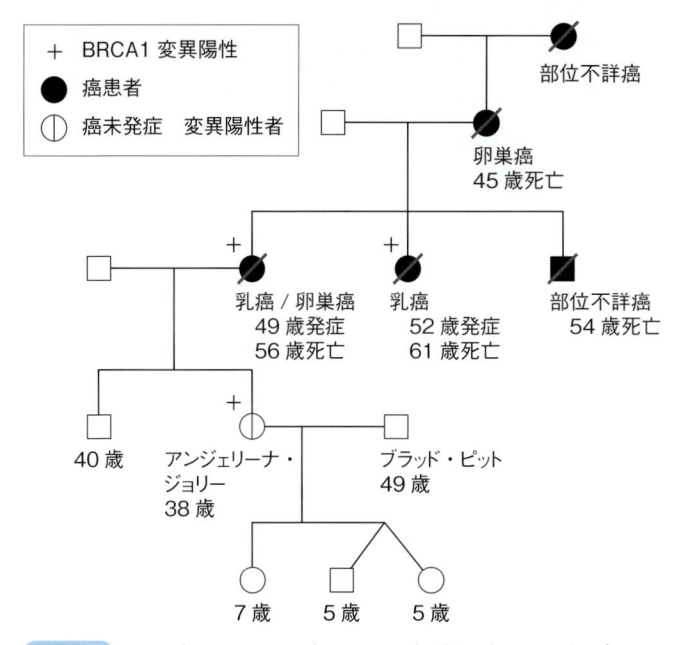

図1　アンジェリーナ・ジョリーの家系図（HBOC家系）

■ HBOC の診断 ②　―BRCA 1/2 遺伝子検査―

　家族歴情報で表1の基準を満たせば HBOC と診断されるが，実際にその家系の癌集積に遺伝要因が関与しているかを確認するために，BRCA 1/2 遺伝子の生殖細胞変異の有無が検討される．その際，前述した NCCN, ASCO, SGO などのガイドラインが参考になる．表3に SGO の診断基準[3]を示すが，厳密にこれらの基準を満たさなくても BRCA 1/2 遺伝子の変異を認める場合もある．一方アンジェリーナ・ジョリーの公表後，わが国も含め多くの国で，明らかな癌家系でないのに BRCA 1/2 遺伝子検査を希望する女性が増えているとの報告もある．

　BRCA 1/2 遺伝子検査は，米ユタ州に本拠をもつミリアド・ジェネティクス社が特許をもっている．2013年6月13日，米連邦最高裁がこの特許を認めないとする判決を出し，今後の展開が注目される．しかし，BRCA 1/2 遺伝子そのものの研究は自由になるものの，遺伝子診断などの応用にはミリアド社の許可が必要との内容であり，現在の検査体制が大きく変わることはなさそうである．わが国においては，ミリアド社と検査受託解析に関する独占実施権を締結しているファルコバイオシステムズ社を通して検査が行われている．BRCA 1/2 遺伝子検査で得られる個人情報には，「生涯変わらない」「家族間で情報の共有ができる」「将来の病気の発症を予見できる」といった特徴がある．検査の前後で行う遺伝カウンセリングでは，こういった特徴に加えて，倫理的・法的・社会的問題，心理面への影響，さらに高額な費用（約20万〜30万円）といったことまで十分に話し合い，最終的な希望者に検査を行う．ファルコ社はこのような遺伝カウンセリングの体制を整えた医療機関と委受託契約を結んでおり，これらの医療機関において BRCA 1/2 遺伝子検査が可能である．各地の医療機関はファルコ社のホームページ[4]を参照されたい．

　家系内で BRCA 1/2 遺伝子検査を最初に行うのは，乳癌または卵巣癌を発症した人を原則とする（発端者検査）．家族歴から HBOC と診断されても，癌未発症者に最初の遺伝子検査を行ってはならない．検体は末梢血由来の白血球細胞から抽出した DNA で，約7 mL の採血で済むので身体的負担は少ない．BRCA 1 は24エクソン，BRCA 2 は27エクソンからなる大きな遺伝子で，日本人にはア

表3　SGO の遺伝的リスク評価基準

HBOC の可能性が高い（20〜25%）
- 年齢を問わず乳癌と卵巣癌の既往歴のある女性
- 卵巣癌の既往があり，第3度近親内に50歳未満の乳癌，あるいは年齢に関わらず卵巣癌の家族歴のある女性
- 50歳未満で乳癌を発症し，第3度近親内に男性乳癌，あるいは年齢に関わらず卵巣癌の家族歴のある女性

HBOC の可能性がやや高い（5〜10%）
- 40歳未満で乳癌を発症した女性
- 両側乳癌を発症した女性（特に初発が50歳未満の場合）
- 50歳未満で乳癌を発症し，第3度近親内に50歳未満の乳癌患者がいる女性
- 年齢を問わず乳癌あるいは卵巣癌を発症し，第3度近親内に2人以上の乳癌患者がいる女性（少なくとも1人は50歳未満で発症）
- 上記の基準のいずれかに合致する第2度近親内の血縁者がいる未発症女性

シュケナージ系ユダヤ人で同定されている創始者変異のような遺伝子変異の好発部位は存在しない．したがって，発端者検査ではダイレクトシークエンシング法により，BRCA 1/2 遺伝子の全エクソンおよびエクソンとイントロンの境界部分の塩基配列を解析する．ダイレクトシークエンシング法ではエクソン単位の大きな欠失や重複は検出できないため，この欠点を補うために multiplex ligation-dependent probe amplification（MLPA）法を併用することがある．発端者検査で変異がみつかった場合，その血縁者に対しては同じ変異の有無を調べるシングルサイト検査を行えばよい．この場合の費用は約 3 万円である．アンジェリーナ・ジョリーの家系を例にすると，血縁者検査は彼女以外に 40 歳の兄と 3 人の実子が対象となる．しかし，未成年者に対してはこれをいつ行うべきかといった新たな問題も生じる．遺伝子検査は，検査を受けた人だけでなく，血縁者にも様々な問題を生じる要素があることを強調しておきたい．

おわりに

HBOC を診断する流れについて概略を述べた．BRCA 1/2 遺伝子検査により，個人の遺伝的リスクに応じた癌予防対策が可能となった．さらに研究の進展により，乳癌，卵巣癌だけでなく，卵管癌，腹膜癌，前立腺癌，膵臓癌などのリスクも考慮すべきことが解明されてきた．「アンジェリーナ効果」で HBOC が今まで以上に注目されている．すべての基本となる家族歴聴取を，日常臨床で怠らないようにしたい．

◆文献

1) Angelina Jolie. My Medical Choice. The New York Times. 2013/05/14.
   http://www.nytimes.com/2013/05/14/opinion/my-medical-choice.html?src=me&ref=general&_r=0
2) 岩間毅夫．家系調査．In: 宇都宮譲二，他編．家族性腫瘍遺伝カウンセリング―理論と実際―．東京: 金原出版; 2000. p. 104-14.
3) Lancaster JM, Powell CB, Kauff ND, et al. Society of Gynecologic Oncologists Education Committee statement on risk assessment for inherited gynecologic cancer predispositions. Gynecol Oncol. 2007; 107: 159-62.
4) http://www.familial-brca.jp/

〈市川喜仁〉

Question 5

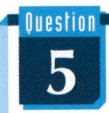

B. 予防

遺伝性乳がん・卵巣がんの遺伝子変異陽性者にリスク低減両側卵巣卵管切除・摘出術は必要ですか？

Answer

　リスク低減両側卵巣卵管切除術（risk reducing salpingo-oophorectomy: RRSO）が必要か否かに関しては個々の症例について検討すべきことである．少なくとも遺伝性乳がん卵巣がん患者にとって選択可能な予防法であるべきと考える．その適応に関しては以下の項目で検討し，クライエントとよく相談のうえで決定する．ここでは BRCA1/2 の変異陽性が証明されているものとして話を進めていく．

　1）RRSO の効果
　2）RRSO のリスク
　3）RRSO を行う時期
　4）RRSO を行う場合の注意点や術式の選択

RRSO の効果

　BRCA1/2 変異保持者においての乳がんの生涯浸透率（遺伝子変異を有する症例中でがんを発症する人の割合）は 45～84％[1-2]とされる．卵巣がんに関しては 70 歳までに卵巣がんを発症する割合が BRCA1 変異陽性者で 39％，BRCA2 変異陽性者では 11％との報告がある[1]．クライエントには，卵巣がんの診断の困難さについても説明すべき問題と思われる．卵巣は骨盤内臓器であり，自覚症状に乏しく適切な検査法がないこと，約半数がⅢ・Ⅳ期の進行がんで発見されており，定期検診により早期発見できるという保証がないことなどをお伝えしたうえで方針を決めていくことになる．

　BRCA1/2 変異陽性者においては両側の卵巣と卵管を予防的に切除することにより卵巣がんの相対リスクを 0.80，乳がんの相対リスクを 0.50 軽減する[3]という報告があり，Domcheck らは RRSO により卵巣がんリスクと乳がんリスク，全死因死亡，乳がん死亡，卵巣がん死亡のリスクを低下させるとしている．

RRSO のリスク

　生殖年齢では妊孕性が損なわれるため，挙児希望についてパートナーの意思も含め確認しておく必要がある．未閉経の女性では人工的に閉経となるため更年期症状，骨粗鬆症のリスクがある．また，一般的な手術合併症についても説明の必要がある．

　RRSO を施行した女性での短期間のホルモン補充療法については手術による乳がんリスクの減少を打ち消さないと報告され[4]，さらに閉経後の BRCA1 変異保持者に HRT の施行と乳がんリスクの増加の関連性は認められていないとされる．これらのことから，少なくとも平均閉経年齢である 50

歳前後まではHRTを推奨してよいものと考えられる．また，HRTを施行しない場合の骨粗鬆症への対応はその時の骨量によると考えられ，骨量の減少がなければ定期的な骨量測定でよく，予防として食事と運動の指導が推奨される．

RRSOを行う時期

NCCNのガイドライン上は既知の*BRCA1/2*変異保有女性では，理想的には35〜40歳の出産終了時または家系で最も早い卵巣がん診断年齢に基づく個別の年齢でのRRSOを進めている．しかしながらデータが限られており最適年齢を決定することは困難であることも併記され，未閉経の女性においては上記のように人工的に閉経となることから実施に関してはクライエントとよく相談のうえで決定する必要がある．

その際にクライエントへの提供できる情報として*BRCA1/2*保持者は，卵巣がん診断時の平均年齢が50.8歳とされること[5]や40歳以下でRRSOを受けた女性は，41〜50歳でこの手術を受けた女性に比較してより乳がんリスクの減少が認められ，51歳以降では有意な乳がんのリスク減少を認めないという報告があること[6]がある．

RRSOを行う場合の注意点

1. 臨床遺伝専門医による遺伝カウンセリングを必ず行う

RRSOを行うにあたっては，妊孕性が損なわれることに関して，本人・パートナー（夫）の承諾が得られること，手術におけるリスク，ベネフィットに関して説明を受け，同意を得られていることなどの条件があげられる．RRSOを行う婦人科医もこれらをきちんと把握する必要はあるが，専門医師によるカウンセリングは必須と考える．

また，遺伝情報に関しては個人情報保護の観点でいくつかのガイドラインは存在するが，日本においては，雇用や保険の加入に際して遺伝情報に基づく差別から対象者を守る法律が整備されていないという現状があり，診断書作成個人情報の取り扱いに関しては特に注意が必要である．

2. 腹腔洗浄細胞診の実施と検体の病理学的評価に関して

NCCNのガイドラインでは手術時に腹水細胞診を実施し，病理学的評価に卵巣および卵管の薄切切片を含めるべきであるとされる．

報告ではRRSOによる摘出検体において浸潤卵巣がん・卵管がんが認められた45例中，腹水細胞診陽性が5例，陰性が16例，不明または腹水細胞診が行われていないものが24例，漿液性卵管上皮内がん（STIC）を有すると報告された31例中腹水細胞診断陽性は10例，卵巣・卵管は正常だが細胞診陽性が3例あり[7]，腹水細胞診がリスクの指標になる可能性がある．しかし，RRSO自体がステージングに適した手術とはいえないことや，腹水細胞診のみが陽性であった場合の取り扱いがはっきりしていないといった問題も存在する．取り扱いがはっきりするまでは症例蓄積の意味も込めて腹水細胞診は行っておくべきと考える．

また検体の病理評価については卵管采を含めた卵巣卵管の詳細な組織学的検討が必要とされる（図1）．次項目のオカルトがんにも関連するが，適切な病理検索の積み重ねにより顕微鏡的オカルトがんの率やその後の腹膜がんの発生率に影響を与える可能性がある．標本評価の詳細については

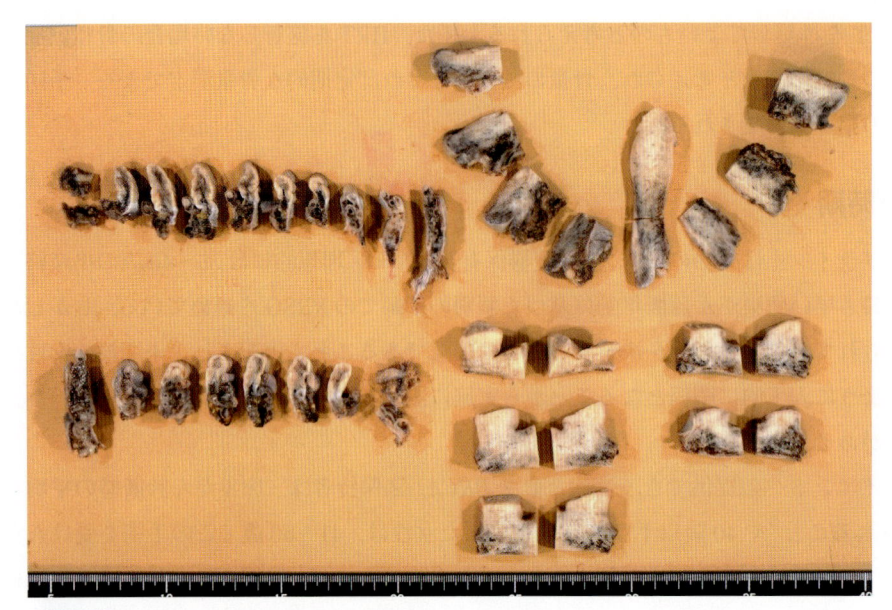

図1 摘出検体の切り出し例（当院）

米国病理学会が公表したプロトコル（2009年）を参考にすることができる．

3. オカルトがんについて

　　オカルトがんの有病率は2.3〜23.5％と報告によりさまざまである．Leeperらは，RRSOを行った30例中17％（5人）でオカルトがんが認められたと報告している．このうち4例が組織学的にはじめて証明され，1例が腹腔鏡で観察した際に明らかな腹膜がんを認めた．3例が卵管がんでうち2例はSTICの診断である．Susanらの報告ではリスク低減卵巣・卵管切除により2.5％（16例）で顕微鏡的オカルトがんが発見され，その75％が*BRCA1*変異陽性者であった．18.8％（3例）が卵管がんであり，卵巣がんの進行期はⅠ期（6例），Ⅱ期（3例），Ⅲ期（3例），Ⅳ期（1例）と進行がんも含まれている．RRSOの前にはこの点に関しても十分説明して理解を得る必要がある．また，この評価において適切な病理検査が行われた症例が6割程度であることが重ねて述べられており，前述したように適切な病理評価が行われているか否かが，オカルトがんの割合に大きく影響している可能性がある．

4. 子宮を同時に摘出するか否か

　　悪性腫瘍の予防ということに関してはRRSOと同時に子宮を摘出することを特に必要としない[8]．しかし，乳がんに対するホルモン療法の子宮内膜に対する影響あるいは卵巣欠落症状に対するホルモン補充療法の子宮内膜に対する影響を考えると，子宮全摘を併せて行っておいた方が良いとの考えもある．

　　以上RRSOを行う際に注意すべき点についてまとめた．わが国では，まだ*BRCA1/2*遺伝子検査の結果に基づくRRSOの実施は普及していないが，*BRCA1/2*変異保有者における卵巣卵管がんの発症リスクを著明に減少させること，総死亡率の減少効果が報告されていることなどより，わが国でもHBOCの対策の1つとして実施できる体制を整えておく必要があると考える．

◆文献

1) Antoniou A, Pharoah PD, Narod S, et al. Average risks of breast and ovarian cancer associated with BRCA1 or BRCA2 mutations detected in case series unselected for family history: a combined analysis of 22 studies. Am J Hum Genet. 2003; 73(3): 709.
2) King MC, Marks JH, Mandell JB. Breast and ovarian cancer risks due to inherited mutations in BRCA1 and BRCA2. Science. 2003; 302(5645): 643-6.
3) Rebbeck TR, Kauff ND, Domchek SM. Meta-analysis of risk reduction estimates associated with risk-reducing salpingo-oophorectomy in BRCA1 or BRCA2 mutation carriers. J Natl Cancer Inst. 2009; 101(2): 80-7.
4) Rebbeck TR, Friebel T, Wagner T, et al. Effect of short-term hormone replacement therapy on breast cancer risk reduction after bilateral prophylactic oophorectomy in BRCA1 and BRCA2 mutation carriers: the PROSE Study Group. J Clin Oncol. 2005; 23(31): 7804-10.
5) Rebbeck TR, Lynch HT, Neuhausen SL, et al. Prophylactic oophorectomy in carrieers BRCA1 and BRCA2 mutations. N Engl J Med. 2002; 346: 1616-22.
6) Eisen A, Lubinski J, Klijn J, et al. Breast cancer risk following bilateral oophorectomy in BRCA1 and BRCA2 mutation carrieers: an international case-control study. J Clin Oncol. 2005; 23: 7491-6.
7) Manchanda R, Drapkin R, Jacobs I, et al. The role of peritoneal cytology at risk-reducing salpingo-oophorectomy (RRSO) in women at increased risk of familial ovarian/tubal cancer. Gynecol Oncol. 2012; 124: 185-91.
8) Villella JA, Parmar M, Donohue K, et al. Role of prophylactic hysterectomy in patients at high risk for hereditary cancers. Gynecol Oncol. 2006; 102(3): 475-9.

〈谷口智子　竹島信宏〉

Question 6　C. 診断
早期発見のため超音波検査や CA125 値検査は本当に無効ですか？

Answer

　現在，卵巣がん患者は年間 8,000 人が罹患すると推測されるが，その過半数が進行がん（Ⅲ/Ⅳ期）として発見されている．よって早期発見は予後改善のためには必須である．経腟超音波検査と CA125 の組み合わせがスクリーニングとして一般に用いられているが，早期発見には寄与するものの，死亡率を低下させるまでには至っていない．本稿では卵巣がん検診に経腟超音波検査や CA125 を用いたこれまでの報告をレビューし概説する．

経腟超音波検査を用いた卵巣がんのスクリーニング

　本邦では卵巣がんは近年増加傾向にあるが，検診制度の確立がされていないのが現状である．CT や MRI をスクリーニングに用いることは費用対効果からみても適切ではない．老人保健法に規定されてはいないものの，子宮がんの集団検診時に経腟超音波を併用し卵巣がん検診を行う施設が増加している．本邦における経腟超音波法を用いた卵巣がん検診は，青森県で弘前大学産婦人科教室が中心となり全国にさきがけて行い報告した[1]．表1にスクリーニングに経腟超音波検査を用いた報告をまとめた．がん発見率は1次検診受診者の 0.001〜0.073％ときわめて低率である[2-9]．筆者らは岩手県における卵巣がん検診の成績を報告している．それによると 186,580 名の検診受診者から 11 名の卵巣がん（境界悪性腫瘍含）を発見し，臨床進行期はⅠ期が3例，Ⅱ期1例，Ⅲ期は3例，Ⅳ期は1例であった．またⅢ期の3例はすべて漿液性腺癌であった[9]．漿液性腺癌は卵巣表層上皮が良性病変や境界悪性病変を経ずに直接癌化する de novo 発癌であるため[10]，スクリーニングで初期に発見することは困難である．Hogg らは明細胞腺癌，粘液性腺癌，類内膜腺癌，高分化型微小乳頭状漿液性腺癌などは，徐々に進行するためスクリーニングに適していると報告している[11]．さら

表 1 経腟超音波検査を用いたスクリーニングの報告

著者	患者数（人）	手術件数（人）	卵巣がん（人） （　）はⅠ期	発見率（％）
Vuento[2,3]	1,364	3	1（0）	0.073
Sato[4]	51,550	324	24（13）	0.046
van Nagell[5,6]	14,459	180	17（8）	0.001
Marchetti[7]	4,350	10	2（1）	0.045
Tailor[8]	Subgroup of 1,483	57	5（5）	0.3
筆者ら[9]	18,658	157	11（7）	0.006

にKobayashiらは静岡県での卵巣がん検診の結果から，発見された非漿液性腺癌の80%以上が1年前の検診で卵巣腫大を認めたものの，漿液性腺癌では15%のみが指摘されただけだったと報告している[12]．以上より，経腟超音波検査は非漿液性腺癌に対しては早期に発見できる可能性があるものの，漿液性腺癌には有効とはいえないのが現状であろう．

■ 経腟超音波検査における診断ポイント

　スクリーニングを行う場合，客観的な規準が必要となる．一般的には，①腫瘍が単房性か多房性か，②腫瘍壁内に不整な部分あるいは乳頭状突出部分を認めるのか否か，③隔壁に不整な部分あるいは充実性部分を認めるか否か，④充実性部分の占める割合はどれくらいか，⑤腫瘍の輪郭が明瞭か不明瞭か，などを詳細に観察することが大切である．(財)岩手県対ガン協会の子宮頸がん検診時に行っている経腟超音波検査での卵巣がん検診では，①卵巣または腫瘍の長径が30 mm以上（閉経前では50 mm以上），②混合性パターンを示すもの，③ダグラス窩腹水50 mm以上認めるものを要精査として二次検診を受診させている[9]．図1に検診で発見された卵巣がんの経腟超音波所見を示す．閉経前であり，腫瘍経は50 mm以下であったが混合性パターンを示したため二次検診受診となった．当科を受診し卵巣がんを疑い手術を行った．臨床進行期はIc(b)期であり，組織型は漿液性腺癌であった．術後TC療法を6コース行い，現在5年経過しているが無病生存である．

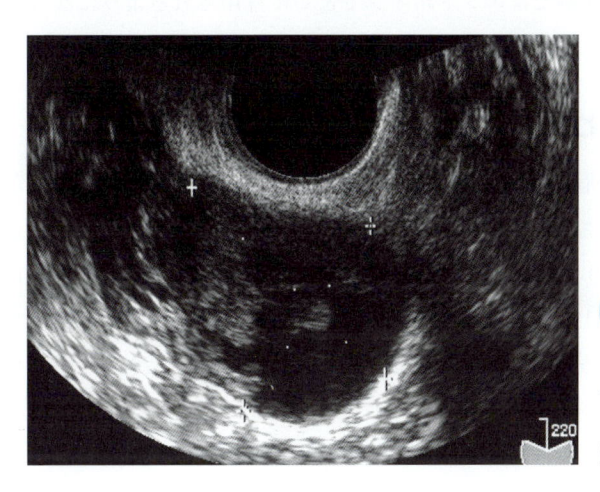

図1 検診で発見された卵巣がんの経腟超音波所見

38歳，3妊3産．右卵巣腫瘍の長径は46 mmであり，混合性パターンを示す．腫瘍壁からは内腔に乳頭状に増殖する充実部を認めた．

■ 卵巣がんにおけるCA125値測定の意義

　CA125は卵巣漿液性腺癌の培養株を免疫源として作成されたマウスモノクローナル抗体OC125により認識される抗原で[13]，胸膜中皮，腹膜中皮，心膜上皮，卵管，子宮内膜，頸管上皮に存在する．卵巣漿液性腺癌では高率に陽性となり，補助診断に有用とされる．Jacobsらは，閉経後婦人で骨盤内腫瘍をもつ患者を対象にCA125値と超音波検査を組み合わせた診断法で，卵巣がんを診断できる感度は85%，特異度は97%であったと報告している[14]．しかし，粘液性腺癌や明細胞腺癌での陽性率は必ずしも高くないという弱点をもつ．また，種々の炎症性変化によっても上昇する．すなわち，肝性，腎性などの炎症性変化が起こり腹水が出現すれば上昇を示す．月経時には経血が卵管を

表2　CA125が上昇する悪性疾患と良性疾患

悪性疾患	良性疾患
婦人科がん 　卵巣がん 　卵管がん 　腹膜がん 　子宮体がん 　子宮頸がん（腺癌） 他臓器がんの腹膜播種，卵巣転移 肺がん（胸水）	月経，妊娠 子宮内膜症，子宮筋腫，子宮腺筋症 子宮付属器炎，骨盤腹膜炎 良性卵巣腫瘍の茎捻転・破裂 卵巣出血 虫垂炎，憩室炎 胸水・腹水貯留

逆流し腹腔内に貯留することで，また排卵時にまれに合併する卵巣出血（血腫）でも上昇することがある．さらには，妊娠，腹膜の子宮内膜症性活動期や性感染症などによる骨盤内の炎症でも上昇する．このようにCA125は多種多様な病態あるいは良性疾患で上昇を認めるため，必ずしも卵巣がんに特異的ではない（表2）．一方，婦人科がん治療の臨床試験では，奏効はRECISTによる評価が用いられてきた．しかしRECIST評価のみでは奏効率評価における限界が提起されてきている．近年，分子標的薬剤を用いた奏効率の評価にはRECIST評価に加えCA125を用いることの有用性が認識され，米国婦人科腫瘍グループの臨床試験ではエンドポイントとして採用されるようになってきている．

経腟超音波検査とCA125の組み合わせによるスクリーニング

　現在では卵巣がんのスクリーニングに経腟超音波検査とCA125を用いた検診システムが構築されつつある．これまで報告された代表的な臨床試験を紹介する．

　Jacobsらは45歳以上の閉経後婦人22,000人を無作為に検診群と非検診群に分け，卵巣がん患者の予後を報告している．検診群は年3回CA125値の測定を行い，30 U/mL以上の場合に経腟超音波検査を行い卵巣容積が8.8 mL以上の場合を異常とした．検診群で16例，非検診群で20例の卵巣がん患者の予後を追跡し，生存期間中央値はそれぞれ72.9カ月，41.8カ月であった．しかし症例数が少なく，両群間で最終的に卵巣がんによる死亡率に有意差はなく，偽陽性率が高いなどの問題点が描出された[15]．さらに22,000人のうち11人の卵巣がんが発見されており（発見率0.05％），そのうち3人はI期症例であった[16]．

　またBuysらは55歳から74歳の婦人78,216人を検診群と非検診群に分け，CA125は35 U/mLを異常とし6年間，経腟超音波検査では10 cm^{3}以上あるいは充実部分を認めた場合を異常とし4年間スクリーニングした結果を報告している（PLCO trial）．卵巣がんによる死亡は検診群118人，非検診群100人であり，両群間では有意差は認められなかった．また偽陽性が3,285人あり，そのうち1,080人は手術が行われた．結論として経腟超音波検査とCA125値を組み合わせた検診は卵巣がんによる死亡者数の減少にはつながらないとしている[17]．

　さらにイギリスからはUKCTOCS試験が報告されている．この臨床試験は毎年CA125を測定し異常値を示した場合は経腟超音波を実施した群（CA125+US）50,640人と，毎年経腟超音波を実施

した群（US）が50,639人を対象に卵巣がんの発見率を比較したものである．CA125＋US群からは境界悪性腫瘍8人，卵巣がん34人，US群からは境界悪性腫瘍20人，卵巣がん25人が発見された．そのうち早期がん（Ⅰ/Ⅱ期）はCA125＋US群で16人，US群で12人であった．しかしCA125＋US群で5例，US群で8例の見落としがあった．解析の結果，感度，特異度，陽性的中率はCA125＋US群で89.4％，99.8％，43.3％，US群では84.9％，98.2％，5.3％であった[18]．

■■ まとめ

卵巣がん検診の最終目標は，検診を行い早期発見・治療をすることで患者の死亡率を低下させることである．卵巣がん検診には経腟超音波検査とCA125の組み合わせが行われているが，その有効性についてはきわめて限定的である．つまり非漿液性腺癌に対しては早期発見できる可能性があるものの，漿液性腺癌には有効とはいえない．また，感度，特異度から検討すると費用対効果は得られない．さらには死亡率を低下させるという医学的根拠が得られていない．UKCTOCS試験など大規模試験の予後解析の結果に期待したい．

◆文献

1) Sato S. Usefulness and problems on screening for ovarian cancer by transvaginal ultrasonography. Acta Obst Gynaec Jpn. 2003; 55: 996-1004.
2) Vuento MH, Pirhonen JP, Mäkinen JI, et al. Evaluation of ovarian findings in asymptomatic postmenopausal women with color Doppler ultrasound. Cancer. 1995; 76: 1214-8.
3) Vuento MH, Stenman UH, Pirhonen JP, et al. Significance of a single CA125 assay combined with ultrasound in the early detection of ovarian and endometrial cancer. Gynecol Oncol. 1997; 64: 141-6.
4) Sato S, Yokoyama Y, Sakamoto T, et al. Usefulness of mass screening for ovarian carcinoma using transvaginal ultrasonography. Cancer. 2000; 89: 582-8.
5) van Nagell JR Jr, DePriest PD, Reedy MB, et al. The efficacy of transvaginal sonographic screening in asymptomatic women at risk for ovarian cancer. Gynecol Oncol. 2000; 77: 350-6.
6) van Nagell JR Jr, Gallion HH, Pavlik EJ, et al. Ovarian cancer screening. Cancer. 1995; 76(10 Suppl): 2086-91.
7) Marchetti M, Zambon A, Lamaina V, et al. Ultrasound as a possible screening method in ovarian cancer. Eur J Gynaecol Oncol. 2002; 23: 123-6.
8) Tailor A, Bourne TH, Campbell S, et al. Results from an ultrasound-based familial ovarian cancer screening clinic: a 10-year observational study. Ultrasound Obstet Gynecol. 2003; 21: 378-85.
9) 庄子忠宏，永沢崇幸，小見英夫，他．岩手県における卵巣癌検診の現状と問題点．日本婦人科腫瘍会誌．2005; 23: 587-94.
10) 髙取恵里子，庄子忠宏，杉山 徹．卵巣がんの最新医学 卵巣がんの種類．からだの科学．2012; 274: 104-10.
11) Hogg R, Friedlander M. Biology of epithelial ovarian cancer: implications for screening women at high genetic risk. J Clin Oncol. 2004; 22: 1315-27.
12) Kobayashi H, Sumimoto K, Moniwa N, et al. Risk of developing ovarian cancer among women with ovarian endometrioma: A cohort study in Shizuoka, Japan. Int J Gynecol Cancer. 2007; 17: 37-43.
13) Bast RC Jr, Feeney M, Lazarus H, et al. Reactivity of a monoclonal antibody with human ovarian carcinoma. J Clin Invest. 1981; 68: 1331-7.
14) Jacobs IJ, Oram D, Fairbanks J, et al. A risk of malignancy index incorporating CA125, ultrasound and menopausal status for the accurate preoperative diagnosis of ovarian cancer. Br J Obstet Gynaecol. 1990; 97: 922-9.

15) Jacobs IJ, Skates SJ, MacDonald N, et al. Screening for ovarian cancer: A pilot randomized controlled trial. Lancet. 1999; 353: 1207-10.
16) Jacobs I, Davies AP, Bridges J, et al. Prevalence screening for ovarian cancer in postmenopausal women by CA125 measurement and ultrasonography. BMJ. 1993; 299: 1030-4.
17) Buys SS, Partridge E, Black A, et al. Effect of screening on ovarian cancer mortality: The Prostate, Lung, Colorectal and Ovarian (PLCO) Cancer Screening Randomized Controlled Trial. JAMA. 2011; 305: 2295-303.
18) Menon U, Gentry-Maharaj A, Hallett R, et al. Sensitivity and specificity of multimodal and ultrasound screening for ovarian cancer, and stage distribution of detected cancers: results of the prevalence screen of the UK Collaborative Trial of Ovarian Cancer Screening (UKCTOCS). Lancet Oncol. 2009; 10: 327-40.

〈髙取恵里子　庄子忠宏　杉山　徹〉

Question 7 C. 診断
卵巣腫瘍合併妊娠における CA125 値の評価方法について教えてください

Answer

　妊娠初期の経腟超音波検査による診察が一般的となり，妊娠中に付属器腫瘤が発見されることが多くなった．その大半は黄体化卵胞嚢胞（ルテイン嚢胞）などの類腫瘍病変であり，このような機能性嚢胞は妊娠16週までに自然消失することが多い．それ以外の腫瘍性病変も大半は良性腫瘍であるが，稀に悪性・境界悪性腫瘍が発見されることがある．卵巣腫瘍合併妊娠においては悪性腫瘍を見逃さず診断することが重要であり，その補助診断として腫瘍マーカーを検査することになるが，妊娠により腫瘍マーカーの測定値が変動することがあるので注意が必要である．妊娠により修飾される腫瘍マーカー，そしてその評価方法について概説する．

■ 卵巣腫瘍合併妊娠

　妊娠中に卵巣腫瘤を合併する頻度は5％前後であり，半数以上が類腫瘍病変である．腫瘍性病変ではほとんどが良性腫瘍であり，皮様嚢腫が最も多く，次に漿液性嚢胞腺腫，その他に傍卵巣嚢胞，粘液性嚢胞腺腫，子宮内膜症性嚢胞と続く．卵巣腫瘍合併妊娠において悪性腫瘍，境界悪性腫瘍の頻度は約3％であり，進行期としてはⅠ期が大部分を占める．組織学的分類としては50％強が表層上皮性腫瘍であり，30％程度が胚細胞腫瘍である．また表層上皮性腫瘍のうち約80％を境界悪性腫瘍が占める[1,2]．妊娠合併卵巣癌の場合，妊婦健診による早期発見が可能なため，比較的予後良好なものが多い．

■ 妊娠による腫瘍マーカーの変動

　腫瘍マーカーは多くの腫瘍に利用できる汎用性腫瘍マーカー（CEAなど）と，限られた腫瘍にしか利用できない組織選択性腫瘍マーカー（SCC, CA125, AFPなど）に分類される．どちらにしても

表1 妊娠による腫瘍マーカーの変動

腫瘍マーカー	非妊娠時のカットオフ値	母体血中の生理的上限値	ピークの時期
CA125	35 U/mL	200～350 U/mL	妊娠2カ月
CA72-4	4 U/mL	10 U/mL	妊娠中期，後期
hCG	測定感度以下	50,000～100,000 mIU/mL	妊娠10週
AFP	20 ng/mL	300～400 ng/mL	妊娠32週
SCC	1.5 ng/mL	3.0 ng/mL	妊娠3カ月
CEA	5.0 ng/mL		ほとんど変化なし
CA 19-9	37 U/mL		ほとんど変化なし

ほとんどの腫瘍マーカーは正常組織でも産生されており，妊娠，炎症，そして非腫瘍性疾患でも上昇を認めたり，加齢に伴う代謝の変化により変動を認めたりする．卵巣腫瘍における代表的な腫瘍マーカーの妊娠による変動を表1にまとめた[3]．

CA125 は妊娠初期に高値を示し，妊娠による生理的上限値は 200〜350 U/mL とされている．全妊娠の 60〜70％で非妊娠時のカットオフ値である 35 U/mL 以上を示すが，妊娠 13 週頃までに基準値以下に低下する．

腫瘍マーカーによる診断のポイント

腫瘍マーカーは妊娠により修飾を受けることが多く，妊娠中の腫瘍マーカーの診断的価値は高いとはいえない．卵巣腫瘍合併妊娠で最も重要なことは悪性腫瘍を見逃さないことであるが，妊娠合併卵巣癌の場合，腫瘍マーカーの異常高値を認めにくい初期癌のことが多い．よって CA125 などの腫瘍マーカーを用いた癌の診断は，あくまでも補助診断とすべきである．

悪性腫瘍の場合，妊娠週数を考慮した CA125 の生理的上限値を超えることが多いが，良性腫瘍でも同様に超えることが多いので，やはり良・悪性の鑑別診断には不適である．しかし妊娠による生理的修飾のパターンや上限値を認識しておくことは重要であり，CA125 の異常高値や，妊娠による修飾を受けない妊娠中期以降でも高値を認める場合は注意が必要である．時期を変えた複数回の測定をすることが求められる．

卵巣腫瘍合併妊娠に対する検査

非侵襲的検査である超音波検査でほとんどの卵巣腫瘍が発見される．良悪性の診断にも有用であり，最大径 7 cm を超えるもの，充実性部分のあるもの，隔壁の肥厚，境界不整像などを認めるものは悪性または境界悪性腫瘍の可能性があるので慎重な取り扱いが必要である[4]．

超音波検査で悪性が疑われる場合や，妊娠子宮により超音波所見が得られにくい場合には MRI による検査が有用である．ただし胎児への安全性は確立されておらず，器官形成期の検査は避けた方がいいとされている．ガドリニウム造影剤は一般的に妊娠中には使用しない．

腫瘍マーカーに関しては前述のように補助診断として使用すべきであり，卵巣腫瘍の診断を確立するというよりも，経過観察における状態チェックや治療後の評価として用いるとよい．

卵巣腫瘍合併妊娠の治療方針

機能性嚢胞の場合は経過観察を行い，自然に消退することを確認する．良性腫瘍の場合，妊娠子宮により手術操作が困難なことや流早産の危険性を考え，分娩後や帝王切開時に摘出するのが一般的である．ただし卵巣径が 6 cm 以上の場合，捻転を起こす可能性が高まるとされており，8〜10 cm 以上の場合は捻転，破裂，産道通過障害，悪性の可能性を考え手術が推奨される．流産の危険性が減少する 16 週前後を待って手術を施行する．悪性腫瘍が疑われる場合は，直ちに開腹手術を施行し正確な診断をつける[4]．

おわりに

　卵巣腫瘍合併妊娠において，悪性腫瘍の可能性も考え CA125 などの腫瘍マーカーを検査する機会はよくあるが，明らかに悪性腫瘍を疑う高値を認めることは稀で，判断に迷う数値が検出されることが多いと思われる．妊娠中の腫瘍マーカーの変動を考慮し生理的上限値を参考にして，補助診断として腫瘍マーカーを使用すべきである．画像検査，患者背景などを総合的に判断し，治療方針を決める必要がある．

◆文献
1) 水主川純, 金山尚裕. 周産期分野　卵巣腫瘍合併妊娠. 産科と婦人科. 2012; 79: 38-42.
2) 橋本朋子, 上田　和, 山田恭輔, 他. 妊娠に合併する卵巣腫瘍の診断と治療. 産婦人科の実際. 2008; 57: 651-6.
3) 長谷川清志, 宇田川康博. 腫瘍マーカーの測定値に影響を与える因子. 2003; 52: 1221-7.
4) 近藤英治, 巽　啓司, 小西郁生. 卵巣腫瘍合併妊娠. 周産期医学. 2011; 41: 202-3.

〈杉山太朗〉

Question 8 C. 診断
CA125再発と画像再発の診断差は何カ月くらいですか？

Answer

　卵巣癌はⅢ・Ⅳ期の進行癌の状態で発見されることが多い．また，固形癌の中では比較的抗癌剤感受性が高く，タキサン・プラチナを中心とした初回化学療法がよく奏効はするものの，進行癌ではその半数～70％以上が再発し，また一旦再発すると2nd line以降の治療に対する反応性は乏しく，予後は厳しいといわざるを得ない．そのため，卵巣癌の再発を早期に発見すること，再発した場合に早期に治療を行うことは一般に重要と考えられてきた．

　卵巣癌初回治療後のfollow up中に行われる検査としては，一般的に内診・直腸診などの理学的検査，CA125などの腫瘍マーカー検査，経腟超音波・CT・MRI・PET-CTなどの画像検査などがある．そのうち，内診や経腟超音波などはベッドサイドで容易に，かつ繰り返し行うことができる非侵襲的な検査として有用であるが，腹水や骨盤内腫瘍の発見には効果を発揮するものの，小さい病変や上腹部・胸部病変，リンパ節転移などの把握は困難なことが多い．CT, MRI, PET-CTなどの各種画像検査は感度・特異度とも比較的高い有効な検査法であるが，ベッドサイドで簡便に行える検査ではなく，医療被曝や費用の問題もあり，再発の一次スクリーニングとして全例に定期的に行う検査とはいえない．その両者を補完するような検査としての位置づけとされているのが腫瘍マーカー検査であるといえよう．

　卵巣癌で頻用される，最も陽性率の高いマーカーはCA125である．CA125は上皮細胞の表面に発現する高分子糖蛋白であり，上皮性卵巣癌の約80％で陽性を示すとされる[1]．再発との関連においては，臨床的に，すなわち画像検査で再発が確認される3～5カ月前に，56～94％の症例でCA125の上昇がみられるとの報告がある[2]．どのように上昇した場合を有意ととるかには様々な意見があるが，CA125の特徴として，陽性反応的中度（陽性であった場合に実際再発である）は非常に高いものの，陰性反応的中度（陰性であった場合に実際再発がない）が低いという特性があるため，陰性であった場合の取り扱いには注意を要する．通常は35 U/mLをカットオフ値とすることが多いが，正常範囲内であっても複数回の測定で値が倍加する場合[3,4]，10 U/mL以上上昇する場合[5]などは陽性と捉えるべきとの報告もある．

　このようにしてCA125検査を含めた卵巣癌初回治療後のfollow upが行われているが，上述のように画像検査で再発が確認される数カ月前に，無症状のままCA125上昇が先行することがあるため，これを一般に「マーカー再発」とよぶことが多い．画像検査などで再発病巣が確認されなくとも，マーカーCA125の経時的な上昇がみられればその数カ月後には再発病巣が画像で確認されてくることが多いため，早期のマーカー上昇を捉えて早期に治療を開始することが有用と思われがちではあるが，マーカー再発に対する早期治療を行うべきかどうかについて最近興味深い報告がなさ

8. CA125再発と画像再発の診断差は何カ月くらいですか？

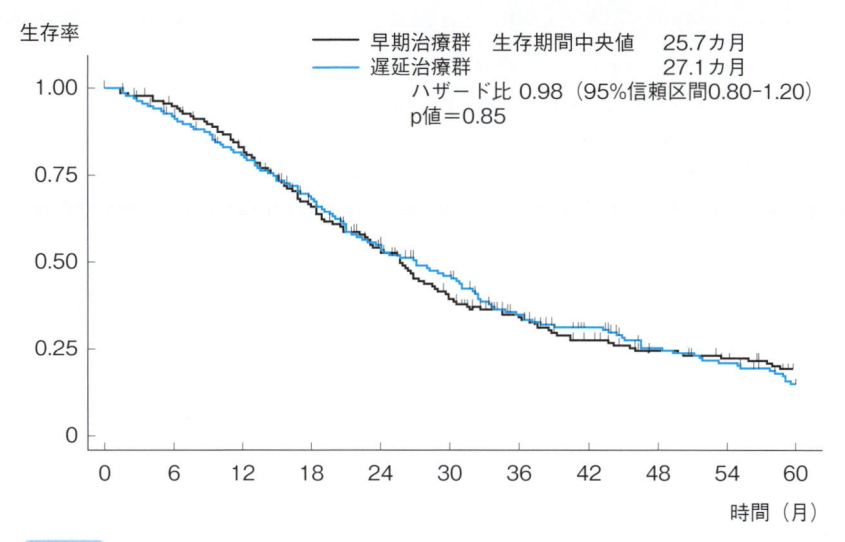

図1 早期治療群と遅延治療群における全生存期間の Kaplan-Meier 曲線
（文献6より一部改変）

れている．Rustin ら[6]は，初回治療で CR を達成し，CA125 が正常化した卵巣癌症例を3カ月毎に経過観察し，CA125 の上昇と再発治療の開始時期による予後の差を検討した．彼らは早期治療群，すなわち CA125 が正常上限の2倍に達したいわゆるマーカー再発のみで28日以内に治療を開始する群と，遅延治療群，すなわち CA125 が上昇してもそのまま待機し，臨床的に再発が確認されてから治療を開始する群にランダム化してその予後を比較検討している．1,442例が登録され，そのうち CA125 の上昇がみられた529例が上記2群にランダム化された．早期治療群（n=265）では，遅延治療群（n=264）に比して4～5カ月程度早く 2nd line あるいは 3rd line 化学療法が開始されたが，結果として生存期間中央値には両群間で全く差を認めないというものであった（早期治療群；25.7カ月 vs. 遅延治療群；27.1カ月，図1）．一方で，早期治療群ではより早く，長く化学療法が行われたことによる QOL 低下がみられ，マーカー再発に対する早期の治療介入の有用性が疑問視された．

以上をまとめると，1）臨床症状や画像検査での異常を伴わない CA125 マーカー再発と，臨床的な再発確認との間には3～5カ月程度の時間差がある場合が多い，2）マーカー再発のみでの早期治療介入は，生存期間を延長させず QOL を低下させることがある，ということがいえる．もちろん，個々の患者はそれぞれ異なる背景を抱えており，行う化学療法の種類や再発の様式などによっても異なった結果になる可能性は十分にあるため，一概にマーカー再発に対する早期治療介入が間違った選択とはいえないものの，マーカー再発のみでの安易な治療開始は却って QOL を低下させることがあるとの認識のもとで，症例毎に個別の対応が求められることは言うまでもない．

◆文献

1) Gu P, Pan LL, Wu SQ, et al. CA125, PET alone, PET-CT, CT and MRI in diagnosing recurrent ovarian carcinoma: a systematic review and meta-analysis. Eur J Radiol. 2009; 71(1): 164-74.
2) Gadducci A, Cosio S, Zola P, et al. Surveillance procedures for patients treated for epithelial ovarian cancer: a review of the literature. Int J Gynecol Cancer. 2007; 17(1): 21-31.
3) Rustin GJ, Nelstrop AE, Tuxen MK, et al. Defining progression of ovarian carcinoma during follow-up according to CA125: a North Thames Ovary Group Study. Ann Oncol. 1996; 7(4): 361-4.
4) Rustin GJ, Marples M, Nelstrop AE, et al. Use of CA-125 to define progression of ovarian cancer in patients with persistently elevated levels. J Clin Oncol. 2001; 19(20): 4054-7.
5) Santillan A, Garg R, Zahurak ML, et al. Risk of epithelial ovarian cancer recurrence in patients with rising serum CA-125 levels within the normal range. J Clin Oncol. 2005; 23(36): 9338-43.
6) Rustin GJ, van der Burg ME, Griffin CL, et al. Early versus delayed treatment of relapsed ovarian cancer (MRC OV05/EORTC 55955): a randomised trial. Lancet. 2010; 376(9747): 1155-63.

〈西野幸治　榎本隆之〉

Question 9　D. 治療各論：手術
卵巣癌症例に虫垂切除はするべきですか？

Answer

　進行した卵巣癌において，虫垂と卵巣に腫瘍が同時にみられることはまれではない．虫垂は卵巣癌の転移部位の一つとしてよく知られており，卵巣癌Ⅲ・Ⅳ期においては虫垂への転移が43〜75％に認められたと報告されている[1,2]．最大限の腫瘍減量を目標とした卵巣癌の根治手術を行う際，肉眼的に明らかな虫垂への転移・播種病巣が認められ，虫垂の切除により病巣の完全切除が可能と判断される場合においては積極的に虫垂切除術を行うべきである．

　一方で，すべての卵巣癌手術において虫垂切除術を「ルーチンに」行うことについては未だに意見が分かれている．卵巣がん治療ガイドライン2010年版には，「粘液性腺癌の場合には，虫垂原発癌との鑑別のため虫垂切除を考慮する」，「卵巣癌における虫垂の切除意義は確立していない」[3]と記載されているのに対し，NCCNガイドライン2013年版では「すべての粘液性腫瘍に対して虫垂切除術を行うべきである．虫垂への転移が疑われる上皮性悪性腫瘍の患者でも虫垂切除術を考慮すべきである．」[4]とされており意見が異なっている．現在のところ，ルーチンに虫垂切除術を行うことを推奨できるだけの高いエビデンスレベルを示した報告は多くないため，卵巣腫瘍の組織型や進行期を考慮に入れ個別に対応することが多い．

　本稿では，卵巣腫瘍の組織型ならびに進行期別における虫垂切除術の意義について，特に卵巣粘液性腫瘍や，虫垂に肉眼的な異常のみられない早期卵巣癌に対してルーチンに虫垂切除術を行うべきか否かについてレビューする．

■ 卵巣腫瘍の組織型と虫垂切除術

　卵巣腫瘍の組織型別にみた場合に虫垂切除術の意義が高いと考えられるのは，特に粘液性腫瘍の場合である．オカルトな虫垂原発腫瘍を由来とした転移性卵巣腫瘍は粘液性の卵巣原発腫瘍に非常に類似した臨床像を呈することが多いため，卵巣腫瘍を契機として虫垂原発癌が発見されることも少なくない．Dietrichら[5]の報告では虫垂原発癌48例のうち18例（37.5％）に卵巣転移が認められている．また，以前は卵巣原発と考えられていた腹膜偽粘液腫を伴う粘液性卵巣腫瘍の大部分が，虫垂原発の低悪性度粘液性腫瘍の卵巣転移に起因するものである[6]と考えられるようになり，虫垂を含む消化管由来の転移性卵巣腫瘍と卵巣原発の粘液性腫瘍の病理学的な鑑別診断には虫垂切除術が不可欠である．

　Linら[7]は肉眼的な異常が認められない虫垂の切除術を併せて行った粘液性卵巣腫瘍154例の検討において，卵巣原発の粘液性境界悪性腫瘍と粘液性腺癌の2例に虫垂原発のカルチノイドの合併がみられたが，両者に関連性はなかったと報告した．また肉眼的に明らかな虫垂の異常が認められ

た19例のうち，16例は腹膜偽粘液腫，2例は虫垂原発腺癌，1例は虫垂原発低悪性度粘液性腫瘍であり，正常例はみられなかったとしている[6]．同様の報告としては，Feigenbergら[8]が粘液性卵巣腫瘍に対して虫垂切除術を施行された77例の検討で，虫垂の腫大が認められた11例（14.3％）はすべて虫垂原発癌からの卵巣転移であり，虫垂の腫大が認められなかった66例（85.6％；境界悪性卵巣腫瘍36例，卵巣癌30例）には虫垂の病理学的な異常がみられなかった．Timofeevら[9]の報告では，虫垂切除術を併せて行った76例の粘液性卵巣腫瘍のうち3例に虫垂の異常が認められたが，2例は卵巣腫瘍と関連性のない虫垂原発カルチノイドであり，粘液性腺癌の1例は肉眼的に明らかな異常を伴った虫垂への転移であったと報告している．

　以上より，粘液性卵巣腫瘍においては，(1) 粘液性腺癌が疑われる，(2) 虫垂に肉眼的に明らかな異常がみられる，という2つの場合に虫垂原発腫瘍を同定し切除する目的で虫垂切除術を行うことが推奨されるものの，全ての粘液性卵巣腫瘍にルーチンな虫垂切除術を行うことを推奨できるだけのエビデンスは示されなかった．

■■ 卵巣癌の進行期と虫垂切除術

　前述したように，Ⅲ・Ⅳ期の進行卵巣癌においてはおよそ半数以上に虫垂転移が認められる．また虫垂転移陽性率と進行期との間には有意な相関がみられ，さまざまな臨床所見の多変量解析では進行期のみが虫垂転移と関連する有意な因子であったとしている[10]．よって虫垂への転移が多く認められる進行卵巣癌では，最大限の病巣切除を得る目的で行われる他臓器合併切除と同様に虫垂切除術も考慮される．

　一方，骨盤外に病巣の拡がりが認められないⅠ・Ⅱ期卵巣癌における虫垂転移の頻度は高くない．Ramirezら[11]は，虫垂切除術を併せて行ったⅠ・Ⅱ期の悪性卵巣腫瘍57例（境界悪性腫瘍15例，卵巣癌35例，他7例）において，肉眼的にも顕微鏡的にも虫垂への転移が確認された症例はみられなかったと報告している．Roseら[12]も卵巣癌の初回手術時に虫垂切除術を行った80例中25例（31.3％）に虫垂への転移が確認されたが，Ⅰ・Ⅱ期では転移はみられなかったと報告した．またBeşeら[13]も同様の90例を検討し，虫垂転移のみられた10例（11％）は全てⅢ・Ⅳ期であり，Ⅰ・Ⅱ期には認められなかったと報告している．Ayhanら[10]は初回手術時に虫垂切除術を併せて行った

表1 卵巣癌の進行期と虫垂転移に関する報告

著者	発表年	症例数	手術	虫垂転移（％） 全進行期	Ⅰ・Ⅱ期*	Ⅲ・Ⅳ期	ルーチンな虫垂切除術	文献
Malfetano et al.	1987	99	初回，セカンドルック手術	51	0	75	推奨しない	1
Rose et al.	1991	80	初回	31	0	70	推奨する	12
Fontanelli et al.	1992	160	初回	23	0	43	推奨しない	2
Beşe et al.	1996	90	初回	11	0	23	推奨しない	13
Ayhan et al.	2005	285	初回	37	5	52	推奨する	10

*：術中に肉眼的に明らかな骨盤外の病変が認められず，Ⅰ・Ⅱ期が強く疑われる場合

すべての進行期の卵巣癌285例に対する検討において，106例（37.2％）に虫垂への転移を確認した．うち79例（74.5％）では肉眼的に明らかな転移が認められたが，27例（25.5％）では顕微鏡的な転移であった．また術中に骨盤外の明らかな病巣が認められずⅠ・Ⅱ期が疑われた102例中5例（4.9％）に虫垂への顕微鏡的な転移が確認されたことより，Ayhanら[10]はすべての進行期の卵巣癌手術の際に虫垂切除術を併せて行うべきであると論じている．臨床的に早期卵巣癌が疑われる症例で虫垂に孤立した転移が確認されたのは，渉猟した範囲でこの報告のみである（表1）．

これらの報告には虫垂切除術が予後に与える影響についての言及はなく，現時点で考えられる早期卵巣癌におけるルーチンな虫垂切除術の利点は，卵巣癌のオカルトな虫垂転移の有無を病理学的に確認し，進行期の正確な決定が可能となる点に限定される．

おわりに

卵巣がん治療ガイドライン2010年版発刊から現在までに発表された新しい報告を含めても，すべての卵巣癌にルーチンに虫垂切除術を行うことを奨めるエビデンスは示されなかった．現時点では，虫垂をはじめとした詳細な腹腔内の観察や病理検査を行い，特に卵巣粘液性腺癌が疑われる場合と，虫垂に明らかな異常がみられる場合においてのみ，虫垂切除術を行うことが推奨される．

これまでの報告はすべて後方視的研究であるため，より大規模な前方視的研究による検討が望まれるが，術者による術式選択のバイアスや虫垂切除術に伴う合併症の可能性などの理由から実際に計画・実施されることは困難に思われる．

◆文献

1) Malfetano JH. The appendix and its metastatic potential in epithelial ovarian carcinoma. Obstet Gynecol. 1987; 69: 396-8.
2) Fontanelli R, Paladini D, Raspagliesi F, et al. The role of appendectomy in surgical procedures for ovarian cancer. Gynecol Oncol. 1992; 46: 42-4.
3) 日本婦人科腫瘍学会，編．卵巣がん治療ガイドライン2010年版．東京：金原出版；2010.
4) Ovarian Cancer Guideline（version 5. 2013）. NCCN Clinical Practice Guidelines in Oncology. http://www.nccn.org/professionals/physician_gls/pdf/ovarian.pdf
5) Dietrich CS 3rd, Desimone CP, Modesitt SC, et al. Primary appendiceal cancer: gynecologic manifestations and treatment options. Gynecol Oncol. 2007; 104: 602-6.
6) Young RH. Pseudomyxoma peritonei and selected other aspects of the spread of appendiceal neoplasms. Semin Diagn Pathol. 2004; 21: 134-50.
7) Lin JE, Seo S, Kushner DM, et al. The role of appendectomy for mucinous ovarian neoplasms. Am J Obstet Gynecol. 2013; 208: 46. e1-4.
8) Feigenberg T, Covens A, Ghorab Z, et al. Is routine appendectomy at the time of primary surgery for mucinous ovarian neoplasms beneficial? Int J Gynecol Cancer. 2013; 23: 1205-9.
9) Timofeev J, Galgano MT, Stoler MH, et al. Appendiceal pathology at the time of oophorectomy for ovarian neoplasms. Obstet Gynecol. 2010; 116: 1348-53.
10) Ayhan A, Gultekin M, Taskiran C, et al. Routine appendectomy in epithelial ovarian carcinoma: is it necessary? Obstet Gynecol. 2005; 105: 719-24.
11) Ramirez PT, Slomovitz BM, McQuinn L, et al. Role of appendectomy at the time of primary surgery in patients with early-stage ovarian cancer. Gynecol Oncol. 2006; 103: 888-90.
12) Rose PG, Reale FR, Fisher A, et al. Appendectomy in primary and secondary staging operations for ovarian malignancy. Obstet Gynecol. 1991; 77: 116-8.
13) Beşe T, Kösebay D, Kaleli S, et al. Appendectomy in the surgical staging of ovarian carcinoma. Int J Gynaecol Obstet. 1996; 53: 249-52.

〈宮原　陽〉

Question 10

D. 治療各論：手術

腹腔外転移がある症例（Ⅳ期）へ PDS はどこまでするべきですか？

Answer

　手術進行期分類（FIGO）Ⅳ期とは，「腫瘍が一側または両側の卵巣に存在し，遠隔転移を伴うもの．胸水の存在によりⅣ期とする場合には，胸水中に悪性腫瘍を認めなければならない．肝実質への転移もⅣ期とする．」と定義されている（表1）．

　ここでいう「遠隔転移」とは，UICC の TNM 分類における M（遠隔転移）において，肺（PUL），骨（OSS），肝（HEP），脳（BRA），骨髄（MAR），胸膜（PLE），皮膚（SKI）などに分類されており，腹腔外転移を主にする．これらは播種性転移を主体とするⅢ期とは異なり，血行性転移が大部分を占める．

　進行卵巣癌における手術の基本方針は，腹腔内播種を含む転移病巣の可及的摘出であり，初回治療としての primary debulking surgery（PDS）にて行うことである．

　なぜなら，手術による残存腫瘍径と予後は密接に相関しており，PDS において最大残存腫瘍径が1 cm 未満の場合は，1 cm 以上の場合と比べ予後が改善されることより optimal surgery とされている．さらには，肉眼的残存腫瘍がない状態は complete surgery とされ，optimal surgery であっても残存腫瘍がある場合と比較して有意に予後が改善されることより，現在では PDS の目指すべきゴールは complete surgery とされている．

　では，Ⅳ期症例に対しても同様のコンセプトにて PDS を行うべきであるか？

　「卵巣がん治療ガイドライン」では，初回治療フローチャートにおいてⅡ〜Ⅳ期は同一方針にて記載されている．すなわち，進行期にかかわらず卵巣癌手術の目標は最大限の腫瘍減量 maximum debulking を行うことであり，その結果が complete surgery であるならば，より理想的であるということである．

　よってこの Q & A の答えは，「最大限の腫瘍減量をはかる」ということになるが，現実的には困難な症例や躊躇してしまう症例も多い．そこで3パターンに分類し，指針を解説する．

表1 FIGO 手術進行期分類と UICC/TNM 分類

FIGO 分類	UICC 分類
Ⅰa	T1aN0M0
Ⅰb	T1bN0M0
Ⅰc	T1cN0M0
Ⅱa	T2aN0M0
Ⅱb	T2bN0M0
Ⅱc	T2cN0M0
Ⅲa	T3aN0M0
Ⅲb	T3bN0M0
Ⅲc	T3cN0M0/T に関係なく N1M0
Ⅳ	T, N に関係なく M1

PDSにてcomplete surgeryを目指すべきⅣ期

①胸水細胞診陽性のみのⅣ期　積極的にcomplete surgeryを目指すべきである．Ⅳ期であるが，腹腔内がcompleteに制御できたならば，十分予後の改善は期待できる．胸水貯留により呼吸不全を併発しているならば，術前に胸腔穿刺を行い呼吸状態の改善をはかっておく．なお，画像上は描出されなくても，微細な胸膜播種をきたしている場合がある．特に胸水貯留側の横隔膜に播種を認める場合は要注意である．このような場合，我々は横隔膜病変摘出の際に経横隔膜的胸腔鏡を行い，胸膜病変の有無を確認している[1]．

②皮膚（臍部）転移を認めるⅣ期　皮膚転移は原発臓器別では乳癌が最も多く，ついで胃癌，肺癌などである．皮膚への転移様式は癌腫の連続性転移もあるが，基本的には血行性転移が最も多い．卵巣癌でもしばしば皮膚転移を認めることがあるが，通常は再発・末期の状態であり，PDSにて対応することは少ない．しかし，まれではあるが，臍部への転移で卵巣癌がみつかる場合がある（図1）．臍部への転移は別名Sister Mary Joseph結節とよばれ，原発巣の末期状態を示すとされ，実際そのようなケースは腹腔内に著明に播種を認めることが多い．この腹腔内病変が外科的に完全摘出可能ならば，臍部転移病巣の摘出も考慮すべきである．基本的には腫瘍から1 cm以上は離して紡錘状に臍部を含め腹壁全層切除にて摘出する（図2）．

③孤立的肺・肝転移を認めるⅣ期　原発巣含め他転移病巣（腹腔内転移病巣）が完全摘出可能ならば，孤立的な肺もしくは肝転移巣も摘出を考慮すべきである．この場合は外科との共同手術となることが多いので，術前に十分時間をかけて適応や術式に関して検討を行っておく．

PDSにてdebulkingをはかるべきⅣ期

①脳転移を認めるⅣ期　近年，拡大手術とプラチナ＋タキサン製剤による化学療法により卵巣癌の予後が改善され，生存率が高くなったことに伴い，脳転移例の頻度が増加しているとされている．

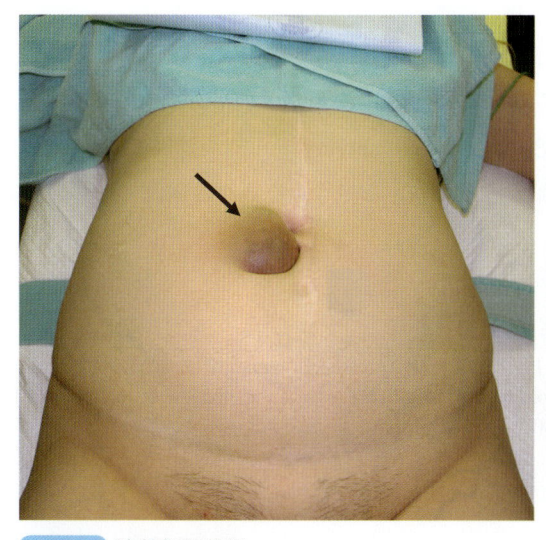

図1　臍部転移病巣

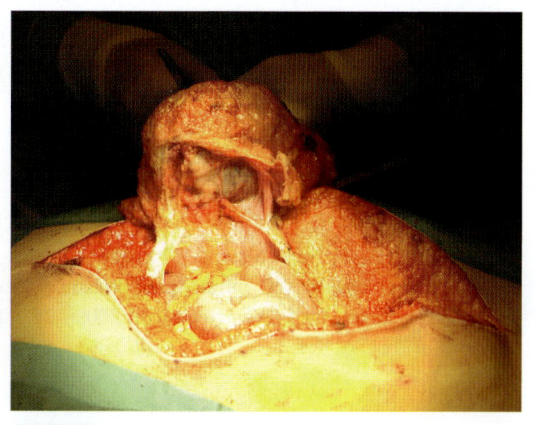

図2　臍部腹壁全層切除

このように，再発例において脳転移に遭遇することはあるが，PDS 時に認めることはまれである．基本的に脳転移を認める症例の予後は不良であるが，病巣が限局性で PS も悪くなければ，γ-knife 治療や全脳照射療法にてコントロール可能な症例もあるので，他病変部は積極的に debulking を行うべきである．

②**骨転移を認めるⅣ期** 脳転移例と同様に病巣が限局性で PS も悪くなければ，放射線治療の併用にてコントロール可能な症例もあるので，他病変部は積極的に debulking を行うべきである．

③**多発肺・肝転移を認めるⅣ期** 年齢，PS，合併症などから十分オペ可能と判断できるならば，PDS にて maximum debulking を先行して行い，残存する多発肺（胸膜）・肝転移病巣を化学療法にて debulking するという方針もある．ただし，PDS による maximum debulking が超高侵襲（腹腔内臓器大量切除，特に小腸・結腸）になる場合は，術後の化学療法開始時期が遅れることもあり，結果として残存する多発肺・肝転移病巣の増悪を許してしまうこともあるので，その適応は慎重に評価する必要がある．

PDS を断念するⅣ期（NAC＋IDS を行うⅣ期）

①**全身状態（PS）不良・重篤合併症を認めるⅣ期** 進行卵巣癌の初回治療で最も避けなければいけないのは，中途半端な手術を行い，いたずらに化学療法開始が遅れる事態である．胸・腹水大量貯留などにより全身状態（PS）不良となっているⅣ期症例や重篤な合併症（コントロール不良な糖尿病や重度静脈血栓塞栓症など）を認めるⅣ期症例は PDS を断念し，全身状態の改善，合併症治療を行いつつ，並行して NAC（neoadjuvant chemotherapy）を施行することも要検討である．NAC の効果を認め，オペ可能な状態になったならば，その時点で IDS（interval debulking surgery）にて maximum debulking を目指すべきである．

②**多発縦隔リンパ節転移を認めるⅣ期** この場合は，仮に腹腔内を外科的に完全制御しても，体力・免疫力の低下や化学療法開始時期の遅延は結果的に全身的な増悪を引き起こすだけなので，試験開腹術程度に留めて，早急に化学療法を開始する方針がベターであると考える．

おわりに

Ⅳ期症例に対して，まず「根治」を目指すのか，「予後の改善」を目指すのかを慎重に検討し，次に高侵襲になりえる PDS に耐えられる全身状態か，complete surgery が可能か，最大限の debulking が可能か，それに伴い化学療法が順調に開始できるのか，という点を個々の症例に応じて検討し，最終的な方針を決定するべきである．

◆文献

1) Terauchi F, Nagashima T, Moritake T, et al. Pilot study on transdiaphragmatic thoracoscopic-assisted pleural biopsy and intrathoracic washing cytology for Stage Ⅲc ovarian cancer with diaphragmatic metastases. Int J Gynecol Cancer. 2009; 19: 300-3.

〈寺内文敏〉

Question 11　D. 治療各論: 手術

高齢者に対して術式はどこまで省略できますか？

Answer

具体的に高齢者は何歳からという定義はない．

卵巣がんの手術目的は組織型の確定と surgical staging を行うことであり，その目標は最大限の腫瘍減量 maximal debulking を行うことであり，高齢者においても complete surgery（残存腫瘍ゼロ）にできたほうが予後がよい．よって手術に際しては病巣の完全摘出を目指した最大限の腫瘍減量 primary debulking surgery（PDS）を行うのが原則であるが，高齢になると合併症率の増加，心肺機能低下から周術期合併症が増加するので注意が必要となる[1,2]．患者の術後の QOL についても満足してもらえるよう，「病気は治癒したが，寝たきりになった」というようなことが起こらないように，ADL や QOL の手術後変化についての長期成績も考慮が必要である．

高齢であっても合併疾患の術前ケアをしっかり行える予定手術は比較的安全であるので，基本術式のみで（両側付属器摘出術＋子宮全摘出術＋大網切除術）complete surgery ができるならば積極的に手術を行うことを勧める．しかし，卵巣がんの大半は進行がんであり，術前ケアを十分に行えない準緊急手術においては，手術リスクが数倍となる．卵巣がん術後 30 日以内の死亡率は 70 歳未

表1　ASA Physical Status Classification System

Class 1: 一般に良好，合併症なし
Class 2: 軽度の全身疾患を有するが日常生活動作は正常
Class 3: 高度の全身疾患を有するが運動不可能ではない
Class 4: 生命を脅かす全身疾患を有し，日常生活は不可能
Class 5: 瀕死であり手術をしても助かる可能性は少ない
Class 6: 脳死状態

表2　ECOG PS（Eastern Cooperative Oncology Group Performance Status）

スコア	患者の状態
0	無症状で社会的活動ができ，制限をうけることなく発病前と同等にふるまえる
1	軽度の症状があり，肉体労働は制限をうけるが，歩行，軽労働や座業はできる
2	歩行や身の回りのことはできるが，時に少し介助がいることもある．軽作業はできないが，日中 50％以上は起居している
3	身の回りのことはある程度できるが，しばしば介助がいり，日中の 50％以上は就床している
4	身の回りのこともできず，常に介助がいり，終日就床を必要としている

満で 1.5％であるのに対し，70～79 歳では 6.6％，80 歳以上で 9.8％と上昇する．死亡の原因として術後感染，出血（24％），呼吸不全（18％），心不全（13％），血栓・塞栓症（11％）であった[3]．

進行卵巣がんの場合，complete surgery には基本術式だけではなく，腸管部分切除，横隔膜切除，脾臓摘出など手術が必要となり，手術の複雑性が増すごとに周術期合併症が増加し，横隔膜切除や脾臓摘出症例は胸水や気胸を合併しやすくなるので術後管理に注意が必要である[4,5]．年齢だけを基準にして手術を決定するのではなく，全身状態や栄養状態，診断時のステージを考慮して術式を決定する．全身状態は performance status（PS）や The American Society of Anesthesiologists（ASA）physical status classification system で評価し，ASA のクラス 3 以上（performance status 3 以上に相当）の全身状態や血清アルブミン 3.0 g/dL 未満のような低栄養状態，stage IV の患者に対して配慮が必要になる[1,7]．このような患者には 2～3 コース neoadjuvant chemotherapy を行ってから手術を考慮する．全身状態や栄養状態が改善したら，IDS として complete surgery を行う[7-9]．

合併症を起こすと，その治療に難渋するので，高齢者は合併症の発症を予防することがより大切となる．術後合併症で多いのはせん妄や呼吸不全であり，術後の ADL や QOL も満足できるものとするためには，術前の評価とそれに従った計画的な術前・術後ケアおよび他科とのコンサルテーションやリハビリテーションを行うのが重要である．

◆文献

1) Langstraat C, Aletti GD, Cliby WA. Morbidity, mortality and overall survival in elderly women undergoing primary surgical debulking for ovarian cancer: A delicate balance requiring individualization. Gynecol Oncol. 2011; 123: 187-91.
2) Cloven NG, Manetta A, Berman ML, et al. Management of ovarian cancer in patients older than 80 years of age. Gynecol Oncol. 1999; 73: 137-9.
3) Gerestein CG, Damhuis RA, de Vries M, et al. Causes of postoperative mortality after surgery for ovarian cancer. Eur J Cancer. 2009; 45(16): 2799-803.
4) Aletti GD, Dowdy SC, Podratz KC, et al. Relationship among surgical complexity, short-term morbidity, and overall survival in primary surgery for advanced ovarian cancer. Am J Obstet Gynecol. 2007; 197(6): 676.e1-7.
5) Lim MC, Kang S, Song YJ, et al. Feasibility and safety of extensive upper abdominal surgery in elderly patients with advanced epithelial ovarian cancer. J Korean Med Sci. 2010; 25(7): 1034-40.
6) Chi DS, Musa F, Dao F, et al. An analysis of patients with bulky advanced stage ovarian, tubal, and peritoneal carcinoma treated with primary debulking surgery (PDS) during an identical time period as the randomized EORTC-NCIC trial of PDS vs neoadjuvant chemotherapy (NACT). Gynecol Oncol. 2012; 124(1): 10-4.
7) Vergote I, Tropé CG, Amant F, et al. Neoadjuvant chemotherapy or primary surgery in stage IIIC or IV ovarian cancer. N Engl J Med. 2010; 363(10): 943-53.
8) Glasgow MA, Yu H, Rutherford TJ, et al. Neoadjuvant chemotherapy (NACT) is an effective way of managing elderly women with advanced stage ovarian cancer (FIGO Stage IIIC and IV). J Surg Oncol. 2013; 107(2): 195-200.
9) McLean KA, Shah CA, Thompson SA, et al. Ovarian cancer in the elderly: Outcomes with neoadjuvant chemotherapy or primary cytoreduction. Gynecol Oncol. 2010; 118(1): 43-6.

〈寺尾泰久〉

Question 12 D. 治療各論：手術
妊孕性温存症例にリンパ節郭清は必要ですか？

Answer

　日本婦人科腫瘍学会の「卵巣がん治療ガイドライン2010年版」にると，卵巣癌における妊孕性温存手術が考慮される患者適応に関しては以下があげられている[1]．
　a．患者本人が挙児を強く望んでいること．
　b．患者および家族が疾患を深く理解していること．
　c．妊孕性温存手術は標準的な治療法ではなく，慎重にその適応を検討する必要があることに関し十分なインフォームドコンセントが得られていること．
　d．厳重かつ長期的フォローアップが可能であること．
　これらの点は，妊孕性温存手術を行う上での最も重要な基本的事項であるため，今後も大きな変更はなく踏襲されるものと考えられる．
　本ガイドラインによると卵巣癌に対する妊孕性温存の基本術式に含まれる手技は患側付属器摘出術，大網切除術，および腹腔内細胞診となっている．あくまでも本手術の目的は，妊孕性を温存しつつも，病巣の完全なる除去と可及的に正確な進行期の決定である．そこで，staging手術に含まれる手技としては，対側卵巣の生検，腹腔内各所の生検，後腹膜リンパ節（骨盤・傍大動脈）郭清または生検が列挙されている．実際のstaging手術に関しては各施設，各症例によっても一定しているとはいえない．したがって，現在のガイドライン上でも，「妊孕性温存手術が考慮できる患者の選択にあたっては正確なstagingを要する．」とするものの，「staging laparotomyに含まれる手技は肉眼と触診による注意深い観察で正常と確信できる場合にのみ省略を考慮し得る．」と記載されている．すなわち，相反する考えに対する配慮をうかがい知ることができる．特に後腹膜リンパ節郭清を行うことに対する想定されるメリット・デメリットを表1に示した．メリットとしては，1）正

表1　リンパ節郭清の想定されるメリット・デメリット

メリット
1．正確なステージングができる．
2．ステージングに基づき化学療法が省略できる可能性がある．
3．一定の予後予測が可能となる．

デメリット
1．比較的，創部が延長するためコスメティックに難がある．
2．腹腔内癒着を原因とした卵管不妊の続発が危惧される．
3．必ずしもリンパ節郭清の治療的意義が確立していない．

確なステージングが可能となる．2）そのステージングに基づき化学療法を省略できる可能性がある．3）正確なステージング手術に基づく進行期決定により一定の予後予測が可能となることなどがあげられる．一方のデメリットとしては，1）傍大動脈リンパ節郭清まで行った場合には腹壁創部が延長するため，若年女性としてコスメティックの視点から難がある，2）対象患者は今後，妊娠を強く望んでいるが，広範囲の郭清に伴って腹腔内癒着に起因する卵管不妊の続発が危惧される，さらに，3）pT1 期と考えられた症例でも実際には 10～20％の occult 転移がある[2-7]といわれながらも郭清の治療的意義が確立していない，などの様々な点があげられる．

過去の妊孕性温存に関するスタディーでは後腹膜リンパ節郭清や生検は必ずしも行っておらず，臨床的意義についてのエビデンスがきわめて乏しい．しかしながら，文献上，幸いにも，再発症例の形式や経過の詳細が明示されている[8-14]．表2にⅠ期卵巣癌における妊孕性温存手術を行った後に再発をきたした症例数および経過の一覧を示した．初回手術ではほとんどのケースでリンパ節領域の探索は行われていないが，総再発 82 例中後腹膜リンパ節領域のみに再発を認めたものは 4 症例（4.9％）であった．さらに，腹膜播種や遠隔転移などの多発転移の一つとしてリンパ節に転移をきたしたものは 4 症例（4.9％）であった．すなわち，後腹膜リンパ節領域に何らかの再発を認めたものは計 8 症例（9.8％）であった．特にこれら 8 症例の詳細を表 3 に示した[8,10-12,14]．これらの中に

表2 Ⅰ期卵巣癌における妊孕性温存手術後の再発部位（文献 8-14 より）

報告者	年	再発症例数	LN	LN＋他	他
Zanetta	1997	5	0	1	4
Schilder	2002	5	0	0	5
Morice	2005	11	0	1	10
Park	2008	9	1	1	7
Satoh	2010	18	2	1	15
Kajiyama	2010	8	0	0	8
Fruscio	2013	26	1	0	25
Total		82	4	4	74

表3 Ⅰ期卵巣癌における妊孕性温存手術後のリンパ節部位再発例（文献 8, 10-12, 14 より）

	報告者	再発部位	年齢	組織型	進行期	分化度	化学療法
1	Satoh	LN	40	類内膜	IA	G3	無
2	Satoh	LN	29	明細胞	IC	N. A.	無
3	Satoh	LN＋他	27	明細胞	IC	N. A.	無
4	Fruscio	LN	N. A.	漿液性	IC	G3	有
5	Park	LN	20	粘液性	IA	G3	有
6	Park	LN＋他	26	粘液性	IC	G2	有
7	Morice	LN＋他	33	明細胞	IA	N. A.	有
8	Zanetta	LN＋他	11	粘液性	IA	G3	有

LN: 後腹膜リンパ節

は確かにⅠA期かつG 1-2の症例は含まれておらず，すべてが明細胞腺癌症例，あるいは1例を除きすべてG 3症例であった．Ⅰ期卵巣癌症例に対する妊孕性温存手術の可否に関する線引きをどこで行うかは別の議論であるが，もし，現在のガイドラインでも温存手術の適応が示唆されている，G 1-2のⅠA-ⅠC期非明細胞腺癌までの範囲であればリンパ節領域における再発は報告上，まれであるといえる．もちろん，明らかにリンパ節領域に腫大が存在していたため，温存手術を行わなかった隠れた症例も存在していると思われるので慎重な対応が必要なことはいうまでもない．現実的には少なくとも腹腔内stagingは必須であるものの，PET，CTなどによる画像診，術中の肉眼的所見，さらに入念な触診によって明らかに異常を認めないG 1-2のⅠA-ⅠC期非明細胞腺癌までの症例にはリンパ節郭清の省略も可能と考える．しかしながら，明細胞腺癌やG 3症例においては，やはり系統的な郭清を行った方が無難ではないだろうか．いずれにせよ，患者および家族に対して省略のメリット・デメリットを含めて十分なインフォームドコンセントを取得しておく必要がある．

分娩後に根治手術は必要ですか？

　妊孕性温存手術を行う第一の目的はその後の妊娠・分娩を可能とすることにある．そこでもし首尾良く生児を得ることができた場合に，改めて通常の卵巣癌手術を二期的に行った方がよいか，あるいはそのまま経過をみてもよいかという疑問がわき起こってくる．二期的根治手術の施行は将来，摘出しておけばその部位における再発を回避できるかもしれないという期待に基づいている．デメリットとしては，リンパ浮腫や腸閉塞などの手術合併症の可能性や，続発する卵巣機能欠落などがあげられる．問題は治療効果が明確でない状況下で，そうした一定の合併症や後遺症を伴う二期的手術をすべきかどうかという点にある．根本的にこの問題を解決するにはランダム化比較試験（RCT）を行うしかないが，現実的にはまず不可能である．前述したⅠ期卵巣癌に対して妊孕性温存手術を行い，後に再発した文献上の82症例に話を戻したい．これら82症例中81症例について再発部位の明示がなされていたため，これらにおいていつ再発が生じたのか調べた．図1Aに再発イベントの生じた割合を，カプランマイヤー法を用いた経時的グラフで示す．再発の約40％は術後1年

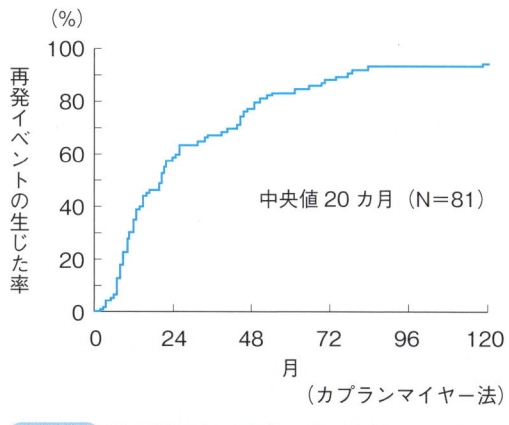

図1A 妊孕性温存手術後に再発をきたした再発率の経時的変化 ～文献上のⅠ期卵巣癌症例から～

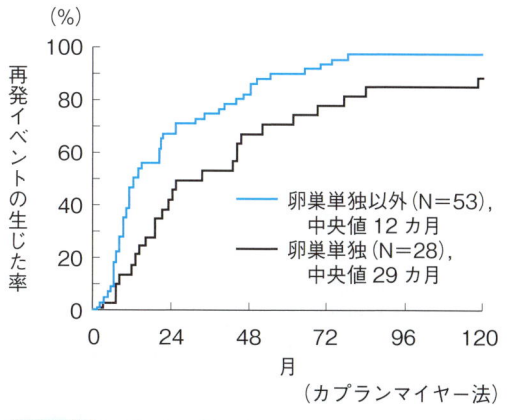

図1B 妊孕性温存手術後に再発をきたした再発率の経時的変化 ～再発形式別～

以内に，また約60％は術後2年以内が生じていた（中央値は術後20カ月）．もし，初回治療後，すぐに妊娠し，経過良好で分娩に至ったとしても1年以上の時間を要してしまう．すなわち，これらの数字を考慮しても，いつまでに根治手術を行えば安全であるとはいえない．さらに，再発部位は主として「残存卵巣のみの再発」と「それ以外の再発」形式に大別することができる．「それ以外の再発」とは残存卵巣を含むか含まないかの違いはあるが，腹腔内や遠隔臓器への再発を指す．「残存卵巣のみの再発」はかねてより，卵巣単独再発の予後は比較的良好であることが示唆されている[12]．これら再発部位別の再発イベント発生の経時的変化を図1Bに示した．「卵巣単独再発」は「それ以外の再発」に比較すると再発時期が遅延していたが，それでも約2年以内に半数の再発が認められた．「卵巣単独再発」とは初回手術で両側卵巣を切除していれば発生しえなかった再発形式である．さらに，初回手術の時点でどこに再発が生じるかはもちろんわかるすべもないが，再発イベントまでに二期的根治手術を行えば回避できた再発形式ともいえる．しかし，こうした恩恵を被る症例は，症例数や経過を鑑みると非常に限定的であると考えられる．一方で，腹膜播種や遠隔臓器に再発をきたしたような症例を後方視的に考えると，果たして二期的根治手術の意義を有するかは疑問である．以上を考慮すると，妊娠時期や再発形式などにおいてどのような運命を辿るかわからないが，二期的根治手術の意義はもしかしたら一部の限られた症例にあるかどうかといったところである．したがって，少なくとも現状では明確に二期的根治手術を推奨することはできない．

　今後，さらなる社会の晩婚化・少子化の傾向に伴い，我々が日常臨床で本テーマに遭遇する機会もより一層増えていくであろう．したがって，今後も本稿で述べた様々な事項を含む，妊孕性温存手術に関連する事項について迅速な判断を迫られることが予想される．丹念に患者および家族に，限られてはいるが現状のエビデンスを紹介しつつ，十分な話合いを行い，症例ごとに彼女らの意思を尊重した決定を臨機応変に下していく必要がある．

◆文献

1) Japan Society of Gynecologic Oncology. Ovarian Treatment Guidelines 2010 [in Japanese]. Tokyo, Japan: Kanehara; 2010.
2) Cass I, Li AJ, Runowicz CD, et al. Pattern of lymph node metastases in clinically unilateral stage I invasive epithelial ovarian carcinomas. Gynecol Oncol. 2001; 80: 56-61.
3) Fournier M, Stoeckle E, Guyon F, et al. Lymph node involvement in epithelial ovarian cancer: sites and risk factors in a series of 355 patients. Int J Gynecol Cancer. 2009; 19: 1307-13.
4) Harter P, Gnauert K, Hils R, et al. Pattern and clinical predictors of lymph node metastases in epithelial ovarian cancer. Int J Gynecol Cancer. 2007; 17: 1238-44.
5) Sakuragi N, Yamada H, Oikawa M, et al. Prognostic significance of lymph node metastasis and clear cell histology in ovarian carcinoma limited to the pelvis (pT1M0 and pT2M0). Gynecol Oncol. 2000; 79: 251-5.
6) Suzuki M, Ohwada M, Yamada T, et al. Lymph node metastasis in stage I epithelial ovarian cancer. Gynecol Oncol. 2000; 79: 305-8.
7) Takeshima N, Hirai Y, Umayahara K, et al. Lymph node metastasis in ovarian cancer: difference between serous and non-serous primary tumors. Gynecol Oncol. 2005; 99: 427-31.
8) Fruscio R, Corso S, Ceppi L, et al. Conservative management of early-stage epithelial ovarian cancer: results of a large retrospective series. Ann Oncol. 2013; 24: 138-44.
9) Kajiyama H, Shibata K, Suzuki S, et al. Fertility-sparing surgery in young women with invasive epithelial

ovarian cancer. Eur J Surg Oncol. 2010; 36: 404-8.
10) Morice P, Leblanc E, Rey A, et al. Conservative treatment in epithelial ovarian cancer: results of a multicentre study of the GCCLCC（Groupe des Chirurgiens de Centre de Lutte Contre le Cancer）and SFOG（Societe Francaise d'Oncologie Gynecologique）. Hum Reprod. 2005; 20: 1379-85.
11) Park JY, Kim DY, Suh DS, et al. Outcomes of fertility-sparing surgery for invasive epithelial ovarian cancer: oncologic safety and reproductive outcomes. Gynecol Oncol. 2008; 110: 345-53.
12) Satoh T, Hatae M, Watanabe Y, et al. Outcomes of fertility-sparing surgery for stage Ⅰ epithelial ovarian cancer: a proposal for patient selection. J Clin Oncol. 2010; 28: 1727-32.
13) Schilder JM, Thompson AM, DePriest PD, et al. Outcome of reproductive age women with stage IA or IC invasive epithelial ovarian cancer treated with fertility-sparing therapy. Gynecol Oncol. 2002; 87: 1-7.
14) Zanetta G, Chiari S, Rota S, et al. Conservative surgery for stage Ⅰ ovarian carcinoma in women of childbearing age. Br J Obstet Gynaecol. 1997; 104: 1030-5.

〈梶山広明〉

Question 13 E. 治療各論：薬物療法

化学療法レジメンやサイクル数が卵巣機能へ影響を与えますか？　先天性奇形の頻度に影響を与えますか？

Answer

　悪性腫瘍に対する化学療法により多くの患者に長期生存がもたらされるようになった．しかしながら，化学療法は正常細胞に影響を及ぼし，とくに若年女性に対しては化学療法による卵巣機能障害（化学療法誘発性卵巣機能不全）が大きな有害事象となる．主に若年女性が罹患するがんは，乳がん，胚細胞腫瘍，白血病，悪性リンパ腫，子宮頸がんなどである．手術療法，放射線療法，化学療法の進歩により高い寛解率，長期生存が得られるようになったが，こうした cancer survivor において，化学療法による卵巣機能不全（化学療法誘発性卵巣機能不全）は患者の QOL を妨げ，さらに妊孕性にも関わるため，非常に重要な問題である．

　また，悪性腫瘍に罹患した女性が妊娠している可能性も十分考えられる．その際，抗がん剤治療による胎児への催奇形性が懸念される．

　本稿では，化学療法誘発性卵巣機能不全の原因薬剤やレジメン，妊娠中女性に対する化学療法に伴う催奇形性について述べる．

■ 卵巣機能不全の症状

　化学療法に伴う女性の卵巣機能障害の症状は，ほとんどの場合，性ステロイドホルモン（エストロゲン）の分泌低下に由来し，月経不順，稀発月経，無月経などの症状を示し，妊孕性が失われることもある．排卵が停止すると，発汗，ほてりなどのいわゆる卵巣欠落症状が出現する．さらに，骨粗鬆症や心血管障害，抑うつのような精神障害をきたす場合もある．

■ 発生機序

　卵巣機能不全の発生機序には，大きく分けて卵巣を直接傷害し卵細胞を破壊するものと，視床下部-下垂体系を傷害する中枢神経系の卵巣機能不全に分けられる．卵細胞障害の原因となるものは，化学療法，卵巣摘出術，腹部骨盤への放射線治療である．また，中枢神経障害の原因となるものは，頭蓋内腫瘍，放射線治療，手術である．

　本稿では，化学療法による卵巣機能不全について述べる．

■ 化学療法誘発性卵巣機能不全の原因薬剤

　すべての抗がん剤は，がん細胞同様，正常の増殖する細胞をも傷害する．抗がん剤による卵巣機能不全の発生頻度は，年齢，抗がん剤の種類，抗がん剤の投与量に依存すると考えられている．

1. 年齢

高齢の女性のほうが若年に比べて完全卵巣不全，不妊に至る可能性が高い．年齢に従って原始卵胞リザーブが減少することから，抗がん剤の影響により，よりリザーブの少ない高齢女性のほうが卵巣機能不全に陥りやすいためである．

2. 抗がん剤の種類

1）アルキル化剤

本薬剤は卵巣機能に最も重篤な影響を与える．アルキル化剤とは，アルキル基をがん細胞DNAに結合させ2本鎖DNAをクロスリンクすることによりDNA合成障害を起こす薬剤である．アルキル化剤にはシクロホスファミド，イホスファミド，ダカルバジン，テモゾロミド，ブスルファン，メルファランなどが含まれる．この薬剤により卵巣線維化，卵胞・卵細胞枯渇を引き起こす．Meirowらの報告によると，アルキル化剤はすべての化学療法剤の中で卵巣機能不全を引き起こすリスクが最も高い（非暴露患者と比較してオッズ比3.98）[1]．また，累積投与量が多いほど卵巣機能不全となるリスクが高い．

2）プラチナ系薬剤

プラチナ系薬剤にはシスプラチン，カルボプラチン，オキサリプラチンなどが含まれる．プラチナ系薬剤は，アルキル化剤同様，DNA架橋を起こすことによりDNA合成を阻害する．Meirowらの報告では，シスプラチンが卵巣不全をきたすオッズ比は1.77と報告されている．シスプラチンにより様々な染色体障害が引き起こされ，胎生期死亡や染色体異常が引き起こされる．

3）ビンカアルカロイド

ビンカアルカロイドにはビンクリスチン，ビノレルビン，ビンブラスチンなどが含まれる．ビンカアルカロイドは，細胞の有糸分裂などに働く微小管やチュブリンに作用する薬剤で，チュブリンの重合阻害を起こすことにより抗腫瘍効果を発揮する．Meirowらの報告では，本薬剤の卵巣不全をきたすオッズ比は1.0であり，卵巣障害の頻度は低いとされる．

4）代謝拮抗剤

代謝拮抗剤は，DNAのヌクレオチド形成から核酸合成に至る経路を阻害する薬剤である．メソトレキセートや5-FU，S-1，ペメトレキセド，カペシタビン，ゲムシタビンなどが含まれるが，卵巣機能障害に関する十分なデータは存在しない．

5）アンスラサイクリン

アンスラサイクリン系抗がん剤は，DNAインターカレーション，トポイソメラーゼ阻害により抗腫瘍効果を発揮する薬剤である．アドリアマイシン，エピルビシン，ブレオマイシン，イダルビシンなどが含まれる．アンスラサイクリン系抗がん剤は成熟/排卵前卵細胞に致命的な遺伝子異常をきたすことが知られている．

■ 化学療法誘発性卵巣機能不全の原因治療レジメン

多くの場合化学療法は単剤で投与されることはなく，抗腫瘍効果を高めるために多剤併用化学療法が行われる．抗がん剤を併用することにより，さらに卵巣機能不全のリスクが上がる．

若年女性でとくにみられるがん種について，卵巣機能不全の頻度やリスクについて概説する．

1. 乳がん

　乳がんは生殖可能年齢の女性において最も多いがんである．全乳がん患者の約13％が45歳未満で診断されている．早期乳がんの治療予後は非常によいが，患者の多くは一時的または永続的な月経停止に陥る．

　乳がん治療において代表的な薬剤には，シクロホスファミド，アドリアマイシン，エピルビシン，5-FU，タキサンなどがあげられる．先述のようにシクロホスファミドはアルキル化剤であり，卵巣機能不全をきたす代表的な薬剤である．乳がんで用いられるシクロホスファミド＋メソトレキセート＋5-FU（CMF療法）による無月経の頻度は，40歳未満の患者では61％であるのに対し40歳以上では95％であった[2]．また，CMF療法とシクロホスファミド＋エピルビシン＋5-FU（CEF療法）との比較では，CEF療法（51％）のほうがCMF療法（42.6％）よりも無月経の頻度が多いことも報告されている[3]．さらに，アドリアマイシン＋シクロホスファミド（AC療法）による無月経の頻度は34％との報告もある[4]．タキサン系薬剤に関しては，タキサンをAC療法に加えても化学療法誘発性卵巣機能不全の頻度は上がらなかった[5]．これらから，シクロホスファミド含有レジメンにおいて卵巣機能不全の頻度が高いこと，さらにアンスラサイクリン系薬剤との併用療法によりその頻度が増すこと，タキサン系薬剤は卵巣機能不全の増悪には関与しないことがわかる．

　化学療法誘発性無月経は回復する可能性があるが，治療終了後1年以上無月経が続く場合には月経が回復しないことが多い．1年以上無月経であった際，40歳以上であれば11％未満，それより若年であっても12〜15％の女性にしか月経が回復しなかった[6]．

2. 卵巣胚細胞腫瘍

　胚細胞腫瘍は小児や若年女性に発症する比較的まれながんである．悪性度は高いものの，手術療法ならびに化学療法により非常によい治療予後が得られる．妊孕性温存希望の際の標準治療は患側の付属器切除術であり，対側卵巣ならびに子宮を温存する．化学療法としてもっとも用いられるレジメンはブレオマイシン＋エトポシド＋シスプラチン（BEP療法）であり，早期がんであれば95％，進行がんであっても75％の治癒率が得られる．手術ならびに化学療法を受けた患者において，ほとんどのケースで月経が回復し妊娠可能であったと報告されている[7,8]．

3. 血液腫瘍

　血液腫瘍には主に白血病，ホジキンリンパ腫，非ホジキンリンパ腫があげられる．

　ホジキンリンパ腫に対して，ABVD療法（アドリアマイシン＋ブレオマイシン＋ビンブラスチン＋ダカルバジン）が標準的な化学療法レジメンである．報告は少ないものの，24名の若年女性に対しABVD療法を施行したところ全例に月経が保たれたとの報告がある[9]．非ホジキンリンパ腫に対しては，CHOP療法（シクロホスファミド＋アドリアマイシン＋ビンクリスチン＋プレドニゾン）が標準治療である．本治療法による不妊のリスクは10〜20％とされている[10]．白血病に対しては，高用量の代謝拮抗剤（メソトレキセート，シタラビン）やアルキル化剤（シクロホスファミド），アドリアマイシンを用いることから，卵巣機能不全や不妊に至る可能性が高い．さらに，造血幹細胞移植が用いられることが多く，骨髄移植前処置における大量化学療法や全身放射線照射により不妊となる可能性はきわめて高い[11]．造血幹細胞移植を受けた男女患者38,000名を対象とした調査によると，妊孕性は極めて低く，129名の妊娠を認めたのみであった[12]．

■ 先天性奇形

　妊娠女性が悪性腫瘍に罹患した際，抗がん剤治療による胎児への催奇形性が懸念される．これまで多くのケースレポートが報告されている．Ebert らによると，悪性疾患やリウマチ疾患の診断を受けた妊娠中の女性で殺細胞治療を受けた 217 名を検討したところ，18 名の新生児で奇形を認めた．18 名中 12 名は代謝拮抗剤の治療を受け，また 15 名は妊娠初期（first trimester）に抗がん剤治療を受けていた．さらに，15 名で自然流産があり，そのほとんどがメソトレキセート投与後であった[13]．また，Doll らの報告では，first trimester 期に化学療法を受けた場合の催奇形性は 14〜19％であるのに対し，second, third trimester 期には催奇形性は 1.3％と，正常妊娠における催奇形性と遜色なかった[14]．他の研究からも，妊娠初期の器官形成期において抗がん剤（とくに代謝拮抗剤）が投与された際には催奇形性が高いことがわかる．

おわりに

　閉経前女性に対し化学療法を行う際には，その使用される抗がん剤ならびに化学療法レジメンがどれほどの卵巣機能不全や不妊の頻度を有するのか，また妊娠中の女性に対し化学療法が必要な際に，どのような薬剤やタイミングが催奇形性を有するのかを，正確に患者に伝えなければならない．その上で，卵巣毒性保護や卵子保存など，しかるべき対応を行う必要がある．

◆文献

1) Meirow D. Ovarian injury and modern options to preserve fertility in female cancer patients treated with high dose radio-chemotherapy for hemato-oncological neoplasias and other cancers. Leuk Lymphoma. 1999; 33: 65-76.
2) Goldhirsch A, Gelber RD, Castiglione M. The magnitude of endocrine effects of adjuvant chemotherapy for premenopausal breast cancer patients. The International Breast Cancer Study Group. Ann Oncol. 1990; 1: 183-8.
3) Levine MN, Bramwell VH, Pritchard KI, et al. Randomized trial of intensive cyclophosphamide, epirubicin, and fluorouracil chemotherapy compared with cyclophosphamide, methotrexate, and fluorouracil in premenopausal women with node-positive breast cancer. National Cancer Institute of Canada Clinical Trials Group. J Clin Oncol. 1998; 16: 2651-8.
4) Bines J, Oleske DM, Cobleigh MA. Ovarian function in premenopausal women treated with adjuvant chemotherapy for breast cancer. J Clin Oncol. 1996; 14: 1718-29.
5) Fornier MN, Modi S, Panageas KS, et al. Incidence of chemotherapy-induced, long-term amenorrhea in patients with breast carcinoma age 40 years and younger after adjuvant anthracycline and taxane. Cancer. 2005; 104: 1575-9.
6) Goodwin PJ, Ennis M, Pritchard KI, et al. Risk of menopause during the first year after breast cancer diagnosis. J Clin Oncol. 1999; 17: 2365-70.
7) Gershenson DM. Menstrual and reproductive function after treatment with combination chemotherapy for malignant ovarian germ cell tumors. J Clin Oncol. 1988; 6: 270-5.
8) Kanazawa K, Suzuki T, Sakumoto K. Treatment of malignant ovarian germ cell tumors with preservation of fertility: reproductive performance after persistent remission. Am J Clin Oncol. 2000; 23: 244-8.
9) Bonadonna G, Santoro A, Viviani S, et al. Gonadal damage in Hodgkin's disease from cancer chemotherapeutic regimens. Arch Toxicol. (Suppl) 1984; 7: 140-5.

10) Dann EJ, Epelbaum R, Avivi I, et al. Fertility and ovarian function are preserved in women treated with an intensified regimen of cyclophosphamide, adriamycin, vincristine and prednisone (Mega-CHOP) for non-Hodgkin lymphoma. Hum Reprod. 2005; 20: 2247-9.
11) Brougham MF, Wallace WH. Subfertility in children and young people treated for solid and haematological malignancies. Br J Haematol. 2005; 131: 143-55.
12) Apperley JF, Reddy N. Mechanism and management of treatment-related gonadal failure in recipients of high dose chemoradiotherapy. Blood Rev. 1995; 9: 93-116.
13) Ebert U, Loffler H, Kirch W. Cytotoxic therapy and pregnancy. Pharmacol Ther. 1997; 74: 207-20.
14) Doll DC, Ringenberg QS, Yarbro JW. Antineoplastic agents and pregnancy. Semin Oncol. 1989; 16: 337-46.

〈原野謙一〉

Question 14

E. 治療各論：薬物療法

DFI 6 カ月未満症例には本当にプラチナ製剤は効果ないのですか？

Answer

　進行卵巣癌の初回治療はタキサン製剤とプラチナ製剤の併用療法（TC療法）が標準治療とされている．そのため，ほとんどの再発卵巣癌ではプラチナ製剤とタキサン製剤の投与歴のある症例が対象になる．再発時の化学療法は前治療から再発までの期間（disease free interval: DFI）が長い程その奏効率も高く，一般に，DFI 6 カ月未満の再発卵巣癌では直前の化学療法に抵抗性と考えられる．すなわち，前治療でプラチナ製剤が使用されていればプラチナ製剤抵抗性と判断され，タキサン製剤についても同様に評価される．本項では，プラチナ/タキサン抵抗性症例にプラチナ製剤やタキサン製剤が本当に効果がないのかどうかを検討する．

■ プラチナ/タキサン抵抗性症例に対する dose dense パクリタキセル療法

　一般に，プラチナ抵抗性症例では，どのような薬剤を用いても奏効率は 10％以下であり，ほとんどの症例では抗癌剤を用いても腫瘍は縮小しないようにみえる．しかし，プラチナ抵抗性症例では，薬剤により CR/PR が得られなくても，SD であれば生存に寄与することが知られている[1]．これまでのところ，プラチナ抵抗性症例のみを対象に，プラチナ単剤で治療を行いその治療効果が報告されたものはない．しかし，プラチナ/タキサン抵抗性症例を対象とした，パクリタキセル（タキソール®）の単剤投与の臨床試験がいくつか報告されている（表 1）．これは，パクリタキセル 80 mg/m² の毎週投与で，response rate（RR）は 21〜50％，disease control rate（DCR）は 58〜90％，progression free interval（PFI）は 4.8〜6 カ月，overall survival（OS）は 14.5〜19.9 カ月という良好な成績である．これらの臨床試験はプラチナ/タキサンに抵抗性の症例が対象とされているが，パクリタキセルの投与間隔を短くし，総投与量を増加させた，いわゆる dose dense treatment であることが効果をもたらしたと思われる．一方，プラチナ抵抗性症例を対象として，プラチナ製剤を毎週投与することによる dose dense treatment はまだ報告されていない．

　本邦の JGOG から報告された，dose dense TC 療法が tri-weekly TC 療法に比べ OS で上回ったことは世界に向けてインパクトを与えた[2]．本臨床試験は進行卵巣癌の初回治療であるが，dose dense TC 療法がプラチナ抵抗性再発卵巣癌にも試され，その結果がいくつか報告されている（表 2）．これらは RR が 37〜60％と高い値を示し，PFI は 4.8〜8 カ月，OS は 13〜15 カ月と良好な成績であった．しかし，単純な比較は困難だが，パクリタキセル単剤を毎週投与した dose dense パクリタキセルと比べ，あまり差がないようにも思われる．

　プラチナ抵抗性症例を対象とした単剤比較の無作為化第Ⅲ相比較試験では，リポソーマルドキソルビシン（ドキシル®），トポテカン（ハイカムチン®），パクリタキセル，ゲムシタビン（ジェムザー

表1 プラチナ/タキサン抵抗性再発卵巣癌における dose dense パクリタキセル療法

Author	Regimen	N	RR (%)	DCR (%)	PFS (M)	OS (M)	G3/4 Toxicity Anemia (%)	Neutro-penia (%)	Neuro-toxicity (%)	Hyper-sensitivity (%)
Markman J Clin Oncol 2002	P: 80 mg/m^2/w×3 Until progression	53	25	90	6	14.5	10	0	6	—
Ghamande Int J Gynecol Cancer 2003	P: 80 mg/m^2/w×3 For 6-8 weeks	28	50	68	6	—	7	21	—	—
Markman Gynecol Onocl 2006	P: 80 mg/m^2/w×3 Until progression	48	21	67	—	—	6	4	4	0
Lortholoary Ann Oncol 2012	P: 80 mg/m^2/w×3 Until progression	57	35	58	4.8	19.9	11	23	57	4

P: パクリタキセル

表2 プラチナ/タキサン抵抗性再発卵巣癌における dose dense TC 療法

Author	Regimen	N	RR (%)	DCR (%)	PFS (M)	OS (M)	G3/4 Toxicity Anemia (%)	Neutro-penia (%)	Neuro-toxicity (%)	Hyper-sensitivity (%)
Sharma Br J Cancer 2009	P: 70 mg/m^2/w×3 C: AUC=3/w×3 q4w	20	60	80	7.9	13.3	5	30	14	14
Lotholoary Ann Oncol 2012	P: 80 mg/m^2/w×3 C: AUC=5 day 1 q4w	51	37	66	4.8	15.2	19	54	20	16
van der Burg Eur J Cancer 2013	P: 90 mg/m^2/w×3 C: AUC=4 day 1 q3w×2	43	51	77	8	15	20	79	0	22

P: パクリタキセル, C: カルボプラチン

ル®)が比べられているが，いずれの薬剤も有意差をもって良好であったものは示されなかった．また，これらの臨床試験ではPFIは3〜5カ月，OSは9〜14カ月であり，先ほどの dose dense パクリタキセルまたは dose dense TC 療法とあまり遜色ないように思われる．最近，フランスのグループである GINECO から，無作為化第Ⅱ相比較試験が報告された[3]．これは，プラチナ抵抗性症例を対象に，dose dense パクリタキセル（パクリタキセル 80 mg/m^2）群と，これにカルボプラチン（パラプラチン®）（AUC=5）を加えた併用群，またはトポテカン（3 mg/m^{2}毎週投与）の併用群の3群を

比べたものである．この試験では，dose dense パクリタキセル群は，他の 2 つの併用群に比べ PFS で差は認めず，毒性は有意に抑えられたと報告されている．

　プラチナ抵抗性症例にプラチナ製剤と他剤を加えた併用療法を行う場合は，RR は上げることができるかもしれないが，生存率に寄与するかどうかは不明である．やはり，薬剤の副作用を考慮し，患者の QOL を重視した場合，プラチナ抵抗性の標準治療としては，単剤治療が基本と考えられる．

プラチナ抵抗性症例に対するプラチナ療法

　プラチナ抵抗性症例に対して単剤治療を行った場合，その薬剤の毒性が重要である．例えば，リポソーマルドキソルビシンの場合，口内炎や手足症候群が用量依存性に発症することが知られている．そこで，プラチナ製剤と併用を行うことにより，リポソーマルドキソルビシンの用量を減らし，治療効果を維持しようという試みも考えられる．しかし，プラチナ抵抗性症例に対してプラチナ製剤の併用療法を行う場合は，臨床試験として行うべきと思われる．

　プラチナ抵抗性再発卵巣癌を対象に，まず，プラチナ製剤以外の単剤治療を行い，その後カルボプラチン単剤で治療を行った 34 例が MD Andedrson Cancer Center から報告された[4]．このカルボプラチン投与時のプラチナフリーの期間は平均 15.2 カ月間で，RR は 5.9％，DCR は 67.6％，PFI は 5.7 カ月と良好な成績であった．この報告からいえることは，たとえプラチナ抵抗性再発卵巣癌でも，プラチナ製剤以外の薬剤を用いてプラチナフリー期間が稼げれば，その後，再度プラチナ製剤が治療効果を示す可能性が高いということが証明された次第である．

Chemo-Rotation

　再発卵巣癌は，たとえプラチナ感受性症例であっても，いずれはプラチナ抵抗性となり，完治を望むのは困難である．しかし，中には多数の化学療法が奏効し，延命がはかれる症例もある．このように，様々な化学療法を用いて延命をはかること（Chemo-Rotation）が，再発卵巣癌の新たな治療戦略になる可能性がある．Chemo-Rotation の実施にあたっては，プラチナ感受性か抵抗性かを判断するとともに，これまでの化学療法における副作用や蓄積毒性も考慮し，前治療と交叉耐性のない薬剤の選択を行う．特にプラチナ抵抗性症例では，どのような薬剤を用いてもその奏効率は低く，奏効を狙うのではなく現状維持で充分延命に貢献できることを患者に理解していただく必要がある．Chemo-Rotation では，患者の希望や価値観が最も重要であり，化学療法は逆に命を縮める可能性もあることも理解していただかなければならない．また，延々と化学療法を行い続けるのではなく，軽快時には休薬し，PS 低下時には化学療法を中止することも必要である．

結論

　進行卵巣癌においては TC 療法が初回標準治療である．TC 療法後 6 カ月未満に再発した症例は，プラチナ/タキサン抵抗性と考えられる．そのような症例を対象とした場合，dose dense パクリタキセルは治療効果ありと考えられるが，これにプラチナ製剤を加えた治療法は，その副作用の面でさらなる検討が必要である．プラチナ抵抗性症例では，プラチナ製剤以外の単剤治療が基本であるが，プラチナ製剤と他の薬剤の併用療法により副作用を軽減できる可能性がある．また，プラチナ抵抗

性症例にプラチナ製剤以外の薬剤を用いることにより，プラチナフリーの期間が6カ月以上空けば，再度，プラチナ製剤が効く場合がある．しかし，プラチナ抵抗性症例では，患者とよく相談の上，化学療法の適否を判断しなければならない．

◆文献

1) Rose PG, Tian C, Bookman MA. Assessment of tumor response as a surrogate endpoint of survival in recurrent/platinum-resistant ovarian carcinoma: a Gynecologic Oncology Group study. Gynecol Oncol. 2010; 117: 324-9.
2) Katsumata N, Yasuda M, Takahashi F, et al. Dose-dense paclitaxel once a week in combination with carboplatin every 3 weeks for advanced ovarian cancer. A phase 3, open-label, randomized controlled trial. Lancet. 2009; 374: 1331-8.
3) Lortholary A, Largillier R, Weber B, et al. Weekly paclitaxel as a single agent or in combination with carboplatin or weekly topotecan in patients with resistant ovarian cancer: the CARTAXHY randomized phase II trial from Groupe d'Investigateurs Nationaux pour l'Etude des Cancers Ovariens (GINECO). Ann Oncol. 2012; 23: 346-52.
4) See HT, Freedman RS, Kudelka AP, et al. Retrospective review: re-treatment of patients with ovarian cancer with carboplatin after platinum resistance. Int J Gynecol Cancer. 2005; 15: 209-16.

〈田畑　務〉

Question 15

E. 治療各論：薬物療法

プラチナ耐性再発症例では本当に多剤併用は単剤より効果ないのですか？

Answer

「殺細胞性抗癌剤同士の」多剤併用は単剤より効果がないのは本当である．少なくとも「効果があると言える根拠」は今のところ示されていない．今世紀に入って報告されている併用対単剤のランダム化試験4つを表1にまとめたが，いずれの試験もnegativeである．各試験を簡単に紹介する．

表1 プラチナ耐性における殺細胞性抗癌剤の併用 vs 単剤

試験	レジメン	症例数	PFS（median）	HR
OVA301	TRA＋PLD vs PLD	228/672[*1]	4.0 vs 3.7	0.95
CARTAXHY	wP＋C vs wP＋wT vs wP	165	4.8 vs 5.4 vs 3.7	0.95[*2]
ASSIST-3	CAN＋C vs PLD	247	3.5 vs 3.5	1.0
ASSIST-5	CAN＋PLD vs PLD	125	5.7 vs 3.6	0.92

略語
TRA: trabectidine, PLD: pegylated lyposomal doxorubicin, wP: weekly paclitaxel, C: carboplatin, T: topotecan, CAN: canfosfamide
[*1] プラチナ耐性の症例数/全体の症例数
[*2] 併用 vs 単剤での HR

◼ OVA301 試験[1)]

標準治療を PLD 50 mg/m² 4週毎として，試験治療である PLD 30 mg/m², trabectidin 1.1 mg/m² の4週毎の優越性を検証したランダム化第三相試験である．

対象はプラチナ含有レジメンで治療後再発/再増悪した卵巣癌患者（初回治療中の増悪例は除外されている）で，プラチナ耐性/感受性を問わない．

主要評価項目は当初 OS で，後に PFS に変更された（後述）．PFS が 16 週から 22 週へ改善すると想定して，両側 $\alpha=0.05$, $\beta=0.1$ と設定して 415 イベントが必要とされ，2年間で 650 名の登録が計画された．このサンプルサイズで，MST が 63 週から 83 週へ改善すると想定して，90%の検出力が確保される．

2005年4月から2007年5月にかけて672名が登録された．2006年12月に，FDA/ASCO/AACRのworkshopの結果を受けて，主要評価項目がOSからPFSに変更された．

結果，主要評価項目のPFSは全体で併用7.3カ月，単剤5.8カ月でHR＝0.79（p＝0.019）と有意差がみられた．副次評価項目のOSは併用20.5カ月，単剤19.4カ月でHR＝0.85（p＝0.15）と有意差が認められなかった．プラチナ耐性（N＝228）のサブ解析では，併用4.0カ月対単剤3.7カ月でHR＝

0.95（p=0.75）であった．後にこの試験のPFI 6～12カ月の "partially platinum sensitive" の集団のサブ解析[2]において，OSでも有意差がみられたことを根拠に，CBDCA+PLDとtrabectidin+PLDを比較するINOVATYON試験が現在行われている．

■ CARTAXHY 試験[3]

仏のGINECOで行われた試験で，同グループの後方視的検討でプラチナ耐性再発に対して非プラチナ系薬剤よりもプラチナ系薬剤の方が有効な可能性が示唆されたことを根拠に，パクリタキセル毎週投与 80 mg/m^2（d 1, 8, 15, 4 週毎）単剤（wP）を対照に，wP+カルボプラチン AUC=5（d 1, 4 週毎）併用（wP+C）または wP+トポテカン毎週 3 mg/m^2（d 1, 8, 15, 4 週毎）併用（wP+wT）の優越性を検討したランダム化第二相試験である．

対象はプラチナタキサン併用化学療法後のプラチナ耐性再発卵巣癌で，前治療レジメンは1または2まで許容されている．

主要評価項目はPFSで，wP単剤と併用の比較を，単剤のPFSを100日，併用のPFSを200日と仮定して，α=0.04, β=0.2として3年登録18カ月追跡，追跡不能患者を10%と推定して165名の登録を計画した．

2004年4月から2008年8月にかけて，165名が登録された．

結果，主要評価項目のPFSはwP, wP+C, wP+wT群でそれぞれ3.7, 4.8, 5.4カ月であった．単剤対併用の比較では，PFSは3.7対5.0カ月（HR=0.951, p=0.76）であり，有意差はみられなかった．副次評価項目のOSは各群でそれぞれ19.9, 15.2, 18.6カ月であった．単剤対併用の比較では，OSは19.9対16.2カ月（HR=1.282 p=0.2）であった．

■ ASSIST-3 試験

標準治療をPLD 50 mg/m^2（4週毎）として，試験治療の canfosfamide+CBDCA の優越性を検証したランダム化試験である．2007年6月ASCOで発表された．プラチナ耐性再発247名が登録された．主要評価項目はORR（RECIST），ただし25%はindependent reviewによる評価の前に増悪で脱落．副次評価項目のPFSは両群共に3.5カ月と有意差はみられなかった．

■ ASSIST-5 試験[4]

標準治療をPLD 50 mg/m^2（4週毎）として，試験治療である canfosfamide（1,000 mg/m^2）+PLD 50 mg/m^2（4週毎）の優越性を検証したランダム化第三相試験である．

対象はプラチナ耐性再発卵巣癌で，前治療は2レジメンまで許容されている．

主要評価項目はPFSである．244名の登録が計画された．

登録中にASSIST-1試験（プラチナ耐性となってからのセカンドラインの canfosfamide 単剤とPLD/トポテカンを直接比較し，前者が有意に劣ることが示された）の結果が判明し，125名登録された時点で登録が中断されたまま再開せず，そのまま最終解析が行われた．結果，主要評価項目のPFSは単剤3.7カ月対併用5.6カ月（HR=0.92, p=0.72）と有意差はみられなかった．

JCOG0503 試験

本邦ではトポイソメラーゼⅠとⅡの同時阻害に着目して，経口エトポシドと静注イリノテカンの併用を検討する単アーム第二相試験 JCOG0503 を行った．奏効割合は 21.7％ とまずまずの成績であったが，残念ながら事前に設定されたバウンダリをクリアできず，ネガティブスタディとなった．骨髄抑制を中心に毒性が強く（特に高齢者や前治療レジメンが多い例で非常に強かった），治療関連死もみられており，標準治療としてのこれ以上の開発は難しいと考えられた．

分子標的薬を用いた併用化学療法（表2）

「殺細胞性抗癌剤と分子標的治療薬の」併用は単剤より効果があるかも知れない．代表的な薬剤はベバシズマブで，AURELIA 試験で PLD/トポテカン/パクリタキセル毎週への追加効果が示された．他に trebananib が，プラチナ耐性に加えて "partially sensitive" も対象にした TRINOVA1 試験（NCT01204749）でパクリタキセル毎週投与への追加効果が示された．この薬剤では同じ対象でPLD への追加効果の有無を検証するランダム化二重盲検化試験 TRINOVA-2（NCT01281254）も進行中である．他にソラフェニブ（トポテカンへの追加効果を検討するランダム化第二相試験 ENGOT-ov9 が進行中），ペルツズマブ（low HER 3 mRNA のプラチナ耐性を対象に PLD/トポテカン/ゲムシタビンへの追加効果を検討するランダム化第二相試験 AGO-OVAR2.20 が進行中），nintedanib（プラチナ耐性/感受性再発を対象に CBDCA＋PLD への追加効果の有無を検証するランダム化二重盲検化試験 ENGOT-ov19 が進行中），vintafolide（プラチナ耐性再発を対象に PLD への追加効果の有無を検証するランダム化第三相試験 PROCEED が進行中），saracatinib（プラチナ耐性再発を対象にパクリタキセル毎週投与への追加効果の有無を検討するランダム化第二相試験 SaPPrOc が進行中），afilbercept などが再発卵巣癌で有望なデータが得られている．

表2 分子標的治療薬を用いた併用 vs 単剤のランダム化試験

試験名	対象	殺細胞性薬	分子標的薬	結果
AURELIA	耐性	PLD/T/wP	bevacizumab	Positive
TRINOVA-1	耐性＋PPS	wP	trebananib	Positive
TRINOVA-2	耐性＋PPS	PLD	trebananib	Ongoing
ENGOT-ov9	耐性？	T	sorafenib	Ongoing
AGO-OVAR2.20	耐性[*1]	PLD/T/GEM	pertuzumab	Ongoing
ENGOT-ov19	耐性＋感受性	C＋PLD	nintedanib	Ongoing
PROCEED	耐性	PLD	vintafolide	Ongoing
SaPPrOc	耐性	wP	saracatinib	Ongoing

略語
PPS: partially platinum sensitive, PLD: pegylated lyposomal doxorubicin,
T: topotecan, wP: weekly paclitaxel, GEM: gemcitabine, C: carboplatin,
[*1] low HER 3 mRNA に限定

◆文献

1) Monk BJ, Herzog TJ, Kaye SB, et al. Trabectedin plus pegylated liposomal doxorubicin in recurrent ovarian cancer. J Clin Oncol. 2010; 28(19): 3107-14.
2) Poveda A, Vergote I, Tjulandin S, et al. Trabectedin plus pegylated liposomal doxorubicin in relapsed ovarian cancer: outcomes in the partially platinum-sensitive (platinum-free interval 6-12 months) subpopulation of OVA-301 phase III randomized trial. Ann Oncol. 2011; 22(1): 39-48.
3) Lortholary A, Largillier R, Weber B, et al. Weekly paclitaxel as a single agent or in combination with carboplatin or weekly topotecan in patients with resistant ovarian cancer: the CARTAXHY randomized phase II trial from Groupe d'Investigateurs Nationaux pour l'Etude des Cancers Ovariens (GINECO). Ann Oncol. 2012; 23(2): 346-52.
4) Vergote I, Finkler NJ, Hall JB, et al. Randomized phase III study of canfosfamide in combination with pegylated liposomal doxorubicin compared with pegylated liposomal doxorubicin alone in platinum-resistant ovarian cancer. Int J Gynecol Cancer. 2010; 20(5): 772-80.
5) Sehouli J, Stengel D, Oskay-Oezcelik G, et al. Nonplatinum topotecan combinations versus topotecan alone for recurrent ovarian cancer: results of a phase III study of the North-Eastern German Society of Gynecological Oncology Ovarian Cancer Study Group. J Clin Oncol. 2008; 26(19): 3176-82.

〈松本光史〉

Question 16

E. 治療各論：薬物療法

組織型によって 2nd line 化学療法レジメンは変えるべきですか？

Answer

　これまで，上皮性卵巣癌の治療において，組織型により治療ストラテジーを変える必要性はほとんど認識されていなかった．漿液性腺癌，類内膜型腺癌，粘液性腺癌，明細胞腺癌などの組織型は，全て上皮性卵巣癌として同じレジメンにより治療されてきた．しかしながら，近年，国際的な共通理解として粘液性腺癌，明細胞腺癌は難治性の組織型と認識されるようになり，予後改善のため組織型による化学療法レジメンの選択を目指した臨床試験が行われている．また，他のがん種と同様にバイオマーカーの検索や腫瘍の性格を反映した治療選択がトピックスとなっている．

　卵巣癌に対する化学療法の key drug はプラチナ製剤である．卵巣癌治療ガイドラインでは，1st line 化学療法としてプラチナ製剤＋タキサン製剤の化学療法が選択される[1]．再発卵巣癌に対しては，化学療法感受性に応じた化学療法を行うことになる．再発癌の生存期間の中央値はおよそ 2 年であり根治は困難であることから，治療の目的は生存期間の延長とともに QOL の改善や症状の緩和となることを理解することが重要となる[2]．

■ プラチナ感受性再発卵巣癌

　初回化学療法終了後から再発までの期間（disease-free interval：DFI）が 6 カ月以上の再発例は，プラチナ感受性再発と判断されプラチナ製剤を含む多剤併用療法が推奨されている．一般的には 1st line 化学療法と同様にパクリタキセル＋カルボプラチン併用療法が行われることが多いと考えられる．タキサン製剤による末梢神経障害が強い場合などのオプションとして，PLD（リポソーム化ドキソルビシン）＋カルボプラチン併用療法やゲムシタビン（GEM）＋カルボプラチン併用療法も考慮される．

■ プラチナ抵抗性再発卵巣癌

　一方，DFI が 6 カ月未満の再発はプラチナ抵抗性再発卵巣癌とされ，さらに予後不良と予測される．治療はより QOL を重視したものとなり，PS がよい症例に対して行われる．初回治療と交叉耐性のない単剤治療（2nd line 化学療法）が推奨され，PLD，CPT-11，GEM，トポテカン，エトポシド，パクリタキセル，ドセタキセルなどが単剤で用いられる．各抗癌剤にはそれぞれ特徴的な有害事象がみられ，治療の選択や継続において重要な因子となる．

■ 組織型による 2nd line 化学療法レジメンの選択

　本稿の問いに対して，現在のところ 2nd line 化学療法のレジメン選択において，組織型による治

療法の選択は行われていない．初回治療を含め，組織型別治療を行うエビデンスはまだ明らかでない．しかしながら，化学療法抵抗性再発卵巣癌では化学療法の奏効率は10％以下と見込まれる難治性症例が対象となる．予後改善を目標にいくつかの臨床試験が行われており，組織型別の治療が試みられている．最新の臨床試験のデータを参考にする，あるいは臨床試験に参加することで，ベバシズマブやmTOR阻害薬（テムシロリムスやエベロリムス）などの分子標的薬を用いることや，最も可能性のあるレジメンを選択できる可能性がある．患者に対しては，臨床試験や試験的な治療を行うことの十分な説明が必要と考えられる．

以下，化学療法低感受性とされる粘液性腺癌と明細胞腺癌における臨床試験の現状について述べる．

粘液性腺癌に対する臨床試験

粘液性腺癌は組織学的な診断が困難とされ，多くは大腸癌などの消化器癌からの転移という報告もある[3]．粘液性腺癌に対して，国内外で大腸癌と同様のレジメンを用いた化学療法が検討されている．切除不能・進行再発大腸癌では5-FU持続静注療法（infusional 5-FU）＋ロイコボリン（LV）＋オキサリプラチン（L-OHP）±ベバシズマブ【FOLFOX療法±ベバシズマブ】，カペシタビン＋L-OHP±ベバシズマブ【CapeOx療法±ベバシズマブ】，infusional 5-FU＋LV＋CPT-11±ベバシズマブ【FOLFILI療法±ベバシズマブ】が標準治療となっている．

本邦で行われた「進行・再発卵巣粘液性腺癌に対するSOX療法の第Ⅱ相試験（MOST試験）」は2011年12月に症例登録を終了している．本試験ではL-OHP（100 mg/m^2，Day 1, iv）およびS-1（体表面積により80～120 mg/日，Day 1夕食後からDay 15朝食後まで2週間内服）を化学療法レジメンとして3週間を1サイクルとして，増悪あるいは治療中止基準に抵触するまで投与した．Gynecologic Oncology Group（GOG）ではⅡ-Ⅳ期およびⅠ期再発症例を対象にGOG 241試験を行って

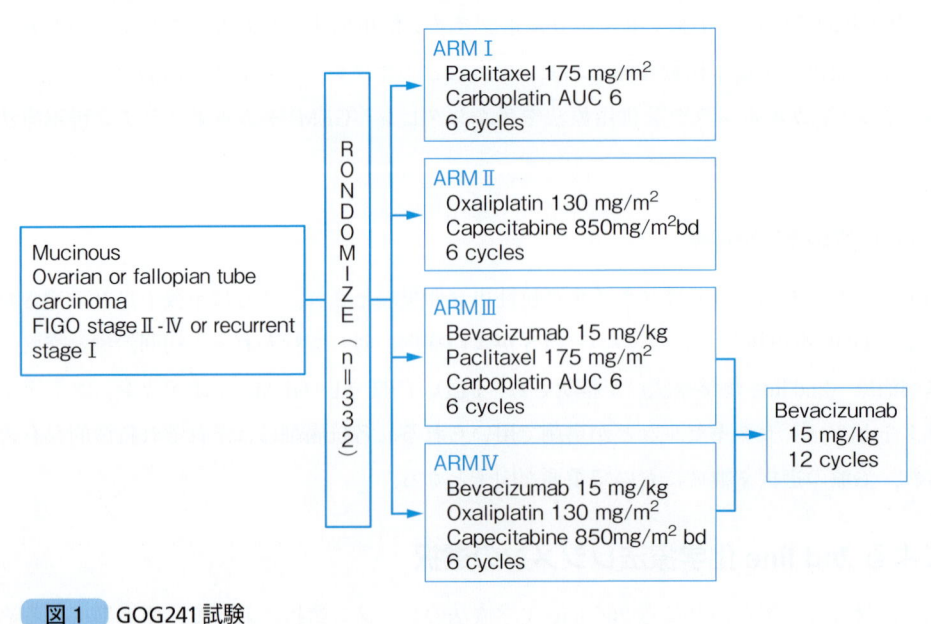

図1 GOG241試験

いる．本試験ではTC療法，XELOX療法（L-OHP 100 mg/m^2，Xeloda 850 mg/m^2）と両者にベバシズマブを加えた4群を比較する（図1）．

明細胞腺癌に対する臨床試験

明細胞腺癌に対してCPT-11は有望な薬剤と期待され，本邦を中心に臨床第Ⅱ相試験の報告がある．GCIG/JGOG3017試験は明細胞腺癌に対する初回治療としてTC療法とCPT-P療法（CPT-11 60 mg/m^2 Day 1, 8, 15＋シスプラチン60 mg/m^2 Day 1）のランダム化比較試験である（図2）．本邦から発信された大規模国際臨床試験として，本試験の結果報告が待たれる．本試験ではトランスレーショナルリサーチを目的に腫瘍検体や血液が集積され，新規バイオマーカーの検索や化学療法感受性に関する検討が行われている．GOG 268試験はⅢ・Ⅳ期の進行癌症例に対し，TC療法＋テムシロリムスの上乗せ効果を検討している．

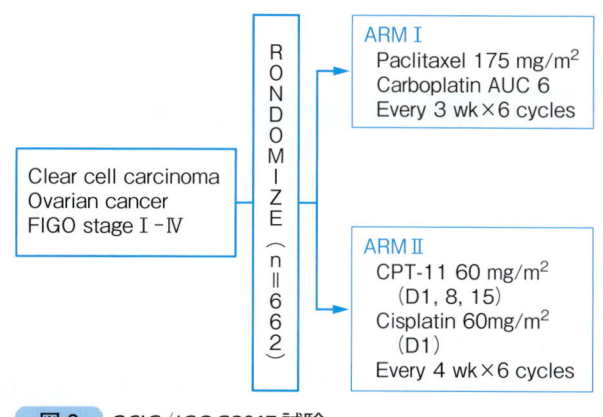

図2 GCIG/JGOG3017試験

高野らの後方視的検討では，再発あるいは前治療抵抗性症例に対する2nd line化学療法の奏効率は，初回治療からの無治療期間が6カ月を超える症例，6カ月未満の症例においてそれぞれ8％，6％ときわめて低い値となった[4]．JGOGでは再発・再燃症例に対し，エベロリムスを用いた第Ⅱ相試験が計画中であり，本試験への積極的な登録が期待される．

おわりに

初回化学療法はガイドラインに沿って行われ標準治療が存在する．しかしながら，再発癌患者の化学療法においてはガイドラインにおいても明確な推奨はなく，その治療法選択は担当医の判断が重要となる．臨床試験を含めた最新のエビデンスを把握し，積極的な臨床試験参加が望まれる．また，化学療法の限界を理解したうえでの，患者への説明や治療法選択が肝要である．

◆文献

1) 日本婦人科腫瘍学会，編．卵巣がん治療ガイドライン2010年版．東京：金原出版；2010.
2) Ozols RF. Systematic therapy for ovarian cancer: current status and new treatments. Semin Oncol. 2006; 33(Suppl 6): S3-11.
3) Shimada M, Kigawa J, Ohishi Y, et al. Clinicopathological characteristics of mucinous adenocarcinoma of the ovary. Gynecol Oncol. 2009; 113: 331-4.
4) Takano M, Sugiyama T, Yaegashi N, et al. Low response rate of second-line chemotherapy for recurrent or refractory clear cell carcinoma of the ovary: a retrospective Japan Clear Cell Carcinoma Study. Int J Gynecol Cancer. 2008; 18: 937-42.

〈佐藤慎也〉

Question 17　E. 治療各論: 薬物療法
高齢者に対して補助化学療法はカルボプラチン単剤ではだめですか？

Answer

　本邦では高齢化が進み，70歳以上の人口は全体の18.7％である．2009年度の総務省統計局が報告している人口統計を図1に示す．また，高齢者の卵巣癌罹患数は日本産科婦人科学会誌2011で報告されているものでは，2009年は641人で，2003年度の1.9倍と増加を認めている（図2）．2010年度版卵巣がん治療ガイドラインの記載をみてみると，上皮性卵巣癌に対して推奨される抗癌剤による治療法は，パクリタキセルとカルボプラチンと記載されている．しかし，推奨される抗癌剤に関して高齢者に対して言及している記載は認めない．同様に，NCCNのガイドラインにも記載は認められない．しかし，他癌種（乳癌，肺癌，消化器癌，血液腫瘍）では高齢者を対象とした化学療法の検討を行っているため，卵巣癌に対しても検討を行うことは急務であると考える．また，何歳からを高齢者とするのかが問題となる．癌治療において，人口統計学的に65歳以上を高齢者としているが，臨床試験や予後因子解析では70歳以上としているところが多いようである．

　卵巣癌患者の標準治療は，手術療法と化学療法の組み合わせであることは，周知の事実である．一般的には，手術療法を施行した後に，抗癌剤投与を施行する．投与する抗癌剤は，パクリタキセルとカルボプラチンが推奨されている．高齢者における術後補助化学療法を検討した報告をみてみると，①70歳以上の卵巣癌・卵管癌・腹膜癌のあらゆる病期の患者にパクリタキセル（175 mg/m^2）とカルボプラチン（AUC 5）（TC療法）の投与を6コース完遂できたのは，50％のみであった[1]．②70歳以上のIc〜IV期の卵巣癌にパクリタキセル（60 mg/m^2）とカルボプラチン（AUC 2）（weekly TC療法）の投与を3〜6 cycle完遂できたのは，88.5％であった[2]．とされている．また，70歳以上

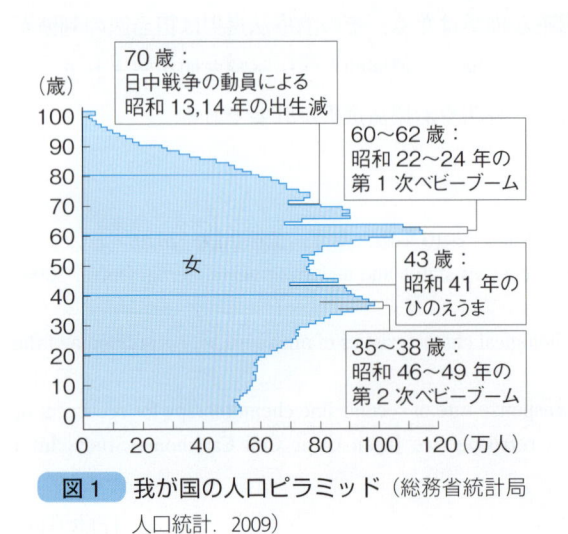

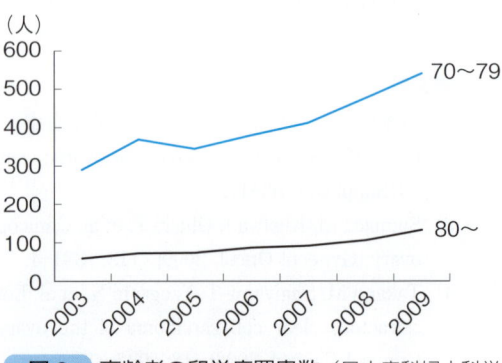

図1 我が国の人口ピラミッド（総務省統計局 人口統計. 2009）

図2 高齢者の卵巣癌罹患数（日本産科婦人科学会誌. 2011）

における標準治療（パクリタキセル175 mg/m^2，カルボプラチンAUC 5～6）と減量治療（パクリタキセル135 mg/m^2，カルボプラチンAUC 4～5）では，減量療法のほうが副作用は少なく，またprogression free survival（PFS）とoverall survival（OS）においては同等であったと報告されている[3]．一方では，高齢者に抗癌剤を投与することに関しての後方視的検討での報告があり，年齢自体が癌化学療法において制限とならないことが述べられている．しかし，治療をする際には，年齢だけではなく，個々の全身状態や合併症などの背景を十分に考慮に入れて考えなければならない．NCCNガイドラインには，drug-drug interaction，骨髄機能，肝機能，腎機能，消化管機能，神経障害，糖尿病，心疾患，COPD，精神症状などの因子が，耐用性に影響するとされている．高齢者では，上述したようにパクリタキセルとカルボプラチンの併用療法を施行すると，神経毒性と血液毒性が高頻度に認められる．また，GOGのいくつかのstudyでは，標準治療であるパクリタキセルとカルボプラチンの併用療法を除外しているものもある．文献によっては，高齢者に対しては，カルボプラチン単剤投与を推奨しているものも認められる[5]．

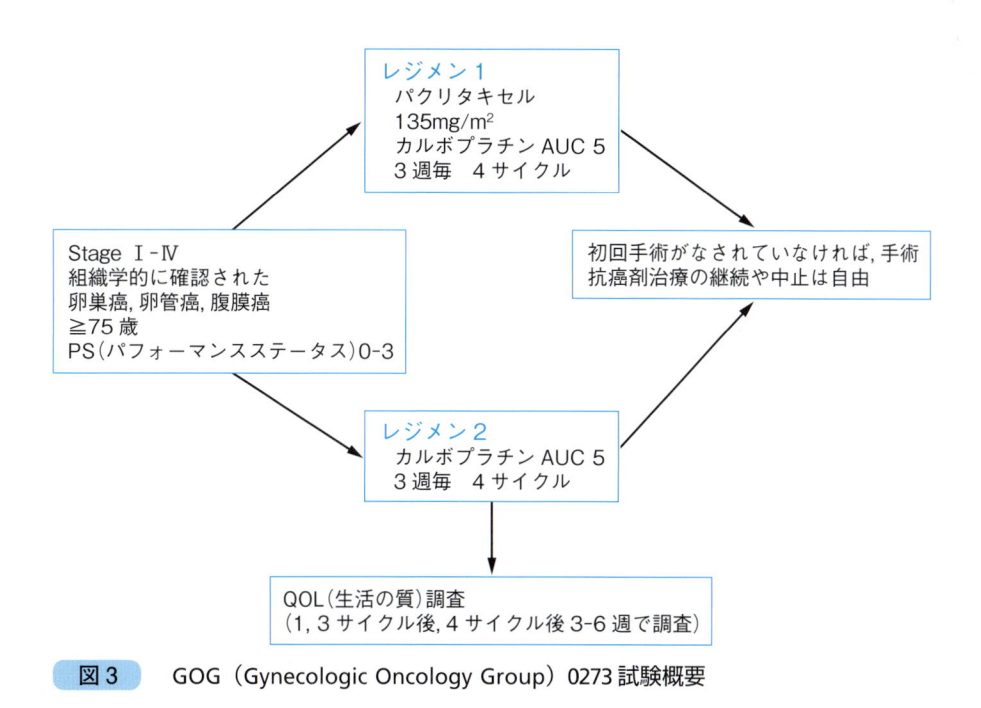

現在進行中のGOG（Gynecologic Oncology Group）0273試験（図3）を簡単に示す．対象患者は，75歳以上，I-IV期の上皮性卵巣癌・卵管癌・腹膜癌，PS 0-3である．この試験では，抗癌剤投与を2群に設定している．パクリタキセル（135 mg/m^2）とカルボプラチン（AUC 5）群とカルボプラチン（AUC 5）群である．カルボプラチン単剤の背景は，GOG 132試験，ICON-3試験にさかのぼる．GOG 132試験は，シスプラチン単剤・パクリタキセル単剤・パクリタキセル＋シスプラチンの併用療法の3アームでの比較試験が行われた．奏効率と無増悪期間はシスプラチン単剤が最も良好であったが，各アームとも臨床的再発前にcross-overが行われた結果，生存期間に差は認められなかった．この試験から，sequential therapyの可能性とプラチナ製剤の初回投与の重要性が示された．GOGでは，レジメン完遂率の観点よりTP療法を推奨した．一方，欧州諸国ではカルボプラチン単

図3 GOG（Gynecologic Oncology Group）0273試験概要

剤や CAP（シクロホスファミド，アドリアマイシン，シスプラチン）療法が標準的であり，これらと TC 療法の 3 アームでの比較試験（ICON-3）が行われた．生存期間は，TC 療法が最も良好であったが，優位な差は認められず，毒性の観点からカルボプラチン単剤も一つの選択肢と考えられた．以上より現在進行中の GOG 0273 試験にカルボプラチン単剤のアームが設定された．

卵巣がん治療ガイドライン 2010 年度版の記載に準じると，上皮性卵巣癌に対する標準的な治療は，手術［両側付属器切除術＋子宮全摘術＋大網切除術であり，進行期決定に必要とされる staging laparotomy として腹腔内細胞診，腹腔内各所の biopsy，後腹膜リンパ節（骨盤および傍大動脈節）郭清術（生検）］と，術後化学療法である．現在の初回標準化学療法はパクリタキセルとカルボプラチンの同時併用療法である．しかしながら高齢者では，①パクリタキセルとカルボプラチンの併用療法を施行すると，神経毒性と血液毒性が高頻度に認められること，②個々の全身状態や合併症などの背景があること，また③ICON-3 の結果を考慮すると毒性の観点からカルボプラチン単剤も一つの選択肢であることをふまえた上で，患者・家族に十分なインフォームドコンセントを行う必要がある．結論としては，"補助化学療法の一つの選択肢としてカルボプラチン単剤も考慮される" と考えるべきであり，あくまでも標準療法はパクリタキセルとカルボプラチンの同時併用療法である．

◆文献

1) Matulonis UA, Krag KJ, Krasner CK, et al. Phase II prospective study of paclitaxel and carboplatin in older patients with newly diagnosed Müllerian tumors. Gynecol Oncol. 2009; 112: 394-9.
2) Pignata S, Breda E, Scambia G, et al. A phase II study of weekly carboplatin and paclitaxel as first-line treatment of elderly patients with advanced ovarian cancer. A Multicentre Italian Trial in Ovarian cancer (MITO-5) study. Crit Rev Oncol/Hematol. 2008; 66: 229-36.
3) Nickles-Fader A, von Gruenigen VE, Gibbons H, et al. Improved tolerance of primary chemotherapy with reduced-dose carboplatin and paclitaxel in elderly ovarian cancer patients. Gynecol Oncol. 2008; 109: 33-8.
4) Pignata S, Monfardini S. Single agents should be administered in preference to combination chemotherapy for the treatment of patients over 70 years of age with advanced ovarian cancer. Eur J Cancer. 2000; 7: 817-20.

〈斎藤元章〉

Question 18　E. 治療各論：薬物療法

再発症例における 3rd, 4th, 5th line の治療はどうすればいいでしょうか？

Answer

　プラチナ感受性再発とプラチナ耐性再発で治療方針が異なる．3rd line 以降もプラチナ感受性再発であれば年単位の延命が目標となる．治療レジメンはプラチナ製剤＋パクリタキセル or ゲムシタビン or リポソーマルドキソルビシンの併用が標準治療である．プラチナ耐性再発は症状緩和と可能な範囲の（多くの月単位の）延命が目標である．3rd line までは治療の有効性は報告されているが，4th line 以降のエビデンスは乏しい．化学療法の有効性は限定的なため，緩和医療への全面的な移行を見据えたマネージメントが必要である．治療レジメンはリポソーマルドキソルビシン，トポテカン，イリノテカン，ゲムシタビン，経口エトポシド，ドセタキセル，パクリタキセル（毎週投与）などの選択肢がある．

●解説

　卵巣癌は，その初回化学療法において非常に化学療法感受性が高いことで知られるが，完全寛解しても 60％ 以上の患者が再発し，最終的には致命的となる．プラチナ製剤が key drug で，現在の初回化学療法の標準治療はカルボプラチン＋パクリタキセル併用療法である．再発時は前回のプラチナ製剤の最終投与から間隔が開けば開く程プラチナ再投与で奏効を得られる可能性が高いことが知られている．この間隔をプラチナフリーインターバル（以下，PFI）とよび，これが再発卵巣癌における最大の予後因子かつ効果予測因子である．通常 PFI 6 カ月以上を「プラチナ感受性」，6 カ月未満を「プラチナ耐性」として両者の治療方針を区別して考慮することが重要である．一般に，前者は化学療法感受性で，年単位の延命が期待される．後者は化学療法耐性で，延命効果はせいぜい数カ月であることが多く，化学療法をするか緩和療法に専念するか慎重に検討する必要がある．

　プラチナ感受性再発の場合は，プラチナ製剤（通常カルボプラチン）にパクリタキセル，ゲムシタビン，リポソーマルドキソルビシンのいずれかを併用するのがコンセンサスとなっている．

　プラチナ耐性再発の場合は，基本的に化学療法抵抗性で予後が厳しい．治療の目標はまず症状緩和，次いで可能な限りの延命となる．緩和療法に専念するという選択肢も重要であり，十分相談する必要がある（プラチナ耐性再発の 2nd line の詳細は他稿を参照いただきたい）．しかもエビデンスを構築するために施行されてきた臨床試験は，ほとんどが 2nd line であり，3rd line 以降を対象とした前向き試験は現在まで 1 つの試験しかなく，後方視的検討に関しても数える程度である．そもそもプラチナ耐性再発の中でもどのような症例で効果が期待できるか？　いつまで化学療法を実施すべきか？　ということも不明である．

　プラチナ耐性再発となって 2 レジメン目のいわゆる 3rd line 化学療法についての唯一の第三相試

験は，Vergote らによって報告された ASSIST-1 試験がある[1]．概要は 2nd line 後のプラチナ耐性再発461例を1：1にランダム化し，試験治療である canfosfamide という新規抗がん剤の標準治療であるリポソーマルドキソルビシンまたはトポテカンに対する優越性を検証したものである．結果は無増悪生存期間（2.3カ月 vs 4.3カ月 $p<0.01$）および全生存期間（8.5カ月 vs 13.5カ月 $p<0.001$）といずれも標準治療が統計学的に有意差を示した．3rd line として canfosfamide という新規抗がん剤は，標準治療に対して優越性を示せなかったが，少なくとも（恐らく無治療よりは）プラチナ耐性再発に対する現在の標準的化学療法は，3rd line で延命効果を認めることを証明した．そういった観点からこの試験は重要である．

後方視的検討では Griffiths らが 274 例のプラチナ耐性再発の化学療法の効果を解析した[2]．プラチナ耐性再発後の 1st line, 2nd line, 3rd line, 4th line, 5th line 以上の response rate (CR＋PR), clinical benefit rate (CR＋PR＋SD), 無増悪生存期間および全生存期間（プラチナ耐性再発後の 1st line 化学療法開始日より起算）はそれぞれ（15.7％, 8.1％, 3.1％, 1.6％, 0％），（36.9％, 30.6％, 18.1％, 17.7％, 3.3％），（18週，16週，13週，13週，8週）および（61週，48週，40週，38週，26週）であった．また performance status (PS), Ⅳ期，CA125 上昇および3カ月以内の再発が生存期間の独立した予後因子であった．すなわち予後不良因子を有する症例やプラチナ耐性再発後の 3rd line 以降の症例では，化学療法による効果は限定的であった．

また Hanker らは AGO および GINECO で行った3つの第三相試験の再発症例1,620例での 2nd line から 6th line までの検討を行った[3]．再発後の 1st line, 2nd line, 3rd line, 4th line, 5th line 以上の無増悪生存期間および全生存期間（再発後の 1st line 化学療法開始日より起算）はそれぞれ（10.2カ月，6.4カ月，5.6カ月，4.4カ月，4.1カ月）および（17.6カ月，11.3カ月，8.9カ月，6.2カ月，5.0カ月）であった．またプラチナ感受性再発および初回手術残存腫瘍径1cm以下が無増悪生存期間の独立した予後因子であった．しかしこの因子は 3rd line までの限定的なものであった．結論として 3rd line までの化学療法のベネフィットはあるかもしれないが，4th line 以降の化学療法はベネフィットがないとしている．本邦からも Chiyoda らが再発症例40例の 3rd line 化学療法（初回術後化学療法より）の効果を予測できる因子を解析した．結論として前治療からの期間が3カ月以内の症例では効果は期待できないことを報告している[4]．筆者らも再発症例54例を対象に，同様の解析をしたが初回化学療法終了日から初回再発までの期間と PS が予測因子であったことを報告した[5]．Hanker らと本邦からの報告はいずれもプラチナ感受性再発を含んでおり，プラチナ耐性再発に限定したものではないが，3rd line 以降の化学療法の適応を考える上で参考となる知見である．

以上をまとめると下記となる．

①プラチナ耐性再発でも 3rd line までは有効性を認めている．しかしそれ以上（4th line, 5th line）の化学療法の継続の意義は不明で，早い時期からすなわちプラチナ耐性となって初回の化学療法から，緩和医療のオプションを提示して，移行のタイミングを検討することも重要である．

②プラチナ感受性再発であっても 3rd line 以降は，PS や初回手術の進行期や完遂度といった因子も考慮し，総合的に判断して治療を行うべきである．

◆文献

1) Vergote I, Finkler N, del Campo J, et al. Phase 3 randomized study of canfosfamide (Telcyta, TLK286) versus pegylated liposomal doxorubicin or topotecan as third-line therapy in patients with platinum-refractory or-resistant ovarian cancer. Eur J Cancer. 2009; 45: 2324-32.
2) Griffiths RW, Zee YK, Evans S, et al. Outcomes after multiple lines of chemotherapy for platinum-resistant epithelial cancers of the ovary, peritoneum, and fallopian tube. Int J Gynecol Cancer. 2011; 21: 58-65.
3) Hanker LC, Loibl S, Burchardi N, et al. The impact of second to sixth line therapy on survival of relapsed ovarian cancer after primary taxane/platinum-based therapy. Ann Oncol. 2012; 23: 2605-12.
4) Chiyoda T, Tsuda H, Nomura H, et al. Effects of third-line chemotherapy for women with recurrent ovarian cancer who received platinum/taxane regimens as first-line chemotherapy. Eur J Gynaecol Oncol. 2010; 31: 364-8.
5) Nishio S, Katsumata N, Matsumoto K, et al. Usefulness of third-line chemotherapy for women with recurrent ovarian, fallopian tube, and primary peritoneal cancer who receive platinum/taxane regimens as first-line therapy. J Cancer Res Clin Oncol. 2009; 135: 551-7.

〈西尾 真〉

Question 19 E. 治療各論：薬物療法

卵巣癌に推奨される分子標的治療薬について教えてください

Answer

　本書では，実地臨床で用いるためのプラクティカルな記述が求められているが，本稿を執筆している 2013 年 7 月現在，本邦において卵巣癌に対して保険適応のある分子標的薬は存在せず，標準治療として「推奨される分子標的薬」は存在しない．しかしベバシズマブ（アバスチン®）は，本邦において 2012 年 10 月に承認申請がされており，2013 年 11 月に保険承認されたため，標題の質問に対する答えはベバシズマブとなる．本稿では，その使用にあたって，安全性の観点から留意すべき点を述べたい．また，その他にも本邦で行われている分子標的薬の臨床試験に参加することは可能である．

■ ベバシズマブ（アバスチン®）

1. ベバシズマブの卵巣癌に対する効果

　ベバシズマブは VEGF に対する抗体であり，血管新生阻害効果や，血管を正常化して細胞障害性薬剤への感受性を高める効果が知られている．卵巣癌（卵管癌，原発性腹膜癌を含む）の初回治療例においては，GOG-0218 試験[1]と ICON 7 試験[2]において，パクリタキセルとカルボプラチンの併用化学療法（TC）にベバシズマブを加えることで，無増悪生存期間（PFS）が延長することが示された．また，プラチナ感受性の再発卵巣癌については，OCEANS 試験[3]で，ゲムシタビンとカルボプラチンンの併用化学療法（GC）にベバシズマブを加えることで PFS が延長した．また，プラチナ耐性の再発卵巣癌についても，AURELIA 試験（ASCO 2012）において，化学療法単剤（weekly パクリタキセル，リポソーマルドキソルビシンまたはトポテカン）に比べてベバシズマブ併用により PFS が延長した．したがって，初回治療例であっても再発症例であってもベバシズマブは有効である．基本的には化学療法と組み合わせて使うことになる．

　どのような症例に対してベバシズマブが保険適用となるかという点に関して，本稿を書いている時点では不明である．すなわち，初発症例に限るべきか，再発症例にも用いてよいか，そして投与基準・用法用量などについては承認時に作成される添付文書の記載に従って頂きたい．

2. 各臨床試験におけるベバシズマブの投与方法

　ベバシズマブ（Bev）の投与方法については，各臨床試験のプロトコールが参考になる．GOG-0218 試験[1]では，TC vs. TC-Bev vs. TC-Bev＋Bev 継続療法の 3 群の比較である．Bev の投与量は 15 mg/kg であった．いずれのサイクルも 3 週毎に投与され，TC は 6 サイクルであった．TC-Bev 群の Bev 投与開始時期は，手術から間隔をあけるために 2 サイクル目からとし，Bev は 5 サイクル投与された．TC-Bev＋Bev 継続療法群は，TC-Bev 群に加えて，Bev を 16 サイクル（Bev は合計 21

サイクル）行った．TC-Bev 群では予後は改善せず，TC-Bev＋Bev 継続療法のみで PFS が延長した．このように，GOG-0218 試験の結果，化学療法施行時のみ Bev を併用するのではなく，併用終了後は Bev 単剤を継続して投与することが PFS の延長に寄与することが明らかとなった．

ICON 7 試験[2]は，TC vs. TC-Bev＋Bev 継続療法の 2 群の比較である．Bev の投与量は 7.5 mg/kg であり，GOG-0218 試験の半量であった．Bev 投与群であっても，初回投与が手術から 4 週以内の時には創傷治癒の妨げにならないよう Bev 投与は行われなかった．3 週毎に投与され，TC は 6 サイクル，Bev 投与群での Bev 継続療法は 12 サイクルであり，Bev 投与は合計 17 あるいは 18 サイクルであった．

OCEANS 試験[3]は，プラチナ感受性再発に対する GC vs. GC-Bev＋Bev 継続療法の 2 群の比較である．3 週毎を 1 サイクルとし，GC は 6 サイクルとしたが，もしも効果が持続しているならば 10 サイクルまでの投与が可能であった．Bev は GC と同時に投与し，その後 Bev 継続療法を progressive disease（PD）となるまで行った．Bev の投与量は 15 mg/kg であった．

AURELIA 試験は，プラチナ耐性再発に対する化学療法単剤 vs. 化学療法-Bev の比較である．いずれも PD となるまで治療が行われた．Bev の投与量は 15 mg/kg であった．

なお，ベバシズマブとは直接関連がないが，海外の臨床試験を参考にするにあたって，カルボプラチンの投与量の計算に注意を要する．海外では通常クレアチニン値をヤッフェ法で測定しており，その値を用いて計算した場合，24 時間クレアチニンクリアランスは糸球体濾過量にほぼ近似した値となる．そして，コッククロフトとゴールトの式により，蓄尿せずに血清クレアチニン濃度からクレアチニンクリアランスを推定できる．しかし本邦の施設では酵素法でクレアチニン値を測定していることが多く，ヤッフェ法に比べて酵素法ではクレアチニン値が約 0.2 低くなり，酵素法による値に基づいてカルボプラチンの投与量を計算すると，カルボプラチンが過量投与となる．したがって，酵素法で血清クレアチニン値を測定している場合はその値に 0.2 を足して，それをヤッフェ法によるクレアチニン値と考えてクレアチニンクリアランス値を求めてカルボプラチンの投与量を計算する．

3. 安全性に関連した患者選択基準

ベバシズマブはこれまで婦人科医が用いてきた抗腫瘍薬剤とは全く副作用のプロファイルが異なる（表 1）ため，「アバスチン適正使用ガイド」（結腸・直腸癌については，http://chugai-pharm.jp/pr/drug/ava/guide/cl/frame.html）を熟読の上，投与することが必要である．さらに卵巣癌における 3 つの第Ⅲ相試験；GOG-0218 試験[1]，ICON 7 試験[2]，OCEANS 試験[3]の結果はいずれも open access journal として公開されており，論文の supplementary material として臨床試験のプロトコールが入手可能である．臨床試験で安全性の観点から除外・中止・延期となっている症例に対しては，実地臨床上でもそのようにするのが安全と思われる．

GOG-0218 試験では 28 日以内に腹部・胃・腸の穿孔があった場合は試験から除外された．その他の除外基準としては，出血している症例・凝固異常など病的状態のために出血の可能性が高い症例，コントロール不良の高血圧（降圧剤服用によっても収縮期圧＞150 mm Hg あるいは拡張期圧＞90 mm Hg），6 カ月以内の心筋梗塞や不安定な虚血の既往，New York Heart Association Class Ⅱ以上のうっ血性心不全，CTCAE Grade 2 以上の末梢血管疾患，臨床的に有意な蛋白尿（蛋白濃度/クレアチ

表1 卵巣癌初回治療時におけるアバスチン®の特徴的な副作用

- ■ 高頻度ながら概ね管理がしやすいもの
  - □ 高血圧　　　　（GOG-0218 試験：32.2%，ICON7 試験：25.6%）
  - □ 蛋白尿　　　　（GOG-0218 試験：8.4%，ICON7 試験：4.4%）
  - □ 非中枢神経系出血（主に鼻出血）
  　　　　　　　　　（GOG-0218 試験：36.7%，ICON7 試験：39.4%）
- ■ 低頻度ながら重大なもの（G3以上）
  - □ 消化管穿孔　　（GOG-0218 試験：1.6%，ICON7 試験：1.3%）
  - □ 動脈血栓塞栓症（GOG-0218 試験：3.0%，ICON7 試験：2.7%）
  - □ 静脈血栓塞栓症（GOG-0218 試験：2.3%，ICON7 試験：4.0%）
  - □ 創傷治癒遅延　（GOG-0218 試験：1.7%，ICON7 試験：1.2%）
  - □ 出血　　　　　（GOG-0218 試験：2.1%，ICON7 試験：1.3%）

ニン濃度 UPCR＞1 以上），6 カ月以内の中枢神経障害の既往例〔脳卒中，一過性脳虚血発作（TIA），コントロール不可能な痙攣など〕，28 日以内に大きな外科手術・開腹生検が行われた，または行われる可能性のある症例，GOG performance Grade 3 または 4 の症例，妊娠中または授乳中の症例，18 歳未満の症例，重篤な非治療創傷・潰瘍・骨折症例である．

他の第Ⅲ相臨床試験でもほぼ同様の除外基準であるが，さらに OCEANS 試験で追加された項目について以下に述べる．OCEANS 試験では消化管閉塞の徴候，高血圧クリーゼ，高血圧性脳症，大動脈瘤や大動脈解離の既往，1 カ月以内の喀血の既往，ベバシズマブへの過敏反応，コア生検や小さな外科処置の 1 週間以内の症例が除外された．静脈血栓症の既往は除外基準にはなっておらず，ワルファリン投与下で PT-INR が治療域（通常 2 から 3）に入っていることが求められた．ホルモン補充療法（HRT）は許容された．脳転移に関しては，治療済みでステロイド投与を要さない状態の場合のみ許容された．また脳の手術や生検後は 3 カ月以上たってからベバシズマブ投与が許容された．

卵巣癌実地臨床上では，癌性腹膜炎や胸膜炎をきたした症例への投与の際には特に注意を要する．すなわち癌性腹膜炎に伴い，腫瘍が腸管を巻き込んで，腸閉塞，消化管出血，感染などをきたしている，あるいはそうなりそうな状態であれば，消化管穿孔や重篤な消化管出血のリスクからベバシズマブは投与しがたい．また，胸水に対してトロッカーを挿入した場合は，外科小手術に該当し，抜去後 1 週間以上経過して創部が充分に治癒してからベバシズマブを投与することになるであろう．

4. 投与の際の注意点，infusion reaction への対応

ベバシズマブによる infusion reaction は稀であり重篤例は少ないが，infusion reaction を防止するため投与時間が規定されている．初回投与時は 90 分かけて点滴し，初回投与の忍容性が良好であれば 2 回目の投与は 60 分間，2 回目もでも忍容性が良好であれば 3 回目以後は 30 分間投与とすることができる．GOG-0218 試験のプロトコールによると infusion reaction が発現した場合には次サイクルは前投薬（H_1ブロッカー，H_2ブロッカーやデキサメタゾンの投与）が行われ，初回投与と同様に 90 分での投与が推奨されている．前投薬により次サイクルで特に問題なかった場合には，その後は前投薬を行いながら 60 分間での投与が行われている．

OCEANS 試験のプロトコールによると，以下，CTCAE version 3 での分類で，アレルギー反応が

Grade 3（遷延・改善後再発・続発症による入院）以上であったり，ARDS を生じたり，気管支攣縮を生じたりすれば試験中止となった．それら以外の infusion reaction の場合，投与を中断し，症状が完全におさまってから，infusion reaction が生じたときの 50％以下の速度で再開し，問題なければ 30 分ごとに 50％ずつ増加させた．

5. 臨床試験における，安全性に関連した治療延期・中止基準

GOG-0218 試験では，CTCAE Grade 3 以上の動脈血栓症，または創部縫合不全，消化管穿孔，可逆性後白質脳症を認めた場合には試験中止となった．そして Grade 3 以上の静脈血栓症を認める場合にはベバシズマブの投与を保留し，治療再開にはワルファリン投与下に INR が適切な範囲（通常 2～3）に入っていることが条件となった．Grade 3-4 の血液凝固異常を認める場合には Grade 1 になるまで治療が延期となった．最大投与量の抗凝固薬の投与を受けている症例においては Grade 3 以上の出血を認めた場合にはベバシズマブの投与を中止した．Grade 3 の高血圧が生じた場合にはベバシズマブは休薬し，降圧剤の投与により収縮期 150 mm Hg 以下かつ拡張期圧 90 mm Hg 以下と血圧がコントロールできれば投与が再開された．Grade 3 の蛋白尿（UPCR>3.5）が生じた場合には Grade 2 以下となるまでベバシズマブの投与は延期された．

OCEANS 試験でも同様であるが，さらに以下のように決められた．Grade 4 の高血圧，Grade 4 の出血（肺出血，脳出血は Grade 2 以上），Grade 4 かつ有症状の静脈血栓症，Grade 4 のうっ血性心不全，Grade 4 の蛋白尿が生じれば試験中止となった．Grade 3 の出血（肺や脳以外）を繰り返す症例は投与中止となった．Grade 3 のうっ血性心不全は Grade 1 以下になるまで延期した．

臨床試験への参加

ベバシズマブ以外の分子標的薬は臨床試験として投与することができる．その一つが，当科で行っている，卵巣癌に対する抗 PD-1 抗体による医師主導治験である．

1. 抗 PD-1 抗体による臨床試験

PD-1 は，活性化した T 細胞，B 細胞および骨髄系細胞に発現し，そのリガンドとの結合により抗原特異的に T 細胞活性を抑制する．PD-1 のリガンドには，免疫副シグナル B7 ファミリーに属する PD-L1（CD274，B7-H1）と PD-L2（CD273，B7-H2）があり，近年多くのがん腫において，腫瘍細胞が PD-L1 を高発現していることが報告されている．2012 年に，非小細胞肺癌，転移性メラノーマ，腎細胞癌の計 296 例を対象とし，抗 PD-1 抗体（ONO-4538/Nivolumab）を用いた第Ⅰ相臨床試験における衝撃的な成績が発表された．奏効率はそれぞれ，最大効果用量で 32％，41％，32％であり，奏効例の 65％において，1 年以上の奏効を認めると報告された[4]．また我々は卵巣癌において PD-L1 発現を調べ，その発現が強陽性であった症例は有意に予後不良であることを見いだした[5]．

そこで当科では，2011 年 9 月より「プラチナ抵抗性再発・進行卵巣癌に対する抗 PD-1 抗体を用いた免疫療法に関する第Ⅱ相試験」を医師主導治験として開始した．本治験はプラチナ抵抗性と判断された再発・進行上皮性卵巣癌（卵管癌，腹膜癌を含む）に対して，抗 PD-1 抗体を 1 コース 8 週間，最大 6 コースとしている．2013 年 8 月現在，新規被験者の登録を受け付けている（UMIN 000005714）．

表2 本邦における卵巣癌に対する分子標的治療の臨床試験

臨床試験 ID	試験名	組織名	公開日
UMIN000009923	治癒不能な進行・再発卵巣癌を対象とした，HB-EGF 特異的抑制剤 BK-UM とゲムシタビン併用療法の第II相臨床試験	大阪大学 未来医療開発部未来医療センター	2013/3/1
JapicCTI-121823	FIGO 分類 III-IV 期の上皮性卵巣癌患者，原発性腹膜癌患者または卵管癌患者を対象としたファーストライン治療における AMG 386 とパクリタキセルおよびカルボプラチン併用による多施設共同ランダム化二重盲検プラセボ対照第3相試験	武田バイオ開発センター株式会社，米国アムジェン社	2012/4/26
JMA-IIA00076	ステージ III-IV 期の卵巣明細胞腺癌を対象としたファーストライン治療としてのテムシロリムス＋カルボプラチン＋パクリタキセルの併用療法に続くテムシロリムスの維持療法による第II相臨床試験	Gynecologic Oncology Group	2012/1/5
UMIN000003860	進行・再発卵巣癌に対する腫瘍および腫瘍新生血管抗原遺伝子由来 HLA-A02 拘束性エピトープペプチドカクテルを用いた腫瘍特異的ワクチン療法（第 I/II 相臨床試験）	東京大学医科学研究所ヒトゲノム解析センター	2010/7/2
UMIN000003862	進行・再発卵巣癌に対する腫瘍抗原および腫瘍新生血管抗原遺伝子由来 HLA-A24 拘束性エピトープペプチドカクテルを用いた腫瘍特異的ワクチン療法（第 I/II 相臨床試験）	岩手医科大学医学部　産婦人科	2010/7/2
UMIN000003696	卵巣明細胞腺癌に対する HLA-A24 および-A2 結合性 Glypican-3（GPC3）由来ペプチドワクチン療法の臨床第II相試験	国立がんセンター東病院臨床開発センター　がん治療開発部 機能再生室	2010/6/10
UMIN000003083	卵巣癌，卵管癌，腹膜癌へのテーラーメイド癌ペプチドワクチン療法の第II相試験	久留米大学医学部免疫・免疫治療学講座	2010/1/25

2. その他の臨床試験

　その他，国立がん研究センターがん対策情報センターの website から，臨床試験の情報が検索できる（http://ganjoho.jp/public/dia_tre/clinical_trial_new/）．2013 年 8 月現在，本邦において，卵巣癌に対する分子標的治療として参加可能な臨床試験は，表 2 の通りである．

■ 分子標的薬の適応外使用

　臨床試験は種類や実施施設が限られており，分子標的薬を「適応外使用」の形で投与せざるを得ない場合がある．我々は，卵巣明細胞腺癌の遺伝子発現プロファイルから，その腎細胞癌との類似性および RAS-MAPK 経路の活性化を見いだし，卵巣明細胞腺癌には腎細胞癌に有効なマルチキナーゼ阻害剤ソラフェニブ（ネクサバール®）が有効である可能性を，ヌードマウスを用いた前臨床試験で示した[6]．その結果に基づき，「京都大学医学部の医の倫理委員会」の承認のもとで，化学療法耐性の再発卵巣明細胞腺癌 2 症例に対してソラフェニブを投与して，その両方において約 6 カ月間の stable disease を得た．1 例目は通常投与量である 800 mg/日で投与を開始したが，2 週間ほどで Grade 2 の手足症候群を認めて 400 mg/日に減量した．日本人では欧米人に比べてソラフェニブの副作用により減量する頻度が約 80％ときわめて高いという報告があり[7]，次の 1 例は最初から 400 mg/日とした．ソラフェニブ投与日の診療は私費診療とし，その日には混合診療にならないよ

う，他の保険診療は一切行わないようにした．手足症候群以外の副作用としては軽度の高血圧を認めた．副作用に対しては皮膚科，循環器内科に相談しつつ，保険診療で対応した．なお，400 mg/日の投与であれば，薬剤代としては約30万円/月の患者負担であった．他に全く治療のなくなった状態から投与を始めて，QOLをあまり損なうことなく自宅で過ごす6カ月間を生み出すことができたことから，本治療は有用であったと考えている．本結果については現在論文投稿中である．

このような，分子標的薬の「適応外使用」は，本格的な臨床試験に移行する前のステップとなりうる．薬剤の種類にもよるが，費用面が何とかなればさほど大きな障害はなく，どの施設でも可能であると思われる．卵巣明細胞腺癌に対するソラフェニブ投与についても，各施設で試みて，是非その結果を学会や論文で報告していただきたい．その積み重ねが将来の大規模な臨床試験につながると期待している．

今後の展望

最近，ベバシズマブ以外に卵巣癌における第Ⅲ相臨床試験でPFSの延長を認めた分子標的薬剤としては，AMG-386（Trebananib）[8]および，VEGFR/PEGFR/c-kitを阻害するmulti kinase inhibitorのpazopanib（ASCO 2013）があげられる．それらの薬剤はベバシズマブと同様，血管新生阻害作用をもつ．

その他，卵巣癌で有望視されている分子標的薬剤としてはolaparibがあげられる．olaparibはpoly (adenosine diphosphate [ADP]-ribose) polymerase (PARP) 阻害剤であり，第Ⅱ相試験において，BRCA変異のある症例において抗腫瘍効果を示した[9]．今後，第Ⅲ相臨床試験が予定されている．

◆文献

1) Burger RA, Brady MF, Bookman MA, et al. Incorporation of bevacizumab in the primary treatment of ovarian cancer. N Engl J Med. 2011; 365: 2473-83.
2) Perren TJ, Swart AM, Pfisterer J, et al. A phase 3 trial of bevacizumab in ovarian cancer. N Engl J Med. 2011; 365: 2484-96.
3) Aghajanian C, Blank SV, Goff BA, et al. OCEANS: a randomized, double-blind, placebo-controlled phase Ⅲ trial of chemotherapy with or without bevacizumab in patients with platinum-sensitive recurrent epithelial ovarian, primary peritoneal, or fallopian tube cancer. J Clin Oncol. 2012; 30: 2039-45.
4) Topalian SL, Hodi FS, Brahmer JR, et al. Safety, activity, and immune correlates of anti-PD-1 antibody in cancer. N Engl J Med. 2012; 366: 2443-54.
5) Hamanishi J, Mandai M, Iwasaki M, et al. Programmed cell death 1 ligand 1 and tumor-infiltrating CD8$^+$T lymphocytes are prognostic factors of human ovarian cancer. Proc Natl Acad Sci U S A. 2007; 104: 3360-5.
6) Matsumura N, Mandai M, Okamoto T, et al. Sorafenib efficacy in ovarian clear cell carcinoma revealed by transcriptome profiling. Cancer Sci. 2010; 101: 2658-63.
7) Tanigawa G, Kawashima A, Yamaguchi S, et al. Clinical outcome and prognostic factors of sorafenib in Japanese patients with advanced renal cell carcinoma in general clinical practice. Jpn J Clin Oncol. 2011; 41: 1265-70.
8) Trebananib Boosts PFS in Ovarian Cancer. Cancer Discov. 2013; 3: 831.
9) Ledermann J, Harter P, Gourley C, et al. Olaparib maintenance therapy in platinum-sensitive relapsed ovarian cancer. N Engl J Med. 2012; 366: 1382-92.

〈松村謙臣　濱西潤三　小西郁生〉

Question 20　F. 治療各論: 放射線療法

子宮頸癌の骨転移に対する放射線治療について教えてください

Answer

　子宮頸癌だけを対象にした骨転移の報告は少ないため，主に悪性腫瘍全般の骨転移に対する放射線治療について記載する．

■ 骨転移の一般的事項

　子宮頸癌の骨転移の頻度は16％程度とされ，その大部分は腰椎，胸椎，肋骨に出現する[1]．骨転移のおもな症状は疼痛であるが，脊椎転移では脊髄や馬尾神経を圧迫することがあり，その結果，しびれ，四肢麻痺，膀胱直腸障害を発症することがある．骨転移を有する症例は根治不能であり，一般に長期予後は期待できない．しかし適切な緩和治療により患者の症状緩和やQOLの改善が可能である．

　骨転移に対するスクリーニングに最も適した検査は，Tc-99mによる骨シンチグラフィである．ただし特異度は低いため，他の画像検査によって確認する必要がある．MRIは骨転移に対して最も感度が高い．脊髄や神経根の圧迫を診断する上でも有用である[2]．CTは骨皮質の破壊を確認するのに有用だが，MRIよりも感度は劣る．生検やFDG-PETをルーチンで行う必要はないが，他の検査で診断できない場合には検討される．

　骨転移による疼痛の機序は，腫瘍の直接的な浸潤や圧迫などの神経への影響のほか，腫瘍から産生されるサイトカインの関与が重要と考えられている．また，腫瘍による骨芽細胞と破骨細胞の骨産生/吸収バランスが不安定になり，骨構造の劣化に伴い骨折による疼痛を引き起こすことがある．

■ 骨転移に対する治療

　骨転移に対する治療には，鎮痛剤のほか，外部放射線治療（外部照射），手術，放射性同位元素（Sr-89），ビスホスホネート製剤などがある．これらの中心と位置づけられるのが外部照射である．

　骨転移に対する外部照射の治療適応は，疼痛緩和，脊髄圧迫症状の予防/治療である．

1. 外部照射

1）治療スケジュール

　標準的な線量と回数は3 Gy×10回（2週間）だが，その他に8 Gy×1回（1日），4 Gy×5回（1週間），2 Gy×20回（4週間）など，さまざまな方法がある．病変部位，症状，患者の全身状態，推定予後を検討し，外部照射の方法が選択される．単回照射（8 Gy×1回）と複数回照射を比較したメタアナリシスでは，生存率や疼痛完全寛解率，病理学的骨折発生率，および急性期有害事象において両者に有意差を認めなかったが，単回照射では再治療・再照射を必要とする頻度が有意に高かっ

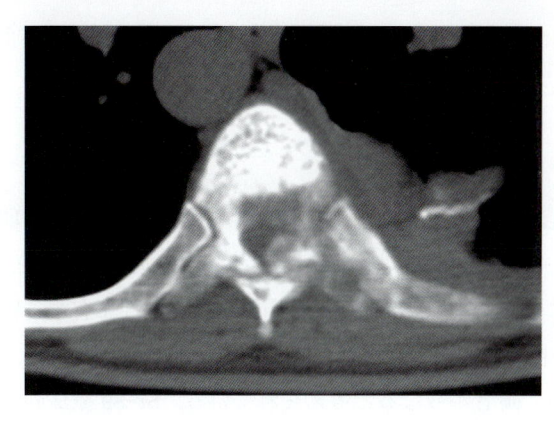

図1 脊椎転移に伴う脊髄圧迫
脊椎転移の増大により、脊柱管は著明に狭窄し、脊髄の圧迫が示唆される。

た[3].

2) 疼痛緩和効果

治療開始後から1カ月以内に，50〜80％の患者で疼痛の改善を，約30％の患者で疼痛の完全消失を認める[4]．ただし効果が現れるまでに2〜3週間か，それ以上かかることもある．その間はNSAIDsや医療用麻薬など鎮痛剤の併用による疼痛管理が必要である．

外部照射による疼痛緩和の機序は未だ不明な点が多い．疼痛緩和は腫瘍の縮小よりも早期に起こることが少なくない．この時間的なギャップは，疼痛の原因の一つであるサイトカイン産生が抑制されるためと考えられている．

3) 脊髄圧迫の治療

脊椎転移では椎体骨外への腫瘍増大に伴い，脊柱管内の脊髄や馬尾神経を圧迫することがあり，その結果，しびれ，四肢麻痺，膀胱直腸障害などを発症しうる．脊髄圧迫症状は患者のQOLを著しく低下させるため，症状出現後は24〜48時間以内に治療を開始する必要がある．麻痺が完成した後に治療を開始しても，症状が改善しない可能性が高い．

脊椎転移に伴う脊髄圧迫に対する代表的な治療法が，手術と外部照射である．急性期の限局病変で予後が3カ月以上期待できる場合に，症状改善の可能性がもっとも高い治療法が，手術による脊髄圧迫解除と，その後の外部照射の併用である[4]．このため整形外科医と放射線腫瘍医を交えて治療方針を検討する必要がある．手術非適応症例や複数領域の脊髄圧迫症例には，外部照射が第一選択となる．線量と回数は前述の通りである．

ステロイドの併用は，禁忌でない場合に限り神経症状・疼痛の改善，放射線治療に伴う一時的な浮腫予防に有用である．治療開始前に10〜20 mgのデキサメサゾンを投与し，4〜6 mgで維持し，徐々に漸減する[4]．

4) 副作用

外部照射の副作用は急性期と晩期に分類される．急性期の副作用は，全身症状として倦怠感や吐き気を，局所症状として照射範囲に応じた症状（皮膚の乾燥感，骨髄抑制，食道炎，下痢など）を発症することがある．一般に骨転移の外部照射で用いる総線量は低く，急性期の副作用は軽度であることが多い．放射線治療終了後，急性期の副作用は自然に軽快する．晩期の副作用は，骨転移患者の予後が短いことが多くあまり問題にならないが，長期生存の可能性が考えられる場合には考慮

すべきである．放射線治療後の晩期副作用の一つに病的骨折を生じることがあり，骨転移と類似する画像所見を呈することがあるので注意を要する[5]．

2. Sr-89（一般名：塩化ストロンチウム）療法

1) Sr-89療法とは

Sr-89は，有痛性骨転移に対する疼痛緩和を目的に使用される放射性医薬品である．Sr-89の物理的性質は，半減期50.5日のβ線（最大エネルギー：1.49 MeV）放出核種で，組織中の飛程は平均2.4 mm（最大8 mm）である．Sr-89は静脈内投与により，骨転移部位とその周囲の造骨活性を有する領域に集積し，局所的に照射される．疼痛緩和の機序は，腫瘍細胞へのβ線照射による直接効果と，造骨細胞からの産生物質亢進による間接効果の，両者からなると考えられている．Sr-89療法の大きな利点は，1回の静脈内投与で全身の骨転移への治療が可能なことである[6]．

Sr-89療法の適応は以下の①～③を満たす場合である．

①骨シンチグラフィの集積に一致する疼痛
②鎮痛剤投与後や外部照射後の疼痛コントロール不良例
③予後3カ月以上（少なくとも1カ月以上）

逆に，Sr-89療法の非適応，すなわち効果が期待できないため使用すべきでない病態は，骨折，脊髄/神経根圧迫，骨外腫瘍病変などによる疼痛である．

2) Sr-89の効果

疼痛緩和効果は，投与後1～2週間で出現することが多い．奏効率は平均76％である[6]．また疼痛再燃に対して，Sr-89は再投与が可能である．骨転移が全身に広がった末期患者に対しては，効果は低減しやすく，さらに骨髄抑制が生じやすいため，慎重に適応を検討すべきである．

3) Sr-89療法の主な副作用

Sr-89療法の代表的な副作用は，投与後3日以内の一時的な疼痛増強（5～15％）と骨髄抑制である．一時的な疼痛増強は通常2～5日間で消失する．骨髄抑制に対しては，治療開始前と治療後の定期的な採血によって血球数を確認する．特に多数の骨転移を有する患者や化学療法を行う患者では骨髄抑制が生じやすく，慎重な経過観察が必要である．

3. 高精度放射線治療

高精度放射線治療とは，強度変調放射線治療（IMRT: intensity modulated radiotherapy），定位照射（SBRT: stereotactic body radiotherapy），粒子線治療など，近年普及してきた新しい外部照射法である．これらの共通点は，標的体積の形状に合わせた線量投与と，周囲正常臓器の線量低減が可能なことである．

骨転移に対して一般に高精度放射線治療が適応となるのは，通常の外部照射後に生じた照射野内の疼痛など，症状再燃の場合である．高精度放射線治療により，症状の原因となる部位に限局した線量投与が可能となる．しかし周囲正常臓器の耐用線量を超えることが予想される場合には，合併症の頻度が増加する可能性があり，臨床試験での施行が推奨されている．

■まとめ

骨転移に対する外部照射とSr-89療法について概述した．骨転移による疼痛や脊髄圧迫症状の緩

和において，放射線治療は重要な位置を占めている．緩和ケアチーム内での放射線腫瘍医の役割は大きい．

◆文献

1) Fagundes H, Perez CA, Grigsby PW, et al. Distant metastases after irradiation alone in carcinoma of the uterine cervix. Int J Radiat Oncol Biol Phys. 1992; 24: 197-204.
2) Edward C. In：Halperin Perez & Brady's Principles and Practice of Radiation Oncology. 6th ed. Lippincott Williams & Wilkins; 2013. p. 1779-80.
3) Chow E, Harris K, Fan G, et al. Palliative radiotherapy trials for bone metastases: a systematic review. J Clin Oncol. 2007; 25: 1423-36.
4) 日本放射線腫瘍学会. In：放射線治療計画ガイドライン. 2012年度版. 東京：金原出版; 2012. p. 280-4, 286-8.
5) Tokumaru S, Toita T, Oguchi M, et al. Insufficiency fractures after pelvic radiation therapy for uterine cervical cancer: an analysis of subjects in a prospective multi-institutional trial, and cooperative study of the Japan Radiation Oncology Group (JAROG) and Japanese Radiation Oncology Study Group (JROSG). Int J Radiat Oncol Biol Phys. 2012; 84: 195-200.
6) メタストロン®注［塩化ストロンチウム（^{89}Sr）］による骨転移の疼痛緩和治療（ポケットマニュアル）. 日本化薬株式会社; 2013. p. 4, 14.

〈粕谷吾朗　戸板孝文　村山貞之〉

Question 21 G. 治療各論: 合併症と対症療法の実際
術後DVT合併症例で術後消失した場合でもワルファリンは必要ですか？

Answer

●推奨
抗凝固療法は少なくとも3カ月から6カ月の継続が必要である．

●解説
　2004年4月に日本循環器学会が中心となり肺血栓塞栓症および深部静脈血栓症の診断，治療，予防に関するガイドラインは完成した[1]．策定当初，本邦における深部静脈血栓症の予防に関するエビデンスは乏しく，American College of Chest PhysiciansのConsensus StatementやInternational Union of Angiologyが中心となったInternational Consensus Statementなどの欧米の予防ガイドラインを参考にして，日本人に妥当と考えられた予防法が提言されている[2]．その後，2009年に改訂されたが今日の診断や治療法にも進歩がみられるなか，内容は時代に沿うものとして参照されるものと思われる．本ガイドラインの作成には多領域の専門家が参加されている．その中には産婦人科専門医も含まれており婦人科領域の症例においても十分に活用されるものである．
　ガイドラインによれば，患者の静脈血栓症のリスクファクターが可逆性，特発性，永続性のいずれであるかを考慮してワルファリンの投与期間を設定することが重要とある．本項のQAは婦人科癌の症例が対象であり，担癌であること自体がリスクファクターと考えられる．血栓形成に関するリスクファクターを検討する際にはVirchowの3徴を考慮しなければならない．すなわち血管内皮傷害（手術操作による血管損傷，各種カテーテル留置），血流の停滞（手術時の同一体位や術後の長期臥床，肥満），血液凝固能の亢進（手術時または術後，悪性疾患によるサイトカイン分泌，脱水）の3徴のことである．術前から認められる血栓に対しては，出血のリスクが高い場合は一時的フィルターを留置し，抗凝固療法を行わず手術に臨むことがある．しかし，一般的には抗凝固療法が行われる．術前に認められた血栓が，術後消失していることや抗凝固療法により血栓が消失することがある．こうした場合，今日汎用されている術後の予防的抗凝固療法である皮下注射製剤を予防量で数日間にわたり投与される方法で十分と考えてしまい，退院後は当然未治療で，経過観察のみでよいと判断してはいけないのである．どのように考えるべきかといえば，術後においても抗凝固療法を継続し，がん患者であることや術後であること自体が血栓形成のハイリスクであることを認識しなければならないのである．当然，症例ごとに年齢，合併症，転移の有無，腫瘍残存の有無など術後の状態は様々であることを考慮し対応しなければならないのである．Kearonらは，ワルファリンの長期内服に関する有効性について，INR（international normalized ratio）を指標とした治療強度の違いに着目し報告している．本研究の対象は特発性静脈血栓塞栓症の症例で，ワルファリンを3

図1 ワルファリン内服期間

図2 Virchowの3徴

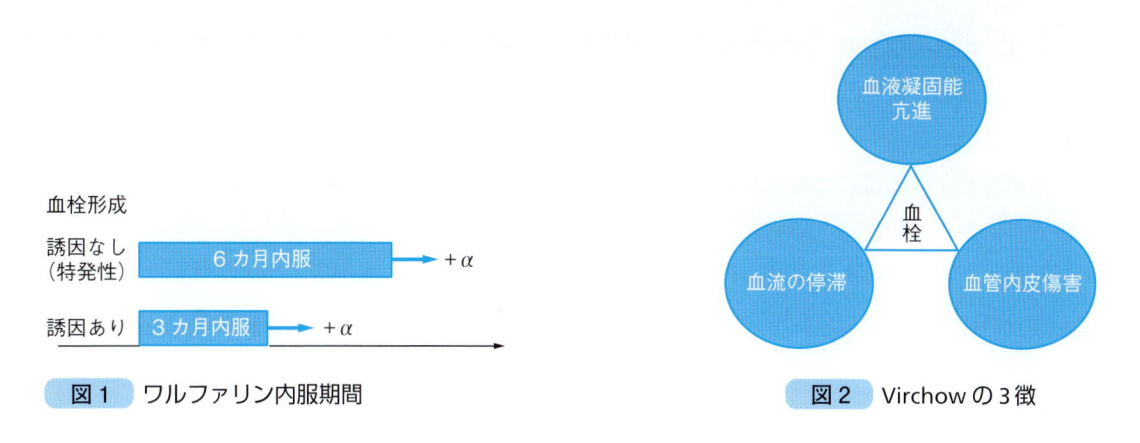

カ月間内服したのち，一方の群は更に24カ月間内服期間を継続し，他群はプラセボを24カ月内服して，再発率や出血のリスクに関して比較検討している．結果は治療を継続した群でプラセボ群より再発率を有意に下げたうえに，副作用としての出血リスクに関して有意差はなかったと報告している[3]．また，Kearonらは特発性静脈血栓塞栓症の症例にワルファリンを3カ月間内服後，ワルファリンを通常の治療強度（INR 2.0-3.0）を維持して内服を継続する群と，通常より治療強度を下げた（INR 1.5-1.9）群で再発率と出血のリスクについて比較している．通常の治療強度で投与された群と比較して治療強度を下げた群では再発率は約3倍（ハザード比2.8）と高かったうえに，出血リスクに関しては2群間に有意差は認められず，治療強度を下げてワルファリンを内服する効果はなかったと報告している[4]．これらの報告により，血栓症を発症した症例に対する抗凝固療法は治療強度を下げずに内服することが推奨されると考えられる．

ワルファリンの内服期間の目安としては，リスク因子により規定される．Kearonらは，静脈血栓症発症の発生誘因を3つに区別し，各々の再発率が異なることを報告している[2]．発生誘因には，血栓症のリスクファクターが明らかで可逆的なもの，誘因が明らかではないもの，そして活動性の癌が存在するか否かの3区分がある．これらはワルファリン内服治療後の再発に最も影響すると考えられる重要な分類である．静脈血栓症を生じる可逆的なリスクファクターを有する場合は3カ月間のワルファリン（ワーファリン®）投与を行う．発症誘因が可逆的で明らかな場合でも特に誘因が手術である場合は，それ以外（エストロゲン剤内服，妊娠，下肢創傷など）の可逆的誘因にくらべると再発率は低い傾向にある．なお，リスクファクターが明らかでない特発性深部静脈血栓症の初発症例には，少なくとも3カ月間のワルファリン内服治療を行い，その後の治療は出血などのリスクと，血栓症再発予防のベネフィットを勘案して決定する．症候性下腿限局型深部静脈血栓症では，血栓の中枢側進展の予防のため3カ月間治療することが勧められている．

本邦では，中村らが急性肺血栓塞栓症のリスク因子について報告している．その上位リスク項目は，65歳以上，手術後，肥満（BMI＞25.3），深部静脈血栓症，長期臥床，悪性腫瘍の6項目である．術後に血栓が消失しているとしても，中村らが提唱している急性肺塞栓症の原因の多くを含んでいることに留意しなければならない．よって，担癌患者では静脈血栓症の再発をきたした症例と同様に抗凝固療法の継続期間は，より長期にわたることを考慮しなければならないため，推奨されている3カ月間は目安にはなるが十分であるとは断言できないのである．リスクファクターの強度に関

しては，軽度，中等度，高度の3つに分類される．軽度は肥満，エストロゲン治療，下肢静脈瘤．中等度は高齢，長期臥床，悪性疾患，癌化学療法，重症感染症．高度は，静脈血栓症の既往，下肢麻痺などである．

治療を終了する際には臨床症状やリスクの再確認が必要である．検査であればD-ダイマー値を参考にするとよい．

しかし，これらはあくまでも目安であり，再発予防の点から，症例毎にリスクファクターを検討しなければならない．そして，治療の強度を適切に保ち治療を継続することが肝要である．

◆文献
1) 安藤太三. 肺血栓塞栓症および深部静脈血栓症の診断，治療，予防に関するガイドライン（2009年改訂版）.
2) Kearon C, Akl EA, Comerota AJ, et al. Antithrombotic therapy for venous thromboembolic disease. American college of chest physicians evidence-based clinical practice guidelines (9th edition). Chest. 2012; 141: e419S-96S.
3) Kearon C, Gent M, Hirsh J, et al. A comparison of three months of anticoagulation with extended anticoagulation for a first episode of idiopathic venous thromboembolism. N Engl J Med. 1999; 340: 901-7.
4) Kearon C, Ginsberg JS, Kovacs MJ, et al. Comparison of low-intensity warfarin therapy with conventional-intensity warfarin therapy for long-term prevention of recurrent venous thromboembolism. N Engl J Med. 2003; 349: 631-9.

〈尾松公平　竹島信宏〉

Question 22　G. 治療各論: 合併症と対象療法の実際
術後 HRT の再発の危険はありますか？

Answer

　卵巣機能消失に伴う更年期障害，脂質異常症，骨粗鬆症といった退行期疾患に対してホルモン補充療法（HRT）が有効であり，それらの症状はコントロール可能であるが，その一方でエストロゲン依存性腫瘍の存在も忘れてはいけない．古くからエストロゲン依存性腫瘍として知られる乳がんや子宮内膜がんと違い，卵巣がんと HRT の関連を調査した研究は少なく，卵巣がんに対する HRT の安全性についてはいまだ controversial といえる．

　卵巣がんにおいて「術後 HRT の再発の危険性はありますか？」という質問に対する答えとして，まず HRT と卵巣がん発症リスクについての最近の知見をまとめた．そしてその後に，術後 HRT に関する文献報告を提示したうえで，現段階での一般的な見解を述べる．

■ HRT と卵巣がん発症リスク

　米国で行われた大規模疫学研究である Women's Health Initiative（WHI）研究は，閉経後女性を対象として，生活習慣とがん，心血管系疾患・骨粗鬆症発生との関連を検討することや，HRT のリスクとベネフィットを明らかにすることを目的に行われた初の前向き介入試験であった．結合型エストロゲン（conjugated equine estrogen: CEE）と酢酸メドロキシプロゲステロン（medroxyprogesterone acetate: MPA）の合剤（estrogen-progesterone therapy: EPT）の連続投与による試験では，リスクがベネフィットを上回る中間報告を受け，当初 8.5 年の研究期間を予定していたが 5.2 年で中止とされた．選択バイアスによるやや偏ったデータであるとの指摘はあるものの，HRT と発がんリスクを知るうえで最も信頼のできる研究といえる．本研究では，EPT により卵巣がん発症リスクは上昇（HR 1.58; 95% CI 0.77-3.24）し，服用期間が長いほど発症率は増加するが，いずれも有意ではない，と報告している[1]．

　一方，英国では大規模な前向き疫学研究である Million Women Study（MWS）が行われ，HRT と卵巣がんについての結果は 2007 年に Lancet にて報告された[2]．MWS では，HRT 使用中の閉経後女性では，使用したことのない女性と比較し，有意に卵巣がん発症リスク（RR 1.20; 95% CI 1.09-1.32, p=0.0002），死亡リスク（RR 1.23; 95% CI 1.09-1.38, p=0.0006）が高率であったと報告している．また HRT の使用期間と卵巣がん発症リスクは有意な正の相関を示すが，progesterone の有無・投与方法や estrogen の種類，投与方法に影響されない，としている．

　Pearce らは上記した 2 つの試験を含む，HRT と卵巣がんリスクに関する 14 の文献を review した meta-analysis を 2009 年に報告した．そこでは RR 1.10（95% CI 1.04-1.16）と少ないながらもリスク上昇を認めている[3]．

以上の報告などから，近年ではHRTにより卵巣がんの発症リスクは上昇する，と認識される傾向にある．

卵巣がん術後のHRTと再発リスク

妊孕能温存希望のない卵巣がん症例に対しては両側付属器は原則的に摘出が必要である．しかし，閉経前の若年者の場合，術後に更年期症状が突然発症することによりQOLが著しく低下する症例をしばしば経験する．その際，症状改善のためにHRTが有用であることは多くの研究で証明されているが，その一方でHRTが再発あるいは死亡にどのような影響を与えるかは議論されることは少ない．Vavilisらはギリシャにおける卵巣がん術後のHRTの使用状況を，900名に及ぶ婦人科医への質問票にて調査した．その結果，52％の婦人科医が術後にHRTの処方をためらっており，その理由の83％が再発のリスクが気になる，と答えている[4]．

卵巣がん術後のHRTと再発リスクについては今までに6つの文献が検索される[5-10]（表1）．Eelesらによるretrospective case-control studyがこの問題について一番最初に行われた研究である．著者らは全生存，無病生存ともに両群で差はなく，HRTによる予後への悪影響は認めない，と結論づけている[5]．

1999年にGuidozzi and DaponteによるRCTが報告された．59歳未満の上皮性卵巣がん患者130例を対象に，術後にERT服用群（ERT群）とERT非服用群（non-ERT群）に割り付け，再発や生存に与える影響の差を比較・検討されている．結果は，ERT群における再発率は54％，non-ERT群における再発率は62％であり，また無病期間や全生存について両群で同様の結果であった[6]．

表1 卵巣がん術後におけるHRTの服用と予後に関する文献

Author	Study design	Recurrence; HRT vs. controls (no. of patients)	Study conclusions
Eeles et al. (1991)[5]	Retrospective case-control	—	HRT is unlikely to have a detrimental effect on prognosis of patients with ovarian cancer
Guidozzi and Daponte. (1999)[6]	Randomized cotrol trial	32 vs. 41	Postoperative oestrogen replacement did not have a negative influence on the disease free interval and overall survival of ovarian carcinomas survivors
Bebar et al. (2000)[8]	Retrospective cohort study	3	HRT does not seem to have noteworthy effect on progression of epithelial ovarian cancer
Ursic-Viscaj et al. (2001)[9]	Retrospective case-control	5 vs. 15	HRT does not have pronounced effect on survival
Mascarenhas et al. (2006)[7]	Prospective cohort study	—	Women using HRT after diagnosis had a better survival than women with no use
Wen Y. et al. (2013)[10]	Retrospective case-control	—	Post operative HRT does not have a negative effect on the prognossion-free survival of epithelial ovarian cancer patients

Mascarenhas らは 640 例の上皮性卵巣がん患者を対象に大規模な前方視的コホート研究を行った．卵巣がん治療後に HRT を行った症例は，行わなかった症例と比較し死亡のリスクが有意に低下する（HR 0.57；CI 0.42-0.78），と報告した[7]．すなわち，治療後の HRT は survival benefit に寄与する可能性ある，と結論づけている．

その他 3 つの文献も後方視的研究ではあるが，卵巣がん術後の HRT について再発・死亡への悪影響は否定的と報告している[8-10]．

HRT による腫瘍増殖への影響などについて生物学的なメカニズムは明らかではないが，現在報告されている情報に基づいて判断すると，卵巣がんは必ずしもエストロゲン依存性腫瘍ではなく，卵巣がん術後症例に対する HRT の使用は安全であると考える．

おわりに

卵巣がんの化学療法における大規模な RCT の結果を比較してみると，その MST は徐々に延長しているといえる．一概にそれぞれの試験を比較することはできないが，最近の傾向として卵巣がん治療後の生存期間は延長していると判断してよいかもしれない．その観点から考慮すると，卵巣がん術後患者における QOL の維持は重要な問題であり，卵巣欠落症状や更年期障害が強い患者に対する治療法は適切に行われるべきである．本邦においても HRT の見直しと普及が進んでおり，今後，卵巣がんのみならず婦人科がん治療後における HRT の有効性と安全性についてのさらなる検討がなされるであろうと期待している．

◆文献

1) Anderson GL, Judd HL, Kaunitz AM, et al. Effects of estrogen plus progestin on gynecologic cancers and associated diagnostic procedures: the Women's Health Initiative randomized trial. JAMA. 2003; 290: 1739-48.
2) Beral V; Million Women Study Collaborators, Bull D, et al. Ovarian cancer and hormone replacement therapy in the Million Women Study. Lancet. 2007; 369: 1703-10.
3) Pearce CL, Chung K, Pike MC, et al. Increased ovarian cancer risk associated with menopausal estrogen therapy is reduced by adding a progestin. Cancer. 2009; 115: 531-9.
4) Vavilis D, Chatzigeorgiou K, Goulis D, et al. Hormonal replacement therapy in ovarian cancer survivors: a survey among Greek gynecologists. Eur J Gynaecol Oncol. 2011; 32: 538-41.
5) Eeles RA, Tan S, Wiltshaw E, et al. Hormone replacement therapy and survival after surgery for ovarian cancer. BMJ. 1991; 302: 259-62.
6) Guidozzi, Daponte A. Estrogen replacement therapy for ovarian carcinoma survivors: A randomized controlled trial. Cancer. 1999; 86: 1013-8.
7) Mascarenhas C, Lambe M, Bellocco R, et al. Use of hormone replacement therapy before and after ovarian cancer diagnosis and ovarian survival. Int J Cancer. 2006; 119: 2907-15.
8) Bebar S, Ursic-Vrscaj M. Hormone replacement therapy after epithelial ovarian cancer treatment. Eur J Gynaecol Oncol. 2000; 21: 192-6.
9) Ursic-Vrscaj M, Bebar S, Zakelj MP. Hormone replacement therapy after invasive ovarian serous cystadenocarcinoma treatment: the effect on survival. Menopause. 2001; 8: 70-5.
10) Wen Y, Huang H, Huang H, et al. The safety of postoperative hormone replacement therapy in epithelial ovarian cancer patients in China. Climacteric. 2013; in press.

〈武隈宗孝〉

IV

その他

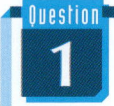

Question 1　A. 外陰癌・腟癌

外陰癌の切除範囲（術式）とそれを決定する術前検査について教えてください

Answer

　外陰癌は婦人科悪性腫瘍の約2.5～5%を占める比較的まれな癌であり[1-3]，多くは閉経後に発症する．組織型別にみると扁平上皮癌が約90%を占めるが，悪性黒色腫，肉腫，基底細胞癌，バルトリン腺癌などもみられる（表1）[2]．外陰癌，特に早期癌では，治療の基本は手術であり，外陰癌の進行期も摘出標本の病理組織学的検査の結果により決定される手術進行期分類が採用されている（表2）[4]．しかし，術式決定においては，患者の年齢，日常生活の活動性，性機能温存の必要性などさまざまな要因を考慮に入れる必要があり，原発巣の

表1 外陰癌の組織型別頻度
（文献2より改変）

組織型	%
扁平上皮癌	86.2
悪性黒色腫	4.8
肉腫	2.2
基底細胞癌	1.4
バルトリン腺癌	
扁平上皮癌	0.4
腺癌	0.6
腺癌	0.6
未分化癌	3.9

表2 外陰癌の進行期分類（FIGO2008）

(0期は削除された)		
Ⅰ期		外陰に限局した腫瘍
	ⅠA期	外陰または会陰に限局した最大径2cm以下の腫瘍で，間質浸潤の深さが1mm以下のもの．リンパ節転移はない
	ⅠB期	外陰または会陰に限局した最大径2cmを超えるかまたは間質浸潤の深さが1mmを超えるもの．外陰，会陰部に限局しておりリンパ節転移はない
Ⅱ期		隣接した会陰部組織（尿道下部1/3，腟下部1/3，肛門への浸潤のあるもの．リンパ節転移はない
Ⅲ期		隣接した会陰部組織への浸潤はないか尿道下部1/3，腟下部1/3，肛門まであるもので，鼠径リンパ節，代替リンパ節に転移のあるもの
	ⅢA期	（ⅰ）5mm以上のサイズのリンパ節転移が1個あるもの，または
		（ⅱ）5mm未満のサイズのリンパ節が1～2個あるもの
	ⅢB期	（ⅰ）5mm以上のサイズのリンパ節転移が2個以上あるもの，または
		（ⅱ）5mm未満のサイズのリンパ節が3個以上あるもの
	ⅢC期	被膜外浸潤を有するリンパ節転移
Ⅳ期		腫瘍が会陰部組織（尿道上部2/3，腟上部2/3）まで浸潤するか，遠隔転移のあるもの
	ⅣA期	腫瘍が次のいずれかに浸潤するもの
		（ⅰ）上部尿道および/または腟粘膜，膀胱粘膜，直腸粘膜，骨盤骨固着浸潤のあるもの
		（ⅱ）固着あるいは潰瘍を伴う鼠径・大腿リンパ節
	ⅣB期	遠隔臓器に転移のあるもの（骨盤リンパ節を含む）

※浸潤の深さは隣接した最も表層に近い真皮乳頭の上皮間質接合部から浸潤先端までの距離とする

摘出方法，リンパ節の郭清範囲など個別化される傾向にある．そのため，術前評価をもとに手術範囲・術式が決定される場合が多く，慎重な術前評価が必要となる．本稿では代表的な組織型である扁平上皮癌について，適切な術前検査と手術術式について解説を行う．

外陰癌を疑った時に行う検査は？

外陰癌では特有の初期症状を示さないことや，外陰疾患に対する羞恥心により受診が遅れることがあるため，診断確定と治療開始の遅延が問題となる．外陰癌患者の多くは腫瘤感，瘙痒感，性交時痛，ひりひり感，灼熱感などを主訴に受診する．また，外陰癌の発生部位としては最も多いのは陰唇部（80％）であり，陰核部（10％），会陰部（10％）が続く[1,3]．前述の症状や好発部位を念頭におき，腫瘍性病変を疑った場合や症状が持続する患者に対しては，擦過細胞診のみ行うのではなく積極的に皮膚生検を考慮すべきである．皮膚生検は，デルマパンチ®やメスなどを用いて局所麻酔下に外来で施行可能であるが，しばしば多巣性の病変を有することから，皮膚生検に先立ち視診やコルポスコピーでの広い範囲の観察を行うことが必要である．バルトリン腺嚢胞と考えられても，再発を繰り返したり充実部分を触知する症例や，疣状癌との鑑別が必要な尖圭コンジローマ症例も組織学的検査が必要である．肉眼的に悪性黒色腫を疑う場合は，生検に引き続いてすみやかな根治手術が可能であれば，生検は禁忌とされていない．この場合，腫瘍部分を含んだ広めの切除を行う[5]．

術式を決定するためにはどのような検査が必要か？

外陰癌かどうかの決定は生検標本の病理組織学的検査によるが，生検を行う前には視診・内診・直腸診を行い，原発腫瘍の大きさ，周囲への浸潤の有無を評価する．膀胱や尿道，直腸への浸潤が疑われる場合には，内視鏡および内視鏡下生検を行い隣接臓器への浸潤の有無を確認する必要がある．視診あるいは触診にて病変の範囲が特定しづらい症例に対しては，病巣から離れた部位を数カ所生検し切除範囲を決定する場合もある．

外陰癌においてはリンパ節転移の有無が予後に大きく関わることが知られており[1,3]，触診にて所属リンパ節（大腿リンパ節，鼠径リンパ節）の腫大の有無，可動性をみることも重要である．手術療法を行わない症例に対しては，穿刺細胞診，生検を行い転移の有無を確認する場合もあるが，手術療法を行う症例では腫瘍摘出時にリンパ節生検または郭清を行い転移の有無を評価する．遠隔転移の評価としてはCT，MRI，胸部単純X線撮影などの画像診断を用いる．

適切な切除範囲は？

従来，腫瘍部分を含んだ広汎外陰切除術と鼠径リンパ節郭清を行い，en blockで摘出する術式が行われてきた．しかし，創部治癒の悪さやリンパ浮腫などの合併症が多いこと，身体イメージや性機能に与える影響などから，図1に示すtriple insisionによる外陰切除と鼠径リンパ節郭清（生検）が術前評価に合わせて選択されることが多くなっている．

腫瘍径が2cm未満で間質浸潤が浅い症例では鼠径リンパ節転移の頻度は非常に低いため，画像検査および触診で転移を疑う所見がなければ鼠径リンパ節の郭清は省略してよいと考えられている．原発巣の切除は，最低1cm以上病変部から離れて切除するradical local excision（根治的外陰部

分切除術）が行われる．病変部と切除端までの距離（マージン）が 0.8 cm 以下の場合，50％で局所再発がみられるとする報告もあり[6]，陰核や尿道近くに腫瘍が存在し機能温存のために十分なマージンをとらずに腫瘍摘出した症例では，術後慎重な経過観察が必要である．

腫瘍径が 2 cm 未満でも間質浸潤が深い症例では，根治的外陰部分切除に加え，病変側の鼠径リンパ節郭清を基本としている．病変が正中から 1 cm 以内の場合や郭清した患側のリンパ節に転移を認める場合は，両側の鼠径リンパ節郭清を行う．

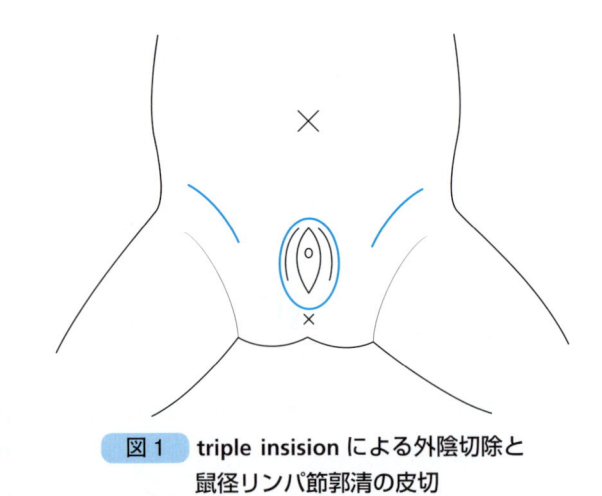

図1 triple insision による外陰切除と鼠径リンパ節郭清の皮切

最大腫瘍径が 2 cm を超えるが会陰部に限局している症例では，単純外陰切除と広汎外陰切除での再発率は同等であるため単純外陰切除術での治療が可能であるとする報告もある[7]が，現在本邦では広汎外陰切除術と両側鼠径リンパ節郭清が広く行われている．リンパ節郭清の詳細は他稿に譲るが，腫瘍径 4 cm 未満で術前に明らかなリンパ節転移がみられない症例の場合は術中にセンチネルリンパ節生検を行い，系統的リンパ節郭清を省略できる可能性が示唆されている[8]．他臓器へ浸潤している進行例に対しては病変の完全切除が可能と考えられる場合には広汎外陰切除術および周辺臓器の部分切除さらには骨盤内臓全摘術まで施行する場合もあるが，手術侵襲が大きくなるためにその適応は限定される．

◆文献

1) Dittmer C, Fischer D, Diedrich K, et al. Diagnosis and treatment options of vulvar cancer: a review. Arch Gynecol Obstet. 2012; 285: 183-93.
2) Di Saia PJ, Creasman WT. Clinical gynecologic oncology. In: Di Saia PJ, et al. editors. Philadelphia: Elsevier Saunders; 2012. p. 219-44.
3) Berek JS. In: Berek JS, et al. editors. Berek & Novak's Gynecology 14th ed. Philadelphia: Lippincott Williams & Wilkins; 2007. p. 1321-51.
4) Pecorelli S. Revised FIGO staging for carcinoma of the vulva, cervix, and endometrium. Int J Gynaecol Obstet. 2009; 105: 103-4.
5) 日本皮膚悪性腫瘍学会．メラノーマの原発巣に部分生検（incisional biopsy）を実施してもよいか．In: 斎田俊明，他編．科学的根拠に基づく皮膚悪性腫瘍診療ガイドライン．第1版．東京：金原出版；2007. p. 11-2.
6) Groenen SM, Timmers PJ, Burger CW, et al. Reccurence of vulvar carcinoma in relation to pathological margin distance. Int J Gynecol Cancer. 2010; 20: 869-73.
7) Burke TW, Levenback C, Coleman RL, et al. Surgical therapy of T1 and T2 vulvar carcinoma: further experience with radical wide excision and selective inguinal lymphadenectomy. Gynecol Oncol. 1995; 57: 215-20.
8) Suh DH, Kim JW, Kim K, et al. Major clinical research advances in gynecologic cancer in 2012. J Gynecol Oncol. 2013; 24: 66-82.

〈佐藤いずみ　永瀬 智　八重樫伸生〉

Question 2 A. 外陰癌・腟癌
リンパ節郭清が必要な症例と必要な範囲について教えてください

Answer

　外陰癌に対する治療アプローチとしては，これまで原病巣の広範囲な切除と鼠径・大腿部のリンパ節郭清が行われてきた．

　外陰癌の所属リンパ節は鼠径大腿リンパ節で，診断時の転移有無は最も重要な予後因子であることがわかっている．リンパ節転移陽性の場合，ほとんどの再発は初回治療後2年以内に起こり，予後は約1/2に短縮するため，リンパ節転移の評価は治療上重要である．2008年のFIGO進行期分類でも，以前の分類と異なり，特にⅢ期において，リンパ節転移の個数や組織学的な評価を必要としている．

　外陰癌手術における鼠径大腿リンパ節郭清では，20～40％に出血，感染，創部離開などの創傷トラブルが合併し，30～70％の症例にリンパ嚢腫，リンパ浮腫などが起こることでQOLを損なう可能性があるため「リンパ節郭清が必要な症例と範囲」の個別化が要求される．

　治療前にリンパ節転移を評価する方法としてこれまでにMRI，CT，PET，USなど，様々な画像診断が検討されてきた．未だ外科的郭清と同等の陰性的中率を十分に満たすモダリティはないとされ，現段階では原発巣の大きさや，組織学的な分化度，間質浸潤の深さや脈管侵襲の有無など，いくつかの要因から予測し，個別に対応されている．

　以下，外陰癌治療についてリンパ節転移と郭清の適応について解説する．

■ 外陰部のリンパ流の局所解剖と進展パターン

　外陰部のリンパの流れは，正中部のいくつかの小リンパ管は陰核から恥骨結合の下を通って直接骨盤のリンパ節に流れ込むが，原則として正中を超えて対側には流れ込まないことが知られている．つまり外陰のリンパ管は大陰唇を通って前方に流れ，恥丘で左右に分かれ，主に表層の鼠径リンパ節に流れ込む（図1）．鼠径リンパ節ではまず大腿三角内の大伏在静脈に沿って約10個ある浅鼠径リンパ節に流れ込む．その後，浅鼠径リンパ節から篩状筋膜下の大腿静脈内側に位置する深鼠径リンパ節へ流入する．深鼠径リンパ節は通常3～5個あり，最も表層のものはCloquet's nodeもしくはRosenmüller's nodeとよばれ，鼠径靱帯下にある（図2）．深鼠径リンパ節は外腸骨リンパ節中央につながっており，次いで骨盤，傍大動脈リンパ節と上方へつながる．所属リンパ節への転移で臨床的におさえておくべき重要なポイントは，①浅鼠径リンパ節は最もリンパ節転移を起こしやすいリンパ節で，②患側の所属リンパ節転移がなく，対側のリンパ節転移や骨盤内リンパ節の転移は一般的にはなく，③リンパ節への転移は，浅鼠径リンパ節から深鼠径リンパ節，そして骨盤内リンパ節の順で進行する，の3点で，鼠径リンパ節を超えて病気が広がる場合は，遠隔転移を考慮する必要

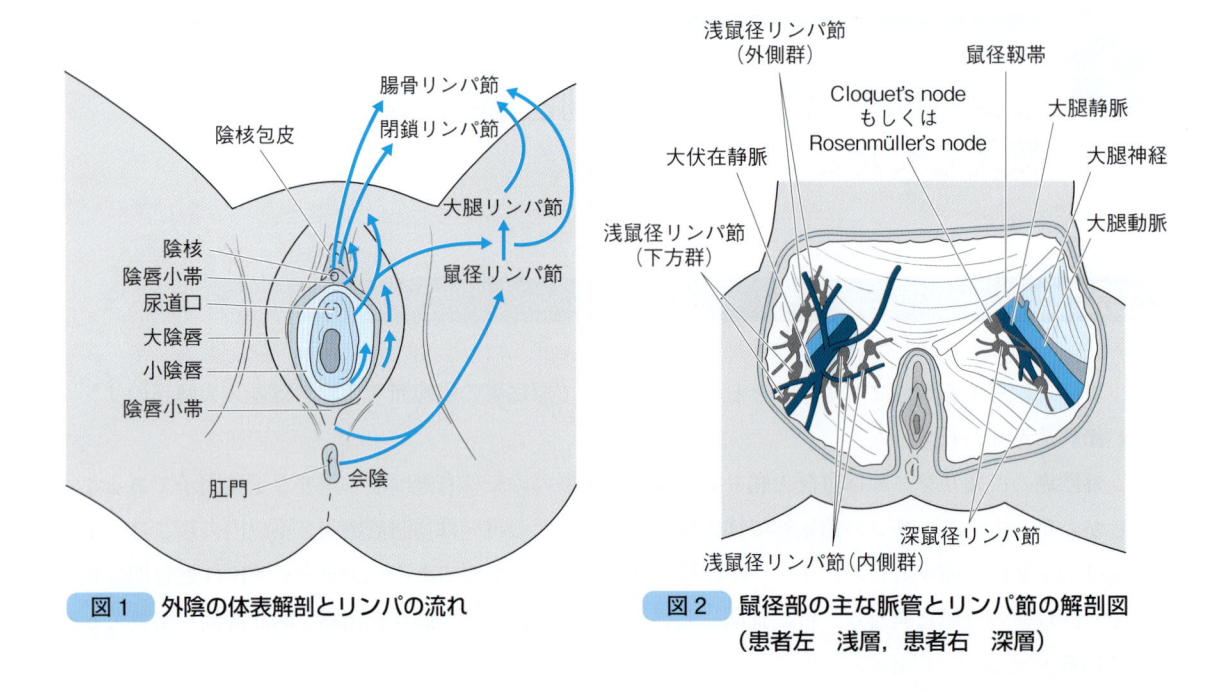

図1 外陰の体表解剖とリンパの流れ

図2 鼠径部の主な脈管とリンパ節の解剖図
（患者左　浅層，患者右　深層）

がある．

病理組織学的所見

　外陰癌の大部分は扁平上皮癌で，これまでに多くの報告がなされている．扁平上皮癌のリンパ節転移率は，臨床進行期Ⅰ期で間質浸潤が 5 mm 以上で 15％以上，3 mm で平均 12％，1 mm 以下ではリンパ節転移の可能性がほとんどないとされている[1,2]．間質浸潤 1 mm を超える症例では，腫瘍の浸潤パターンとリンパ節転移，予後の間に関連がある[3]．腫瘍の増殖パターンは，①confluent，②compact（pushing pattern），③finger-like（spray or diffuse）の 3 通りに分類され，5 mm 未満の浸潤では，finger-like の浸潤が大腿・鼠径リンパ節への高頻度な転移と関連する．上記の増殖パターンはそれぞれが混在しており，GOG では外陰扁平上皮癌を Grade 1：低分化腫瘍を含まない高分化腫瘍，Grade 2：1/3 以下の低分化腫瘍を含む高分化腫瘍，Grade 3：1/3〜1/2 の低分化腫瘍を含む高分化腫瘍，Grade 4：1/2 以上が低分化腫瘍，の 4 グループに分類し，Grade 1 でリスクが低く，Grade が増加するほどリンパ節転移率が増加するとしている[4]．

　扁平上皮癌以外でリンパ節転移を高率に起こす組織型としては Merkel cell tumor や Bartholin's gland より発生する癌があり，前者は高頻度にリンパ節や遠隔部位へ転移をきたし，予後不良である．Bartholin's gland より発生する癌の多くも診断時に既に大腿鼠径リンパ節の転移があるので，従来から両側の鼠径，骨盤内リンパ節の郭清が行われている．一方，Verrucous carcinoma は転移を起こすことはまれとされており，リンパ節転移が疑われれば生検をし，陽性と判明すれば鼠径大腿リンパ節郭清を行う．外陰に発生する肉腫もリンパ節転移をきたすことは一般的でない．

鼠径大腿リンパ節郭清について

　臨床進行期ⅠA期の外陰癌患者のリンパ節転移率は1％未満なので，術前の生検で，病巣中央部を深く生検し，間質浸潤の深さ1mm以下が確認されれば初回手術での鼠径大腿リンパ節郭清は省略できる．

　臨床進行期ⅠB期やⅡ期に相当する初期の外陰癌では，リンパ節の転移率が8％以上[5]なので，鼠径大腿リンパ節郭清は省略できない．ただし，これまでの観察研究から，病変が片側にある場合，患側のリンパ節郭清実施後の反対側のリンパ節への転移の確率は3％未満であることがわかっている．このことは外陰のリンパ流からも予想される結果で，術後の合併症を考えると，両側の郭清よりむしろ患側のみの郭清でよいと考えられる．実際，Arberta health service のガイドラインでは，扁平上皮癌についてではあるが，原発巣のサイズ，浸潤度，病巣部位でリンパ節郭清を含む切除範囲を表1のように推奨している．

　一方，リンパ節の腫大や転移が疑われる症例はリンパ節の摘出を試みるが，術後アジュバントとして放射線療法が行われた症例で，腫大リンパ節の摘出と鼠径大腿リンパ節郭清とで生存率，無病期間に差はみられていない[6]．

センチネルリンパ節生検

　近年外陰癌においてもこれらの手術侵襲，術後合併症の軽減目的にセンチネルリンパ節を同定し転移陰性であればリンパ節郭清を省略する研究が進められている[7]．感染のない片側病変でリンパ節腫大がなく正常のリンパ流を乱す手術既往のない患者が適応で，乳癌に使われているセンチネルリンパ節生検と同様の方法が行われる．外陰癌ではGOG 0173試験で，間質浸潤1mm以下，腫瘍径2～6cmの扁平上皮癌の患者を対象にセンチネルリンパ節生検について評価された．結果，92％

表1 Surgical management of squamous cell carcinoma of the vulva

Tumour size (cm)	Invasion (mm)	Location	Recommended Surgery
<2	<1	Lateral or central	Consider wide local excision
<2	<5	Lateral	Consider radical local excision with unilateral lymphadenectomy
<2	<5	Central*	Consider radical local excision with bilateral lymphadenectomy
<2	>5	Lateral	Consider radical local excision with bilateral lymphadenectomy
<2	>5	Central*	Consider radical vulvectomy with bilateral lymphadenectomy; separate groin incisions and unilateral lymphadenectomy for select early lesions may reduce morbidity
>2	Any	Lateral or central	Consider radical vulvectomy with bilateral lymphadenectomy; separate groin incisions and unilateral lymphadenectomy for select early lesions may reduce morbidity

*Up to 1 cm from midline
http://www.albertahealthservices.ca/hp/if-hp-cancer-guide-gyne006-vulva.pdf より一部改変

の患者で少なくとも1個のセンチネルリンパ節が確認され，感度92％，特異度96％の成績であった[8]．現状では，臨床進行期Ⅰ期・Ⅱ期のリンパ節腫大のない患者で鼠径大腿リンパ節郭清前に行うことの有用性を支持するデータが集積されつつある．

◆文献

1) Curry SL, Wharton JT, Rutledge F. Positive lymph nodes in vulvar squamous carcinoma. Gynecol Oncol. 1980; 9(1): 63-7.
2) Wilkinson EJ. Superficial invasive carcinoma of the vulva. Clinical obstetrics and gynecology. 1985; 28(1): 188-95.
3) Yoder BJ, Rufforny I, Massoll NA, et al. Stage IA vulvar squamous cell carcinoma: an analysis of tumor invasive characteristics and risk. Am J Surg Pathol. 2008; 32(5): 765-72.
4) Steeper TA, Rosai J. Aggressive angiomyxoma of the female pelvis and perineum. Report of nine cases of a distinctive type of gynecologic soft-tissue neoplasm. Am J Surg Pathol. 1983; 7(5): 463-75.
5) Hacker NF, Berek JS, Lagasse LD, et al. Individualization of treatment for stage I squamous cell vulvar carcinoma. Obstet Gynecol. 1984; 63(2): 155-62.
6) Hyde SE, Valmadre S, Hacker NF, et al. Squamous cell carcinoma of the vulva with bulky positive groin nodes-nodal debulking versus full groin dissection prior to radiation therapy. Int J Gynecol Cancer. 2007; 17(1): 154-8.
7) Dittmer C, Fischer D, Diedrich K, et al. Diagnosis and treatment options of vulvar cancer: a review. Arch Gynecol Obstet. 2012; 285(1): 183-93.
8) Levenback CF, Ali S, Coleman RL, et al. Lymphatic mapping and sentinel lymph node biopsy in women with squamous cell carcinoma of the vulva: a gynecologic oncology group study. J Clin Oncol. 2012; 30(31): 3786-91.

〈竹原和宏　白山裕子　野河孝充〉

Question 3

A. 外陰癌・腟癌

皮弁形成の必要性とその方法について，また術後QOL低下の頻度についても教えてください

Answer

　組織欠損の再建は，単純縫縮，分層植皮，全層植皮，局所皮弁，筋皮弁，筋膜皮弁，穿通枝皮弁などがあり，近年では局所陰圧閉鎖療法が創の縮小やwound bed preparationとして報告されている．

■ 皮弁形成の必要性

　小範囲で浅い組織欠損は縫縮や植皮で対応できるが，外陰癌や腟癌での再建は広範囲で深部までの組織欠損になる場合が多い．植皮では死腔が充填できず，陥没変形や瘢痕拘縮を生じる．放射線治療の症例もあり，直腸瘻や膀胱瘻，尿管瘻の可能性もあるため皮弁や筋皮弁による厚い組織での再建が必要である．

■ 皮弁形成の方法

　まず，腫瘍切除後の残存皮膚が薄く，血行が悪い場合は皮膚壊死予防のため切除する．比較的小さい皮弁は横転皮弁（Schrudde's flap）（図1a）やV-Y皮弁（V-Y advancement flap）（図1b）などがあり，V-Y皮弁は深部との連続を保ち皮弁を移動する．これらの局所皮弁はいずれの部位にも使用可能で，組み合わせて応用が可能な再建法である．
　次に中程度の組織欠損は皮弁に血管茎を含めることで比較的広い欠損範囲が再建可能である．内陰部動脈とその分枝の会陰動脈や後陰唇動脈を茎とする皮弁（図2c），あるいは会陰動脈の穿通枝を利用した殿溝部穿通枝皮弁（gluteal fold flap）（図2d）などが使用される．前者（図2c）は主に腟

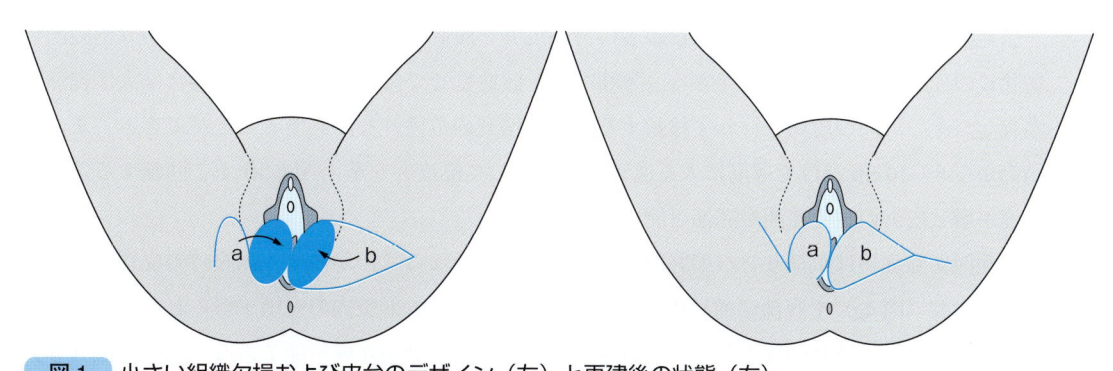

図1 小さい組織欠損および皮弁のデザイン（左）と再建後の状態（右）
（a）横転皮弁（Schrudde's flap）で組織欠損部を被覆
（b）V-Y皮弁（V-Y advancement flap）で組織欠損部を被覆

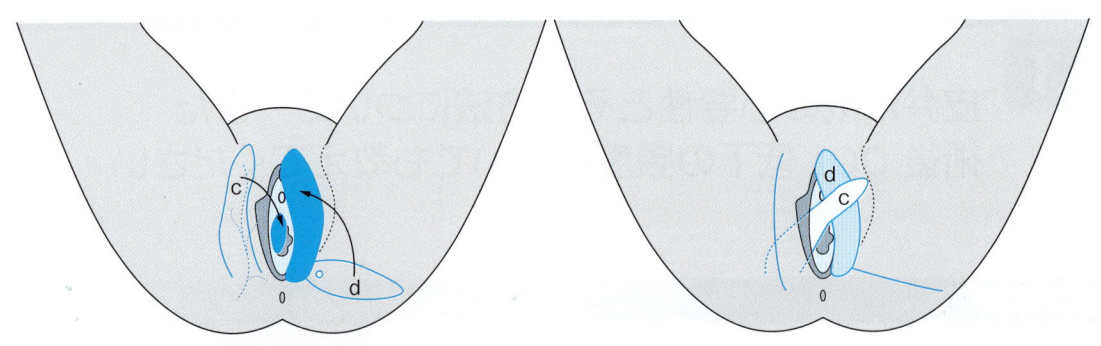

図2 中程度の組織欠損および皮弁のデザイン（左）と再建後の状態（右）
（c）内陰部動脈やその分枝を茎とする皮弁で被覆
（d）殿溝部穿通枝皮弁（gluteal fold flap）で被覆

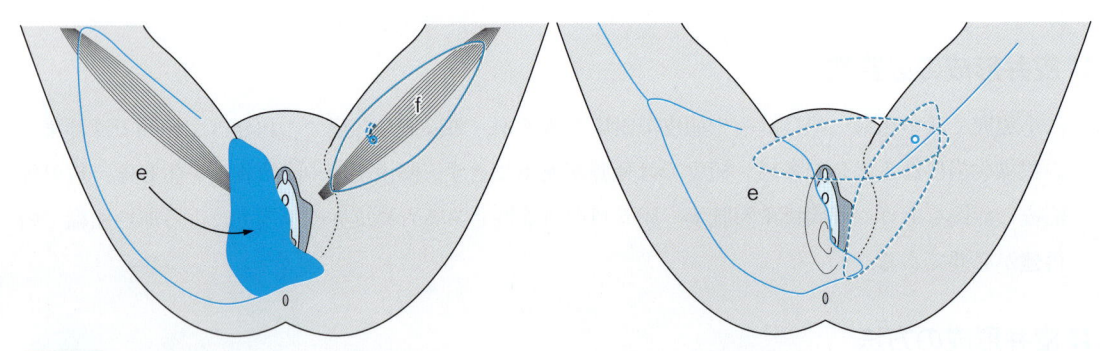

図3 広範囲組織欠損および薄筋皮弁のデザイン（左）と再建後の状態（右）
（e）薄筋皮弁を前進させて被覆
（f）薄筋皮弁を血管茎を中心に回転して被覆

再建に用いられ，陰唇の皮下トンネルを作成して外陰部の整容性に影響なく再建が可能であるが，有毛部の有無に注意する必要がある．後者（図2d）の皮弁基部は坐骨結節，肛門，腟でできる三角形の中に存在する穿通枝に適度の脂肪をつけて挙上し，これを軸に皮弁を回転し被覆する．両側の陰唇欠損に対してほぼ左右対称で深い陰裂が再建可能である．そのほか，有茎前外側大腿皮弁や大伏在静脈と周囲組織を茎にした皮弁などの有用性が報告されている．

広範囲組織欠損に対しては組織量の多い薄筋皮弁や腹直筋皮弁がよく用いられ，小骨盤腔内合併切除後の死腔の充填にも対応できる．薄筋皮弁を前進させて再建（図3e）する場合は大伏在静脈を温存し，その周囲の皮切を行わず移動すると皮弁壊死の危険性を回避することができる．また恥骨結節から8〜10cm遠位で薄筋に入る血管茎を軸として筋皮弁を挙上（図3f）し，回転することで自由度が増し皮弁の到達範囲が調節可能である．

広範囲切除症例は鼠径リンパ節郭清および開腹手術となることが多く，開腹時の皮切を利用して腹直筋皮弁（図4g）や腹部穿通枝皮弁として再建する．小骨盤腔内の充填が得られる他に皮弁を細長くデザインして折り曲げることで左右対象な外陰部と陰裂が作成可能である（図4中央列写真）．

また，鼠径部リンパ節郭清後の創哆開や術後のリンパ瘻の合併症を予防するため，縫工筋弁を移行し，大腿動静脈・神経を被覆してその保護を行っている（図4）．

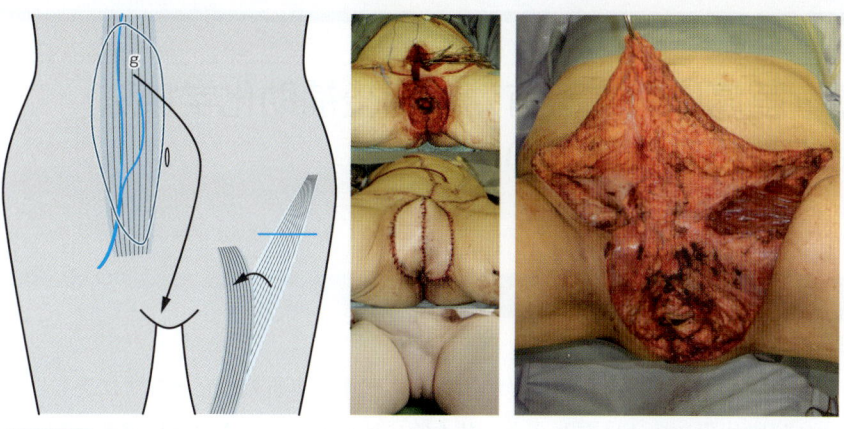

図4 腹直筋皮弁のデザインと縫工筋弁のデザイン（左），小骨盤腔内合併切除＋膀胱瘻作成を行った腹直筋皮弁再建症例の術前デザイン（中央上），術直後（中央中），術後3年（中央下），左縫工筋を移行して大腿動静脈を被覆（右）

術後QOL低下の頻度

荻野ら[1]は腟が温存され，性機能に問題はない11例の再建患者に対して問診を行い，全例において術後性交渉はなかったと報告している．また海外の報告[2,3]を紹介し，腹直筋で骨盤底，腟，外陰部を再建した13例中，11例が性行為の回復が得られ，不満足は皆無であり[2]，薄筋で再建した5例中5例は性行為が可能で全例満足が得られた[3]と，日本人と欧米人との性的なQOLの違いを報告している．

再建術後のQOLは腫瘍切除範囲によって大きく異なり，また再建術式が多様で評価項目も排尿機能・性機能・整容機能と様々であるため報告例は少ない．集約的なQOLの評価に関しては問診も難しいこともあり，今後の課題と考える．

◆文献
1) 荻野雅弘, 森竹 哲, 他. 女性性を考慮した手術の工夫─外陰・腟がんの再建術の工夫─. 産科と婦人科. 2003; 9: 1223-27.
2) Smith HO, Genesen MC, Runowicz CD, et al. The rectus abdominis myocutaneous flap: modifications, complications, and sexual function. Cancer. 1998; 83: 510-20.
3) Ratliff CR, Gershenson DM, Morris M, et al. Sexual adjustment of patients undergoing gracilis myocutaneous flap vagina reconstruction in conjunction with pelvic exenteration. Cancer. 1996; 78: 2229-35.

〈野嶋公博〉

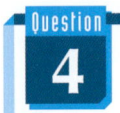

Question 4 A. 外陰癌・腟癌

外陰癌・腟癌に対する有効な術後補助化学療法について教えてください

Answer

　外陰癌・腟癌はいずれも稀少がんであり，総じて治療法に関する良質のエビデンスに乏しい．現時点でこれらに対する標準的化学療法は存在せず，基本的に術後補助化学療法は推奨されるものではない，ということをまずは念頭におく必要がある．

外陰癌の術後化学療法

　一般に外陰癌の治療の基本は手術療法であり進行癌の場合はこれに放射線療法を追加する．また近年進行癌に対する手術・放射線に加え化学療法を併用した集学的治療の試みもなされている[1]．

　外陰癌の予後は，鼠径大腿（鼠径部）リンパ節への転移の有無（大きさ・個数）および隣接臓器への転移の有無により決定される[1]．特に前者が重要であり，リンパ節転移を伴わない手術可能患者の全生存率は90％程度であるのに対し，リンパ節転移を有する同患者では50〜60％といわれている．また血行性転移はまれである．これらは外陰癌の90％以上を占める扁平上皮癌における一般的特性であり，悪性黒色腫はこの限りではない．

　以上の点を考慮すると，術後補助化学療法の適応となるのは，「FIGO分類のIII期，すなわちT1〜T2かつN1〜N2で，手術的に十分切除が行われ，鼠径部リンパ節転移陽性が判明した扁平上皮癌症例」で，何らかの事由により放射線治療を追加することが不可能な患者群と考えられる．

　しかしながら，外陰癌に対する術後補助化学療法の報告は，これまでBellatiらの1編のみである．この研究は，複数の鼠径部リンパ節転移を有する根治切除後の外陰癌患者14名に対するシスプラチン（CDDP）100 mg/m^{2}単剤の4サイクルによる術後化学療法の有用性を後方視的に検討したもので，観察期間中央値57.5カ月における無増悪生存率（PFS）71％，全生存率（OS）86％と良好な成績を得，さらに短期および長期の有害事象は認めなかったと結論づけている[2]．しかし本報告のみによって，術後補助化学療法が有効であると断言できないことは明白である．

　外陰癌に対する術前化学療法・術前化学放射線療法や，手術不能進行癌患者に対する化学放射線療法として，これまで5-フルオロウラシル（5-FU），CDDP，マイトマイシンC（MMC），ブレオマイシン（BLM），パクリタキセル（PTX）などを用いた報告がみられるが，これらは子宮頸部扁平上皮癌に用いられるレジメンを外挿していることが多く，いずれも研究的であり，高いレベルのエビデンスはない[1]．さらにいずれも補助療法としてのエビデンスは欠如しているため，これらを模倣し術後療法として投与する場合は，きわめて慎重に対処しなければならない．加えて外陰癌患者は高齢者が多いことから，その適格性や耐容性の判定を厳密に行う必要がある．参考までにこれらに用いられる代表的レジメンを記す（表1）[3,4]．余談であるが，本邦において非小細胞肺癌や膵癌に対

表1 外陰癌における化学療法レジメンの例

- 5-FU＋CDDP[3]: cisplatin 50 mg/m^2 day 1 ＋ 5-FU 1,000 mg/m^2（24 h infusion） day 1〜4
- 5-FU＋MMC[4]: mitomycin C 10 mg/m^2 day 1 ＋ 5-FU 1,000 mg/m^2（24 h infusion） day 1〜4

して保険適応があり，epidermal growth factor receptor（EGFR）tyrosine kinase inhibitor の1つであるエルロチニブ（タルセバ®）が，進行再発外陰癌に対してきわめて有効であるという臨床第Ⅱ相試験の結果が2012年に報告され，注目されている[5]．今後の適応拡大が期待されるところである．

腟癌の術後化学療法

　腟癌は外陰癌よりもさらに稀少がんである．腟癌の治療の原則は，早期癌では手術療法および術後放射線療法，進行癌では放射線療法とされ，手術適応はFIGO Ⅰ期およびⅡ期の一部である[1]．一般に根治手術後の切除断端陽性（もしくは切除断端近傍）の場合に，術後療法として放射線療法が追加されるが，何らかの事由により放射線治療を追加することが不可能な患者群が，術後補助化学療法の適応となろう．

　しかし腟癌の術後補助化学療法に関する報告は皆無に等しく，推奨されるレジメンはない．ちなみに進行腟癌に対する化学療法に関しても，子宮頸部扁平上皮癌で用いられるレジメンを外挿する形で，化学療法もしくは化学放射線療法として，プラチナ製剤や5-FUをベースとしたレジメンが試みられているが，その有効性を示す報告はきわめて少ない．その中でBenedetti Paniciらは，11例のFIGO Ⅱ期の腟癌において，根治手術に先行するPTX 175 mg/m^{2}およびCDDP 75 mg/m^{2}による3サイクルの術前化学療法の有用性（奏効率91％，うち3例は病理学的完全奏効）を報告している[6]．

おわりに

　外陰癌および腟癌に対する術後補助化学療法は，積極的に推奨されるものではなく，安易な投与は回避すべきである．やむをえず本治療法を選択せざるをえない場合は，熟慮を重ねた上で，十分な説明と同意のもとに，慎重に施行することが肝要である．また臨床研究として施行する場合は，しかるべき研究計画を立案した上で，臨床試験の定石に則って厳密に行わねばならない．

◆文献

1) PDQ® Cancer Information Summaries: Adult Treatment. Vulvar Cancer Treatment, Vaginal Cancer Treatment. http://www.cancer.gov/cancertopics/pdq/
2) Bellati F, Angioli R, Manci N, et al. Single agent cisplatin chemotherapy in surgically resected vulvar cancer patients with multiple inguinal lymph node metastases. Gynecol Oncol. 2005; 96: 227-31.
3) Montana GS, Thomas GM, Moore DH, et al. Preoperative chemo-radiation for carcinoma of the vulva with N2/N3 nodes: a gynecologic oncology group study. Int J Radiat Oncol Biol Phys. 2000; 48: 1007-13.
4) Tans L, Ansink AC, van Rooij PH, et al. The role of chemo-radiotherapy in the management of locally advanced carcinoma of the vulva: single institutional experience and review of literature. Am J Clin Oncol. 2011; 34: 22-6.
5) Horowitz NS, Olawaiye AB, Borger DR, et al. Phase Ⅱ trial of erlotinib in women with squamous cell carcinoma of the vulva. Gynecol Oncol. 2012; 127: 141-6.
6) Benedetti Panici P, Bellati F, Plotti F, et al. Neoadjuvant chemotherapy followed by radical surgery in patients affected by vaginal carcinoma. Gynecol Oncol. 2008; 111: 307-11.

〈小宮山慎一〉

Question 5

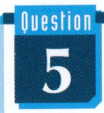

A. 外陰癌・腟癌

進行外陰癌・腟癌に対する治療について教えてください

Answer

■ 進行外陰癌

外陰癌は我が国では女性生殖器癌の1～2％を占める稀な癌である．外陰癌の約90％は扁平上皮癌であり，本稿では外陰部扁平上皮癌に対する治療を中心として記述する．外陰癌の進行期分類は手術進行期分類であるが，2008年FIGO分類の改訂に伴い，腫瘍の大きさより，リンパ節転移の数，大きさ，形態が重視されるようになった（表1）．

1. 手術治療

進行した外陰癌に対する治療の原則は手術治療である．従来の基本術式は，外陰部と所属リンパ節である両側鼠径リンパ節・大腿リンパ節を完全に一塊として切除する広汎外陰切除術（en block方式）であったが，根治性を高める一方，創部感染や離解などの合併症の併発が大きな欠点となった．近年，根治性を保持しつつ合併症を軽減することを目的として術式の縮小化・個別化がはかられている．リンパ節郭清のための皮切部位と外陰部腫瘍切除のための切開線を連続させず分離して行う分割皮膚切開方式や，臨床的に腫瘍が外陰部・会陰部の側方に限局している場合，根治的外陰部分切除＋片側鼠径リンパ節郭清にとどめる術式などが標準治療となりつつある．腫瘍が大きく，

表1　外陰癌FIGO新進行期分類の概要[1]

Ⅰ期：外陰に限局
ⅠA期：2 cm以下，間質浸潤1 mm以下
ⅠB期：2 cm超，または間質浸潤1 mm超
Ⅱ期：尿道下部1/3，腟下部1/3，肛門に浸潤
Ⅲ期：鼠径・大腿リンパ節転移（＋）
ⅢA期：（ⅰ）5 mm以上1個，または（ⅱ）5 mm未満2個まで
ⅢB期：（ⅰ）5 mm以上2個以上，または（ⅱ）5 mm未満3個以上
ⅢC期：被膜外浸潤したリンパ節転移（＋）
Ⅳ期：尿道上部2/3，腟上部2/3に浸潤，または遠隔転移
ⅣA期：（ⅰ）上部尿道および/または，腟粘膜，膀胱粘膜，直腸粘膜，または骨盤骨に固着浸潤，または（ⅱ）固着，潰瘍形成した鼠径・大腿リンパ節転移（＋）
ⅣB期：遠隔転移（＋）（含：骨盤リンパ節）
注：リンパ節転移のサイズとは，転移リンパ節内の転移巣のサイズ

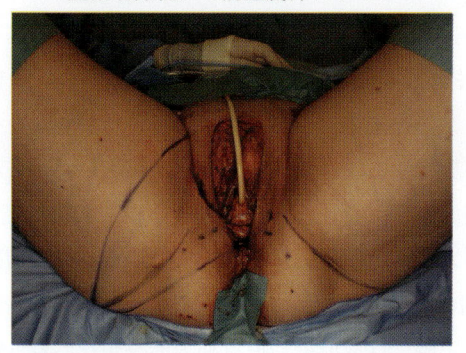

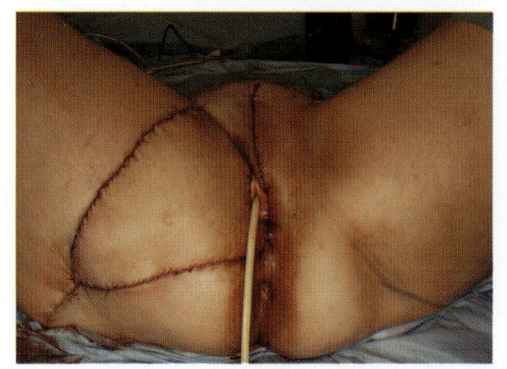

5. 進行外陰癌・腟癌に対する治療について教えてください　285

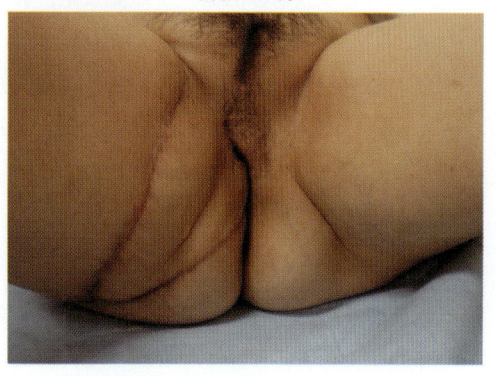

図1 症例: 外陰癌ⅢA 期, 広汎外陰切除・鼠径リンパ節郭清: V-Y 前進皮弁による再建
(写真は千葉県がんセンター形成外科秋田新介先生の許可を得て掲載)

　腫瘍切除による皮膚欠損部の一次縫合修復が困難な場合には形成外科医と協力し皮弁を用いた再建術を積極的に導入すべきである．特に婦人科腫瘍医，形成外科医，看護師を中心としたチーム体制を整え，術前カンファレンスにて再建術の適応の有無，再建方法，術後安静度，リハビリテーションなどについて十分な議論を尽くしたうえで手術に臨むことが重要である．当科で施行した，広汎外陰部切除術，V-Y 前進皮弁（V-Y advancement flap）[2] により再建を行った症例の術中・術後の局所所見を提示する（図1）．V-Y 前進皮弁は，皮膚や血管を完全には遊離せず植皮を行えるため術後の皮膚壊死などは少ないとされている．本症例でも術後縫合部の離開，感染，尿線異常などの合併症は全くみられず術前の QOL を維持できている．

2. 放射線治療

1) 術後放射線治療

　外陰癌においてはリンパ節転移が最も重要な予後不良因子である．FIGO 新分類ではリンパ節転移の正確な評価が求められるが，そのためにはリンパ節郭清の実施が必須である．術後放射線治療は，鼠径リンパ節転移が 2 個以上あった場合，節外浸潤を伴うリンパ節転移が存在した場合などに行っている．一般的に，原発巣および所属リンパ節領域に 50 Gy 程度の照射を行い，原発巣の切除断端が陽性の場合には，15～20 Gy 程度を追加する．病理学的に鼠径・大腿リンパ節転移陽性の場合は骨盤リンパ節郭清を追加するのではなく，全骨盤照射を行うことを基本としている[3]．

2）根治的放射線治療

局所進行例で，高齢や合併症により根治手術が施行できない場合や病変が広範囲に及び，手術を施行した場合術後のQOLが著しく低下することが予想される場合には根治的放射線治療が選択される．照射方法は両側鼠径リンパ節領域も含め50 Gy前後の外部照射を行い，その後病巣部に絞って総線量60～70 Gyの照射を施行する場合が多い．病変が小さい場合あるいは外部照射により病変が著しく縮小した場合には組織内照射を行う場合もある．当院では75歳以下，PS 0-1，抗癌剤治療投与可能と判断した場合，子宮頸癌と同様，局所の放射線治療効果の増強を目的として外部照射施行時，CDDP 40 mg/m²週1回併用投与を行っている．しかしながら根治照射例はそもそも高齢者や合併症を有する症例が多く，実際には放射線治療単独で治療が行われる症例が多い．根治照射の問題点は何より放射線治療による副反応，特に局所皮膚・粘膜の炎症反応である．治療中より強度の浮腫，硬結，潰瘍を生ずることはしばしばあり，強い痛みを伴う苦痛を生ずる．キシロカイン®ゼリーやリドカインを調合したクリームを使用し局所疼痛の緩和をはかりつつ，疼痛の状況によりモルヒネ製剤の経口投与などを行うことが多い．いずれにしても重度の局所副反応に対しては婦人科医のみではなく，緩和治療医，皮膚科医，皮膚・排泄ケア認定看護師，薬剤師などを含むチームとして診療に取り組むべきである．

3. 抗癌剤治療

転移性外陰癌，再発外陰癌に対し全身抗癌剤治療が施行される場合があり，シスプラチン，5-フルオロウラシル，マイトマイシンC，ブレオマイシンを含む併用療法が施行されているものの，標準治療として推奨される治療はない．当科では子宮頸癌治療に準じてシスプラチンあるいはネダプラチン/イリノテカン塩酸塩，パクリタキセル/カルボプラチンなどのレジメンを採用している．

4. 緩和治療

初診で訪れた外陰癌の患者さんでその病状，合併症，社会的状況より根治治療の適応にならない場合もある．症状緩和を第一の目標として療養計画を立てる必要がある．入院管理の場合，患者さんの局所病変の状態やケアの必要度に応じ個室管理としてチーム医療として取り組む必要がある．もし入院できない状況であれば，在宅療養をすすめ訪問看護師による外陰部ケアに重点をおきつつできる限りQOLを維持することを目標にしている．

■ 進行腟癌

腟癌は女性生殖器に発生する癌の1～2％を占める稀な腫瘍である．腟壁腫瘍が，子宮頸部に及ぶものは子宮頸癌と分類される．組織型では扁平上皮癌が約85％を占め，次いで腺癌が10％前後，肉腫や悪性黒色腫が各々2～3％を占める．稀な腫瘍でもあり，コンセンサスの得られた標準治療はないものの，当科での治療方針を紹介する．

1. 手術治療

腟癌患者の50％は以前に子宮全摘出術を受けているとの報告[4]もあるが，子宮を有する症例で，腟病変が腟の上方1/3にとどまり，傍子宮結合織への浸潤を認めない場合（stage I），広汎子宮全摘出術・腟壁切除・骨盤リンパ節郭清術を考慮する．ただし，腟癌の患者は高齢であることが多いため，実際には上記症例でも放射線治療を行うことが多い．病変が腟下部1/3に達する症例に対し，

腟全摘術・鼠径リンパ節郭清を行うのが一般的ともいわれているものの，実際に適応となる症例は少ない．膀胱浸潤や直腸浸潤がある症例で，膀胱・直腸合併切除により病変の完全切除が達成されると考えられる場合には腟壁摘出・膀胱あるいは直腸合併切除を考慮する場合もある．

2. 放射線治療

腟癌に対し最もよく施行される治療は根治的放射線治療である．進行癌に対しては小線源治療と外部照射の併用で治療を行う[3]．特に小線源治療として腔内照射が用いられるが，腫瘍の浸潤が深く腔内照射では十分な線量分布が得られない場合，組織内照射を施行する場合がある．リンパ節領域の照射は，腟病変が上部1/3に限局する場合，腟のリンパ流より骨盤リンパ節さらに転移が疑われれば傍大動脈リンパ節を照射野に含める．一方，腟下部1/3まで病変が及ぶ場合，鼠径・大腿リンパ節領域も照射野に含める必要がある．臨床の現場で子宮頸癌治療に準じて抗癌剤同時併用放射線治療を施行する場合も多いと予想されるが，放射線単独療法に対する優位性は証明されていない．近年放射線治療抵抗性と考えられる，腟悪性黒色腫に対する重粒子線治療（炭素線治療）の有効性を示す論文[5]も発表されており，その効果の検証が待たれるところである．

3. 抗癌剤治療

術後補助化学治療あるいは転移・再発例に対し，全身抗癌剤治療を施行している．子宮頸癌に有効と考えられる抗癌剤としてシスプラチンあるいはネダプラチン/イリノテカン塩酸塩，パクリタキセル/カルボプラチンなどのレジメンで実地臨床上使用しているが，標準的なレジメンはなく，症例ごとにに個別に検討されているのが実情である．

4. 緩和治療

局所進行例，とくに膀胱浸潤例や直腸浸潤例では膀胱腟瘻や直腸腟瘻，その両者を合併する場合にもよく遭遇する．予後をある程度みこめる場合には消化器外科医や泌尿器科医と相談し，人工肛門造設や尿路変更を考慮する．排泄系のケアは終末期に近づくにつれQOLを維持するための重要な治療と位置づけ，外陰癌と同様，多職種から構成されるチーム体制を組んで診療にあたる必要がある．

◆文献

1) 青木陽一．特集：婦人科悪性腫瘍の診断アップデート．外陰がん・腟がん：外陰癌の新しいFIGO進行期分類．産婦人科の実際．2012; 61(3): 465-70.
2) Lee PK, Choi MS, Ahn ST, et al. Gluteal fold V-Y advancement flap for vulvar and vaginal reconstruction: a new flap. Plast Reconstr Surg. 2006; 118: 401-6.
3) 金本彩恵，佐藤　啓．特集：婦人科がん放射線治療の最新知見．外陰癌・腟癌・子宮体癌に対する放射線治療．産婦人科の実際．2013; 62(7): 917-23.
4) Stock RG, Chen AS, Seski J. A 30-year experience in the management of primary carcinoma of the vagina: analysis of prognostic factors and treatment modalities. Gynecol Oncol. 1995; 56(1): 45-52.
5) Ohno T, Kato S, Sasaki E, et al. Carbon ion radiotherapy for vaginal malignant melanoma: a case report. Int J Gynecol Cancer. 2007; 17: 1163-6.

〈田中尚武〉

Question 6　A. 外陰癌・腟癌

乳房外 Paget 病に対する治療法について教えてください

Answer

　治療に入る前に，乳房外 Paget 病は外陰部という部位もあり，羞恥心から医療機関に受診するまでの時間が長い傾向がある．また，結節や潰瘍を形成していない初期の症例においては，湿疹など炎症性疾患と鑑別が困難であり確定診断までに更に時間を要する症例も多い．外陰部の難治性紅斑局面などをみたときは乳房外 Paget 病を鑑別診断の 1 つとして頭に入れておき，軟膏による外用治療で改善傾向を認めない場合は積極的に皮膚生検を行うことが望ましい．典型的な臨床写真を供覧する（図 1，2）．

　乳房外 Paget 病は，一般的に経過は緩徐であるが，急速に進行する症例も存在する．多くの症例は，表皮内に限局または真皮への微小浸潤の段階で手術を行い完治に至るが，真皮に浸潤しリンパ行性または血行性に転移をきたすと予後は非常に悪い．確立された病期分類は存在しておらず，個々の施設により治療方法は異なっている．治療については，明確なエビデンスが存在していないため，国立がん研究センター中央病院皮膚腫瘍科（以下，当院）での経験を中心に乳房外 Paget 病の治療について述べる．病期分類は確立していないが皮膚悪性腫瘍学会の病期分類案（表 1）[1]が提示されており原発巣の深達度については，この分類に準じて述べる．

　治療の第一選択は手術である．原発巣については，姑息的手術や明らかな小範囲の場合を除き原

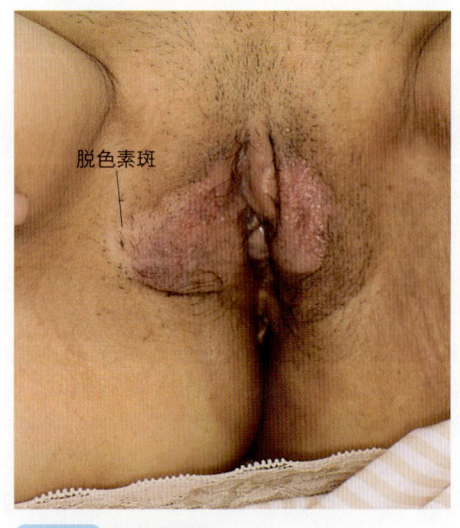

図1　脱色素斑例
紅斑周囲の脱色素斑に腫瘍細胞が存在しているため肉眼的腫瘍境界に注意する．

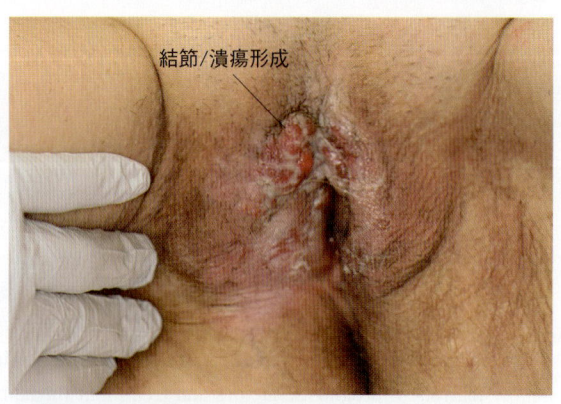

図2　結節/潰瘍形成症例
初診時すでに多発リンパ節転移/肝転移を認めていた．

表1 病期分類（案）〔皮膚悪性腫瘍取り扱い規約（案）
（文献1より一部改変）〕

pT分類（原発巣）
　Tx：原発巣の評価不可能
　T1：病変の大きさに関わらず，組織学的に表皮内癌の状態
　T2：基底膜を破って真皮乳頭層に微小浸潤
　T3：浸潤癌で脈管浸潤を伴わないもの
　T4：浸潤癌で脈管浸潤を伴うもの

N分類（所属リンパ節）
　Nx：所属リンパ節の評価不可能
　N0：所属リンパ節の転移なし
　N1：片側リンパ節転移
　N2：両側リンパ節転移

M分類（遠隔転移）
　Mx：遠隔転移の評価不可能
　M0：遠隔転移なし
　M1：遠隔転移あり

則 mapping biopsy を施行する．術前に表在性真菌症などを合併している場合は境界が不明瞭になるため，抗真菌剤の外用で局所を清潔にする．また，紅斑局面のみならず脱色素斑部分も腫瘍であることを十分留意する．Safety margin は，mapping biopsy で断端陰性が確認できれば1cm程度でよいと考える[2]．皮膚側は十分余裕があり切除可能であるが，粘膜側は境界も不明瞭で尿道口や腟口に近接しており safety margin を確保することは困難である．粘膜側においても完全切除が望ましいが，断端陽性例では表皮内に腫瘍が限局していることが多く，拡大切除による機能的損失を考慮し，初回手術では追加切除を行わず，慎重に経過観察することが多い．結果的にリンパ節転移，遠隔転移症例は1例も経験していない．深部については皮下脂肪（浅筋膜レベル）での切除で十分である．欠損部に対する再建方法であるが，可能であれば単純縫縮を行い困難であれば皮膚移植または局所皮弁で再建する．局所皮弁での再建が皮膚移植での再建に比べて術後の拘縮は少ないが，患者は高齢者が多く手術時間や侵襲なども考慮し再建方法を検討する．

　所属リンパ節（鼠径リンパ節）に対しては，積極的に治療を行うべきと考える．臨床上結節を形成している症例や病理組織学的に真皮に浸潤している症例は，高頻度でリンパ節転移を認める症例が多く（当院での経験[3]ではT3症例の52％，T4症例の81％にリンパ節転移を認めた）臨床上に明らかなリンパ節転移を示唆する所見がなくてもセンチネルリンパ節生検または，触知するリンパ節を摘出し転移検索を行うことが望ましい．乳房外 Paget 病に対するセンチネルリンパ節生検は，保険収載されておらず臨床研究での実施になるため各施設での承認が必要である．センチネルリンパ節生検は，色素法/リンパシンチグラフィ（術中ガンマプローベ法）/蛍光法と3つの方法があるが，乳房外 Paget 病は，原発巣と所属リンパ節までの距離が近いため，術中ガンマプローベ法では shine-through 現象により同定困難な症例も存在するため色素法や蛍光法の併用が有効である．当院ではセンチネルリンパ節生検症例数は少ないが，偽陰性症例は経験していない．センチネルリンパ節生

検などを施行し，病理学的リンパ節転移陽性例は鼠径骨盤内（浅鼠径/深鼠径/外腸骨/閉鎖）リンパ節郭清を施行する．病理学的リンパ節転移陰性症例については，予防的リンパ節郭清術は必要ないと考える．臨床上リンパ節腫大を認める症例は，その段階ですでに上行性にリンパ節転移が進行していることが多く，リンパ節郭清術を施行しても生命予後の改善に結びつかないため術後の QOL を考え可及的切除に留める場合もある（リンパ節転移個数と生命予後については後に記す）．センチネルリンパ節生検などを併用し微小転移の段階で転移を見つけ根治的リンパ節郭清術を行うことが生命予後改善に結びつく可能性は高いが，まだ有意差を示すデータは存在していない．

　乳房外 Paget 病の 5 年生存率については，当院での原発巣 T 分類別生存率を図に示す（図3）．原発巣が T3 までは 5 年生存率は良好であるが，T4 症例は 5 年生存率が 35.3％であった．原発巣において結節性に浸潤している症例（T3/T4）は，真皮内に微小浸潤までの症例（T1/T2）に比べて有意に予後が悪くなっている（図4）．また，リンパ節転移の個数と予後の関係は，当院ではリンパ節転移 3 個以上の症例は 5 年生存率が 0％で生存期間の中央値は 22 カ月であり，リンパ節転移が 2 個以下と 3 個以上で生存率に有意差を認めた（図5）．前述のように多発リンパ節転移症例は，拡大切除や根治的リンパ節郭清術を行ったとしても生命予後改善に結びつかないため，縮小手術を考慮し患者の QOL を損ねないようにすることも大事であると考える．

　乳房外 Paget 病における転移形式としては，初期はリンパ行性に転移を認めることが多い．そし

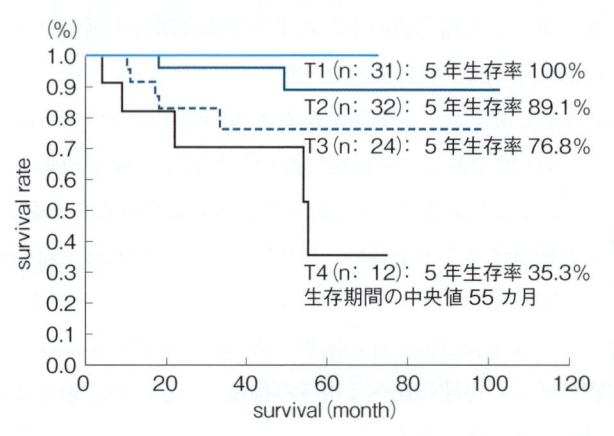

図3
原発巣 T 分類別 overall survival（n：99）
生存率については，早期において予後良好，T4 が予後不良で 5 年生存率は 35.3％であった．
（当科における過去 10 年の乳房外 Paget 病に対する治療経験：日皮会誌，2012 より）

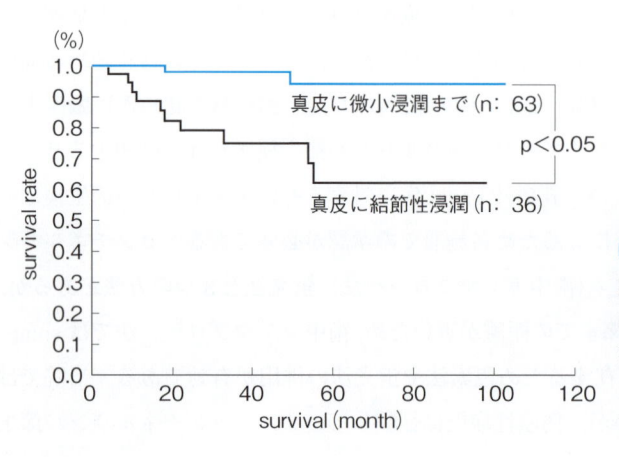

図4
原発巣深度別 overall survival（n：99）
真皮微小浸潤まで（T1/T2）vs 真皮に結節性浸潤（T3/T4）
（当科における過去 10 年の乳房外 Paget 病に対する治療経験：日皮会誌，2012 より）

図5
リンパ節転移個数別 overall survival
1個または2個 vs 3個以上（n: 23）
（当科における過去10年の乳房外Paget病に対する治療経験: 日皮会誌, 2012より）

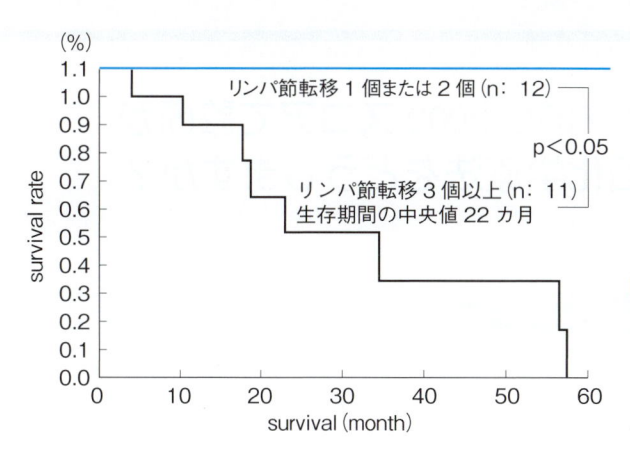

て徐々に上行性にリンパ節転移が進行し，肝転移/骨転移などを認めるが，終末期においても明らかな臓器転移を認めない症例も存在する．また，腫瘤を形成せずにびまん性に腫瘍細胞が後腹膜腔に浸潤する場合やリンパ節腫大から尿管を圧迫する場合など水腎症が出現する症例も経験している．このような特徴も術後経過観察する際には留意する必要がある．

　抗がん剤治療については，術後補助療法は確立されておらず原則的には必要ないと考える．切除不能リンパ節転移症例や遠隔転移症例については，確立したレジメンは存在していない．5-FUをベースとした多剤併用療法としてFECOM（5-FU/エピルビシン/カルボプラチン/ビンクリスチン/マイトマイシンC）療法[4]，low doseFP（5-FU/CDDP）療法，タキサン系抗がん剤（パクリタキセル/ドセタキセル）単剤または併用療法，最近ではHER 2発現陽性例にトラスツズマブを使用し有効であったという報告が散見される．吉野[5]は進行期乳房外Paget病に対する多施設共同研究を行っており first lineでドセタキセルを使用した症例では30.8％のPR（partial response），疾患制御率は77％とフルオウラシル系薬剤に比べて有効性が高い可能性を指摘した．しかし，分子標的薬を含めた抗がん剤治療については，症例数が少ないため今後も症例を蓄積し検討する必要がある．

◆文献
1) 日本皮膚悪性腫瘍学会，編．皮膚悪性腫瘍取扱い規約　第2版．東京: 金原出版; 2010; p.57-77.
2) 日本皮膚悪性腫瘍学会，編．科学的根拠に基づく皮膚悪性腫瘍診療ガイドライン．東京: 金原出版; 2007; p.90-106.
3) 黒岡定浩，並川健二郎，堤田　新，他．当科における過去10年の乳房外Paget病に対する治療経験: 日皮会誌. 2012; 122(12): 2891-7.
4) 山崎直也．これまでに行われてきた進行期乳房外paget病の治療の総括とそこから見えてくるもの．Skin cancer. 2008; 23(3) 341-6.
5) 吉野公二．進行期乳房外パジェット病の治療と問題点．Skin cancer. 2010; 25(3) 317-23.

〈黒岡定浩　山崎直也〉

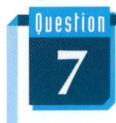

Question 7　B. 絨毛性疾患

絨毛癌診断スコアと FIGO 2000 スコアで診断が異なった場合，初回化学療法をどうしますか？

Answer

　絨毛性腫瘍の取り扱い・診断基準は各国から報告されており，アメリカでは Hammond's classification，イギリスでは Bagshawe's prognostic factor や modified Bagshawe's risk scoring system，オランダでは modified WHO score など国・地域により様々な診断基準が利用されてきた．これらの基準は化学療法に対する奏効の程度から絨毛性腫瘍を 2〜3 グループに分類して治療法を設定する目的で開発された．しかし絨毛性腫瘍の治療法や予後を比較するためには世界的基準を作る必要性が指摘され，FIGO 2000 prognosis scoring system（表 1）（2002 年 International Federation of Gynecology & Obstetrics: FIGO 総会にて承認）が提唱された．一方本邦では絨毛性腫瘍の組織学的診断を推定，さらには治療法を設定する目的で石塚スコア，さらには絨毛癌診断スコア（表 2）が臨床上汎用され

表 1 FIGO 2000 staging and risk factor scoring system for gestational trophoblastic neoplasia

FIGO Staging		
Stage I	Disease confined to the uterus	
Stage II	GTN extends outside of the uterus, but is limited to the genital structures (adnexa, vagina, broad ligament)	
Stage III	GTN extends to the lungs, with or without known genital tract involvement	
Stage IV	All other metastatic sites	

FIGO Scoring					
Score	0	1	2	4
Age (years)	<40	≧40		
Antecedent pregnancy	Mole	Abortion	Term	
Interval months from index pregnancy	<4	4〜<7	7〜<13	≧13
Pre-treatment serum hCG (IU/L)	$<10^3$	10^3〜$<10^4$	10^4〜$<10^5$	$≧10^5$
Largest tumor size (cm) (including uterus)	<3	3〜<5	≧5	
Site of metastases	Lung	Spleen, kidney	Gastro-intestinal	Liver, brain
Number of metastases		1〜4	5〜8	>8
Previous failed chemotherapy			Single drug	2 or more drugs

表2 絨毛癌診断スコア

スコア (絨毛癌である可能性)		0 (〜50%)	1 (〜60%)	2 (〜70%)	3 (〜80%)	4 (〜90%)	5 (〜100%)
先行妊娠		胞状奇胎			流産		正期産
潜伏期		〜6カ月 未満				6カ月〜 3年未満	3年〜
原発病巣		子宮体部 子宮傍結合織 腟			卵管 卵巣	子宮頸部	骨盤外
転移部位		なし 肺 骨盤内					骨盤外 (肺を除く)
肺転移巣	直径	〜20 mm 未満			20〜30 mm 未満		30 mm〜
	大小不同性	なし				あり	
	個数	〜20					21〜
hCG 値 (mIU/mL)		〜10^6 未満	10^6〜10^7 未満		10^7〜		
基礎体温 (月経周期)		不規則・1相性 (不規則)					2相性 (整調)

ている.本邦における絨毛性疾患の取扱い基準は 2011 年に改訂され,改訂時の議論として従来の絨毛癌診断スコアを廃止し,FIGO 2000 prognosis scoring system を導入する意見もあったが,組織診断を推定する本邦独自の方法を変更することは臨床上の混乱を招く可能性も指摘され,第 10 章に FIGO 2000 scoring system を別記し今後の検討課題とした[1].

■ 絨毛性腫瘍の定義

絨毛性腫瘍 (gestational trophoblastic neoplasia: GTN) とは手術や化学療法などの治療を必要とする絨毛性疾患の総称であり,本邦の分類では侵入奇胎,絨毛癌,存続絨毛症,placental site trophoblast (PSTT),epithelioid trophoblastic tumor (ETT) が含まれ,搔把や経過観察のみに留まる胞状奇胎 (全奇胎・部分奇胎) は含まれない.PSTT,ETT は中間型栄養膜細胞に由来する悪性腫瘍であり,本邦における絨毛癌診断スコアでは分類不能であり,FIGO 2000 スコアでも化学療法に対する奏効率が低いことから評価しないことになっている.

■ 絨毛性腫瘍の診断

本邦における絨毛性腫瘍の診断は奇胎搔把後の期間と hCG 値により行われ,奇胎搔把後 5 週で 1,000 mIU/mL,8 週で 100 mIU/mL,24 週で cut off 値以下を基準とし,これを上回る場合を経過非順調型と診断する.次いで病巣の有無を画像診断 (超音波, CT, MRI など) にて検索し,病変のあ

る場合は絨毛癌診断スコア（表 2）により臨床的侵入奇胎，臨床的絨毛癌に鑑別，病変を認めなかった場合は奇胎後 hCG 存続症と診断する．また奇胎以外を先行妊娠とする場合も画像診断で病変を検索し，絨毛癌診断スコアにより組織診断を推定・治療する．

一方欧米では hCG 値の 2～3 週間の変動，①少なくとも 3 週間にわたり 4 回以上プラトーを示す場合，②少なくとも 2 週間にわたり 3 回以上連続して増加を示す場合，③hCG が奇胎搔把後 6 カ月以上持続して検出される場合に絨毛性腫瘍と診断している．本邦における診断基準に比較して絨毛性腫瘍の早期診断は可能となるが，hCG 値が正常範囲に下降するまで毎週 hCG を測定する必要があり，患者の compliance が低下することが指摘されている．また GTN と診断され，治療開始となった患者で治療直前の hCG が低下していることも経験され，本邦における hCG 下降曲線との優劣はつけ難いと考えられる．

絨毛性腫瘍の治療

絨毛性腫瘍は化学療法が奏効する疾患であり，メトトレキサート（MTX），アクチノマイシン-D（Act-D），エトポシドなどの化学療法剤が汎用されている．現在絨毛癌診断スコアで（臨床的）侵入奇胎と診断された症例では有害事象の観点（脱毛の有無）から MTX が第一選択とされる．MTX の投与法は 5-day MTX，MTX＋CF（ロイコボリン），weekly MTX など多様であるが，MTX による奏効率は 60～70％程度であり，有害事象（肝機能障害・重篤な口内炎）や薬剤抵抗性のため治療法を変更する場合が 30～40％程度に上る[2]．薬剤変更時は Act-D，エトポシドの単剤あるいは多剤併用療法が行われ，ほぼ 100％の寛解率が達成されている．一方欧米では FIGO prognosis scoring system で low-risk と判定された症例に対して日本と同様 MTX あるいは Act-D 単独による化学療法が first-line として行われている．最近 GOG study として pulsed Act-D による治療が weekly MTX に比較して良好な治療成績を上げていると報告された[3]．

しかし FIGO prognosis scoring system で low-risk とされた症例の中には絨毛癌診断スコアで（臨床的）絨毛癌と診断される症例が多数存在し，また欧米でも高点数の FIGO low-risk 症例（5～6 点）では MTX や Act-D 単独化学療法に抵抗性となる症例が多いとされ，その取り扱いは今後検討される予定である．

逆に FIGO prognosis scoring system で high-risk と判定された症例の大部分は絨毛癌診断スコアでも（臨床的）絨毛癌と診断され，エトポシドを含む多剤併用療法が一般的に行われている．

（臨床的）侵入奇胎や FIGO low-risk 症例の大部分は悪性腫瘍ではなく，またほぼ 100％の寛解が得られている．これら比較的予後良好な症例に対して絨毛癌と同様な多剤併用療法を行えば寛解に至ることは間違いないと考えられるが，癌ではない侵入奇胎に重篤な有害事象（二次性発癌，卵巣機能抑制）を起こす可能性のある化学療法を行うことは倫理的にもまた患者 QOL の面からも問題がある．また逆に予後不良とされる（臨床的）絨毛癌や FIGO high-risk 症例に MTX や Act-D による単剤治療を行うことは患者予後の面からも慎まなければならない．

絨毛癌診断スコアと FIGO prognosis scoring system の比較

絨毛癌診断スコアと FIGO prognosis scoring system を比較した場合もっとも大きな違いは先行妊

娠と治療前 hCG 値の点数と考えられる．

●症例 1

　33 歳，1G1P　4 月に正常分娩，分娩後出血断続し，分娩後 3 カ月で hCG が 101,602 mIU/mL，約 1 cm の肺転移を認めた．絨毛癌診断スコアでは正期産の 5 点で臨床的絨毛癌となり，治療としては多剤併用療法が施行されることになる．一方 FIGO score では Term 2 点，hCG 値 4 点の 6 点（low-risk）となり，単剤による治療が行われる．実際には多剤併用化学療法ならびに肺転移巣切除が行われ，病理学的にも絨毛癌と診断され，治療後 4 年を経過した現在まで再発徴候なく経過している．

●症例 2

　52 歳，4G3P　最終妊娠は全奇胎，奇胎搔把後 hCG は順調に下降し，奇胎搔把後 17 週＋5 日で hCG 値は正常範囲に下降，以後異常なく経過していたが，奇胎搔把後 2 年 3 カ月後 hCG 6.9 mIU/mL に上昇，この時点では胸部 CT で異常は認めなかった．以後 hCG 値は徐々に上昇し，6 カ月後（奇胎搔把後 2 年 9 カ月後）hCG 値は 49.4 mIU/mL に上昇，胸部 CT で転移巣を認め，化学療法開始となった．絨毛癌診断スコアでは潜伏期間 4 点と hCG cut off 値以下に下降（基礎体温の 5 点）の 9 点で臨床的絨毛癌と診断される．一方 FIGO score では年齢 1 点・潜伏期間 4 点の 5 点（low-risk）と判定される（転移個数は CT で確認 0 点）．実際には多剤併用療法を行い寛解したが，9 カ月後に再発，化学療法，肺転移巣切除，子宮摘出などを行い再度寛解，7 カ月後再々発し，化学療法＋肺転移巣切除により寛解し，現在まで再発徴候は認めていない（最終治療より 2 年）．再発時点の肺転移巣の病理診断で絨毛癌と診断されている．

●症例 3

　38 歳，4G2P　最終妊娠は胞状奇胎，奇胎搔把後 6 週と 1 日，hCG 値 204,800 mIU/mL で当院初診，右肺転移（2 cm）があり，挙児希望がないため子宮摘出術が行われ，parametrium に及ぶ 5 cm 以上の病変を認めた．

　古い症例であり，詳細は不明であるが，絨毛癌診断スコアでは転移サイズの 3 点で臨床的侵入奇胎，また子宮摘出の病理診断で侵入奇胎と診断されている．一方 FIGO score では hCG 値 4 点，病変サイズ 2 点，転移個数 1 点の 7 点で high-risk と診断される．この症例は腹式単純子宮全摘術＋MTX 単独化学療法で寛解に至った．

　これら 3 症例は千葉大学～東京女子医科大学で筆者が経験した症例の中から絨毛癌診断スコアと FIGO score が異なった症例をピックアップして比較したものであり，一般的には臨床的絨毛癌≒FIGO high-risk，臨床的侵入奇胎≒FIGO low-risk と診断される．また臨床的侵入奇胎と診断された症例が FIGO high-risk と診断されることは少なく，臨床的絨毛癌が FIGO low-risk と診断されることはしばしば経験されている．

　今回のテーマである「絨毛癌診断スコアと FIGO 2000 スコアで診断が異なった場合，初回化学療法をどうしますか？」と問われるのであれば，（臨床的）絨毛癌と診断された症例に対して MTX や

Act-Dなどの単剤化学療法を行うことが患者に対してベストの治療であるかを考える必要がある．欧米ではFIGO 2000スコアでlow-riskと診断された症例にはMTXやAct-D単独治療がfirst-lineとして行われているが，古くからhigh-riskと判定された症例ではMTXやAct-D単独療法に抵抗性を示すことが多いとされ，また現在のFIGO low-risk high score（5～6点）症例でも薬剤抵抗性になりやすいことが報告されている．こうした点から本邦では絨毛性腫瘍が疑われた場合には絨毛癌診断スコア，FIGO 2000 prognosis scoreで点数をつけ，両者が異なったケースでは絨毛癌診断スコアに準じて治療を開始することが推奨されると考えられる．

◆文献
1) 日本産科婦人科学会・日本病理学会，編．絨毛性疾患取扱い規約．第3版．東京：金原出版；2011.
2) Matsui H, Iitsuka Y, Seki K, et al. Comparison of chemotherapies with methotrexate, VP-16 and actinomycin-D in low-risk gestational trophoblastic disease. Gynecol Obstet Invest. 1998; 46: 5-8.
3) Osborne RJ, Filiaci JL, Schink JC, et al. Phase III trial of weekly methotrexate or pulsed dactinomycin for low-risk gestational trophoblastic neoplasia: Gynecologic Oncology Group Study. J Clin Oncol. 2011; 29: 825-31.

〈松井英雄〉

Question 8

B. 絨毛性疾患

セカンドライン化学療法のレジメンと切り替えのタイミングについて教えてください

Answer

■ 絨毛性疾患化学療法におけるセカンドラインの重要性

　侵入奇胎と絨毛癌はともに化学療法が著効する腫瘍であり，今日ほとんどの症例が化学療法を中心に治療されており，外科的手術の適応は限定的である．

　初回化学療法については，侵入奇胎（low risk GTN）にはメトトレキサート（MTX）またはアクチノマイシンD（ACTD）の単剤療法が，絨毛癌（high risk GTN）には上記2剤にエトポシド（ETP）を加えた多剤併用療法がガイドラインで推奨されている．しかしながらファーストライン単独での寛解率は，侵入奇胎では60～90％程度，絨毛癌では80％程度であり，セカンドラインへの切り替えの適切なタイミングとレジメンの選択は，最終的に寛解治癒が得られるかどうかを左右する重要なポイントとなる．本稿ではこれらについての臨床の現場における実際の対応の要点を述べる．

■ 侵入奇胎（low risk GTN）のファーストライン

　表1に侵入奇胎（low risk GTN）に用いられるファーストラインとセカンドラインのレジメンを示す．国内では，ファーストラインとしては外来で簡便・安全に行えるMTX単剤療法（5日間筋注）が最も汎用されている．英国ではMTX＋ロイコボリン隔日レスキューが一般的であるが，8日間連続のスケジュールの煩雑さから国内ではあまり使用されない．どちらも単独での寛解率は60％台後半から80％前後である．また米国GOG 174で使用されたweekly MTXは寛解率が53％と低いため，QOLはよいが国内ではほとんど使用されていない．一方ACTD単剤（5日間静注）は，単独での初回寛解率は80～90％とMTXより高い報告が多いが，点滴ルートの必要性，悪心・嘔吐・脱毛・骨髄抑制の有害事象より，ファーストラインとしては，何らかの理由でMTXが使用できない場合に限って用いるべきであろう．

■ 侵入奇胎（low risk GTN）のセカンドライン

1. 有害事象による変更

　初回MTX使用症例の20～30％がセカンドラインへの変更が必要になるが，その理由は重篤な有害事象と薬剤抵抗性の2つに大別される．MTXの代表的な有害事象は口内炎と肝機能障害である．口内炎は対症療法によっても次回クールまでに改善しない症例，感染を繰り返す症例，経口摂取が不可能になるほどQOLが低下する症例は，何コース目かにかかわらずACTD単剤へ変更する．肝毒性に関してはAST・ALTの上昇が肝庇護剤の投与によっても次回クールまでに100未満に下降

表 1 侵入奇胎（low risk GTN）に対する化学療法レジメン

ファーストライン				
MTX 単剤	day 1〜5	MTX	0.4 mg/kg（筋注） （20 mg/body を超えない）	2 週毎
ACTD 単剤	day 1〜5	ACTD	10 μg/kg（静注） （0.5 mg/body を超えない）	2 週毎
MTX-ロイコボリン	day 1, 3, 5, 7 day 2, 4, 6, 8	MTX ロイコボリン	1.0 mg/kg（筋注） 0.1 mg/kg（筋注）	2 週毎
セカンドライン				
ACTD 単剤	day 1〜5	ACTD	10 μg/kg（静注） （0.5 mg/body を超えない）	2 週毎
MA	day 1〜4 day 1〜4	MTX ACTD	0.4 mg/kg（筋注） 10 μg/kg（静注）	2 週毎
ETP 単剤	day 1〜5	ETP	60 mg/m²（点滴静注） （100 mg/body を超えない）	2〜3 週毎
EA	day 1〜4 day 1〜4	ETP ACTD	60 mg/m²（点滴静注） 10 μg/kg（静注）	2〜3 週毎

MTX：メトトレキサート，ACTD：アクチノマイシン D，ETP：エトポシド

しないケースは ACTD 単剤へ変更すべきである．すなわち AST・ALT の最高値よりも，短期間に改善するか否かがポイントになる．これらの MTX 特有の毒性が重篤である場合は，投与量の減量で対処するのではなく，ACTD への積極的な変更をはかるべきである．一方 ACTD 単剤を初回治療とした場合は，制吐剤による支持療法が必要であるが，Grade 4 の好中球減少に対しては G-CSF 投与と 80％への dose down（例えば 0.5 mg/body から 0.4 mg/body へ減量，あるいは day 1〜4 の 4 日間のスケジュールへ短縮）で対処可能であり，通常有害事象のみで薬剤変更をすることはない．

2. 薬剤抵抗性による変更

諸家の報告やガイドラインにおいては，化学療法を施行するも hCG 値が上昇する場合，あるいは 2〜3 コースで十分な hCG 値の下降が得られない場合に薬剤抵抗性と判定するとしているが，定義はあいまいで，明確な基準は確立されていない．hCG が次クール開始時に前クール開始時より上昇した場合は早急に変更となるが，全体としてプラトーまたは少しずつ下降している場合は，2〜3 コースは同じレジメンを行ってみるべきである．化学療法直後に反応性に上昇した hCG がその後低下する現象は時々見受けられる．2 コース治療して hCG が one log 下がらない（1/10 以下にならない）場合は，変更に踏み切る 1 つの指標になるかもしれない．オランダのグループは，初回 MTX のみで寛解した 79 例とセカンドラインが必要となった 29 例の hCG regression curve の解析から，4 コース目前（治療 7 週目）の血中 hCG 値により，薬剤抵抗性でセカンドラインを要する群を同定可能であると報告したが，具体的な hCG の数字は定めていない[1]．Growdon らは初回 MTX 1 コース目終了後の hCG 値が 600 mIU/mL 以上であれば多剤療法へ変更になる可能性が高いと報告している[2]．また Chapman-Davis らは low risk GTN の薬剤抵抗性に有意に関連する因子として，FIGO ス

コア高値（5～6），治療前 hCG の高値（10,000 mIU/mL 以上），転移あり（stage Ⅱ-Ⅲ）をあげている[3]．侵入奇胎（low risk GTN）であっても，これらの因子に該当する場合は，薬剤抵抗性になる可能性を十分念頭において，慎重にファーストラインの効果を判定する．

3. セカンドラインで何を使うか

　MTX 単剤の後は，セカンドラインとして ACTD 単剤に変更するのが最も一般的である．Lurain らによる MTX 単剤後に ACTD 単剤に変更した 64 例の検討[4]では，75％（48 例）が寛解したが，サブ解析においては，MTX の毒性により ACTD に変更した場合は 88％が寛解しているのに対して，MTX 抵抗性により ACTD に変更した場合の寛解率は 71％にとどまった．ACTD 単剤でも寛解しない場合，欧米では絨毛癌に用いる多剤併用療法（EMA/CO, MEA）へ変更している報告が多い．一方国内では，MTX から ACTD 単剤への変更で寛解に至らない場合は，ETP 単剤あるいは MTX/ACTD（MA 療法）や ETP/ACTD（EA 療法）の 2 剤併用療法が用いられている（表1）．肝毒性や口内炎で MTX が使用できない，かつ薬剤抵抗性もあるような症例では，EA 療法が効果的であり，絨毛癌のレジメンに入る前に一度は使用してみるべきであろう．一方 MA 療法は口内炎など有害事象が比較的強く，近年使用頻度は減っている．すなわち侵入奇胎（low risk GTN）に対しては，MTX 単剤→ACTD 単剤→EA 療法（ETP 単剤）→絨毛癌のレジメンという順序を著者は推奨する．なお侵入奇胎が完全に寛解した後，hCG が再上昇して再発した場合は，迷わず絨毛癌のレジメンを使用する．

絨毛癌（high risk GTN）に対するセカンドライン

1. 有害事象による変更

　表2に絨毛癌（high risk GTN）に用いられるファーストラインとセカンドラインのレジメンを示す．初回治療としてガイドラインでも推奨されている EMA/CO および MEA の単独での寛解率はおおむね 80％（71～86％）である．どちらのレジメンでも MTX は高用量であるが，day 2 から day 3 にかけてロイコボリンによるレスキューがあるので，肝機能障害は MTX 単剤（筋注）よりむしろ少ない．それでも AST・ALT の上昇が肝庇護剤の投与によっても次回クールまでに 100 未満に下降しない場合は，MEA 療法から MTX のみを抜いた EA 療法（表1）に変更する選択もある．いずれのレジメンにおいても骨髄抑制の有害事象には十分な注意が必要であり，休薬期間を遵守するため，積極的な G-CSF による支持療法と必要に応じて 80％への dose down（MEA 療法の場合トータル 5 日間を 4 日間としてもよい；表2参照）は行うべきであるが，骨髄抑制の理由で薬剤変更する必要はない．絨毛癌は増殖スピードが非常に速い腫瘍なので，休薬期間の延長はできるだけ避けるべきである．

2. 薬剤抵抗性による変更

　絨毛癌（high risk GTN）においても，2～3 コース化学療法を行って，hCG が上昇またはプラトーな時に薬剤抵抗性と判断することが多い．20％内外の EMA/CO, MEA 抵抗性症例にはシスプラチンや 5-FU，パクリタキセルを含むレジメンが使用されているが（表2），セカンドラインは確立されていないのが現状である．欧米でセカンドラインとして最も使用されている EP/EMA 療法に関して，Newlands ら[5]は，EMA/CO 耐性の 34 例中 30 例（88％）が寛解したと報告しており，また Xiang ら[6]は前治療に耐性の 15 例中 11 例（73％）が寛解したと報告している．ただし骨髄抑制とシ

表2 絨毛癌（high risk GTN）に対する化学療法レジメン

ファーストライン

EMA/CO	day 1	MTX	300 mg/m² （12時間 点滴静注）
		ETP	100 mg/m² （60分 点滴静注）
		ACTD	0.5 mg/body （静注）
	day 2	ETP	100 mg/m² （60分 点滴静注）
		ACTD	0.5 mg/body （静注）
		folinic acid	15 mg/body （12時間おきに4回筋注）
	day 8	CPA	600 mg/m² （60分 点滴静注）
		VCR	0.8〜1.0 mg/m² （静注）

day 1, 2とday 8を毎週交互に繰り返す.

MEA	day 1	MTX	300 mg/body （4時間 点滴静注）
		MTX	150 mg/body （静注）
		ETP	100 mg/body （60分 点滴静注）
		ACTD	0.5 mg/body （静注）
	day 2	ETP	100 mg/body （60分 点滴静注）
		ACTD	0.5 mg/body （静注）
		folinic acid	15 mg/body （12時間おきに3回筋注）
	day 3〜5*	ETP	100 mg/body （60分 点滴静注）
		ACTD	0.5 mg/body （静注）

2〜3週毎 *day 4までの合計4日間としても可.

セカンドライン

FA	day 1〜5	5-FU	1500 mg/body （8時間 点滴静注）
	day 1〜5	ACTD	0.5 mg/body （静注）

2〜3週毎

EP/EMA	day 1	ETP	150 mg/m² （60分 点滴静注）
		CDDP	75 mg/m² （12時間 点滴静注）
	day 8	ETP	100 mg/m² （60分 点滴静注）
		MTX	300 mg/m² （12時間 点滴静注）
		ACTD	0.5 mg/body （静注）
	day 9	folinic acid	15 mg/body （12時間おき4回筋注）

day 1とday 8, 9を毎週交互に繰り返す. day 15を休薬してday 22から次コースとしても可.

TP/TE	day 1	PTX	135 mg/m² （3時間 点滴静注）
		CDDP	60 mg/m² （3時間 点滴静注）
	day 15	PTX	135 mg/m² （3時間 点滴静注）
		ETP	150 mg/m² （60分 点滴静注）

day 1とday 15を2週毎に交互に繰り返す.

MTX: メトトレキサート, ACTD: アクチノマイシンD, ETP: エトポシド, folinic acid: ロイコボリン, CPA: シクロホスファミド, VCR: ビンクリスチン, 5-FU: フルオロウラシル, CDDP: シスプラチン, PTX: パクリタキセル

スプラチンによる腎毒性には十分留意する必要があり，毎週交互に反復できない場合は，day 15を休薬してday 22から次回コースを開始することも選択肢である（表2）．一方Matsuiら[7]はFA療法（5-FU＋ACTD）を用いて，MEA耐性の10例中8例（80％）が寛解し，毒性もEP/EMAに比べて

強くなかったと報告している．以上よりセカンドラインでも70～80％の寛解率は期待できる．また，エビデンスはないものの，初回EMA/CO耐性となった症例にセカンドラインとしてMEAを用いて寛解するケースをしばしば経験する．ファーストラインであるMEAとEMA/COを比較した場合，MTXのdoseはさほど変わらないが，key drugであるETPとACTDのtotal doseはMEAの方がかなり多くなるため，症例によってはEMA/COが奏効しなくてもMEAは効くケースがあると考えられる．したがって初回EMA/COの効果が不十分な場合，前述のセカンドラインに移る前に，一度MEAを試してみるのも選択肢の1つであろう．最近Wangら[8]はEMA/CO，EP/EMAのどちらか一方あるいは両者を含む治療で寛解し得なかったセカンドライン・サードラインとして，パクリタキセルを含むTP/TE療法を用いた24例を検討し，前治療抵抗性の16例中8例がCR/PRとなり生存率は44％，一方前治療の毒性によりTP/TEに変更された8例では4例がCR/PRで生存率は75％であったと報告し，salvage therapyとしての有効性を提唱している．国内ではTP/TEの使用経験がまだ少なく，今後の検証が必要である．なお絨毛癌でいったん寛解後，数カ月以上おいてhCG再上昇により再発した場合，初回治療レジメンに感受性があったケースではもう一度同じレジメンを使用することも選択肢の1つである．いずれにせよ，薬剤抵抗性の絨毛癌症例では化学療法のみに固執するのではなく，適応があれば病巣の外科的切除も含めた集学的治療が必要である．

◆文献

1) van Trommel NE, Massuger LF, Schijf CP, et al. Early identification of resistance to first-line single-agent methotrexate in patients with persistent trophoblastic disease. J Clin Oncol. 2006; 24: 52-8.
2) Growdon WB, Wolfberg AJ, Goldstein DP, et al. Low-risk gestational trophoblastic neoplasia and methotrexate resistance: predictors of response to treatment with actinomycin D and need for combination chemotherapy. J Reprod Med. 2010; 55: 279-84.
3) Chapman-Davis E, Hoekstra AV, Rademaker AW, et al. Treatment of nonmetastatic and metastatic low-risk gestational trophoblastic neoplasia: factors associated with resistance to single-agent methotrexate chemotherapy. Gynecol Oncol. 2012; 125: 572-5.
4) Lurain JR, Chapman-Davis E, Hoekstra AV, et al. Actinomycin D for methotrexate-failed low-risk gestational trophoblastic neoplasia. J Reprod Med. 2012; 57: 283-7.
5) Newlands ES, Mulholland PJ, Holden L, et al. Etoposide and cisplatin/etoposide, methotrexate, and actinomycin D (EMA) chemotherapy for patients with high-risk gestational trophoblastic tumors refractory to EMA/cyclophosphamide and vincristine chemotherapy and patients presenting with metastatic placental site trophoblastic tumors. J Clin Oncol. 2000; 18: 854-92.
6) Xiang Y, Sun Z, Wan X, et al. EMA/EP chemotherapy for chemorefractory gestational trophoblastic tumor. J Reprod Med. 2004; 49: 443-6.
7) Matsui H, Suzuka K, Iitsuka Y, et al. Salvage combination chemotherapy with 5-fluorouracil and actinomycin D for patients with refractory, high-risk gestational trophoblastic tumors. Cancer. 2002; 95: 1051-4.
8) Wang J, Short D, Sebire NJ, et al. Salvage chemotherapy of relapsed or high-risk gestational trophoblastic neoplasia (GTN) with paclitaxel/cisplatin alternating with paclitaxel/etoposide (TP/TE). Ann Oncol. 2008; 19: 1578-83.

〈井箟一彦〉

Question 9　B. 絨毛性疾患

寛解判定における hCG 測定の留意点と追加化学療法のコース数について教えてください

Answer

■ 絨毛性疾患化学療法における寛解判定基準と追加治療の重要性

　侵入奇胎と絨毛癌はともに化学療法が著効する腫瘍であり，また腫瘍の分泌する hCG が治療効果の評価や寛解判定の際に特異的腫瘍マーカーとして用いられる．しかしながら，誤った基準に則って寛解と判定し治療を終了したため，再発をきたす症例や，hCG が正常値になってからの追加化学療法が未施行あるいは不十分であるために再発する症例をしばしばみかける．近年，侵入奇胎はほぼ 100％，絨毛癌であっても 85〜90％ の高い生存率となったが，これはひとえに正しい寛解判定基準を遵守し，また的確な追加化学療法を施行してはじめて達成される数字である．本稿ではこれらについての臨床の現場における実際の対応の要点を述べる．

■ 寛解判定時の hCG 測定法の実際と留意点

　絨毛性疾患の寛解判定基準は hCG 測定法の技術進歩に伴って変遷してきた．1990 年以後，高感度かつ LH との交叉性がほとんどない低単位の hCG を特異的に測定できる EIA 法が確立し，RIA 法に取って代わった．これに伴い hCG-β を ng/mL で測定する意義はほとんどなくなり，現在では intact hCG または total hCG を mIU/mL の単位で測定する EIA 法が汎用されている．これらの測定キットによる血中 hCG のカットオフ値は intact hCG で 0.5〜1.0 mIU/mL，total hCG で 1.0 mIU/mL である（各キットの詳細は絨毛性疾患取扱い規約[1]，63 頁参照）．したがって絨毛性疾患の寛解判定においては必ず mIU/mL の単位で血中 hCG を測定し（ng/mL 単位のキットは 10 倍以上感度が不良となるため使用しない），上記のカットオフ値以下であることを確認する．

　注意点として，特にエトポシドを含む化学療法により卵巣機能が抑制されたり，40 歳以上の比較的高齢の患者においては，下垂体性 hCG が寛解判定に影響を与えることがある．化学療法継続中に hCG が低単位（通常 1.0〜3.0 mIU/mL）で持続しているケースでは LH・FSH を測定する．これらが高値であればエストロゲン・プロゲステロン合剤（プラノバール®など）を 3〜8 週間程度投与して，LH・FSH の低下に伴い hCG もカットオフ値以下に下降すれば下垂体性 hCG と判断し，腫瘍由来の hCG は否定できるため，治療の終了を検討できる．

　米国では臨床的に病巣が認められないにも関わらず低単位の血中 hCG が持続的に検出されるケースにおいて，測定に用いる抗体と誤って結合する血清中の抗体が原因で検出される false-positive（phantom）hCG の存在が報告され，このような疑いがある場合は同一検体を複数のキットで測定したり，尿中 hCG を測定して，腫瘍の分泌する real hCG との鑑別をすべきと推奨している[2]．た

だし，現在国内で汎用されているキットでは，phantom hCG が検出されることはきわめて稀である．

■ 寛解判定時の画像上残存する病巣の取り扱い

　血中 hCG を厳密に測定してカットオフ値以下を確認し，さらに後述する必要な追加化学療法を終えても，大きな子宮原発病巣や肺転移・肝転移などを有していた症例は，画像検査にて消失しない病巣像（瘢痕）が残存することがある．この際は hCG による寛解基準を信頼し，手術による切除は一般に不要とされている．

■ 追加化学療法は，なぜ必要か

　hCG 測定法の発達により，今日では 0.5～1.0 mIU/mL というきわめて低単位までの測定が可能になったが，いぜんとして hCG カットオフ値以下がそのまま腫瘍細胞ゼロを意味するわけではない．侵入奇胎は肺に，絨毛癌は肺・脳・肝など全身に血行性転移しやすい腫瘍であり，治療により hCG が検出感度未満となり画像検査にて病巣を認めなくても，hCG が正常値化した直後の時期には，理論的にまだわずかな腫瘍細胞が子宮あるいは転移病巣に残存している可能性が十分に考えられる．また，寛解後の再発も，侵入奇胎（low risk GTN）では 3～8％程度に，絨毛癌（high risk GTN）では 10～20％程度報告されている．侵入奇胎が寛解後再発した際は，絨毛癌として取扱う必要があり，多剤併用化学療法が必要になる．以上より，これらの再発症例を少しでも減少させ，絨毛性腫瘍の予後を改善するため，hCG 正常値化後の追加化学療法（consolidation chemotherapy）は必須である．しかしながら，そのコース数に関しては controversial であり，現状では明確なエビデンスはないが，以下に最近の動向と著者の推奨を述べる．

■ 侵入奇胎（low risk GTN）に対する追加化学療法

　侵入奇胎（low risk GTN）を対象とした米国 GOG 174 におけるメトトレキサート（MTX）とアクチノマイシン D の単剤のランダム化試験では，追加化学療法 1 コースで設定されていた[3]．最近 Lybol らは，MTX 単剤療法を施行し寛解した合計 951 人の low risk GTN 患者の後方視的研究[4]において，hCG 正常値化後の追加化学療法が 2 コースであった群（n＝351）からの再発が 8.3％であったのに対して，3 コース施行した群（n＝600）からの再発は 4.0％と有意に低かったと報告し，今後の prospective study による確認が必要であるものの，3 コースの consolidation が望ましいと提唱している．これまでの国内外の諸家の報告では，経験に基づく主張も含まれていることに注意を要するが，2～3 コースの追加治療を奨めていることが多い．侵入奇胎において，肺や腟に転移を有する症例と子宮に限局する症例とを大別して追加コース数と予後を比較検討した研究はない．以上より，侵入奇胎（low risk GTN）においては，肺転移の有無に関わらず，hCG がカットオフ値以下に下降後，少なくとも 1～3 コースの追加化学療法が必要と考えられる．

■ 絨毛癌（high risk GTN）に対する追加化学療法

　絨毛癌（high risk GTN）は，侵入奇胎に比較して寛解後再発率も高く，積極的な追加化学療法が必須である．最も汎用されている EMA/CO 療法に関する英国の大規模な後方視的検討[5]においては，

hCG 正常値化後さらに 6〜8 週間治療を継続するとしており，本レジメンは 2 週間を 1 コースとして毎週繰り返すことから，3〜4 コースの追加化学療法を施行したことになる．もう 1 つの汎用レジメンである MEA 療法に関する Matsui らの検討[6]では，hCG 正常値化後にはレジメンのスケジュールを 5 日間から 3 日間に短縮した上で 7 コースの追加化学療法が行われている．さらに諸家の報告では，絨毛癌に対しては少なくとも 2〜3 コースの追加化学療法を推奨し，肝・脳などの遠隔転移を有する再発ハイリスク症例では 4 コース以上を奨めている場合が多い．過去の報告をレビューすると，不十分な追加化学療法が絨毛癌の再発の可能性を高めることは明らかであり，また子宮に限局し転移を有さない Stage I の絨毛癌に子宮全摘術を施行した際においても，追加化学療法を含めた術後の化学療法は必須である．以上より，絨毛癌（high risk GTN）においては，hCG がカットオフ値以下に下降後，少なくとも 3〜4 コース以上の追加化学療法が必要と考えられる．また追加化学療法中に，hCG が治療に反応してカットオフ値を越えて一時的に再上昇する（以前は"細胞効果"と呼ばれていた）場合は，まだ腫瘍細胞が残存していると判断し，この間の治療は原則として追加治療（consolidatioin）のコース数としてカウントすべきでない．この際に，前述した下垂体性 hCG の影響は必ず否定しておくべきである．

■ 寛解判定基準の推奨

表 1 に侵入奇胎および絨毛癌の治療において用いるべき寛解判定基準を提唱する．寛解と判定し化学療法を終了後は，1 カ月に 1 回程度の血中 hCG の厳重なフォローアップを行い，1 年間 hCG の再上昇がなければ妊娠を許可できる．その後も 3 カ月に 1 回程度の間隔で 4〜5 年間の hCG の定期フォローは必要である．

絨毛性腫瘍の化学療法においては，レジメンの選択・用法・用量は教科書やガイドラインから学べるようになった．しかしながら実際に寛解判定の際に，hCG を適切なキットで厳密に測定できていないまま陰性化したと誤解して治療を終了したため，早期に再発（再燃）をみるケース，追加化学療法が明らかに不足（または欠如）しているために，初回治療のみで治癒できたかもしれない症例を再発させてしまうケースをみることがある．本稿で提唱する寛解判定基準が，各施設における絨毛性腫瘍患者の予後のさらなる改善に繋がることを期待する．

表 1 絨毛性疾患（侵入奇胎，絨毛癌）の寛解判定基準（著者からの提唱）

血中 hCG を mIU/mL の単位で EIA 法を用いて測定し，カットオフ値（0.5〜1.0 mIU/mL）以下であることを確認後，侵入奇胎では 1〜3 コース，絨毛癌では 3〜4 コース以上の追加化学療法を施行し，その間，hCG の上昇を認めなければ，寛解と判定する．

注）臨床的に病巣が検出されないことを確認することが必要であるが，画像検査にて消失しない瘢痕像が存在しても，上記を満たせば寛解と判断し得る．

◆文献

1) 日本産科婦人科学会・日本病理学会, 編. 絨毛性疾患取扱い規約 2011. 改訂第 3 版. 東京: 金原出版; 2011.
2) Cole LA, Khanlian SA. Inappropriate management of women with persistent low hCG results. J Reprod Med. 2004; 49: 423-32.
3) Osborne RJ, Filiaci JL, Schink JC, et al. Phase III trial of weekly methotrexate or pulsed dactinomycin for low-risk gestational trophoblastic neoplasia: a Gynecologic Oncology Group Study. J Clin Oncol. 2011; 29: 825-31.
4) Lybol C, Sweep FC, Harvey R, et al. Relapse rates after two versus three consolidation courses of methotrexate in the treatment of low-risk gestational trophoblastic neoplasia. Gynecol Oncol. 2012; 125: 576-9.
5) Bower M, Newlands ES, Holden L, et al. EMA/CO for high-risk gestational trophoblastic tumors: Results from a cohort of 272 patients. J Clin Oncol. 1997; 15: 2636-43.
6) Matsui H, Suzuka K, Iitsuka Y, et al. Combination chemotherapy with methotrexate, etoposide, and actinomycin D for high-risk gestational trophoblastic tumors. Gynecol Oncol. 2000; 78: 28-31.

〈井箟一彦〉

Question 10 B. 絨毛性疾患

侵入奇胎，絨毛癌の化学療法後の生殖機能，妊娠，分娩に与える影響について教えてください

Answer

■ 絨毛性腫瘍の化学療法

　絨毛性腫瘍は治療内容により，大きく侵入奇胎群（侵入奇胎，臨床的侵入奇胎および奇胎後 hCG 存続症）と絨毛癌群（絨毛癌および臨床的絨毛癌）の 2 つに分けられる．侵入奇胎群に対しては，メトトレキサート（MTX）単剤あるいはアクチノマイシン D（ACTD）単剤が第一選択となるが，治療効果が得られない場合には MTX から ACTD への変更や，MA 療法，エトポシド（ETP）単独療法，EA 療法いずれかのレジメンへの変更により，ほぼ全例寛解に至る．これらの治療によってもなお寛解に至らない場合には，絨毛癌に対する多剤併用レジメンを用いる．

　絨毛癌群に対する化学療法は，MTX，ACTD，ETP を含む多剤併用療法が主流であり，EMA/CO〔ETP, MTX, ACTD，シクロホスファミド（CPA），ビンクリスチン（VCR）〕療法および MEA（MTX, ETP, ACTD）療法が第一選択として用いられることが多い．治療抵抗性の場合には，欧米ではシスプラチン（CDDP）を加えた EP/EMA 療法がよく用いられるが，骨髄抑制が強いため国内では 5-FU を含む FA（5-FU/ACTD）療法も用いられる．その他の salvage therapy として，イホスファミド（IFM）を含む ICE〔IFM/カルボプラチン（CBDCA）/ETP〕やパクリタキセル（PTX）を含む TE/TP（PTX/ETP-PTX/CDDP）などが報告されているが，有効性は確立されていない．

　血中 hCG 値（mIU/mL）がカットオフ値（0.5 mIU/mL）以下に至ってから，侵入奇胎群は 2〜3 コース，絨毛癌群は 4〜6 コース追加化学療法を施行し，hCG の再上昇がないことを確認した時点で寛解と判定し，1 年間再上昇がない場合に妊娠を許可する．これは絨毛性腫瘍の再発は治療後 1 年以内が多いためである．

■ 化学療法による卵巣機能不全

　抗癌剤は卵巣に対して毒性があり，卵巣機能や妊孕性への障害をもたらすことがある．卵巣に対する毒性の強さを表 1 に示す[1,2]．絨毛性腫瘍の治療に用いられる抗癌剤の中で，毒性が最も強く長期的な排卵障害がある薬剤は CPA であるが，治療の中心に用いられる MTX や ACTD の毒性は低く，ETP は中程度とされている．CPA の卵母細胞および顆粒膜細胞障害は用量依存性であり，永久的な卵巣機能不全をもたらす総蓄積投与量は 20〜30 歳で 20 g，30〜40 歳で 9 g，40 歳で 5 g と年齢により異なる[2]．絨毛癌群に対して EMA/CO を行う場合には，CPA を 1 コースあたり 600 mg/m^2 使用するため，妊孕性温存希望患者の場合には治療回数によっては MEA 療法を選択するなどの配慮も考えられる．

10. 侵入奇胎，絨毛癌の化学療法後の生殖機能，妊娠，分娩に与える影響について教えてください

表1 卵巣機能障害を起こしやすい抗癌剤（文献1, 2を改変）

機能障害を起こす可能性	薬剤名
High risk	cyclophosphamide ifosfamide nitrogen mustard
Intermediate risk	cisplatin adriamycin doxorubicin carboplatin etoposide
Low/no risk	methotrexate 5-fluorouracil vincristine bleomycin actinomycin D

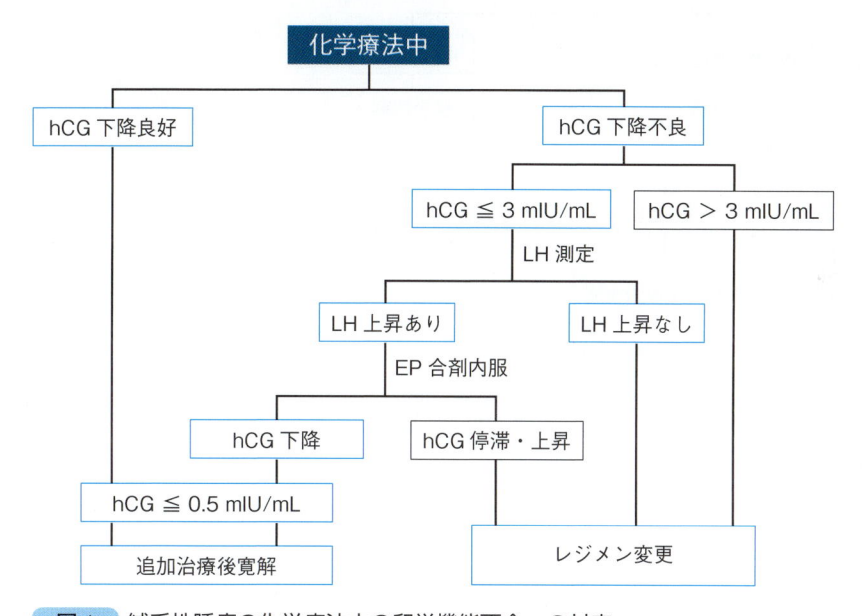

図1 絨毛性腫瘍の化学療法中の卵巣機能不全への対応

```
                    化学療法中
                   /         \
           hCG下降良好      hCG下降不良
                           /          \
                  hCG ≦ 3 mIU/mL    hCG > 3 mIU/mL
                       LH測定
                    /          \
              LH上昇あり      LH上昇なし
                EP合剤内服
               /        \
          hCG下降    hCG停滞・上昇
         hCG ≦ 0.5 mIU/mL
         追加治療後寛解         レジメン変更
```

抗癌剤あるいは閉経による卵巣機能不全によりLHが上昇すると，下垂体性hCG（hCG-like substance）がhCG値の測定系に影響を及ぼすため，hCGが3 mIU/mL程度まで上昇することがある．化学療法中にhCGが1〜3 mIU/mLから下降不良を認める場合には，下垂体性hCGによる影響を疑う必要がある．この場合，E2, LHやFSHを同時に測定し，LHの上昇を認める場合には，エストロゲン・プロゲステロン（EP）合剤内服による下垂体抑制後，hCG低下を確認する必要がある．当院ではノルゲストレル・エチニルエストラジオール（プラノバール®）1錠の21日間内服と1週間休薬の周期的投与を行っている．EP合剤内服によってもhCG下降を認めない場合には，治療効果

不良と判断しレジメンの変更を行う．化学療法中の卵巣機能不全への対応について図 1 にまとめる．

化学療法後の卵巣機能不全について

　治療により hCG が低下してくると自然月経が発来するが，抗癌剤による卵巣機能不全のため化学療法中から EP 合剤治療を要する場合には，治療終了後もしばらくは卵巣機能が回復しないことが多い．EP 合剤の継続あるいはカウフマン療法に変更して，約半年間治療を行うと，その後は自然月経を認める場合が多い．治療中に EP 合剤治療を要しなかったが無月経である場合には，治療終了後に卵巣機能評価し，カウフマン療法や EP 合剤治療などを行う（図 2）．経口避妊薬の希望があれば，低用量ピルを寛解後から開始してもよい．ETP による卵巣機能不全は一時的であることが多い．

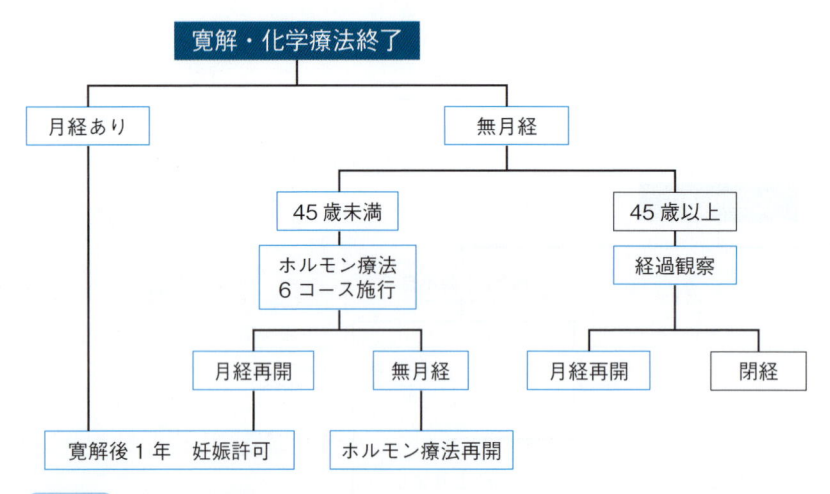

図 2　絨毛性腫瘍治療後の卵巣機能不全への対応

化学療法後の妊娠転帰について

　化学療法後の妊娠転帰についての主な報告を表 2 にまとめる．Blagden ら[3]の報告における単剤治療例は侵入奇胎群に，多剤治療例は絨毛癌群に相当し，Garner ら[4]の報告における奇胎後続発症は侵入奇胎群に相当すると考えられる．絨毛性腫瘍後の妊娠では，流早産率や先天奇形発生率は一般の妊娠と変わらないが，死産率は一般の妊娠より高く，他にも同様な報告を認める[5]．侵入奇胎群と絨毛癌群では，治療後から妊娠までの期間に差は認めないが，絨毛癌群で流産と中絶が有意に多かった．Goto ら[6]は，絨毛癌患者 21 例中に認めた先天奇形は全て心奇形であり，これらの患者では MTX 総投与量が有意に多かったと報告しているが，同様の報告は他に認めていない．

　侵入奇胎群では続発性不妊症は 3.2〜4.4％ と比較的治療の影響を認めないが，絨毛癌群では EMA/CO 療法後のほとんどに治療後無排卵時期を認め，不妊期間は年齢に依存すると考えられるため，挙児希望の患者には MEA 療法の選択が勧められる．体外受精を急ぐ場合には，寛解後妊娠許可までの 1 年間に採卵し，妊娠許可後に胚移植を行うことも可能である．

表2 絨毛性疾患治療後の妊娠転帰について（文献3, 4, 6より）

日本			イギリス			アメリカ	
Goto ら[6]（1965〜2001年）			Blagden ら[3]（1969〜1998年）			Garner ら[4]（1965〜2001年）	
絨毛性腫瘍治療後の489妊娠			絨毛性腫瘍治療後1年以内の230妊娠			奇胎後続発症治療後の581妊娠	
	侵入奇胎群 (446例)	絨毛癌群 (43例)		単剤治療 (153例)	多剤治療 (77例)		奇胎後続発症 (581例)
満期分娩	330（74.0%）	34（79.1%）	満期分娩	120（78%）	44（57%）	満期分娩	393（67.6%）
自然流産	57（12.8%）	4（9.3%）	自然流産	12（8%）	14（18%）	自然流産	99（17.0%）
中絶	33（7.4%）	4（9.3%）	中絶	17（11%）	18（23%）	中絶	28（4.8%）
早産	9（2.0%）	0（0%）				早産	35（6.0%）
			死産	2（0.9%）	0（0%）	死産	9（1.5%）
先天奇形	0（0%）	3（7.0%）	先天奇形	1（0.7%）	2（2.6%）	先天奇形	10（437例中）
先天奇形：心室中核欠損症2人，ファロー四徴症1人 心奇形患者ではMTX総投与量が多かった			先天奇形：ダウン症，肺胞繊維炎，ヒルシュスプルング病 単剤・多剤で流産と中絶に有意差あり 流産率，先天奇形率は一般と同じ			死産率が一般より高い 早発閉経なし 二次性不妊 4.4%（他施設では3.2%の報告）	

◆文献

1) Sonmezer M, Oktay K. Fertility preservation in female patients. Hum Reprod Update. 2004; 10: 251-66.
2) Donnez J, Martinez-Madrid B, Jadoul P, et al. Ovarian tissue cryopreservation and transplantation: a review. Hum Reprod Update. 2006; 12: 519-35.
3) Blagden SP, Foskett MA, Fisher RA, et al. The effect of early pregnancy following chemotherapy on disease relapse and foetal outcome in women treated for gestational trophoblastic tumours. Br J Cancer. 2002; 86: 26-30.
4) Garner EI, Lipson E, Bernstein MR, et al. Subsequent pregnancy experience in patients with molar pregnancy and gestational trophoblastic tumor. J Reprod Med. 2002; 47: 380-6.
5) Woolas RP, Bower M, Newlands ES, et al. Influence of chemotherapy for gestational trophoblastic disease on subsequent pregnancy outcome. Br J Obstet Gynaecol. 1998; 105: 1032-5.
6) Goto S, Ino K, Mitsui T, et al. Survival rates of patients with choriocarcinoma treated with chemotherapy without hysterectomy: effects of anticancer agents on subsequent births. Gynecol Oncol. 2004; 93: 529-35.

〈山本英子　三輪陽子　新美 薫〉

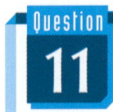

Question 11 B．絨毛性疾患
絨毛性疾患の化学療法に用いられる薬剤の有害事象とその対策について教えてください

Answer

　絨毛性腫瘍は化学療法が奏効する疾患である．非絨毛癌群（侵入奇胎，臨床的侵入奇胎，奇胎後hCG存続症）に対してはメトトレキサート（MTX）またはアクチノマイシンD（ACT-D）の単剤化学療法が推奨されており，絨毛癌群（絨毛癌，臨床的絨毛癌）ではMTX，ACT-D，エトポシド（ETP）を含む多剤併用療法が第一選択である[1]．MTX，ACT-D，ETPは絨毛性腫瘍に対するkey drugであるが，他の婦人科悪性腫瘍ではあまり使用されず，副作用にも特徴があるので，個別に注意が必要である．

■ メトトレキサート

　MTXは非絨毛癌群の治療に際して，第一選択で使用されることが多い．非絨毛癌群に対するMTXの投与法は5-days MTX療法（0.4 mg/kgあるいは20 mg/body，5日間，筋注，2週毎）が最も汎用されている．また，副作用の軽減を目的として，活性型葉酸であるロイコボリン®を併用するMTX-folinic acid療法（MTX 1.0 mg/kg D 1, 3, 5, 7, folinic acid 0.1 mg/kg D 2, 4, 6, 8，筋注，2週毎）が行われている[1]．MTXによる絨毛性腫瘍の治療の歴史は長く，一般には絨毛に対して選択性が高く，安全性も比較的高いと考えられているが，副作用により薬剤変更が必要となる例は少なくなく，5-days MTX療法の場合，20〜30％の患者で副作用のため治療薬変更が必要となる[2]．

　MTX投与中に起こりやすい副作用としては，肝機能障害，口内炎，皮疹があげられる（表1）．骨髄抑制，悪心・嘔吐は比較的少なく，脱毛はほとんどない．皮疹は初回投与時に発症する場合が多く，重症化（Stevens-Johnson症候群）する場合があるので，厳重に経過観察をする．原則として他剤に薬剤を変更する．口内炎は軽症例も含めると半数以上の患者で認める．口腔粘膜への刺激・負担軽減（刺激物摂取を控える），口腔内の清潔維持・粘膜保護（アズレン製剤による咳嗽），疼痛対策（キシロカイン®製剤による咳嗽や鎮痛剤内服）により治療が継続できる場合が多いが，高度の疼痛があり，流動物以外の摂取が困難になった場合は，薬剤変更としている．肝機能障害は，3〜5コース程度の投与後に増悪してくる場合が多い．肝機能異常は休薬により改善することが多いが，投与を継続すると，ほとんどの場合でさらに増悪する．GOT/GPTが，Grade 2以上（施設基準値上限の3倍以上），Grade 1であっても肝機能障害が遷延し，投薬再開が2週間以上遷延する場合は，薬剤変更としている．

　化学療法中には，B型肝炎再活性化により肝炎が重症化する場合があるので，「免疫抑制・化学療法により発症するB型肝炎対策ガイドライン」に従い，化学療法開始前にスクリーニングを行うことは必須である．MTXは添付文書上にもB型肝炎ウイルス再燃の注意喚起があるので，特に留意

表1　MTXの主な副作用と対応

副作用	主な出現時期	対応
皮疹	初回投与	厳重に経過観察 増悪時は皮膚科にコンサルト 原則薬剤変更
口内炎	1～2コース目	口腔粘膜への刺激軽減（刺激物摂取を控える） 口腔内の清潔維持・粘膜保護（アズレン製剤による咳嗽） 疼痛対策（キシロカイン®製剤による咳嗽・鎮痛剤内服） 薬剤変更の目安：高度の疼痛があり，流動物以外の摂取が困難になった場合
肝機能障害	3～5コース目	肝機能異常が改善するまで休薬 薬剤変更の目安：Grade 2以上（GOT/GPTが施設基準値上限の3倍以上），Grade 1でも肝機能障害が遷延し，投薬再開が2週間以上遷延する場合 治療開始前に「免疫抑制・化学療法により発症するB型肝炎対策ガイドライン」に従いB型肝炎スクリーニングを行う

する[3].

アクチノマイシンD

ACT-D単剤療法には，パルス療法（1.25 mg/m², 静注，2週毎）と5日間投与法（10 μg/kg あるいは0.5 mg/body, 5日間，静注または点滴静注）があるが，国内では5日間投与法が一般的である[1,4]. ACT-Dは胃腸障害が顕性化しやすく，悪心・嘔吐はMTXよりも頻度が高い．このため，支持療法として制吐剤や胃酸分泌抑制剤を併用する．脱毛はほとんどの患者で生じる．

ACT-Dは起壊死性抗がん剤（vesicant drug）に分類され，血管外漏出により皮膚壊死をきたすリスクが高いため，特に注意が必要である．初回治療前には，自施設の抗がん剤血管外漏出時の対応マニュアルを確認しておく．血管外漏出した場合は，点滴を直ちに中止するが，点滴針や注射針は抜針せずに，この針に注射筒を接続し吸引し，可能な限り漏出薬剤を回収する．次回治療時に，Recall現象(注)が発生することがあるので注意する[5].

エトポシド

ETPは，非絨毛癌群に対しては，単剤療法（100 mg/body, 5日間，点滴静注，2～3週毎）で使用されるが，二次発がんのリスクが指摘されているため，原則として初回治療には使用しない．ETP単剤療法の自覚的副作用は許容範囲であることがほとんどである．MTXとACT-Dは，卵巣毒性はほとんどないが，ETPは年齢および容量依存性に卵巣機能を抑制する．われわれの施設の経験では，半数の患者で治療中に一過性の内分泌学的閉経をきたしている[6]．卵巣機能が抑制されなかった患者では，寛解前後に月経が発来する．一方，治療中にFSHが上昇した症例では，寛解してから3カ月程度で月経が回復することが多い．ほとんどの症例では卵巣抑制は一過性であり月経周期は回復

注）Recall現象：抗がん剤の漏出した部位での症状が治癒・軽快後，別の血管から同一薬剤を投与した場合に，漏出がなくても，以前の漏出部分の皮膚障害が再燃する現象

するが，40歳以上の患者で，月経再開までに1年以上を要した症例も経験している．

　治療中にFSHが上昇した場合には，下垂体性hCGが出現し寛解判定が困難になることが多い．卵胞ホルモン/黄体ホルモン合剤で下垂体抑制を行った後に寛解評価を行う．通常は2週間程度でFSH/LHが低下し寛解判定が可能になる[7]．

まとめ

　絨毛性腫瘍は化学療法で寛解が期待できる疾患であり，化学療法を適切に遂行することが求められる．副作用の種類，出現時期，寛解までの期間を念頭におき治療にあたる．発症する可能性の比較的高い副作用や，発生した場合に重篤になる副作用については，特に十分に説明し，予防・早期対応に努める．

◆文献

1) 日本産科婦人科学会，日本病理学会，編．絨毛性疾患取扱い規約2011．改訂第3版．東京：金原出版；2011.
2) Matsui H, Suzuka K, Yamazawa K, et al. Relapse rate of patients with low-risk gestational trophoblastic tumor initially treated with single-agent chemotherapy. Gynecol Oncol. 2005; 96: 616-20.
3) 日本肝臓学会肝炎診療ガイドライン作成委員会，編．B型肝炎治療ガイドライン（第1.1版）；2013. http://www.jsh.or.jp/doc/guidelines/20130510_HVB_Ver1.1.pdf
4) Alazzam M, Tidy J, Hancock BW, et al. First line chemotherapy in low risk gestational trophoblastic neoplasia. Cochrane Database Syst Rev. 2009: CD007102.
5) Meehan JL, Sporn JR. Case report of Taxol administration via central vein producing a recall reaction at a site of prior Taxol extravasation. J Natl Cancer Inst. 1994; 86: 1250-51.
6) 碓井宏和．婦人科悪性腫瘍と妊孕能温存　その2「絨毛性疾患」．日本婦人科腫瘍学会雑誌．2013; 31: 1006-11.
7) 碓井宏和．腫瘍　症例に学ぶ　非順調型の臨床経過を辿る絨毛性疾患　低単位hCGの取扱いについて．日産婦人誌．2012; 64: N-290-94.

〈碓井宏和〉

Question 12 C. 緩和医療
悪性消化管閉塞に対する緩和治療はどのような方法を選択しますか？

Answer

　悪性消化管閉塞（MBO: malignant bowel obstruction）は悪性腫瘍病変によって惹起される通過障害に起因する消化管閉塞症状を指す．原病の増悪による閉塞であるために，原病に対する治療を行うことのできる状況であればそれが優先されるが，原病に対する治療が残されていない状況であれば，緩和的な治療と位置づけて治療方法を選択する必要がある．本稿では，婦人科悪性腫瘍に起因するMBOに対して行うべき治療の選択肢として，手術療法，薬物療法に分けて解説する．

婦人科悪性腫瘍に起因するMBOの特徴とその対応の概略

　婦人科悪性腫瘍に起因するMBOにおいては，卵巣がんによるものが最も多く約70％を占め，次いで子宮体がん20％，腹膜がん約6％，子宮頸がん約3％の順との報告[1]があり，さらに卵巣がん患者全体の5～35％にMBOをきたすとされている[2]．卵巣がんにおいてその発生頻度が高い理由としては，再発腫瘍の増大による機械的な閉塞のみならず，腹膜播種に伴う癌性腹膜炎や大量の腹水の貯留による麻痺性の腸閉塞をきたすことが多いことが考えられる．消化管の閉塞部位としては小腸が44～61％，大腸が18～46％，小腸・大腸が6～22％と報告[3-5]されているように，小腸が最も多い閉塞部位である．MBOに起因する症状として，消化管内容の貯留に伴う嘔気，嘔吐と消化管の膨張による疼痛があり，長期間に及ぶと体重減少，脱水，電解質異常をきたし，全身状態の悪化につながる．

　MBOに対する対応としては，原病に対する治療の奏効が期待される状況であれば，局所治療（手術あるいは放射線療法による腫瘍の切除や縮小）や全身化学療法（腫瘍の縮小や癌性腹膜炎の改善，腹水の減少）によってMBOに起因する症状の改善がはかられることが期待できるが，そのようなケースは決して多いわけではなく，大部分の症例では原病に対する有効な治療がなくMBOに対する対症療法が中心となる．

治療法の適応の検討

　まずは，外科手術，消化管ステント留置術の適応について消化器外科，消化器内科と相談する．減圧を目的とした経鼻胃管，経皮的内視鏡的胃瘻造設術（PEG: percutaneous endoscopic gastrostomy）の適応について検討する．以上の適応がない場合には薬物療法を行う．

非薬物療法

1. 外科治療（緩和手術）

　がん患者に対して手術的に消化管閉塞に伴う嘔気・嘔吐，腹部膨満感，腹痛などの症状の緩和をはかることを緩和手術と称するが，緩和手術の適応となる患者の選択基準については必ずしも標準的見解は示されておらず，各医療施設で提供できる治療方法を踏まえて，個々の患者の状態や希望に応じて適応を判断する必要がある．

　緩和手術としては，切除術，バイパス術，人工肛門造設術などがあり，閉塞部位や腫瘍の進展状況を勘案して適応の有無を決定するが，予後不良で手術に伴う死亡や合併症のリスクが高い場合が多く，侵襲の少ないバイパス術や人工肛門造設術を選択する場合が多いと考えられる．特に卵巣がんの場合には通常，腹膜播種再発をきたしており，閉塞部位が複数部位にわたっていることが多いために緩和手術が適応とはならずに手術以外の方法によって症状の緩和を目指すことが望ましい場合が多い．

〈手術適応決定の実際〉

　手術適応を考えるにあたっては，患者因子，疾患因子，手術因子に分けて検討する．患者因子としては，予後不良（治療効果，術後合併症）に関連する因子として，年齢，栄養状態，腹水の有無，PS，併存疾患，抗がん治療，精神状態，社会的サポート，などがあげられる．疾患因子として，病因や初発からMBO発症までの期間，腫瘍の進展度などがあげられる．手術因子として，切除の可否を検討し，切除不能と判断した場合にはバイパス手術や閉塞部位が遠位側腸管である場合には人工肛門造設術が適応となり，これらの術式が適応とならない場合には胃瘻造設術が適応となる場合がある．MBOに対する緩和手術の適応についてのTwycrossの指針[6]を表1に示したので参考にされたい．

2. 内視鏡による消化管ステント留置

　外科治療を行っても症状の緩和が得られない場合や，それに伴う高い死亡率が予想される場合に消化管ステントの留置が適応となることがある．ステント留置の適応を示す明確な基準は存在しないため，患者因子，疾患因子，治療歴などを勘案して，個々の症例において適応の有無や成功の見込み（術者の技量，施設の体制）などを考慮して方針を決定する．婦人科悪性腫瘍患者においては，大腸ステント留置の可否を検討するが，①結腸内の閉塞部位の把握，②腫瘍の長径，③同時性の腫瘍の存在の有無，などについて評価する必要がある．

3. 消化管ドレナージ

　MBOによる症状（嘔気・嘔吐，腹部膨満，腹痛）に対してまず行うべきなのが経鼻胃管の留置であり，症状の緩和が得られる．しかしながら，留置が長期間に及ぶと患者の苦痛が増大してQOLの低下につながる．したがって，その適応としては，①減圧を目的とした胃瘻造設が

表1　消化管閉塞に対する緩和手術の適応（Twycross）

① 全身状態が良好で，手術に耐えられる状態である
② 治療により症状の改善が十分に期待される
③ 症状が改善され，2〜3カ月以上の生存が期待できる
④ 治療抵抗性の大量の腹水がない
⑤ がんによる腹膜播種が広範に存在しない
⑥ 閉塞箇所が1〜2つ以内である

適応とならない場合，②薬物療法開始前に大量の消化管内容物をドレナージする必要のある場合，などである．減圧のためのイレウス管の留置は通常 MBO に対して適応とはならないが，その理由としては，①長期留置によって抜去困難となる可能性が高いこと，②手術適応のない MBO に対して症状緩和の観点からイレウス管が経鼻胃管より優れているという根拠に乏しいこと，などがあげられる．

　手術や消化管ステントが適応とならない症例に対して，中〜長期の減圧を目的として，胃瘻造設が適応となる場合がある．胃瘻による間欠的な減圧によって症状緩和が得られ，経鼻胃管なしで生活でき，在宅医療への移行が可能となる場合もある．胃瘻造設の成功率が 95％，症状の改善が 84〜100％に得られたとの報告[7,8]があることからも，有効な減圧方法の一つであるといえる．胃瘻造設方法として外科手術と PEG があるが，最近では PEG が一般的である．PEG を行うことにより，MBO による嘔気・嘔吐の 83〜93％がコントロールされる[9,10]．PEG にも相応の侵襲があることを考えると，その適応としては薬物療法による症状の改善がなく，ある程度の生存期間が見込める症例が対象となる．

■ 薬物療法

　上記で述べた非薬物療法が適応とならない MBO に対しては薬物療法を検討する．使用される薬剤として，コルチコステロイド，消化管分泌抑制薬（オクトレオチド）がある．紙面の関係で，コルチコステロイド，オクトレオチドに焦点を絞って解説する．

1. コルチコステロイド

　Philip らは，婦人科悪性腫瘍に起因する MBO 13 例に対してデキサメサゾン 8 mg の投与によって 69％に症状緩和が得られ，その 78％は死亡に至るまで効果が持続できたことから，コルチコステロイドは手術適応のない MBO の治療として有用であるとしている[11]が，2 つのランダム化比較の結果ではプラセボとの比較で有意な症状の改善を認めなかった[12,13]．しかしながら，非胃管挿入例では有意に症状の改善が認められることが示されていることから，MBO に対してコルチコステロイドは消化管閉塞を再開通させる可能性があることが推察される．

2. オクトレオチド

　オクトレオチドはソマトスタチンのアナログであり，消化管からの分泌抑制（吸収の促進）によって，MBO に起因する症状を改善させる．オクトレオチドとプラセボとを直接比較した無作為化比較試験は存在しないが，オクトレオチドと抗コリン薬の治療効果について検討した無作為化比較試験の結果では，抗コリン薬

表2 婦人科悪性腫瘍 22 例に伴う MBO に対するオクトレオチドの効果〔Watari H, et al. Int J Gynecol Cancer. 2012: 22(4): 692-6 より〕

Efficacy	n
Complete Control（C. C）	15（68.2％）
Partial Control（P. C）	3
No Control（N. C）	4
①Without gastric tube	14
Complete Control	11（78.6％）
Partial Control	2
No Control	1
②With gastric tube	8
Complete Control	4（50.0％）
Partial Control	1
No Control	3

よりオクトレオチドの方が手術適応のない MBO の症状緩和に有用であることが示されている[14]. 婦人科悪性腫瘍における MBO に対するオクトレオチドの有用性についてもいくつか報告があるが，最近われわれは，MBO を伴う婦人科悪性腫瘍患者 22 例（卵巣癌・腹膜癌: 15 例，子宮頸癌/体癌: 6 例，子宮体癌/卵巣癌: 1 例）においてオクトレオチド 300〜600 μg/日の持続投与による嘔吐制御効果を検討した結果，68％の患者で嘔吐が完全に抑制され，奏効率は 82％であることを報告した[15]（表 2）.

◆文献

1) Caceres A, Zhou Q, Iasonos A, et al. Colorectal stents for palliation of large-bowel obstructions in recurrent gynecologic cancer: an updated series. Gynecol Oncol. 2008; 108(3): 482-5.
2) Bais JM, Schithuis MS, Slors JF, et al. Intestinal obstruction in patients with advanced ovarian cancer. Int J Gynecol Cancer. 1995; 5: 346-50.
3) Rubin SC, Hoskins WJ, Benjamin I, et al. Palliative surgery for intestinal obstruction in advanced ovarian cancer. Gynecol Oncol. 1989; 34(1): 16-9.
4) Clarke-Pearson DL, Chin NO, DeLong ER, et al. Surgical management of intestinal obstruction in ovarian cancer. I. Clinical features, postoperative complications, and survival. Gynecol Oncol. 1987; 26(1): 11-8.
5) Chi DS, Phaëton R, Miner TJ, et al. A prospective outcomes analysis of palliative procedures performed for malignant intestinal obstruction due to recurrent ovarian cancer. Oncologist. 2009; 14(8): 835-9.
6) Twycross R, editor. In: Introducing palliative care, 4th ed. Oxford and Newyork: Radcliff medical press; 2002. p. 120-2.
7) Cannizaro R, Bortoluzzi F, Valentini M, et al. Percutaneous endoscopic gastrostomy as a decompressive technique in bowel obstruction due to an abdominal carcinomatosis. Endoscpoy. 1995; 27: 317-20.
8) Campaqnutta E, Cannizarro R, Gallo A, et al. Palliative treatment of upper intestinal obstruction by gynecological malignancy: The usefulness of percutaneous endoscopic gastrostomy. Gynecol Oncol. 1996; 62: 103-5.
9) Marks WH, Perkal MF, Schwarts PE. Percutaneous endoscopic gastrostomy for gastric decompression in metastatic gynecologic malignancies. Surg Gynecol Obstet. 1993; 177: 573-6.
10) Brooksbank MA, Game PA, Ashby MA. Palliative venting gastrostomy in malignant intestinal obstruction. Palliat Med. 2002; 16: 520-6.
11) Philip J, Lickiss N, Grant PT, et al. Corticosteroids in the management of bowel obstruction on a gynecological oncology unit. Gynecol Oncol. 1999; 74: 68-73.
12) Hardy J, Ling J, Mansi J, et al. Pitfalls in pacebo-cntrolled trials in palliative care: dexamethasone for the palliation of malignant bowel obstruction. Palliat Med. 1998; 12: 437-42.
13) Laval G, Girardier J, Lassauniere JM, et al. The use of steroids in the management of inoperable intestinal obstruction in terminal cancer patients: do they remove the obstruction? Palliat Med. 2000; 14: 3-10.
14) Mystakidou K, Tsilika E, Kalaidopoulou O, et al. Comparison of octreotide administration vs conservative treatment in the management of inoperable bowel obstruction in patints with far advanced cancer: a randomized, double-bind, controlled clinical trial. Anticancer Res. 2002; 22: 1187-92.
15) Watari H, Hosaka M, Wakui Y, et al. A prospective study on the efficacy of octreotide in the management of malignant bowel obstruction in gynecologic cancer. Int J Gynecol Cancer. 2012; 22(4): 692-6.

〈渡利英道〉

Question 13 C. 緩和医療
緩和医療としての腹水コントロールをどのように行いますか？

Answer

　悪性腹水に対するはっきりとした定義はないが，一般的に「悪性腫瘍の影響によって生じた腹腔内の異常な液体貯留」とされている[1,2]．

　婦人科悪性腫瘍では多くの症例で腹水が貯留し，治療の初期段階から腹水による症状に悩まされる．治療初期であれば手術による腫瘍の摘出とそれに引き続いて行う抗がん剤治療で悪性腹水をコントロールすることができる場合が多い．Optimal surgery が困難な場合でも NAC（neoadjuvant chemothrapy）を行うことで腹水を制御できた経験をお持ちであろう．また治療的腹水穿刺を行い腹腔内への抗がん剤投与が有効な場合もある．

　緩和医療の目的は苦痛症状を軽減させ QOL（quality of life）を向上させることであり，苦痛症状に対して治療の初期段階から介入することが必要である．症状を緩和するために最も大切なことは，患者が苦痛を感じていなければ必ずしも治療を行う必要はないということである．患者の状態や患者・家族の希望，施設の環境により選択する治療方法が変わることがあるため，一般的な腹水治療のものから我々が行っている治療方針を述べる．

■ 腹水貯留の原因と症状

　腹水は正常でも少量存在し腹腔内の潤滑の役割を担っている．腹水は毛細血管によって産生され，腹膜からリンパ管を通って吸収される．腹水の増加は産生能の亢進と吸収能の低下によるアンバランスによってもたらされる．原因としては肝硬変が最も多いが，その他の肝疾患，心不全，腎疾患，膵炎などの良性疾患によるところが多く，全腹水患者の10％程度が悪性疾患による腹水とされている[2]．その中では卵巣がんが多く，子宮体がん，大腸がん，乳がん，胃がん，膵臓がんでもしばしば悪性腹水を合併する．

　腹水による症状には腹部膨満感，腹部不快感，腹痛，食欲低下，嘔気・嘔吐，呼吸困難，麻痺性イレウス，運動能の低下，体重増加，腹囲の増大など様々なものがあげられる．

■ 悪性腹水の治療

1．水分・塩分制限

　水分・塩分制限は悪性腹水に対しても最初に試みることができる基本的な治療法である．1日の水分量を 1,000 mL 以下，塩分摂取量を 5〜7 g 程度に制限する．しかしながら過度の制限は口渇や食欲減退を招き，経口摂取が不十分である患者の QOL をさらに損なう結果になりかねないため注意が必要である[3]．

2. 輸液の減量

悪性腹水の患者は腸閉塞や強い腹部膨満感のために経口摂取が困難または不能となり輸液を必要とする場合が多くなる．しかし輸液によってさらに腹水が増悪するために，輸液の減量や一時的な中止が必要になる場面が多い．

終末期がん患者の輸液療法に関するガイドライン2013年版[4]では，基本的に症状緩和の立場から輸液が腹水に及ぼす影響のみに注目して検討している．輸液は胸水・腹水・浮腫など体液貯留の有害事象が生じるかもしれないことを示し，終末期癌患者に対する推奨できるだけの根拠がないというGoodらのレビュー[5]が載せられている．

生命予後が1カ月程度と考えられる終末期がん患者に対して，悪性腹水による苦痛がある場合，腹水による苦痛を悪化させないことを目的として輸液を行わない，もしくは1,000 mL/日以下の維持輸液を行うことを強く推奨している．

3. 薬物療法

1）利尿剤

悪性腹水のコントロールに際し，利尿剤は43％の症例で有効性が認められるといわれている[1]．門脈圧亢進（肝硬変，肝細胞がん，多発肝転移など）を認める症例で有効とされ，腹膜播腫や乳び腹水の場合には効果が低いことが示されている[1,2,6]．利尿剤による腹水治療の際にまず選択される薬剤にはフロセミド（ラシックス®）とスピロノラクトン（アルダクトンA®）がある．フロセミドは即効性があり作用が強いが電解質異常（低ナトリウム血症や低カリウム血症）を引き起こしやすい．一方，スピロノラクトンは高カリウム血症をきたすことがある．フロセミドとスピノラクトンの比を1：2にすると電解質異常をきたしにくいとされている[3]．

利尿剤の投与により，頻回の排尿による睡眠障害や電解質異常による倦怠感，行動に制限のある患者では尿失禁，皮膚のケアの問題，脱水や起立性低血圧による転倒のリスクなど注意を要する点も多い．

2）ステロイド

終末期にはステロイドを抗炎症作用による鎮痛補助としてだけではなく，食欲増進や浮腫の軽減，呼吸困難感の改善など様々な効果を期待して使用することが多い．ステロイドのもつ抗炎症作用はがん性腹膜炎による炎症を抑制し，腫瘍の圧迫による浮腫を改善させたり，腹水による消化管の浮腫を軽減させリンパ流の改善をもたらすことにより腹水が減少することがある[3,7]．

一般的にはベタメタゾン（リンデロン®）やプレドニゾロン（プレドニン®）が用いられることが多い．

しかしステロイド剤には長期使用による易感染性，せん妄や不安などの精神症状などの副作用が現れることがあるためそれらを留意して使用することが必要である．

実際には腹水患者に対しベタメタゾン4～8 mg/日を投与し腹水が減少した症例を経験している．

3）アルブミン製剤

低蛋白血症に伴う悪性腹水に対して，アルブミンにより血漿膠質浸透圧を上昇させることにより腹水を減少させる効果を期待できる[3,7]．しかし原疾患のコントロールがなされないのであれば効果は一時的なものであり適応は慎重に検討すべきである．ちなみに緩和目的であれば使用することは

少ない．

4）抗がん剤

緩和ケア病棟で行うことはないが，抗がん剤による化学療法は悪性腹水に対する根本的治療である．卵巣がんのように化学療法に反応しやすいがんでは全身投与や腹腔内投与により腹水の減少を期待できる．

4. 腹腔穿刺

悪性腹水に対して治療的腹腔穿刺を行い，効果を実感している医師は89％にのぼる[1,2]．腹腔穿刺は症状の緩和に対して最も早く確実な方法である．とくに難治性の腹水患者においては唯一有効な治療手段である．しかしその効果は長続きしないので他の治療を併用することが望ましい．腹腔穿刺の合併症として，出血や腸管・膀胱穿刺，血圧低下や腹腔内感染などがあげられる[2,6]．

頻回に穿刺排液を行う必要がある場合に穿刺に伴う苦痛や合併症をさけるために腹腔内にカテーテルを留置することもあるが，カテーテルの感染や閉塞，留置したカテーテルによる腸管穿孔，カテーテル挿入部からの腹水漏出などの合併症が起こる場合があるため症例を注意深く選択する必要がある．

5. 腹水濾過濃縮再静注法

大量の腹水を頻回に排液する場合，体内のアルブミンをはじめとする有効な成分も喪失してしまう．そこで悪性腹水中に存在する癌細胞や不必要な成分を除去し，アルブミンなどの有用な成分を濃縮し，再静注する方法として腹水濾過濃縮再静注法（concentrated ascites reinfusion therapy: CART）が行われるようになった．このCART法により今まで廃棄していた腹水から有効な成分を濾過し再利用できるようになった．合併症として再静注後の発熱が時々認められる．この手段は難治性腹水で保険適応がある方法であり2週間に一度であれば算定が可能である．ただしどの施設でも行える方法ではないこと，準備がやや煩雑であることなどの問題もある[3,7]．

6. 腹腔-静脈シャント（peritoneovenous shunt: PVS）

シャントカテーテルの片方を腹腔内に，もう片方を中心静脈に挿入する方法で症状緩和に有効であるとの報告もある．PVSは細菌性腹膜炎や重度の心不全・呼吸不全，凝固異常，血清腹水や門脈圧亢進症例などでは禁忌とされている．カテーテルの閉塞や心不全，感染，血栓症，血管内凝固症候群などの合併症があげられるため適応症例は慎重に選択する必要がある[1-3]．比較的予後が期待できる場合には検討すべき方法である．

■ 筆者のやり方

前述したように患者自身が腹水による膨満感などの苦痛症状を感じていなければ特に治療は行っていない．患者が苦痛症状を訴える場合には体に入る水分量を制限する．食事摂取の有無にも関係するが500〜1,000 mL程度に制限し，血圧や腎機能が保たれていれば利尿剤を投与する．さらに予後や感染症の有無を考慮しながらステロイドを投与する場合もあるが，これらでほとんどの悪性腹水患者の症状緩和を得ることができている．

しかし忘れてはならないことは，予後が短いと判断される場合には早急に苦痛を改善させることである．腹水による苦痛を最も早く確実に改善する方法は腹腔穿刺で物理的に腹水を排液させるこ

とである．それだけで症状を緩和できない場合にはオピオイドを併用している．難治性腹水の場合にはベッド上での安楽な体位を心がけたり，精神状態の不安定な癌患者の緩和をするために共感したり傾聴することも大切である．苦痛症状のある多くの終末期患者は，その他の疼痛や不安や不眠，倦怠感などさまざまな症状を有していることが多いため，それらにも目を向けなくてはならない．

おわりに

悪性腹水は終末期のがん患者においては頻度の高い合併症であり，背景にある病態は複雑でコントロールが難しい場合も多い．しかし悪性腹水はがん患者のQOLを下げる重大な合併症であり，個々の患者ごとに最善の治療法を的確な評価のもとに選択していくことが重要である．どのような治療を開始するにしてもそれに先立って生命予後，治療反応性，治療に対する好みなどについて患者や患者家族と話し合って決めるべきである．「この症状を緩和することで患者がどのようになるか」を常に意識する必要がある．

◆文献

1) Becker G, Galandi D, Blum HE. Malignant ascites: systematic review and guideline for treatment. Eur J Cancer. 2006. 589-97.
2) 日本緩和医療学会, 編. がん患者の消化器症状の緩和に関するガイドライン2011年版. 東京: 金原出版; 2011. p.54-7.
3) 松崎圭祐. 第2章 癌に伴う胸水・腹水の管理 2. 腹水 4) 治療と管理. In: 大田恵一朗, 編. がん緩和ケアにおける胸水・腹水管理. 東京: 真興交易; 2010. p.68-83.
4) 日本緩和医療学会, 編. 終末期がん患者の輸液療法に関するガイドライン2013年版. 東京: 金原出版; 2013. p.73-5.
5) Good P, Cavenagh J, Mather M, et al. Medically assisted hydration for adult palliative care patients. Cochrane Database Syst Rev. 2008; 16(2): CD006273.
6) 武田文一, 監訳. トワイクロス先生のがん患者の症状マネジメント第2版. 東京: 医学書院; 2010. p.133-50.
7) 梶山広明. 腹水コントロールの実践. 産婦の実際. 2012; 61(5): 711-5.

〈横山和彦〉

Question 14 C. 緩和医療
リンパ浮腫に対する苦痛軽減の方法について教えてください

Answer

　リンパ浮腫とはリンパ管やリンパ節の先天性の発育不全，または二次性の圧迫，狭窄，閉塞などによって，リンパ流の阻害と減少のために生じた浮腫である．本疾患は医療者側の認識不足のために，適切な治療がなされず放置されることで徐々に進行することが多い．しかし，リンパ浮腫の病態を十分に理解し，発症早期から適切な生活指導・治療を行えば，少なくともそれ以上の悪化を防止することができる．また，たとえ進行例であっても浮腫をある程度改善させ，患者自身がセルフケアを行うことで自己管理可能となる[1]．

　一方，がんの終末期には，リンパ浮腫のように手足だけにみられる浮腫以外にも，がんの進行に伴うさまざまな要因が重なり合って，体幹を含めた全身の浮腫がみられることが多い．「終末期の浮腫は仕方ないもの」とあきらめてしまうことが多いが，浮腫の原因・病態を理解した上で，様々な対策を講じることにより，苦痛の緩和や日常生活動作（activities of daily living：以下 ADL）の向上がはかれることも多い[2]．

■ リンパ浮腫患者への対応

1. 病態生理・診断

　リンパ管の輸送経路に機械的閉塞や機能的障害が生じると，リンパ流は停滞し，細胞間隙にはタンパク質を多く含んだ体液が貯留することとなり，リンパ浮腫を生じる．

　リンパ浮腫の臨床所見は上肢もしくは下肢の腫脹である．炎症や二次的な静脈性浮腫を合併した場合は赤〜青紫色を呈することもあるが，原則的には疼痛，色の変化，潰瘍および静脈のうっ帯もみられない．国際リンパ学会（International Society of Lymphology：ISL）によるリンパ浮腫の臨床分類を表1に示す．浮腫の改善しやすさ，圧迫痕・線維化・皮膚変化の有無で分類される[3]．

表1	国際リンパ学会（ISL）によるリンパ浮腫病期分類（文献1より一部改変）
ISL 0期：	リンパ液の輸送に障害があるが，腫脹が明らかではなく，無症状の状態．浮腫を認めるようになるまで数カ月から何年にもわたって続くことがある．
ISL 1期：	疾患の発症初期にあたる．組織液の貯留は挙上により軽減する．圧迫痕を生じる．
ISL 2期：	挙上のみにより腫脹が軽減することはほとんどない．圧迫痕が明らかである．
ISL 2後期：	組織線維化が明らかになっているため，圧迫痕ができることもあれば，できないこともある．
ISL 3期：	組織が硬くなり（線維性），圧迫痕は生じない．肥厚，色素過剰，皮膚の皺襞の増生，脂肪沈着，疣贅過成長などの皮膚変化を認める．

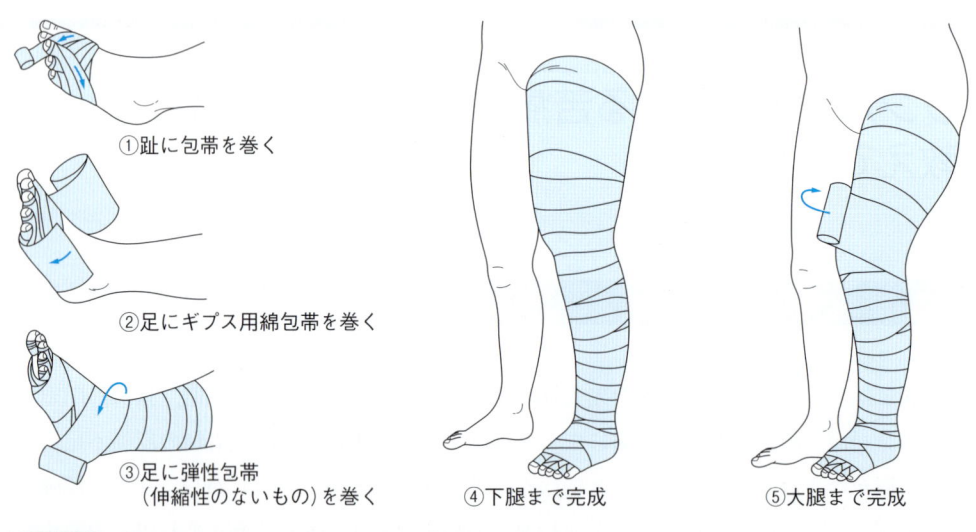

図 1-1 下肢の圧迫療法（多層包帯法）の手技（文献 2 より）

①趾に包帯を巻く
②足にギプス用綿包帯を巻く
③足に弾性包帯（伸縮性のないもの）を巻く
④下腿まで完成
⑤大腿まで完成

2. 治療の概要

　リンパ浮腫の保存的治療の中心は複合的理学療法（complex physical therapy: CPT）である[4,5]．CPT はスキンケア，圧迫療法（図 1），圧迫下での運動，用手的リンパドレナージ（manual lymphatic drainage: MLD）を包括的に行うことにより，患肢にうっ滞した過剰なリンパ液の排液を行う治療法である．CPT の集中的排液期には，連日の集中的な治療が必要であるため，入院が前提となるが，我が国では CPT に準じた治療法を外来通院で実施していることが多い．外来での治療においては，CPT のみでは不十分であり，日常生活に対する指導を加えた「複合的治療」を実施する必要がある[1,2]（表 2）．

■ 進行がん・末期がん患者の浮腫への対応

1. 病態生理・診断

　進行がん・末期がん患者にみられやすい浮腫の原因を表 3 に示した[2,6]．様々な要因が絡み合っており，浮腫の原因を明確に区別することは難しいことも多い．診察にあたっては，浮腫の出現部位（片側性/両側対称性，上肢/下肢/四肢），感染徴候（熱感，発赤）・圧痛・圧迫痕の有無，皮膚の乾燥・角化・硬化・脆弱性・浸出液の有無，検査では，アルブミン値，腎・肝機能障害や凝固系異常（D-dimer など）の有無をチェック，胸部 CT・胸部単純 X 線写真・腹部 CT・超音波エコーによって腫瘍の大きさと転移巣の部位，静脈の圧排の有無，静脈血栓や腫瘍塞栓の有無，腹水や胸水の量などを参考に，浮腫の病態を推測する．

2. 治療の概要

　進行がん・末期がん患者の浮腫については，病態が多様であることからいまだコンセンサスの得られた治療法はなく，複合的治療を応用しながら治療方法を検討する．治療にあたっては，患者およびその家族に対する病状説明の内容，余命や予後の見通し，精神・心理面の状況や投薬状況（麻薬性鎮痛剤や利尿剤など）や骨転移（長管骨や脊椎，肩甲帯，骨盤）の有無，日中の活動性，起居

14. リンパ浮腫に対する苦痛軽減の方法について教えてください　323

●上肢のストッキング

指なしミトン　　グローブ型ミトン　　前腕まで　　肘まで

手関節～腋窩まで　手部～腋窩まで　手関節～肩まで（ブラジャー留め付）　手部～肩まで（補助ベルト付）

●下肢のストッキング

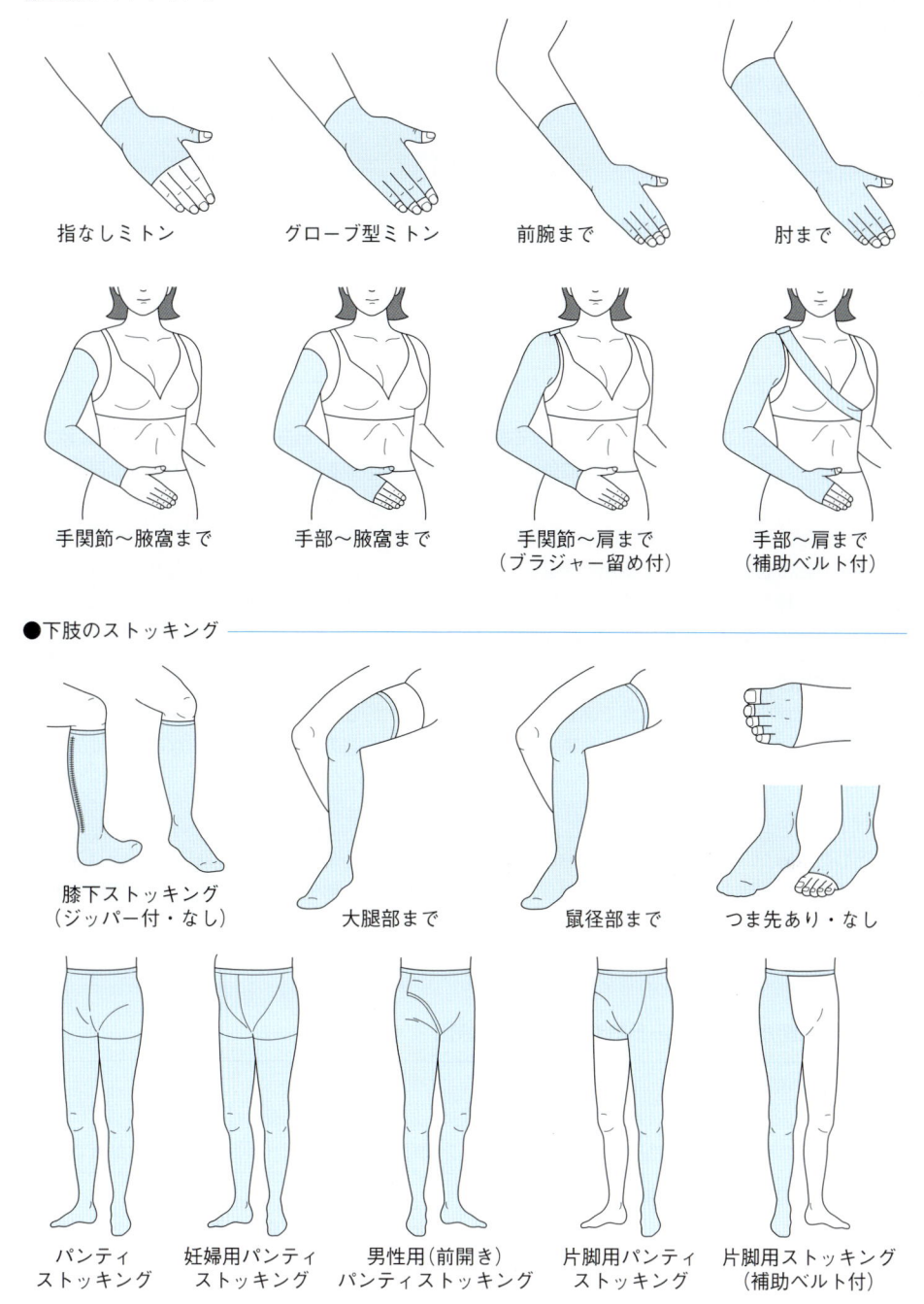

膝下ストッキング（ジッパー付・なし）　大腿部まで　鼠径部まで　つま先あり・なし

パンティストッキング　妊婦用パンティストッキング　男性用（前開き）パンティストッキング　片脚用パンティストッキング　片脚用ストッキング（補助ベルト付）

図 1-2 弾性着衣（弾性スリーブ・ストッキング）の種類（文献 2 より）

動作や ADL の能力を把握し，現在の浮腫の病態と治療方法を説明し十分に話し合って，"患者およびその家族の望んでいること（要望）が何であるのか？"を見極めた上で対応することが肝要である[2]．

表2 リンパ浮腫に対する治療の実際

1. 日常生活指導
    患肢を心臓よりも高い位置に保つことで患肢から体幹部へのリンパの排除ができるので，就寝時には患肢を高めに保つ（15 cm程度）．日常生活では，長時間の立ち仕事や座位での仕事をする場合には脚を休める機会をつくる．

2. スキンケア
    患肢は白血球による免疫機能や殺菌機能が低下しており易感染性である．わずかな外傷から感染が患肢に炎症を起こすことがある．これを急性炎症性変化（蜂窩織炎やリンパ管炎）とよぶ．その場合にはリンパ浮腫に対する治療は一時中止し，患肢の安静・挙上・冷却を行い抗生剤を投与する．日常生活では傷，かぶれ，虫刺されに注意する．患肢の皮膚は乾燥しやすいので保湿クリームを使用し，皮膚が角化している場合には尿素入りのものを用いる．

3. 圧迫療法
    適度な圧力で患肢を圧迫し，組織間の圧力を上げて組織間に貯留したリンパを効果的にリンパ系へ移動させ，弁機能を改善・リンパ還流をスムーズにし，線維化した皮膚や皮下組織を軟らかくしもとの形状に戻すことを目的とする．
    圧迫療法には多層包帯法と弾性着衣がある．多層包帯法は，患肢全体に筒状包帯を着用する．そして，指（趾）に伸縮性のガーゼ包帯を巻き，全体に綿包帯を巻いた後，弾性包帯（伸縮性のないもの）を巻きあげていく．一方，弾性着衣には様々なタイプがあるので浮腫の状態に応じて選択する．圧迫圧については下肢のリンパ浮腫では一般的に30〜40 mmHg以上の製品が用いられる．

4. 圧迫した上での運動療法
    患肢を圧迫し外部から固定された状態で運動を行うことで，筋肉の収縮・弛緩による筋ポンプ作用が増強，リンパ還流が刺激され，リンパの運搬能力を高めることができる．四肢の自動運動や散歩など，患肢の筋収縮を促すような運動を20〜30分行う．

5. 用手的リンパドレナージ（MLD）
    ゆっくりとした柔らかい皮膚表層のマッサージ法．皮下に網目状に分布する表在性のリンパ系のリンパ輸送を活性化させることを目的とする．続発性リンパ浮腫では，障害された部分を迂回してリンパを運搬する必要がある．MLDにより迂回路の処理能力を上げることで浮腫を改善させる．

表3 進行がん・末期がん患者にみられやすい浮腫の原因

1. 膠質浸透圧の低下による浮腫
    経口摂取が困難で栄養状態が悪化していたり，癌性腹膜炎，胸膜炎で腹水や胸水が多量に貯留していたり，肝転移により肝機能が低下していたりすると，低アルブミン血症を呈し，四肢（下肢）対称性浮腫をきたす．

2. 腫瘍やリンパ節転移による静脈の圧排
    腹腔内の腫瘍やリンパ節転移によって，下大静脈（inferior vena cava: IVC），総腸骨静脈や内・外腸骨静脈が圧迫されると，その末梢の静脈圧が上昇することにより毛細血管から血漿成分が漏れ出しやすくなり，再吸収も困難となるためその原因部分より末梢側の下肢，腹部，臀部に浮腫がみられる．

3. 深部静脈血栓症，腫瘍塞栓
    静脈への浸潤による深部静脈血栓症や腫瘍塞栓においては，閉塞した部位よりも遠位の浮腫を生じる．

4. 廃用性浮腫
    進行がん・末期がん患者では悪液質や安静臥床に伴う廃用により，四肢の筋萎縮が進行し，下肢の筋ポンプ作用が減少している．この状態で車椅子に乗車し下肢を下垂すると，下肢に血液がうっ帯し，静脈圧の上昇による浮腫を生じやすい．

1) 日常生活指導

進行がん・末期がん患者では，下肢の廃用性筋萎縮により筋ポンプ作用が低下している場合が多く，長時間の車椅子座位などで下肢を下垂することで浮腫を生じやすい．夜間の下肢挙上とともに，日中でも足台を置いて下肢を挙上することを指導する．

2) スキンケア

また，進行がん・末期がん患者では栄養状態の悪化から皮膚が脆弱で乾燥している場合が多い．この状態で浮腫が生じると，皮膚が過度に進展されて裂けたり，軽くぶつけただけでも傷になったりして，浸出液があふれ出てくることがある（リンパ漏）．この場合には，尿素入り軟膏を塗布し，皮膚を湿潤させた上で，局所的な圧迫治療を行うと改善がみられる．皮膚に炎症を起こし，熱感，発赤を生じている場合にはステロイド入り軟膏を塗布する．

3) 圧迫療法

低アルブミン血症，心不全，腎不全，深部静脈血栓症が原因の浮腫の場合には病状にあわせて，適応を鑑みながら薬物などよる治療が行われるが，浮腫の改善に難渋することも多い．浮腫は毛細血管から細胞間隙への漏出が増加することが原因であるため，外的に圧迫して皮下組織内の圧力を上げることにより，漏出は減少して再吸収が増加する．手足に浮腫が強くみられて患者自身の苦痛が強い場合や患肢の重さでADLに支障をきたしたり，歩行困難でQOLの低下をきたしたりしている場合には，圧迫療法の適応になる[2]．

圧迫は多層包帯法が基本である．方法は上述のとおりであるが，進行がん・末期がん患者では皮膚が脆弱であることが多く，容易に損傷し浸出液が流出してしまうことがあるので，必ず綿包帯を下に巻いたあとで弾性包帯を巻くようにし，弱い圧から徐々に圧迫力を強くする．圧迫圧は一般的なリンパ浮腫治療よりも弱めにする．

また，弾性包帯とともにチューブ包帯（筒状包帯）も用いられる．疼痛やしびれなどの症状で，多層包帯法による強い圧迫が困難な場合に適応となる．圧迫力は弱めだが，肌ざわりがやわらかく，皮膚が脆弱な場合にも装着が容易である．サイズの異なるチューブ包帯（筒状包帯）（TG Grip™, TG Soft™，ナック商会，大阪）（Terry-Net™，テルモ，東京）（Kチューブ™，越屋メディカルケア，石川）を使い分けて用いる．Kチューブは長いロールではなく1mから購入可能なので使い勝手がよい（ネット販売あり）．

圧迫療法によって患肢の浮腫が改善しても，下腹部や臀部，鼠径部の浮腫が悪化したり，腹水や胸水が増加したりしてしまう恐れもあるので，全身の状態を常に観察しながら治療に当たる必要がある．

4) 圧迫下での運動

廃用により筋力低下や関節拘縮の防止も兼ねて，筋収縮を促す自動運動や抵抗運動を本人・家族に指導する．随意的な運動が困難な場合には，ストレッチを指導する．

5) 用手的リンパドレナージ（MLD）

進行がん・末期がん患者の浮腫の病態は様々であるため，MLDによる浮腫改善効果は期待できない．足背など局所に浮腫が強く生じて疼痛を生じている場合には，自覚症状緩和のための弱いマッサージや局所的に柔らかくさせるために強めにほぐすこともある．

また，患者とのスキンシップによる心理支持的効果も兼ねて，マッサージ方法を家族へ指導することもよい．

6）間欠的空気圧迫療法（intermittent pneumatic compression therapy: IPC）

間欠的空気圧装置（メドマー™，メドー産業，東京）を用いる．その原理は，空気が入るカフに患肢を入れ，末梢から順次中枢に向かって，段階的に区域ごとに圧迫と開放を繰り返すことで，患肢から体幹へのリンパ流を促すものである．表在性のリンパ管はもろく，簡単に損傷してしまうので，圧の設定と施行回数には十分注意が必要である．推奨される方法は1日1～2回，30分/回程度とし圧は最大でも40 mmHgまでとする．

四肢からのリンパが体幹に押し上げられたところ（鼠径部や下腹部・陰部，男性では陰嚢部も）に溜まってしまい，その部分での浮腫の悪化，線維化を促進してしまう恐れがあるので注意が必要である．IPCはMLDに代わるものではなく，症状緩和のための補助手段と考えるべきものである[2]．

◆文献

1) 辻　哲也. がん患者支援とがんサバイバーのQOL リンパ浮腫の取扱い. 産科と婦人科. 2013; 80: 172-81.
2) 辻　哲也. リンパ浮腫に対する苦痛緩和の実践. 産婦人科の実際. 2012; 61: 717-28.
3) Lymphoedema Framework: Best Practice for the Management of Lymphoedema. International consensus, MEP Ltd, UK, 2006.
4) 2009 Consensus Document of the International Society of Lymphology. The diagnosis and treatment of peripheral lymphedema. Lymphology. 2009; 42: 51-60.
5) リンパ浮腫診療ガイドライン作成委員会. リンパ浮腫診療ガイドライン. 東京: 金原出版; 2008.
6) 小川佳宏. がんのリハビリテーション―チームで行う緩和ケア―進行がん・末期がん患者の浮腫への対応. MB Med Reha. 2012; 140: 29-36.

〈辻　哲也〉

Question 15　C. 緩和医療
精神的苦痛に対する対処方法について教えてください

Answer

　がん診療における精神的苦痛の緩和は，婦人科がんに関わらず重要な課題となっている．がんに罹患することは，患者にとって死を意識させ，生活全体を脅かされる事態である．さらに婦人科がんにおいては，女性としての性的健康の喪失（妊孕性の低下，女性ホルモンに関連したQOLの低下）を伴う．そこに精神的苦痛が生じることは想像に難くないが，実際その精神的苦痛に適切に対処し，緩和することは医療者にとって大変な労力が必要となる．しかしながら，患者と共に医療者もその精神的苦痛に対処することが可能であれば，それはその後のがん診療においても多大な援助となろう．

　精神的苦痛に適切に対処するためには，まずは精神的苦痛の出現しやすい時期とその程度を評価することが重要である．精神的苦痛はがんの罹患に伴い，全ての時期にみられるものであるが，特に注意しなければならないのは次の時期である．

　①がんを告知される時
　②がん治療の最中
　③がんが再発，進行した時（また，それを告知される時）

がんを告知される時

　がんを告知されると，多くの患者はその衝撃で頭が真っ白になって強度の不安，パニック，抑うつ気分，怒り，絶望感などを経験する．通常であれば，1週間から10日でこの状態は軽減し，新たな状況への適応が始まるが，一部の患者はこの時期が過ぎても抑うつ気分や不安が続き，仕事や家事が手につかないなど，社会的機能に支障が生じて適応障害やうつ病の状態となる[1]．この状態が続くと，患者の判断能力が一時的に低下し，必要な治療を拒否したり，結果的に治療開始が遅延したりしてがん治療に大きな影響を与えることもある．

がん治療の最中

　がん患者のうつ病，適応障害は，様々な身体症状と関連することが明らかになっており，特に痛み，倦怠感との関係が強く示唆されている[2]．実際に卵巣がんの患者では，倦怠感によってQOLスコアが身体的機能，日常生活機能，社会的機能，精神的機能で著明に低くなり，不安と抑うつスコアが高く認められると報告されている[3]．がん治療の最中には，婦人科がんそのものの疼痛や倦怠感，種々の局所症状のみならず，それらの治療に伴う副作用としての倦怠感，嘔気・嘔吐などの消化器症状によって精神的苦痛が増していく．さらにこういった症状は，がんに伴う身体症状のこと

もあるが，うつ病などの症状とも重なるために判断に苦慮することが多い．しかし，臨床上実際的であるので，これらはうつ病の症状として含めることが推奨されている[1]．患者はがん告知後の精神的苦痛は乗り越えたものの，この時期にはそれ以外に治療に関わる経済的問題，日常生活における家庭的な問題などが患者の精神的苦痛に影響してくる．

がんが再発，進行した時（または，それを告知される時）

がん患者の精神状態が，生存率などの指標にどれだけの影響を与えるかは大きな関心をもたれてきたが，大規模な疫学研究では関連は認められず[4]，心理学的介入によって予後が改善する可能性も否定されている[5]．再発したがんや進行がんにおいても，医療者は治療を継続し，最終的に終末期ケアへ移行を円滑に行いたいと考えるが，一方で患者にとっては死に直面しなくてはならず，最も精神的負担の大きな時期である．

がんの全経過中において，特に上記の時期に「もう治らないのでは？」「体の自由がきかなくなってきたら何のために生きているのか？」「お金もかかるし，家族に迷惑がかかる」「この先どうなるのか？」という疑問や不安を患者がもっているのを感じたり，また実際質問されたりする医療者は多い．こういった質問を受けた時，医療者は返答に困り，そのままにしたり，あるいはすぐに具体的な指示や指導を行いがちである．もちろん，経済的な問題や環境的な問題には具体的な指示や指導が必要なことも多い．しかしながら，返答に困るような質問の背景にある患者の精神的な苦痛を緩和するには，支持的精神療法（カウンセリング）の手法が有用である．支持的精神療法とは，患者の思いを批判したり，解釈したりすることなく，可能な限り受容し理解しようとする態度である．その際，医療者の価値観を押しつけず，患者の大切にしていること，希望を十分に傾聴する．「死んでしまいたい」という患者の気持ちの背景には，そう思わざるを得ないほどの苦しい事態があるのである．患者の苦しみを一貫して支えようとする医療者の態度が，自身の思いが医療者に伝わったという感覚を患者にもたせる．そしてその感覚をもてた時に，患者の苦悩は少し解放され，癒されるのである[6]．とはいえ，支持的精神療法だけでは患者の精神的苦痛は軽減しないこともある．いくつかの研究から，主治医や看護師が，がん患者の精神科的治療の必要なうつ病や適応障害の症状を見逃しやすいことが示唆されている[7]．患者の精神的苦痛が治療の必要な精神症状へと増悪している場合には，専門家へのコンサルテーションに加え，積極的な精神科的薬物療法が望ましい．患者の精神症状を評価するにはうつ病や適応障害の診断基準を適切に用いることが重要であるが，これは精神医学的なトレーニングを受けないと難しい．National Comprehensive Cancer Networkのガイドラインではがん患者全員に精神症状のスクリーニングを実施することを推奨しているが，本邦では短時間で施行可能で，精神科のトレーニングがなくても使用できる，うつ病，適応障害に対する優れたスクリーニング法として，つらさと支障の寒暖計（図1：国立がんセンター精神腫瘍学研究部ホームページよりダウンロード可能 http://pod.ncc.go.jp）がある[8]．これを用いることによって，患者の精神的苦痛に対応が可能となるだけでなく，その後の専門家による精神症状のケアも促進されるとされている[9]．この寒暖計を用いて，つらさが4以上かつ支障が3以上の場合，ケアが必要と判断される．ケアが必要とされたら，専門家へのコンサルテーションが望ましいが，不可能な場合には国立がんセンター作成の進行がん患者のうつ病に対する薬物療法アルゴリズムを参照された

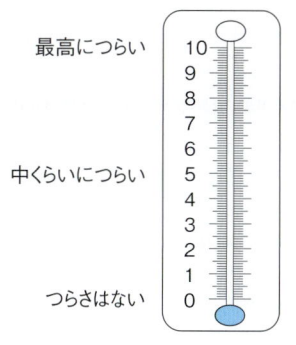

① この1週間の気持ちのつらさを平均して，数字に○をつけて下さい．

② その気持ちのつらさのためにどの程度，日常生活に支障がありましたか？

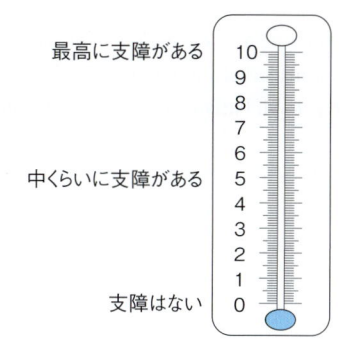

図1 つらさと支障の寒暖計

い[10]．専門家でも，軽症のうつ病や適応障害に対しては，抗不安薬である alprazolam を使用することが多い．中等症以上のうつ病の場合は抗うつ薬の有効性に大きな差を認めないため，有害事象プロフィールを考慮して薬物を選択するのが望ましいとされる．それらを踏まえて，近年では従来の三環系抗うつ薬（TCA）よりも，選択的セロトニン再取り込み阻害薬（SSRI）やセロトニン・ノルアドレナリン再取り込み阻害薬（SNRI），ノルアドレナリン作動性・特異的セロトニン作動性抗うつ薬（NaSSA）などが主に使用されることが多い．鈴木らは聖マリアンナ医科大学病院産婦人科に治療目的で入院となった婦人科がん患者214名を対象としてがん告知後2週間以上経過した段階で HADS（hospital anxiety and depression scale）質問用紙による調査を実施したところ，心理的問題が疑われた患者が55.1％おり[11]，HADS によってスクリーニングされたうつ病と適応障害の患者に対して抗うつ薬フルボキサミンの安全性と有用性の検証を目的として臨床試験を行った結果，投与開始後6週間以降で投与開始時より有意に HADS 合計，不安スコア，抑うつスコアが減少したことを報告している[12]．言うまでもなく，患者の適応障害やうつ病が，身体症状と関連していると考えられる場合は，積極的な身体症状緩和を行い，その上で抗不安薬や抗うつ薬などの精神科的薬物療法が考慮されるべきである．特に精神科的薬物療法にあたっては，専門家にコンサルテーションすることが望ましい．

また，ソーシャルサポートの欠如も，患者の精神的苦痛を助長し，うつ病，適応障害の要因となるため，サポート体制の充実も必要である．患者をサポートし，疲弊することの多い家族のケアも忘れてはならず，適宜家族のケアを行うことがひいては患者の精神的苦痛を軽減することにつながる．

以上，がん患者の精神的苦痛を緩和するには，精神的苦痛の生じた時に適切にその評価を行い，主治医が行える簡単なカウンセリング（支持的精神療法）から専門家へのコンサルテーションを経て効果的な薬物療法を行うというステップを踏んでいくことが重要であることを述べた．ただし，精神療法については，患者のがん治療のどの点においても継続されるべきであり，それを行うのは時には主治医であったり，時には専門家であったとしても，患者を支え，苦痛を緩和するのに最も重要かつ効果的な治療であることに変わりはない．

◆文献

1) 清水 研, 内富庸介. 特集: うつと慢性疾患併存時の対応, サイコオンコロジー. Medicament News 別刷. 2009; 1997: 1-2.
2) Symptom management in cancer: pain, depression and fatigue. State-of-the-Science. Conference Statement. J Pain Palliat Care Pharmacother. 2003; 17: 77-97.
3) Holzner B, Kemmler G, Meraner V, et al. Fatigue in ovarian carcinoma patients: a neglected issue? Cancer. 2003; 97: 1564-72.
4) Nakaya N, Tsubono Y, Hosokawa T, et al. Personality and the risk of cancer. J Natl Cancer Inst. 2003; 95: 799-805.
5) Goodwin PJ, Leszcz M, Ennis M, et al. The effect of group pychosocial support on survival in metastatic breast cancer. N Engl J Med. 2001; 345: 1719-26.
6) 内富庸介. がんへの通常の心理的反応. In: 山脇成人, 他編. 新世紀の精神科治療 第4巻 リエゾン精神医学とその治療学. 1版. 東京: 中山書店; 2003. p. 83-99.
7) Passik SD, Dugan W, McDonald MV, et al. Oncologists' recognition of depression in their patients with cancer. J Clin Oncol. 1998; 16: 1594-600.
8) Akizuki N, Yamawaki S, Akechi T, et al. Development of an impact thermometer for use in combination with the distress thermometer as a brief screening tool for adjustment disorders and/or major depression in cancer patients. J Pain Symptom Manage. 2005; 29: 91-9.
9) Shimizu K, Akechi T, Okamura M, et al. Usefulness of the nurse-assisted screening and psychiatric referral program. Cancer. 2005; 103: 1949-56.
10) 秋月伸哉, 明智龍男, 中野智仁, 他. 進行がん患者のうつ病. In: 本橋伸高, 他編. 気分障害の薬物治療アルゴリズム. 東京: 精神科薬物療法研究会, じほう; 2003. p. 83-99.
11) Suzuki N, Ninomiya M, Maruta S, et al. Psychological characteristics of Japanese gynecologic cancer patients after learning the diagnosis according to the hospital anxiety and depression scale. Journal of Obstet Gyeacol Res. 2011; 37: 800-8.
12) Suzuki N, Ninomiya M, Maruta T, et al. Clinical study on the efficacy of fluvoxamine for psychological distress in gynecologic cancer patients. Int J Gynecol Cancer. 2011; 21: 1143-9.

〈丸田智子〉

Question 16 C. 緩和医療

再発以降の緩和的腹水濾過濃縮再静注法の有効性について教えてください

Answer

　全腹水患者のうち肝疾患によるものが約80%を占め，癌に関連した腹水（以下がん性腹水）が占める割合は約10%である[1]．がん性腹水のうち最も多い原疾患が卵巣癌であり，塩分制限・利尿薬ではコントロールに難渋することが多い．

　一方で発症早期の卵巣癌に伴う腹水は抗がん剤治療によりコントロール良好となるものがあり[2]，他のがん腫と比較して長期の予後が期待できる[3]．

　塩分制限や利尿薬で十分な効果が得られなかったがん性腹水に対しては腹腔穿刺・排液（以下腹腔穿刺）を行うと約90%の患者で症状緩和が得られる[4]がその効果は一過性であり，多くの場合反復が必要になる．すると低蛋白血症をきたし全身状態の悪化につながるため[5,6]腹腔穿刺は可能な限り避けられてきた．

　この問題に対し蛋白をできるだけ喪失しないで腹水をコントロールする方法として腹水濾過濃縮再静注法（cell-free and concentrated ascites reinfusion therapy：CART）と腹腔-静脈シャント（Le Veen shunt，Denver shunt）が工夫されてきた．本稿ではこのうちCARTについて述べる．

■ CARTの原理

　CARTは，腹腔穿刺で得られた腹水から腹水濾過器（以下，濾過器）により細胞成分を取り除き，その濾液の蛋白成分（アルブミン，グロブリン）を腹水濃縮器（以下，濃縮器）によって濃縮し，自己の血管内に再静注する治療法である（図1）．

　当院で用いている濾過器（AHF-MO；旭化成メディカル）は血液透析の膜と同様の形状をしたポリエチレン製ホローファイバー（中空糸）で，最大孔径0.2 μmの細孔が開いている．この中空糸の外から内に向けて（外圧式）あるいは内から外に向けて（内圧式）腹水を濾過することにより，腹水中のがん細胞やリンパ球，あるいは細菌などすべての細胞を完全に除去する．時に「CARTをするとがん細胞を全身にばらまく」のが心配なためCARTを避けている人がいるが，それは誤解である．

　同じく濃縮器（AHF-UP；旭化成メディカル）は分子量約30,000以上の物質は通さないが，水・電解質は通す細孔の開いたポリスルホン製の中空糸である．アルブミンの分子量は約66,000，IgGの分子量は約146,000であるため，この膜は通過できない．この中に腹水を通し，限外濾過で水・電解質などの小分子量物質を除去することによって腹水中の蛋白成分を濃縮する．濃縮効率は粘稠な腹水では低くなる傾向にあるが，約6〜10倍の濃縮が可能である．得られた濃縮腹水は輸血セットを用いて患者に輸注する．

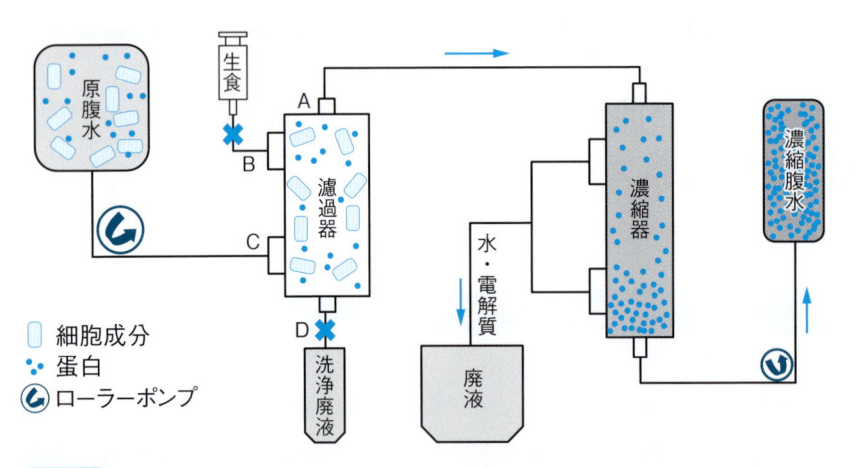

図1 当院で行っているローラーポンプを用いた外圧濾過式CARTの回路図

濾過濃縮施行中は濾過器のサイトB・Dを閉じる．濾過器が目詰まりしてきたら，A・Cを閉じB・Dを開き生食を勢いよく注入（50 mLを10回ほど）して洗浄する．

CARTは1981年に保険認可されている古い治療法であるが，従来おもに肝硬変による肝性腹水やときに卵巣過剰刺激症候群（OHSS）の腹水の治療に用いられ，なかなかがん性腹水の治療法としては普及してこなかった．その原因として腹水濾過器において従来の内圧式の濾過をした場合，細胞成分の多いがん性腹水はすぐに目詰まりしてせいぜい1〜2Lの腹水しか処理できなかったためである．

これに対して松﨑らの開発した外圧式の濾過では膜内外の面積差により，より大きい膜面積で細胞成分を捉えることができるうえに，中空糸の表面を洗浄することができるため，より大量（約15Lまで）の腹水を処理できることが可能となった[7]．このことがCARTをがん性腹水の治療の選択肢たらしめていると考えられる．

合併症を避けるために

ビリルビンは分子量584.7と小分子量物質だがアルブミンと結合しているためCARTで濃縮される．このため，一般に血清総ビリルビン値が5 mg/dLを超える状況ではCARTはすすめられない．

エンドトキシンは分子量15,000〜16,000程度であるが，生体中ではミセルを形成して時には分子量10^7〜10^8にもなるため腹水中にエンドトキシンを含む可能性がある症例では施行できない．

腹水中にフィブリンが析出するのを予防するため，3Lの腹水採取バッグにあらかじめヘパリン1,000単位を添加しておくとよい．

腹水の採取をしているときは，通常1回5Lまでの抜水は安全に行えるとされているが[6]，抜水3L毎に細胞外液補充液500 mL程度の補液をすると血圧・脈拍が安定した状態で腹腔穿刺を行える．

また，もっとも高頻度にみられる合併症は発熱である．体温の上昇は輸注開始後2時間がピークで，12時間後には全例が輸注開始前の体温に戻ったと報告されている[8]．腹水中のIL-6（分子量21,000〜28,000）濃度が肝性腹水で血中の平均95.9倍，がん性腹水で587倍高濃度であると報告されており[9]，これを輸注することにより一過性に発熱すると考えられている[8]．

CARTの腹水処理速度は速いほうがより高度の体温上昇が起こると報告されているが[10]，最近CARTの処理速度によらずIL-6濃度はむしろ原腹水の50〜60％程度に低下していることが報告されており[11]，腹水処理速度とIL-6濃度と発熱の関係については一定の見解が得られていない．同時に腹水に対しローラーポンプを使用してもIL-6濃度は上昇しないことも報告されている[11]．

実際には，再静注前に解熱剤あるいはステロイド薬を用いておくことによって発熱を軽減でき，その他腹腔-静脈シャントで経験するDICなどの重篤な合併症はほとんど報告されていない．

当院でのCART施行の現況

2001年1月から2013年8月の間に当院では25名に計46回のCARTが施行されており，そのうち担がん患者は21名38回（卵巣癌6名，肝臓癌4名，膵癌4名，胆管癌2名，乳癌2名，直腸癌1名）であった．

がん患者21名のうちデータが得られたものについてはCART 1回あたりの抜水量が平均3560 mL（750〜7,400 mL），これから得た濃縮腹水は平均590 mL（120〜1,300 mL）であった．CART施行前後で血清アルブミンは平均2.19 g/dLから2.26 g/dL，血清クレアチニン値は1.01 mg/dLから0.98 mg/dLと従来の報告と同様[2,9]あまり変動しなかった．単純な腹腔穿刺ではアルブミンの低下をきたすこと[5,6]，また施行した全例で軽度の発熱以外の合併症なく呼吸困難・腹痛など自覚症状の緩和が得られていることから充分効果的であったと考えている．

このうち卵巣癌患者6名についてのCARTはいずれも1回ずつの施行であった．そのうち1名はその後抗がん剤の腹腔内投与により腹水の貯留が消失し，CART施行後1224日間生存した．1名はCART施行47日後に死亡退院したが，残り4名は在宅移行となった．この4名のCART施行後の生存期間は1名が7日，1名が73日，2名が不明である．

おわりに

CARTは回路の工夫で一度に大量の腹水を処理できるようになったことから，古くて新しい癌性腹水治療の選択肢となった．HIVや未知の感染症のおそれもなく，合併症もほとんど一過性の発熱だけである．ほぼ確実な症状緩和が得られ，また単純腹腔穿刺では失ってしまう大切な蛋白成分が戻ってくること・繰り返し行える（手技料は2週間に1回算定可能）ことから患者の安心感・満足度も高いようである．

特に再発以降の緩和的CARTにおいては，たとえ予後は短くとも自覚症状のコントロールができたことが患者の望む自宅退院につながったとすれば，CARTを施行した意義はあったと考えられる．

◆文献

1) Runyon BA, et al. The serum-ascites albumin gradient is superior to the exudate-transudate concept in the differential diagnosis of ascites. Ann Intern Med. 1992; 117: 215-20.
2) Ueda T, et al. Clinical significance of cell-free and concentrated ascites re-infusion therapy for advanced and recurrent gynecological cancer. Anticancer Res. 2012; 32: 2353-8.
3) Ayantunde AA, et al. Pattern and prognostic factors in patients with malignant ascites: a retrospective study. Ann Oncol. 2007; 18: 945-9.

4) Becker G, et al. Malignant ascites: Systematic review and guideline for treatment. Eur J Cancer. 2006; 42: 589-97.
5) Lomas DA, et al. Palliation of malignant ascites with a Tenckhoff catheter. Thorax. 1989; 44: 828.
6) Dwight P, et al. Effects of rapid paracentesis. Cardiovascular dynamics and body fluid composition. JAMA. 1973; 225: 1361-2.
7) Matsusaki K, et al. Novel cell-free and concentrated ascites reinfusion therapy (KM-CART) for refractory ascites associated with cancerous peritonitis: its effect and future perspectives. Int J Clin Oncol. 2011; 16: 395-400.
8) 中嶋章貴, 他. 腹水濾過濃縮再静注法における腹水中IL-6濃度と発熱との関係. 透析会誌. 2001; 34: 335-8.
9) Andus T, et al. Evidence for the production of high amounts of interleukin-6 in the peritoneal cavity of patients with ascites. J Hepatol. 1992; 15: 378-81.
10) 高松正剛, 他. 難治性腹水症に対する腹水濾過濃縮再静注法 (CART) の現況. ―特に副作用としての発熱に影響する臨床的因子の解析. 肝胆膵. 2003; 46: 663-9.
11) Orimi S, et al. A study of appropriate flow rate settings for cell-free and concentrated ascites reinfusion therapy and change of cytokine concentrations in ascites. Ther Apher Dial. 2011; 15: 411-4.

〈濱口明彦　柳澤 暁　小倉　誠〉

索 引

あ

悪性黒色腫	286
悪性消化管閉塞	313
悪性腺腫	36
悪性度不明平滑筋腫瘍	167
悪性腹水	317
アクチノマイシン D	297, 311
圧迫療法	322, 324, 325
アバスチン®	254
アルキル化剤	233

い

異型ポリープ状腺筋腫	132
異所性	164
遺伝カウンセリング	119
遺伝性乳癌・卵巣癌（症候群）	192, 200
遺伝性非ポリポーシス大腸癌	138
イホスファミド	166

う

うつ病	327

え

会陰動脈	279
エストロゲン	111
エストロゲン依存性腫瘍	267
エストロゲン受容体（ER）	111, 116
エトポシド	311
エルロチニブ	93
円錐切除（術）→子宮頸部—	

お

岡林直腸側腔	79
オカルトがん	206
オカルト子宮内膜癌	121
オクトレオチド	315

か

ガーダシル®	23
外陰癌	272, 282
化学療法	282
改訂ベセスダ基準	119
カウフマン療法	308
カウンセリング	329
化学療法	95, 160
化学療法後の妊娠	308
化学療法誘発性卵巣機能不全	232
核出手術	179
核分裂指数	168, 171
家系図	200
下肢リンパ浮腫	152
下垂体性 hCG	302, 307
家族歴	120, 200
下腹神経	79, 104
カルボプラチン	89, 166, 248, 249, 250, 255
寛解判定	302
基準	304
環境因子	191
間欠的空気圧迫療法	326
間欠的自己導尿	106
がん告知	327
癌性腹膜炎	256

き

喫煙	8, 10
逆方向計算法	99
キャッチアップ世代	18
急性肺血栓塞栓症	265
凝固壊死	171
強度変調放射線治療	99

く

クレアチニン	255

け

経横隔膜的胸腔鏡	223
頸管拡張術	84
頸管狭窄	70
頸管狭窄・閉鎖	84, 86
経口避妊薬	8, 10, 113
経腟超音波検査	209
経腟超音波断層法	125
経直腸超音波断層法	85, 86
経鼻胃管	313
経皮的内視鏡的胃瘻造設術	313
検診システム	210

こ

高悪性度卵巣漿液性腺がん	197
抗凝固療法	264
高精度放射線治療	262
高度異形成	68
広汎外陰切除術	273, 274, 284
広汎子宮全摘出術	73, 79
広汎性子宮頸部摘出術（腟式・腹式）	75
抗 PD-1 抗体	257
後腹膜リンパ節	182
高齢者	248, 249
卵巣がんの手術	225
高齢者補助化学療法	248
国際リンパ学会	321
コスモスサイン	37
骨転移外部放射線治療（外部照射）	260
骨盤神経叢	79
骨盤内臓神経	79, 104
骨盤リンパ節郭清	156
コリン作動薬	107
コルチコステロイド	315
コルポスコピー	46, 58
根治的放射線治療	286

さ

サーバリックス®	25
サーベイランス	120
最少偏倚腺癌	36

最適化計算	101	
再発・転移に対する治療	166	
再発卵巣癌	245	
細胞異型	171	
細胞診	58	

し

子宮外転移	170	
子宮外病変	183	
子宮癌肉腫	164, 185	
子宮頸癌（がん）	2, 39, 42, 43, 72, 95	
骨転移	260	
進行期決定の診察と画像	51	
進行期決定の臨床への影響	49	
進行期診断（画像による）	50	
進行期の決め方	49	
進行期の内診・直腸診による決定	50	
全国年齢階級別死亡率	3	
年齢階級別推定罹患率	3	
罹患率	2	
発症のリスク因子	8	
子宮頸癌検診		
国内の状況	13	
方向性	15	
子宮頸がん予防ワクチン	18, 23, 26	
子宮頸部円錐切除術	27, 61, 63	
術後再発率	69	
術後フォローアップ方法	65	
病理組織診断	64	
子宮頸部腺癌	10	
子宮頸部摘出術	86	
子宮頸部病変	53	
子宮体癌（がん）	110, 125, 139, 154, 158, 160	
悪性度評価	138	
筋層浸潤	139	
子宮体がん検診	122, 125	
子宮体癌手術進行期分類	146	
子宮内膜厚	126	
子宮内膜異型増殖症	130	
子宮内膜間質結節	168	
子宮内膜間質腫瘍	168	
子宮内膜間質肉腫	168	
子宮内膜細胞採取器具	123	
子宮内膜細胞診	122	
子宮内膜症	192	
子宮内膜上皮内癌	129, 135	
子宮内膜上皮内腫瘍	129, 130	
子宮内膜全面搔爬	142	
子宮肉腫手術進行期分類	149	
子宮平滑筋腫瘍	167	
子宮平滑筋肉腫	149, 168, 187	
追加手術	178	
子宮留膿腫	69	
シスプラチン	87	
下平式高周波切除法	63	
若年者	58	
絨毛癌	299, 302, 303, 306	
絨毛癌診断スコア	292	
絨毛性疾患	293, 297, 302	
化学療法	293	
絨毛性腫瘍	310	
重粒子線治療	287	
手術療法	165	
術後放射線治療	285	
術後補助化学療法	165	
術後リスク	150	
術前鑑別	179	
術前リスク	151	
腫瘍マーカー	39, 40, 42, 43, 213	
漿液性子宮内膜上皮内腫瘍	129	
漿液性腺癌	135	
漿液性卵管上皮内がん	197, 205	
生涯浸透率	204	
消化管ステント留置（術）	313, 314	
消化管ドレナージ	314	
蒸散	61	
少子化	110	
上皮内癌	68	
新アムステルダムクライテリア	119	
シングルサイト検査	203	
神経因性低活動膀胱	105	
神経内分泌癌	138	
浸潤性増殖	171	
深鼠径リンパ節	275	
診断的円錐切除術	70	
侵入奇胎	297, 302, 303, 306	
深部静脈血栓症	324	

す

水腎症	105	
スキンケア	324, 325	
ステロイド	318	
ストロンチウム	262	
スニチニブ	187	

せ

性機能	281	
生殖細胞変異	202	
精神的苦痛	327	
尖圭コンジローマ	23	
先進医療制度	154	
浅鼠径リンパ節	275	
センチネルリンパ節	277	
生検	152, 274, 289	
先天性奇形	235	
腺肉腫	149	

そ

増殖パターン変異型平滑筋腫瘍	167	
ソーシャルサポート	329	
鼠径骨盤内リンパ節郭清	290	
鼠径大腿リンパ節郭清	276	
鼠径リンパ節郭清	284	
組織学的変異型平滑筋腫	167	
組織内照射	287	
ソラフェニブ	186, 258	

た

大腿上節	152	
ダイレクトシークエンシング法	203	
ダ・ヴィンチ	157	
タキサン系抗がん剤	291	
多層包帯法	325	
多段階発癌	115	
タモキシフェン	113, 127	
単純外陰切除術	274	
弾性着衣	323	

ち

腟癌	282	
虫垂原発癌	219	
虫垂切除術	219	

チューブ包帯	325	
腸管穿孔	255	
重複癌	143	
直腸側腔	79	
直腸腟靱帯	81	

つ

追加化学療法	302, 303
筒状包帯	325

て

テムシロリムス	186
転移性平滑筋腫	167

と

同時化学放射線療法	87
同所性	164
動物性脂肪	191
ドセタキセル	291
トラケレクトミー	86
トラスツズマブ	291

な

内膜間質肉腫	149

に

2価（子宮頸がん予防）ワクチン	21, 25
日常生活指導	324, 325
日常生活動作	321
日産婦 2011/FIGO2008	146
乳房外 Paget 病	288
尿管	79
尿管下腹筋膜	79
尿路感染症	105
妊孕性温存	75
妊孕性温存再発	144
妊孕性温存手術	227
妊孕性温存治療	142
治療後の follow up	144
治療後の妊娠	145

ね

ネダプラチン	89
粘液（性）腺癌	135, 219

の

脳転移	224

は

ハーモニックスカルペル	63
肺転移	169
肺転移巣	183
排尿訓練	106
排尿障害	79, 104
排卵誘発剤	191
ハイリスク	53
パクリタキセル	166, 291
薄筋皮弁	280
晩婚化	110, 191

ひ

微小転移	290
皮膚生検	288
皮様嚢腫	213
病理学的治療効果	143

ふ

腹圧排尿	107
腹腔-静脈シャント	319
腹腔鏡	179
腹腔鏡下手術	72, 154, 156, 158
腹腔洗浄細胞診	205
複合的理学療法	322
腹水濾過濃縮再静注法	319, 331
腹直筋皮弁	280
腹膜偽粘液腫	219
富細胞平滑筋腫	167
婦人科悪性腫瘍	72
附属器温存	181
プラチナ感受性再発	251
プラチナ系薬剤	233
プラチナ製剤抵抗性	237
プラチナ耐性再発	251
プラチナ抵抗性症例	237
プラチナフリー期間	239
分子標的薬	254
分葉状頸管腺過形成	36

へ

平滑筋腫瘍→子宮―	
平滑筋肉腫→子宮―	

閉経後	68
ベセスダシステム 2001	34
ベセスダ分類	29
ベバシズマブ	92, 254
扁平上皮癌	137

ほ

膀胱側腔	80
傍大動脈リンパ節	150
傍大動脈リンパ節郭清（摘出）	151, 156
発端者検査	202
ホルモン補充療法	192, 267

ま

マーカー再発	216
マイクロサテライト不安定性	115, 118
マレコカテーテル	84, 85

み

ミスマッチ修復	114
未分化癌	137

め

明細胞腺癌	135, 194
メトトレキサート	297, 310

よ

用手的リンパドレナージ	322, 324, 325
予防的子宮摘出術	121
4価（子宮頸がん予防）ワクチン	20, 23

ら

卵巣癌（がん）	227
3rd line	251
再発時期	229
再発部位	228
再発リスク	267
死亡率	211
進行期と虫垂切除術	220
ステージング	228
2nd line	245
早期発見・治療	211
組織型	245

索引

卵巣癌（がん）
　　二期的根治手術　　229
　　発見率　　211
　　発生予防　　198
卵巣がん検診
　　スクリーニング　　208
　　最終目標　　211
卵巣機能障害　　232, 307
卵巣腫瘍の組織型　　219

り

リスク低減両側卵巣卵管切除術　　204
瘤血腫　　69
臨床標的体積　　101
リンパ節郭清　　227
リンパ浮腫病期　　321

る

類内膜腺癌　　133
ルテイン嚢胞　　213

れ

冷凍凝固　　61
レーザー　　63

ろ

ロボット支援手術　　73, 154, 157, 158

わ

ワクチン接種費用対効果　　19
ワルファリン　　264

A

α-blocker　　107
ADL（activities of daily living）　　70, 321
AGC（atypical glandular cell）　　32, 63
AIS（adenocarcinoma *in situ*）　　37
APAM-LMP　　132, 133
APAM（atypical polypoid adenomyomas）　　132
ARID1A　　116
ASC-H　　29
ASC-US　　29

B

βCF　　40
BRCA 1/2 遺伝子検査　　202
BRCA 1/2 変異非保持者　　197
BRCA1/2　　204
BSOR（bilateral salpingectomy with ovarian retention）　　199

C

CA125　　41, 213, 216
CA125 値測定　　209
CART（concentrated ascites reinfusion therapy）　　319, 331
CCRT　　49, 87
CEA　　41
chemo-rotation　　239
CIN 2　　58
CIN 3　　26, 68
clear cell adenocarcinoma　　135
Cloquet's node　　275
cold knife　　63
complete surgery　　222
consolidation chemotherapy　　303
contouring　　101
CPT（complex physical therapy）　　322
CTV（clinical target volume）　　101
CYFRA 21-1　　40

D

D & C　　142
de novo 発癌　　115
DG 療法　　180, 187
DNA ミスマッチ修復遺伝子群　　118
dose dense TC 療法　　237
DWI（diffusion weighted image）　　175

E

EGFR（epidermal growth factor receptor）　　93
EIC（endometrial intraepithelial carcinoma）　　135
EMA/CO 療法　　306
EmGD（endometrial glandular dysplasia）　　130
EMT（epithelial mesenchymal transformation）　　164, 185
EP 合剤　　307
ER（estrogen receptor）　　111, 169

F

FDG-PET　　176
FIGO 2000 スコア　　292
5-FU　　87
FUTURE Ⅱ試験　　19

G

gluteal fold flap　　279

H

hCG　　302
HDAC（histone deacetylase）　　94
HGSC（high grade serous adenocarcinoma）　　197
high risk GTN　　299, 303
HNF（hepatocyte nuclear factor）-1β　　195
HPV　　23, 53
HPV 16/18 型　　20
HPV 6/11/16/18 型　　20
HPV-DNA 検査　　15
HPV-DNA 併用検診　　14
HPV 感染　　8
HPV タイピング検査　　58, 61
HRT（hormone replacement rediotherapy）　　267

I

IDS（interval debulking surgery）　　224
IMRT　　99
infusion reaction　　256
INOVATYON 試験　　242
IPC（intermittent pneumatic compression therapy）　　326
ISL（International Society of Lymphology）　　321

J

JGOG1066 試験　　90

L

LEEP（loop electrosurgical excision procedure）	27, 61, 63
LEGH（lobular endocervical glandular hyperplasia）	36, 63
low risk GTN	297, 303
Lynch 症候群	112, 138

M

MAPK 経路	116
mapping biopsy	289
MBO（malignant bowel obstruction）	313
MDA（minimal deviation adenocarcinoma）	36
MEA 療法	306
Merkel cell tumor	276
MLD（manual lymphatic drainage）	322, 324, 325
MLPA（multiplex ligation-dependent probe amplification）法	203
MMR（mismach repair）	118
MPA（medroxyprogesterone acetate）	142
副作用	144
MRI	139, 172, 173, 175
MSI（microsatellite instability）	115, 118
mTORC 1 阻害剤	186
mTOR（mammalian target of rapamycin）	93

mucinous adenocarcinoma	135

N

NAC（neoadjuvant chemotherapy）	224
NBI（narrow band imaging）	46
neuroendocrine carcinoma	138

O

olaparib	259

P

p53 signature	130
PALETTE study	187
partially platinum sensitive	242
PATRICIA 試験	19
pazopanib	259
PD-L1	257
PDS（primary debulking surgery）	222
PEG（percutaneous endoscopic gastrostomy）	313
PI3K 経路	116
PVS（peritoneovenous shunt）	319

Q

QOL	225

R

radical local excision	273
resectoscope	133
Rosenmüller's node	275

RRSO（risk reducing salpingo-oophorectomy）	204

S

SCC	39
Schrudde's flap	279
serous adenocarcinoma	136
Sister Mary Joseph 結節	223
squamous cell carcinoma	137
Stanford クライテリア	171
STIC（serous tubal intra-epithelial carcinoma）	198
STUMP	167

T

TCR（transcervical resection）	133
Tie 2	185
trabectidin	241
trebananib	243

U

undifferentiated carcinoma	137
unopposed estrogen	114

V

V-Y 前進皮弁	285
VEGF（vascular endothelial growth factor）	41, 92
vintafolide	243
Virchow の 3 徴	264

婦人科癌診療 Q & A
一つ上を行く診療の実践　　©
―――――――――――――――――――
発　行　2014 年 4 月 25 日　　初版 1 刷

編著者　鈴　木　　　直
　　　　岡　本　愛　光
　　　　井　箟　一　彦

発行者　株式会社　中外医学社
　　　　代表取締役　青　木　　　滋

　　　〒162-0805　東京都新宿区矢来町 62
　　　　電　話　03-3268-2701（代）
　　　　振替口座　00190-1-98814 番
―――――――――――――――――――
印刷・製本/三報社印刷（株）　　〈MS・YI〉
ISBN 978-4-498-06072-2　　　　Printed in Japan

JCOPY　＜（社）出版者著作権管理機構 委託出版物＞

本書の無断複写は著作権法上での例外を除き禁じられています．
複写される場合は，そのつど事前に，（社）出版者著作権管理機構
（電話 03-3513-6969，FAX 03-3513-6979，e-mail: info@jcopy.
or.jp）の許諾を得てください．